LETTRES

DE

GUI PATIN.

—

TOME PREMIER.

Paris. — Imprimerie de BOURGOGNE et MARTINET, rue Jacob, 30.

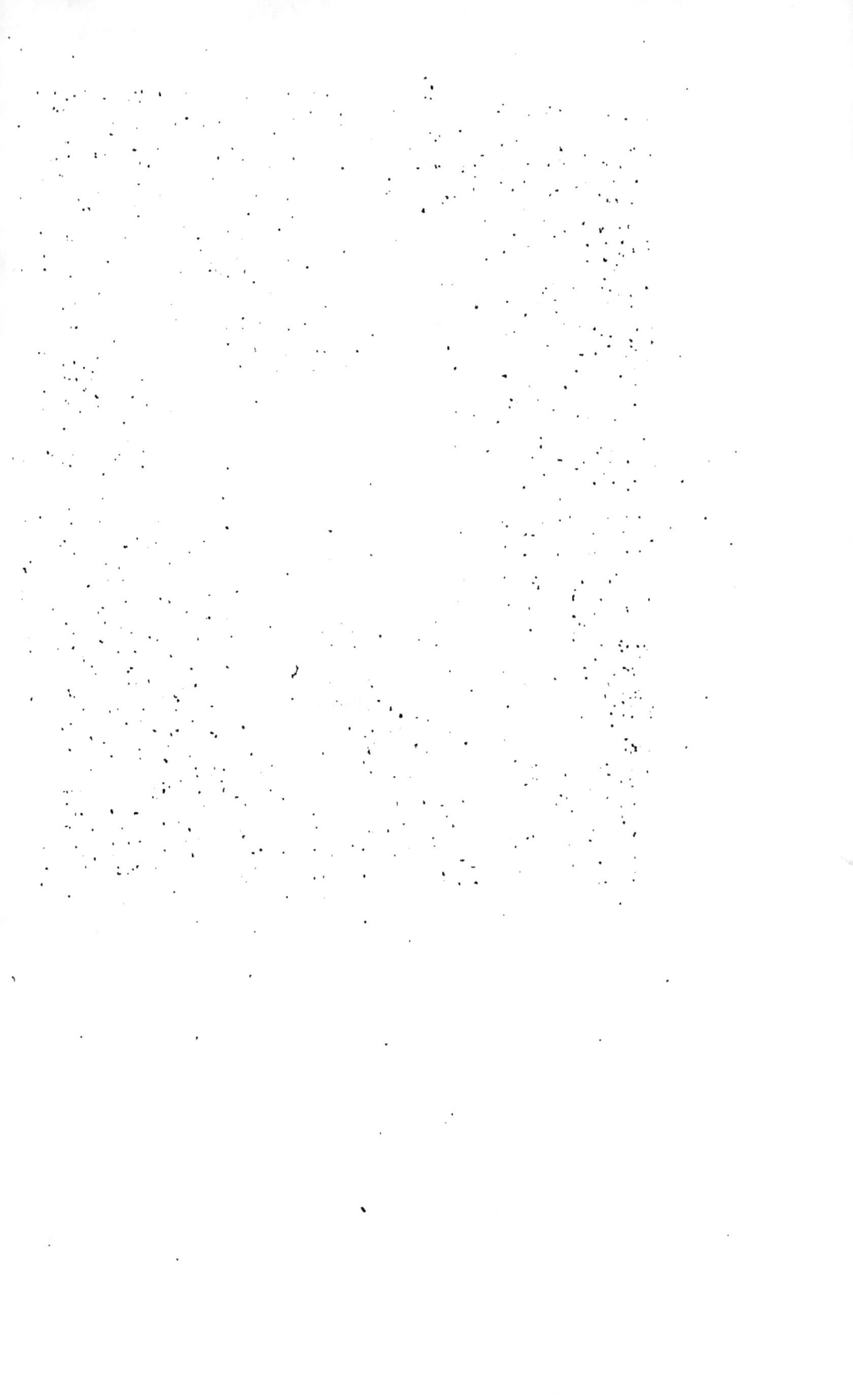

LETTRES

DE

GUI PATIN

NOUVELLE ÉDITION AUGMENTÉE DE LETTRES INÉDITES,

PRÉCÉDÉE

D'UNE NOTICE BIOGRAPHIQUE,

ACCOMPAGNÉE

DE REMARQUES SCIENTIFIQUES, HISTORIQUES, PHILOSOPHIQUES
ET LITTÉRAIRES,

PAR

J.-H. REVEILLÉ-PARISE,

Docteur en médecine,
Chevalier de la Légion-d'Honneur, membre de l'Académie royale de médecine, etc.

AVEC UN PORTRAIT
ET LE FAC-SIMILE DE L'ÉCRITURE DE GUI PATIN.

—

TOME PREMIER.

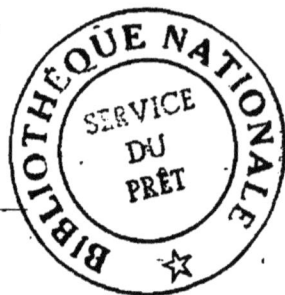

A PARIS,

CHEZ J.-B. BAILLIÈRE,
LIBRAIRE DE L'ACADÉMIE ROYALE DE MÉDECINE,
RUE DE L'ÉCOLE-DE-MÉDECINE, 17;
A LONDRES, CHEZ H. BAILLIÈRE, 219, REGENT-STREET.
1846.

AVERTISSEMENT DE L'ÉDITEUR.

Gui Patin, doué d'un immense savoir dans les sciences et les lettres, médecin illustre, professeur éloquent, fut le censeur vigilant et éclairé de son siècle. Il a joui parmi ses contemporains d'une célébrité que la postérité a ratifiée, sans cependant qu'il ait laissé d'autres ouvrages importants qu'une correspondance intime, qui n'était pas destinée à l'impression; de là les publications partielles qui en ont été faites, en divers lieux, toujours à l'étranger, et dont le recueil forme sept volumes in-12, sans ensemble, sans coordination.

Si, à l'imitation des anciens éditeurs, nous ne publions qu'un choix de ses lettres, nous n'ignorons pas cependant qu'on pourrait en imprimer davantage : mais, nous l'affirmons, l'ouvrage, quoique alors plus volumineux, ne serait pas plus complet que ne l'est notre édition. N'est-il pas reconnu que le mérite d'un ouvrage s'estime par ce qu'il contient d'intéressant, et non par le nombre des volumes ?

Quant à la classification de ces lettres, nous les avons groupées, autant que possible, sous les noms des personnages auxquels elles étaient adressées, en suivant l'ordre dans lequel Gui Patin a établi sa correspondance; ainsi notre publication comprend :

1° Les lettres à Belin père et fils, D. M., à Troyes;

2° Quelques lettres à Garnier, D. M., à Lyon ;

3° Lettre à de Salins, D. M., à Beaune ;

4° Les lettres à Charles Spon, D. M., à Lyon ;

5° Les lettres à André Falconnet, D. M., à Lyon.

L'ordre entièrement chronologique présentait quelques avantages, on ne saurait le nier, mais il offrait aussi deux inconvénients : le premier, de faire une confusion de personnes et de noms, qu'il aurait fallu rappeler en tête de chaque lettre; le second, beaucoup plus grave, de répéter dans plusieurs lettres de suite tout ce que Gui Patin dit des choses, des événements, des nouvelles littéraires et scientifiques : certes une pareille répétition eût ôté à ses lettres un de leurs plus grands charmes, celui de la variété.

Notre publication comprendra les sept volumes des anciennes éditions. Toutes ces éditions partielles, morcelées, étaient d'ailleurs fautives, soit dans le fond, soit dans la forme. Ce n'est qu'après un travail pénible, difficile, considérable, que M. Reveillé-Parise est parvenu à rétablir le sens, les noms propres, les citations bibliographiques, corriger une multitude de fautes, d'erreurs et d'équivoques.

Cette nouvelle édition contiendra en outre :

1° Plusieurs lettres inédites qui méritaient d'être connues, et qui sont publiées ici pour la première fois ;

2° Des notes variées, nombreuses, *scientifiques*, *historiques*, *littéraires*, *biographiques* et *bibliographiques*, devenues indispensables. Ces notes ont été ajoutées afin de faire bien saisir la pensée de l'auteur; elles servent d'explication et d'éclaircissement aux faits, aux doctrines et aux événements de l'époque;

3° Une notice historique et biographique sur Gui Patin, aussi complète qu'étendue ;

Dire que ces remarques et cette notice sont dues à la plume élégante et au savoir de M. Reveillé-Parise, connu par ses nombreux travaux scientifiques et littéraires, c'est promettre au lecteur une série d'observations pleines d'intérêt, de faits curieux ou piquants, qui ne seront peut-être pas jugés indignes de figurer avec le texte même du célèbre auteur des lettres;

4° Un beau portrait de Gui Patin, gravé sur acier d'après le tableau appartenant à la Faculté de médecine de Paris, et un *fac-simile* de son écriture.

Quant à l'exécution, tous nos soins ont été apportés pour faire un livre remarquable, digne d'être mis en parallèle avec les éditions des *Œuvres complètes d'Hippocrate*, par M. E. Littré, et des *Œuvres complètes d'Ambroise Paré*, par M. J.-F. Malgaigne; puisse l'accueil dont nos efforts ont été couronnés pour ces deux grandes publications, mériter aux *Lettres de Gui Patin*, par M. J.-H. Reveillé-Parise, de trouver également une place honorable dans les bibliothèques de tous les hommes qui se livrent à l'étude de l'histoire et des sciences !

Compatriote de Gui Patin, ce n'est pas sans un certain sentiment d'orgueil que nous publions aujourd'hui les œuvres d'un homme qui, après deux siècles, est encore une des gloires du pays. Nous ne saurions mieux faire que d'appliquer à Gui Patin les expressions dont lui-même se sert dans une de ses lettres, où, en remerciant son ami André Falconet de l'accueil fait à l'un de ses compatriotes, il dit : *Notre pauvre province de Picardie n'en porte pas, de tels, treize à la douzaine.*

J.-B. Baillière.

Paris, 15 mars 1846.

NOTICE

SUR LA VIE, LE CARACTÈRE ET LES OUVRAGES

DE GUI PATIN.

————✦————

Quoique le nom de Gui Patin ne brille pas au premier rang parmi les grands hommes du siècle de Louis XIV, du moins à la plus belle période de cette époque, ce nom ne manque pas de célébrité, surtout dans la première moitié du xviie siècle. Gui Patin, né dans le même temps, ou à peu de chose près, que Corneille, Molière, Descartes, Gassendi, Ducange, Cureau de La Chambre, Gabriel Naudé, le père Petau, le père Mersène, Saumaise, Saint-Évremont, etc., participa à ce grand mouvement des esprits, dont l'éclat fut à son apogée de 1660 jusqu'à 1696. Toutefois cet illustre médecin eut une réputation bornée à sa carrière particulière et à celle d'érudit, titre alors très recherché. Parvenu aux plus hautes dignités de sa profession, il jouit longtemps de la renommée d'un médecin savant, d'un praticien distingué, d'un professeur éloquent et spirituel ; il fut doyen de la Faculté de médecine et sut faire respecter sa corporation, dont il soutint les droits et les priviléges avec autant de vigueur que de dignité. Artisan de sa fortune comme tous les hommes célèbres, il y mit pour condition le travail, l'application assidue,

et il se trouva, sans trop se hausser, au niveau des illus-
trations contemporaines.

Malgré tant d'avantages, comme Gui Patin n'était
connu que par ses cours, par ses thèses, par quelques
écrits satiriques contre l'antimoine, et plusieurs opuscules si peu remarquables qu'il n'y mit pas même son
nom, il est douteux que sa réputation eût franchi certaines limites, et surtout qu'elle fût parvenue jusqu'à
nous. Mais lorsqu'on eut publié une partie de ses Lettres, il en fut tout autrement ; sa réputation s'éleva subitement à un haut degré : on comprit tout ce qu'il y
avait dans cet illustre médecin de savoir, d'esprit, de
sagacité, de pénétration et de force morale. C'est au
point que ses jugements, ses opinions, ses disputes, ses
vives critiques, ses sarcasmes, sont devenus pour ainsi
dire historiques ; et Bayle, dans son *Dictionnaire*, s'est
bien gardé d'oublier le nom de Gui Patin, quoiqu'il
donne plus de détails sur la vie et les travaux de Charles
Patin que sur l'auteur des célèbres Lettres.

Toutefois, malgré l'éclat mérité de ces dernières,
depuis près d'un siècle elles ont été négligées ; les éditions en sont devenues rares, incomplètes, imparfaites,
peu dignes en un mot de leur célébrité. Serait-ce à
cause du mouvement progressif des idées philosophiques ? Doit-on attribuer cette sorte d'oubli aux événements politiques qui se sont multipliés et précipités
pour ainsi dire dans les derniers temps ? Il serait difficile de résoudre la question. Toujours est-il qu'on parle
souvent de Gui Patin et qu'on ne le connaît pas. On
cite parfois ses mots satiriques, ses épigrammes, sa po-

lémique virulente contre l'antimoine, contre le Mazarin, contre les jésuites, contre les grands; mais le savant, mais le praticien, et surtout le philosophe, l'historien, le peintre de mœurs, l'homme en lui-même, est à peu près inconnu. Or, c'est dans ses lettres, dans cet ouvrage si spirituel, si original, si au-dessus de tout ce qui a été écrit dans ce genre, qu'il faut étudier Gui Patin; c'est là que non seulement on peut le connaître, mais son siècle, ses contemporains, les événements qui ont eu lieu de son temps. C'est là que l'on peut saisir l'origine de ce grand et puissant mouvement social que la postérité ne cessera jamais d'admirer sous le nom de *Siècle de Louis XIV*.

Gui Patin a pris soin de nous instruire lui-même de sa biographie. Dans une de ses lettres à Spon, son cher et savant ami, il rappelle en peu de mots le pays où il est né, l'origine de sa famille, et les quelques événements de sa vie, qui fut presque toujours difficile, laborieuse et militante. Toutefois il ne dit que les choses principales, et ce n'est qu'à force de recherches qu'on a pu rassembler quelques traits capables de donner à cette biographie plus de développement et d'ensemble.

Ce médecin naquit le 31 août 1601 à La Place, petit hameau dépendant de la commune de Hodenc en Bray (1), non loin de Beauvais, ancienne province de Picardie, faisant aujourd'hui partie du département de

---

(1) Par erreur, ou par corruption du mot Hodenc, tous les biographes font naître Gui Patin à Houdan-en-Bray. Il signait toujours *Bellovacensis*, de Beauvais. Quant à son prénom, tantôt il met Guy et tantôt Gui; nous avons préféré ce dernier.

l'Oise. Sa famille était de cette bonne bourgeoisie dont
les lumières, la force et l'influence s'accroissant toujours
a fini par s'emparer du pouvoir dans notre société actuelle. Plusieurs de ses parents s'étaient distingués dans
le siècle précédent, notamment Martin-Jean Patin,
avocat au parlement de Paris, dont le nom figure parmi
les personnages célèbres mentionnés aux *Dialogues des
avocats du parlement de Paris,* par Antoine Loisel. Ce
Jean Patin était oncle de François Patin, avocat au parlement de Paris, qui fut le père de Gui Patin. François
Patin exerça sa profession dans la capitale; mais, soit
qu'il n'y réussit pas, soit que séduit, comme il faut le
croire d'après son fils, par les promesses du seigneur
de Hodenc, il se retira dans ce pays, et fut chargé de
l'administration des biens de ce même seigneur, dont il
eut ensuite beaucoup à se plaindre. François Patin se
maria, et de ce mariage naquirent plusieurs enfants.
Gui Patin était le second des garçons. Élevé d'abord
dans la maison paternelle, on l'envoya à Paris achever
ses études. Depuis cette époque, il est difficile de savoir
ce que fit le savant docteur à venir. Il paraît certain,
toutefois, que la fortune ne l'avait réellement pas favorisé; mais son caractère ferme, élevé, se prononça tout
d'abord. N'ayant ni l'obséquieuse courtisanerie qui
rend le chemin facile, ni cette bassesse misérable qui
s'humilie devant la bassesse puissante, les obstacles se
multiplièrent; ce qui ne l'empêchait pas, comme il le
dit, de porter son *vertex sublimis* si haut, que cela res-
semblait à de l'orgueil. Cependant comment vivait-il?
quelles étaient ses ressources? car la fortune de ses pa-

rents était excessivement médiocre. On l'ignore. Bayle assure que Gui Patin exerça pour vivre le métier de *correcteur* d'imprimerie. C'est Drelincourt, professeur de médecine à Leyde, qui le lui avait appris ; voilà le seul témoignage que l'on connaisse de ce fait. Il ne faudrait pas d'ailleurs s'étonner que Gui Patin eût choisi pour vivre une telle profession ; elle était à cette époque, ainsi que dans le siècle précédent, la profession de beaucoup d'hommes distingués dans les lettres, notamment d'Érasme et de son ami Budé. Il arrivait parfois qu'un savant imprimait le lendemain ce qu'il avait écrit la veille.

On croit que ce fut le célèbre Riolan qui, ayant eu quelques rapports avec le jeune *correcteur* d'imprimerie, sut le déterminer à suivre la carrière médicale. Quoi qu'il en soit, Gui Patin s'adonna si bien aux fortes études qu'exigeait cette profession, qu'il fut reçu docteur en 1627. Peu de temps après, il avait acquis de la réputation et une clientèle assez étendue. Les thèses qu'il soutint à la Faculté, comme c'était la coutume, l'avaient fait remarquer, notamment la thèse suivante : *An homo, totus morbus?* ornée en grands caractères de la fameuse devise D. O. M. *uni et trino, virgini Dei paræ, et sancto Lucæ, orthodoxorum medicorum patrono* (1). Cette thèse devint célèbre, et on la trouve dans toutes les collections de thèses remarquables de cette époque. Un ma-

(1) Cette dédicace, placée autrefois au frontispice de toutes les thèses de médecine, est due à Guillaume Duval, médecin, né à Pontoise, et mort, doyen des professeurs du Collège de France, le 22 septembre 1646. Sa devise particulière, à lui, était: *Lauri plus-quam auri.* Combien sont infidèles à cette devise si simple et si noble !

riage heureux, du moins sous le rapport de la fortune,
plaça tout aussitôt le jeune docteur dans une position
honorable. Mais ce qui contribua singulièrement à le
faire connaître, c'est que Riolan, mécontent de son fils,
lui fit obtenir la survivance de sa chaire de professeur
où de lecteur du roi, comme on disait alors, au Collège
de France, chaire dont il devint titulaire en 1654.

Cette époque de la vie de Gui Patin fut des plus remarquables ; il était compté au nombre des premiers
médecins de la capitale. Sa renommée s'accrut non
seulement en France, mais dans les pays étrangers. Il
y a une lettre de Thomas Bartholin qui, ayant passé à
Paris, écrivit à un ami ce qu'il pensait d'honorable pour
le nouveau professeur (1). Gui Patin avait, en effet, tout
ce qu'il faut pour briller *cathédratiquement*. Doué d'un
grand fonds de savoir et d'érudition, il parlait aisément
la langue latine; d'ailleurs, d'un esprit vif, hardi, plein
d'entrain, de feu et d'action, il était loin de se retrancher dans les obscurs ambages d'une dialectique fasti-
dieuse, ni d'un dogmatisme empesé. Ce n'était pas non
plus ce caquet jactancieux frotté à l'esprit et au savoir
des autres ; tout coulait de source et de verve. Aussi
cette clarté merveilleuse, ce grand sens, cette puissance
d'analyse et de raisonnement qui le caractérisaient donnaient à sa parole une incontestable autorité. Son éloquence avait, il est vrai, de l'impétuosité, de la fougue,
une certaine chaleur de sang tenant du tempérament,

(1) Dans cette lettre, datée de Paris, le 31 décembre 1645, à
son retour d'Italie, Bartholin dit : *ingenio, officiis, varia, prompta-
que lectione eminet G. Patinus, totus noster*, etc. (*Centuriæ.*)

mais aussi du caractère et de l'esprit. Personne n'eut d'ailleurs plus que lui le secret de cette raillerie, pleine à la fois de sel et de sens, qui soutient et ranime l'attention des auditeurs, raillerie qui malheureusement dégénérait en saillies caustiques, en une sorte de rude et acerbe franchise, car Gui Patin n'était pas homme à accoler la robe de patelin à la toge de professeur. Ses principes en médecine ne furent guère que ceux d'Hippocrate, de Galien et de Fernel. Il n'adopta ni ne rejeta entièrement la circulation du sang, qui passait encore dans beaucoup d'esprits pour un ingénieux paradoxe. Il est probable que Gui Patin en agit ainsi pour complaire à son protecteur Riolan, qui traitait la grande découverte de G. Harvey de chose absurde, incompatible avec les véritables lois de la physiologie. Telles sont souvent la justice et l'impartialité contemporaines. Certes ce fut pour Gui Patin, s'il croyait à la réalité, à l'importance de cette découverte, un pénible devoir de reconnaissance à remplir; une de ses qualités était d'aimer à dire, à signaler l'utile, même avec témérité. Quand il dit qu'il le préfère à tout, il ne s'engage pas trop; car, sans être exempt de préjugés, bien souvent il a mis son esprit, son courage et sa plume au service de la vérité.

Avec tant de savoir, tant de réputation et un caractère si ferme, Gui Patin parvint aisément aux dignités de sa profession. Il avait pourtant des ennemis puissants et actifs à la Faculté, mais sa voix et ses opinions y restèrent longtemps prépondérantes : aussi fut-il nommé deux fois doyen, et son nom resta *dans le chapeau* dans plusieurs élections. Lui-même explique ce

que c'était que rester dans le chapeau. C'est dans ses
lettres qu'il donne les plus curieux détails sur la nomination du doyen, emploi pénible et cependant fort
envié, car le doyen avait de grandes prérogatives : le
jeton était frappé à son coin d'un côté, et de l'autre
aux armes de la Faculté ; il dirigeait la corporation ; en
un mot, ce haut dignitaire était, ainsi que le dit Gui
Patin, le chef de la corporation, *caput facultatis, vindex
disciplinæ, et custos legum*, d'après les statuts les plus
inviolables comme les plus anciens (1). Mais si les
fonctions de doyen étaient honorables, cette charge présentait bien des difficultés, bien des épines. Ce n'était, en
effet, que le *primus inter pares ;* il devait être réélu tous
les deux ans, rendre des comptes à la faculté : alors
les inimitiés sourdes, les rancunes tenaces, les rivalités,
les haines plus ou moins cachées, se révélaient avec
force. Ce n'était pas chose aisée de conduire, de diriger
et de contenir les vanités, les amours-propres de trois
cents docteurs, tous égaux en droits, n'oubliant jamais
rien, sinon le bien qu'on avait fait ; et cependant Gui
Patin sut résoudre le problème. Il se conduisit avec tant
de prudence, d'adresse, mêlées de justice et de sévérité, qu'il trouva l'art difficile de se faire pardonner son
autorité par ses confrères. L'envie, cette démence du
cœur si active, surtout dans les corporations, n'osa
jamais l'attaquer ouvertement ; on savait toute sa
force à faire valoir les droits et les prérogatives de sa

(1) Les jetons ou médailles frappés à l'effigie de Gui Patin, en
1652, sont aujourd'hui infiniment rares; c'est le sujet d'une dissertation de J.-D. Kœhler dans ses *Récréations numismatiques*.

dignité. D'un autre côté, il faut avouer que sous son double décanat, la Faculté devint florissante, honorée de tous ; les anciens règlements furent exécutés, les droits maintenus, les prérogatives conservées ; les anciens de la compagnie furent constamment respectés et jouirent des immunités qui leur étaient accordées par les statuts et règlements. Dans ce temps, les jeunes docteurs avaient, en effet, pour leurs anciens une extrême déférence ; à leur grand âge s'attachait toujours l'idée d'une grande expérience acquise par de longues études, fortifiée par la connaissance des mille difficultés de la pratique. On trouvait d'ailleurs en eux, leur but étant atteint, moins de passion et de rivalité, plus de bienveillance, et comme une sorte d'affection paternelle et professionnelle (1).

Personne d'ailleurs n'était plus convenable que Gui Patin dans les grandes solennités scolaires. La réputation dont il jouissait, l'éloquence de ses discours, la facilité de ses répliques, ce sentiment ferme et positif du devoir qu'on lui connaissait, le désignait naturellement au choix de ses confrères; il n'est pas jusqu'à sa haute taille, son air grave, imposant, qui ne fussent utiles dans des circonstances qui se présentaient souvent. Mais ce qui fit remarquer surtout le décanat de ce

---

(1) Ce respect pour les anciens s'est longtemps maintenu dans la Faculté de Paris ; il était tel, que le médecin Hyacinthe-Théodore Baron (né à Paris le 12 août 1707, mort le 27 mars 1787) étant devenu aveugle, plusieurs jeunes praticiens faisaient une partie de ses visites et lui en rapportaient religieusement le produit.

médecin, c'est le soin extrême qu'il mit à conserver les
priviléges du corps qu'il représentait ; il était à cet
égard d'une rigueur, d'une inflexibilité extrême ; toujours on le trouva incapable de transiger sur ce point.
Peut être même poussa-t-il le désir de conserver ces priviléges intacts jusqu'à l'injustice, jusqu'à l'oppression,
notamment dans les querelles de la Faculté avec les
chirurgiens , ces *laquais bottés* , toujours serviteurs des
médecins. Dans ce cas, il est vrai, Gui Patin n'était pas
seulement une forte et brillante individualité , mais il
se trouvait chargé des intérêts d'une corporation puissante et respectée. Un homme qui répétait sans cesse :
Je suis médecin, j'ai cet honneur et ce bonheur, n'était
guère propre à faire des concessions, bien moins encore
à plier jusqu'à des complaisances qu'il regardait comme
autant de bassesses ; c'étaient pour lui autant de questions
de moralité médicale. Il en résulta que dans certains
procès que la Faculté eut à soutenir, on vit l'illustre
doyen se charger de la défense, la pousser avec la
sagacité, avec la vigueur dont il était capable. Presque
toujours il plaidait lui-même, et les avocats ainsi que
les membres du parlement admiraient sa vive et chaleu-
reuse éloquence. C'est ainsi qu'il fit condamner le fondateur des journaux, Théophraste Renaudot, le compatriote, le protégé du cardinal de Richelieu. Les gazetiers
du temps, ces dogues faméliques qui aboient et qui lè-
chent, lui furent toujours antipathiques. Certes, il était
loin de concevoir et de prévoir l'autorité future de la
presse ; il fallait encore près de deux siècles pour en-

fanter cette formidable puissance. Ce fut à l'occasion de
ce procès qu'il fit le quatrain suivant, dans le goût de
ceux de Nostradamus :

> Quand le grand pan quittera l'écarlate,
> Pyre, venu du côté d'aquilon,
> Cuidra vaincre en bataille Esculape ;
> Mais il sera navré par le talon.

Le grand pan est le cardinal de Richelieu, qui mourut
à cette époque ; Pyre est un abrégé du Zopyre qui
s'était mutilé le nez pour livrer Babylone à Darius ; allu-
sion au nez de Renaudot ; mais il fut navré par Omer
Talon, avocat qui avait porté la parole dans le procès
contre Renaudot.

Ainsi, pendant près de trente ans, c'est-à-dire de
1640 environ jusqu'à sa mort, en 1672, Gui Patin jouit
d'une grande célébrité à Paris et en France ; il était d'ailleurs *en commerce* de lettres, selon l'usage du temps,
avec les savants les plus illustres de l'Europe ; lui-même
était compté au nombre des plus remarquables. On s'est
trop accoutumé à ne voir dans les lettres de ce médecin
que sa critique amère et virulente, que le sarcasme,
qu'à la vérité il sait asséner avec une rare, une incomparable vigueur ; mais, ainsi que la remarque en a été
faite, c'est là peut-être le côté le plus faible, le plus su-
perficiel de Gui Patin, et malheureusement ce fut le seul
qui frappa les gens du monde. Mais il y a dans cet
homme célèbre le médecin, le savant, l'homme de lettres, l'écrivain ; puis l'homme politique, le citoyen ; enfin
l'homme lui-même, son caractère, ses mœurs, ses prin-

cipes, sa conduite, sa manière d'être dans la société de
son temps. Or, qui ne considère ce médecin-philosophe
sous ces divers aspects ne peut ni le connaître ni l'apprécier.

Comme médecin, Gui Patin, sans négliger aucune
partie de son art, s'en tient pour le fond à la médecine
grecque et romaine ; il y adhère, il s'y enfonce de toute
la force de son génie, de ses études et de son expérience. Et qu'on ne croie pas que ce soit en lui une pure
admiration traditionnelle ; non, il est profondément convaincu que la source de la véritable science médicale
est dans l'antiquité, qu'il n'y a qu'elle qui puisse en
donner l'intelligence, la possession, la réalité. C'est
peut-être un tort, mais il est excusable si l'on pense aux
systèmes de l'époque. Que faire, par exemple, avec les
ferments de Sylvius, alors en faveur? Les quaternités
humorales de Galien étaient certainement très préféra-
bles. On ne pouvait rien fonder d'ailleurs, comme je
l'ai dit, sur la circulation du sang, découverte alors si
problématique, que les professeurs de Bologne faisaient
jurer à leurs candidats qu'ils n'admettraient jamais une
pareille hypothèse (1). Mais ce qu'on peut reprocher à
Gui Patin, c'est de mépriser les ouvrages de Van Helmont ; rien de plus démontré par la virulente critique

_____

(1) Dionis publia un ouvrage avec ce titre, *Anatomie de l'homme*
suivant la circulation et les nouvelles découvertes, en 1690. On disait
encore à cette époque les *Nouvelles découvertes.* Le livre de Dionis,
qui eut l'insigne honneur d'être traduit en langue chinoise par le
père Parennin, jésuite, eut plusieurs éditions, dont la dernière
est de 1728, et toujours avec le même titre.

qu'il en fait. Comment n'a-t-il pas compris que le *Calidum innatum* d'Hippocrate, l'*Enormon* des anciens médecins, et l'*Archée* de Van Helmont, avaient d'intimes rapports? Au reste, du temps de Gui Patin, qui est-ce qui comprenait Van Helmont, ce profond observateur qui, malgré les obscurités de sa pensée et de son style, a posé les fondements du vitalisme et de la médecine actuelle? Aussi ce grand homme se plaint-il amèrement, espérant avec raison que la postérité lui rendra plus de justice (1).

Les explorations anatomiques, les recherches physiologiques, n'avaient pas non plus au commencement du XVIIe siècle l'importance qu'elles ont acquise ensuite. Bien qu'on disputât sur la circulation du sang, on étudiait néanmoins le célèbre ouvrage de Vesale, *De fabricâ corporis humani*, ou celui de Riolan, son rival, *Anthropographia*, etc.; mais, en général, dans les maladies, l'humorisme prédominait comme doctrine : ou bien, à l'exemple des anciens, les médecins les plus célèbres s'en rapportaient aux symptômes transformés en signes, et aux simples résultats de l'expérience la plus exacte possible; venait ensuite l'habileté vulgaire et étroite des routiniers empiriques. A vrai dire, sommes-nous donc plus avancés aujourd'hui sur la grande, la véritable médecine, la médecine des causes et des origines des ma-

---

(1) *Ætas mea, quia perversorum ingeniorum ferax, peradoxum hoc cum aliis multis ridebit, quod tamen posteritas lubens amplexabitur.* (*De lithiasi*, chap. IX.) « Dans mon siècle, fécond en esprits pervers, ceci sera regardé comme un paradoxe dont beaucoup se moqueront; mais la postérité s'en saisira avec empressement. »

ladies? En ce qui concerne la pratique elle-même, notre illustre professeur était parfaitement conséquent à ses principes, n'estimant au fond des théories que ce qu'elles pouvaient avoir de réalisable, et des principes généraux que ce qu'ils ont d'immédiatement applicable. L'admirable simplicité de sa thérapeutique se décèle en tout, et il a raison de s'écrier : *Ad bene medendum, quam pauca, sed selecta et probata remedia!* or il agissait d'après cet axiome. Il y a dans la plupart des maladies un travail phlegmasique de réaction ou un travail phlegmasique éliminateur, selon la doctrine des humoristes : Gui Patin fut singulièrement frappé de ce phénomène, et il ne vit que l'indication de le contenir, de le modérer, ce que nous faisons encore. Dès lors, la saignée et les purgatifs furent les bases de sa matière médicale; la saignée surtout, c'est là son indication première, sa ressource principale, le point de départ de ses prescriptions. Il saigne partout, il saigne sans cesse, et peu s'en faut qu'il ne regarde ce puissant moyen comme le représentant de la médecine entière. Prodiguer les saignées est à ses yeux là thérapeutique par excellence, la seule même sur laquelle on puisse compter. Les enfants, les vieillards, même caduques, les individus assez chétifs, ne sont guère plus épargnés que les autres. Si on ne saigne pas, on meurt suffoqué de pléthore, on meurt *rôti*, selon son expression ; dans certains cas, ce n'est pas du sang qui sort, *c'est de la boue.* De là ses déclamations contre les hémaphobes, contre les donneurs d'antimoine, contre les chimistes, contre les apothicaires, ces empoisonneurs titrés, ces *cuisiniers d'Arabie.* Il ne connaît que la saignée, et, dans une sorte de transport extatique, il cite ce vers de notre vieux poëte Joachim Dubellay :

O bonne ! ô saincte ! ô divine saignée.!

Quant aux purgatifs, il en fait grand cas; mais il n'a recours qu'aux plus simples, comme le sirop de roses pâles, les préparations de casse, de manne, de rhubarbe ; et le *Médecin charitable*, ouvrage auquel il mit la main pour l'honneur de l'art et la ruine des apothicaires, en est la preuve la plus évidente. On sait son antipathie, sa haine contre l'antimoine, contre ceux qui s'en servaient, et le martyrologe qu'il en a fait. Tout médicament un peu composé lui était suspect, et il y comprenait les eaux minérales, dont il se moque souvent. Mais, comme il arrive toujours, il outrepassa certaines bornes, il devint partial et injuste. Ainsi il repoussa l'emploi de l'opium et celui du quinquina, qui commençait à se répandre, mais dont on ignorait le véritable mode d'administration. Le mithridate, le cardimelech de Doleus, et une foule d'autres compositions bizarres, compliquées, ne furent pas mieux traités; il les dédaigne avec cette raison passionnée, forte, spirituelle, railleuse, dont il a donné tant de preuves. Or, ses opinions eurent beaucoup d'influence sur les médecins de son temps; il était difficile de résister à la science, à l'autorité comme aux sarcasmes de cette espèce d'Archiloque de la profession. Du reste, la médecine polipharmaque dont il fut l'adversaire avait de graves inconvénients, et il est douteux que ces longues formules, qu'Apollon

lui-même, disait Huxham, n'aurait jamais comprises,
fussent d'une utilité réelle dans le traitement des maladies. Elles favorisaient d'ailleurs le pédantisme de certains médecins, le charlatanisme des apothicaires, double
motif pour exciter la bile et provoquer la colère de Gui
Patin.

Une chose digne de remarque, c'est qu'en parlant
des différentes maladies, il garde le silence sur les affections nerveuses et l'aliénation mentale, deux ordres
de maladies si profondément étudiés dans la suite. Ces
affections sont d'autant plus remarquables, qu'elles se
lient plus étroitement que les autres à la philosophie, à
l'étude du cœur humain, à notre état social, aux in-
fluences heureuses et funestes de la civilisation sur
notre économie. Pour un médecin aussi versé que Gui
Patin dans la connaissance des hommes, il est difficile
de concevoir un pareil oubli; mais les études médicales
sur ces objets étaient alors très négligées, et les anciens, ainsi que l'érudition, semblaient absorber tout le
temps du célèbre doyen en dehors de la pratique. En
effet, en lisant ses Lettres, il est facile de concevoir la
vaste étendue de son savoir et de son érudition. Non
seulement il était profond et habile dans son art, mais
il cultiva les belles-lettres avec une sorte de curiosité ardente, enthousiaste, et qui ne se ralentit jamais. Aimant
les livres par-dessus tout, les recherchant avec goût et
prédilection, la perspicacité bibliographique dont il fait
preuve est vraiment remarquable. Maintenant que sa
réputation a subi l'épreuve du temps, on peut dire que
personne ne lui a contesté ce savoir varié, étendu, que

ses contemporains lui reconnaissaient. Langues, histoire, poésie, critique, philosophie, il ne fut étranger à rien : s'il ne parle pas des beaux-arts, c'est que de son temps ils étaient singulièrement oubliés en France. L'érudition, ayant encore son brillant reflet du moyen-âge, était surtout en honneur dans certaines classes de la société, et Gui Patin y avait acquis une réputation méritée : aussi avec quelle hauteur de dédain parle-t-il de ces ignorants, *nequidem musas è limine salutaverunt!* comme il les flagelle de son mépris, comme il les accable de ses moqueries! Il est vrai qu'à cette époque les médecins étaient nourris de fortes études littéraires, plusieurs même enseignaient le grec et la philosophie dans certaines universités. Gui Patin attachait donc avec raison un prix inestimable à ce qu'on appelait si heureusement *faire ses humanités.* Un des grands motifs de répulsion qu'il avait, ainsi que tout médecin de la Faculté, contre les chirurgiens, c'est qu'en général ceux-ci manquaient d'éducation libérale ; dès lors on affectait de les considérer comme la plèbe illettrée, de les placer sur la même ligne que la confrérie des *barbitonsores.* Gui Patin, lui, ne connaissait que ses malades et ses livres ; les premiers pour son devoir, les seconds pour ses plaisirs, et sa bibliothèque était aussi remarquable par le nombre que par le choix des ouvrages qui la composaient. C'est avec cette pleine satisfaction de tout érudit bibliomane qu'il se vante des dix mille volumes si bien rangés dans son *étude* (1), faisant tout à la fois sa gloire

(1) A l'époque de Gui Patin, les médecins se servaient encore de

b

et son bonheur. Du reste, son style sans pédanterie,
sans sécheresse, prouvait la bonne direction de son éducation littéraire ; on admire toujours cet esprit incisif,
ces vives étincelles sorties tout-à-coup puissantes et lu-
mineuses des profondeurs de la science. Cependant,
malgré son ardeur à connaître, à rassembler toute espèce
de livres, on voit dans ses Lettres que Gui Patin donne
toujours la préférence à ceux de l'antiquité ; il les regarde comme ses modèles, ses favoris. Les anciens,
toujours les anciens, tels sont les éternels objets de son
enthousiasme et de son admiration. L'*Histoire naturelle*
de Pline lui semble une incomparable merveille ; c'est,
dit-il, une *grande mer d'érudition* où il fait toujours bon
pêcher. Ailleurs il écrit que ce même Pline et Aristote
composent une bibliothèque entière, et qu'avec Plutarque et Sénèque *toute la famille des bons livres y sera,
père, mère, aîné et cadet.*

Si l'on considère néanmoins la vie singulièrement
active et laborieuse de Gui Patin, la multitude de ses
occupations journalières, l'étendue de ses correspondances, on comprend difficilement comment il parvint à trouver assez de loisirs pour se livrer à l'étude.
C'était pourtant les seuls instants où il s'estimait heureux ; car il cherchait moins dans les livres la glo-
riole et le relief de savant, que les jouissances intellec-
tuelles et le bonheur de se mettre en communication
avec les plus grands génies de l'humanité. C'est là ce

ce mot, auquel on a mal à propos substitué celui de *cabinet*; les
avocats et les notaires, mieux avisés, ont conservé le premier.

qui explique comment il a pu, malgré ses occupations si diverses, si multipliées, recueillir et conserver cette immensité de notions sur une infinité de sujets qu'on trouve dans ses écrits, sans rien perdre de cette liberté d'entendement qui les juge, qui les ordonne et les considère sous les aspects les plus variés. Cependant Gui Patin, cet homme de conscience délicate, se reproche parfois ces nobles délassements ; il a beau dire « qu'avec ses livres, il est plus heureux qu'un avare avec ses richesses, » on sent les reproches qu'il se fait dans son for intérieur ; volontiers il avouerait avec ses bons amis Simon Piètre, Gassendi et d'autres, qu'il faisait la *débauche* en lisant Cicéron, Virgile ou Plutarque.

Ces précieux loisirs étaient d'autant plus rares pour cet illustre savant, qu'indépendamment des travaux de sa profession, comme praticien, comme professeur ou doyen, il prit à cœur les intérêts alors très compliqués de son pays. On sait quels troubles agitèrent Paris et la France pendant la minorité de Louis XIV et la régence de sa mère, Anne d'Autriche. C'est alors que la Fronde eut lieu, que des princes, beaucoup de grands seigneurs et surtout le parlement se liguèrent contre le premier ministre, le cardinal de Mazarin. Gui Patin, d'un esprit fier, irritable, médecin et ami de plusieurs magistrats, peu soucieux d'ailleurs d'être courtisan, se rangea parmi les frondeurs, et il prit ce parti avec l'ardeur, l'emportement dont il était capable ; il eût fait pour le soutenir des actions dignes de l'ancienne Rome. Aussi, avec toute l'activité d'une tête picarde exaltée, déclare-t-il résolument « que si on vient l'attaquer dans sa maison,

il se défendra , quoi qu'il arrive. » Du reste, ces violences de parti pris, ces bravades politico-burlesques
s'étaient emparées de toutes les classes, depuis le
prince de Condé, le cardinal de Retz, le duc de Beaufort, jusqu'au dernier courtaud de boutique. Les luttes
politiques, on le sait, étonnent et brisent les âmes faibles,
elles fortifient au contraire les esprits vigoureux. C'est là
ce qui arrive à un caractère aussi bien trempé que celui
de Gui Patin : il est à la hauteur de tous les événements,
il en saisit les causes, il en prévoit les effets avec sagacité ;
il se calme, il espère, il s'indigne, mais ne s'étonne pas.
Placé dans cette bourgeoisie qui acceptait tout du parlement contre Mazarin , il eut pour cet *étranger de malheur,*
cet Italien *astucieux,* ce *pantalon sans foi,* ce *comédien
à rouge bonnet,* cet *escroc titré,* la haine la plus énergique, la plus vivace, la plus enfiellée. C'est une verve
de malédiction, une énergie d'insultes, une abondance
de sarcasmes, une éruption de quolibets injurieux perpé-
tuelles ; il n'est pas de railleries, pas de détails honteux,
pas d'aventures scandaleuses qu'il ne dirige ou ne raconte
contre l'ennemi commun ; il le flagelle sans cesse et parfois sans motif ; il a contre lui de ces colères de pensée qui
partent d'une rancune acharnée, s'excitent de tout événement, s'alimentent des moindres agitations de la fortune
politique. Certes, si sa puissance eût égalé son ressentiment, son éminence le cardinal ministre eût été exposé
à de rudes traitements. On a dit que le motif réel d'une
pareille haine était qu'un parti de troupes royales avait
dévasté la maison de campagne que Gui Patin possé-
dait à Cormeilles. Cela peut être ; mais quand on l'a lu,

quand on connaît ses principes, qu'on a écouté pour
ainsi dire cette fibre démocratique qui vibrait au fond
de son cœur, on peut croire que le motif dont il s'agit
n'avait pas grande valeur. En général, il n'aimait pas
les grands, il les subissait, et l'on ne peut douter qu'il
eût fait écho à cet orateur anglais moderne, assurant
qu'à peu de chose près tout gouvernement est une *hypocrisie organisée.* On reconnaît d'ailleurs dans les sentiments de Gui Patin dans la ténacité de ses opinions, la
mâle vigueur des esprits de cette époque. Quoique la
société fût saturée de vices et de corruption, déjà on
agitait le dangereux et difficile problème de la souverai
neté, que dans le même temps Richelieu résolut en faveur
du pouvoir, et Cromwell en faveur du peuple.

Ce qui peut excuser la violence de Gui Patin contre
Mazarin, c'est l'esprit de ruse, de fourberie de ce personnage. L'audace et le mensonge, ces deux esprits fa-
miliers de tout ambitieux intrigant, furent trop souvent
ses ressources et ses moyens. « *Je ne me butte contre
rien et ne me rebute de rien,* » tel était son principe,
adroit et commode sans doute, mais effleurant la mauvaise foi. D'ailleurs ses immenses richesses, acquises
par la vénalité des charges, par des extorsions conti-
nuelles, par une simonie infâme, par ses bassesses, ses
mensonges, sa couardise dans certaines circonstances,
lui avaient aliéné une partie des cœurs de la nation. Les
frondeurs étaient donc nombreux et animés par une sorte
d'esprit public. On ne saurait nier que Mazarin, si détesté
en France et surtout à Paris, n'eût cependant les qualités
d'un grand ministre. Dans le même temps que les

troubles étaient au plus haut degré de violence, que le
cri général était: *Point de Mazarin*, en 1648, cet habile
homme d'État assurait l'Alsace à la France par le traité
de Munster. On sait que, onze ans plus tard, en 1659,
dans une célèbre négociation, il fonda l'union de la
France et de l'Espagne par le mariage de Louis XIV
avec l'infante Marie-Thérèse. Quoi qu'il en soit, l'homme
restait au fond le même ; on voyait toujours en lui le ministre rusé, cupide, le financier tortionnaire, *le vilain
cœur*, comme dit le cardinal de Retz, écrasant d'impôts
un peuple déjà ruiné par les déprédations de son agent
italien, l'infâme Particelli Emery, par les guerres
précédentes et la rapacité des grands. Or, malgré ses
grandes qualités de négociateur, Gui Patin, comme
tant d'autres, se souciait fort peu de ces mystérieux
penetralia de la politique, dont les résultats d'ailleurs
n'étaient ni connus ni évidents : ainsi les reproches
dont il l'accablé ne semblent que l'expression passionnée d'une vive et juste indignation.

Cette énergique indépendance de caractère se remarque également dans la manière de parler de Gui
Patin sous le rapport philosophique. D'une nature vive
et emportée, jamais il ne s'écarte des principes de la
plus stricte morale ; il est homme de bien dans toute la
magnificence du mot ; la bassesse l'indigne, une mauvaise action provoque sa verve et sa colère ; il repousse
de toutes ses forces la fausseté, l'injustice, le mensonge et l'hypocrisie. Quoiqu'il aimât à gagner de l'argent par sa profession, on ne voit rien en lui de l'homme
avide de s'enrichir par toutes voies et moyens ; il se

vante même d'être complétement guéri de la *phylargyrie*,
il semblait même qu'il trouvât la fortune une divinité
trop méprisable pour s'irriter contre elle. Du reste, il a
son franc parler sur la philosophie, dont il s'occupe peu
en général, se moquant de tout charlatanisme de phra-
séologie métaphysique. Il n'est sectaire ou adversaire
prononcé d'aucun système ; on ne peut voir en lui qu'un
philosophe pratique, se laissant aller au cours des choses
sans manifester le chagrin d'exister un moment pour
cesser d'être une éternité. Ce n'est point de l'indifférence,
mais, à l'exemple de Gabriel Naudé son confrère et son
ami, il appliquait à ces objets cet axiome de jurispru-
dence : *Idem judicium, de iis quæ non sunt, vel quæ non
apparent* Loin de se perdre dans les brumes idéales et
théosophiques de la philosophie cartésienne, qui venait
de faire explosion et d'agiter les esprits, il nomme à
peine trois ou quatre fois Descartes, et jamais l'ami de
celui-ci, le minime et très minime père Mersenne,
comme l'a dit si injustement Voltaire (1). Peut-être
qu'étant lié avec Gassendi, il évitait de se prononcer ;
peut-être encore qu'étant lui-même exposé aux attaques
des partisans de l'antimoine, craignait-il de nouveaux
ennemis, et de provoquer ou leurs critiques ou leurs
fureurs. Quant à ses devoirs en général, il eut à cet
égard une fermeté, une intégrité de conscience qui

(1) Le père Mersenne fut, au contraire, un frère *minime* aussi
profond que spirituel ; il était lié depuis longtemps avec Descartes,
ayant étudié ensemble au collége de La Flèche. Il avait surtout,
dit-on, une rare habileté pour se servir des idées des autres ; c'est
ce qui l'avait fait appeler le *bon larron* par Lamotte-le-Vayer.

ne furent jamais mis en doute. Toujours il s'appuie
sur la morale née dans nos cœurs, épurée par le christianisme, bien qu'on sente en lui la tutelle classique
de la philosophie ancienne en plus d'un endroit de ses
lettres. Parfois le fatalisme semble obtenir ses pré-
dilections ; il écrit à Spon : « Que voulez-vous ! chacun a
son vercoquin dans la tête et son bonheur fatal. »
Ailleurs son opinion est que sur une infinité de questions,
l'homme n'en sait guère plus en sortant de la vie qu'en
y entrant ; dès lors à quoi bon s'inquiéter sans cesse ?
Est-il frappé de l'inégalité des conditions parmi les
hommes, il s'écrie : *Sortes mittuntur in urna, sed tempe-*
rantur a Domino. Ne dirait-on pas la doctrine de la
grâce efficace selon les jansénistes ? Sans se perdre dans
les nuages d'un platonisme symbolique, ni se livrer à
l'éternelle inquiétude de la raison humaine, il ne croit
pas que les temps aient amené de profondes modifications dans les mœurs et que les hommes diffèrent
beaucoup. On a toujours menti, toujours trompé, *hic*
et alibi venditur piper , homines sumus ; vérité si
énergiquement énoncée depuis par M. de Lamartine :

« Le siècle en a menti, l'homme n'a pas changé. »

Enfin Gui Patin est-il surpris, confondu de la marche
des événements, de la prospérité apparente des méchants, de l'infortune des gens de bien, il se résigne et
dit: *Je perds pied dans les abîmes de la Providence.* Qui
reconnaîtrait à ces paroles l'homme de parti fougueux,
le hardi pamphlétaire, dont la sagacité mordante et sa-

tirique n'épargne ni les puissants, ni la tyrannie sous
quelque forme qu'elle se présente ?

Qu'on cesse de s'étonner si une pareille disposition
d'esprit, si cette haine prononcée contre le fanatisme, la
superstition, les préjugés de toute espèce, si une grande
liberté d'expression, acquirent à Gui Patin la réputation d'être fort peu orthodoxe. Bayle dit que le symbole
de sa foi *n'était pas chargé de beaucoup d'articles*, et
cela peut être vrai. Cependant, après avoir lu les curieuses Lettres de l'illustre médecin, il reste de l'incertitude sur l'assertion de Bayle. Il est vrai que parfois Gui Patin, adoptant les principes d'une foule de
grands hommes, aurait pu faire une profession de foi
plus tard formulée par David William : « Je crois en
Dieu.... amen. » Souvent aussi il semble soumis à tout
ce que la foi exige dans la croyance. Mais pour bien
comprendre de pareilles opinions, il faut se rappeler
qu'à l'époque dont il s'agit, le protestantisme en France
ne manquait ni de vigueur ni de puissance : or, sans
qu'il l'avoue, il est aisé de s'apercevoir que l'esprit de
Gui Patin est frappé, imbu, pénétré des doctrines de la
réforme, ainsi qu'un grand nombre de ses contemporains. Il est tout prêt de dire que Dieu ne nous a point
donné la raison pour qu'on croie ce qu'elle réprouve,
ce qu'il nomme l'*orthodoxie du bon sens*. L'édit de
Nantes n'était pas révoqué ; les querelles, les discus-
sions, les vives controverses religieuses, et, il faut le
dire, l'intolérance, la persécution, étaient encore en
pleine verdeur : de là cette hardiesse de pensée qui
touche à la témérité, qui parfois, il faut le dire, s'ex-

prime avec cette plénitude de force et de sens qui séduit
ou captive la raison. Sans l'excuser, on trouve donc ici
la cause de ces attaques tantôt graves, tantôt railleuses,
souvent acerbes, contre quelques principes religieux.
Il est certain que le germe de ce scepticisme se trouve
dans Montaigne et dans Charron : il se continue dans
Gui Patin, grandit par la redoutable dialectique de Bayle
et atteint son apogée sous la plume des encyclopé-
distes du xviiie siècle ; alors on lit « que la foi ne
trouve pas son compte avec la bonne foi » (Voltaire) :
voilà le côté religieux. « La France ressemble à une vi-
père, tout en est bon, hors la tête » (D'Alembert, 1765) :
voilà le côté politique. Et toujours ainsi progressivement, jusqu'à ce que le torrent niveleur de la révolution
ait renversé toutes les anciennes institutions. Gui Patin
s'élève contre certains abus, contre les priviléges sacer-
dotaux ; il repousse l'ultramontanisme bien avant qu'on
l'ait défini ; il en signale les entreprises, les usurpations ;
sans distinguer les temps, les époques, il n'épargne pas
les moines, et il les peint avec des couleurs très peu
flatteuses. En vrai protestant déguisé, la cour de Rome,
ses mœurs, ses intrigues, la corruption de quelques
membres du haut clergé, sont aussi l'objet de ses attaques. Comment croire qu'il y eût un homme honnête et
vertueux dans un pays qui avait couvert de la pourpre
ce Jules de Mazarin, saltimbanque à robe écarlate ?
Tantôt il dit que son père expliquait les quatres lettres
S. P. Q. R., par *stultus populus, quærit Romam ;* tantôt il tourne en raillerie les *fanfreluches romaines et
papimanesques* ou le *Jupiter capitolin.* Il donne cette

définition du cardinal, *animal rubrum, capax et vorax ;*
enfin, il se garde bien d'oublier la sanglante épigramme
affichée à la statue de Pasquin contre dona Olympia,
belle-sœur du pape Innocent X, qui vendait toutes les
charges avec une impardonnable effronterie :

> *Olympia, olim pia, nunc harpia.*

Remarquons que Gui Patin n'était dans ce cas que
l'écho de ce qui se disait en France, en Italie, dans
toute l'Europe. Seulement il le fait ressortir avec cette
vivacité satirique, raisonnée, fille du bon sens gaulois,
qui lui était particulière ; il sait graver d'un burin acéré
les événements et les hommes, ce qu'il voit, ce qu'il apprend, ce qu'il sent ; en général, il ne fait pas aimer son
siècle.

Il est surtout un corps qu'il n'épargne guère, on peut
le croire ; c'est celui des jésuites. Puissants, audacieux,
entreprenants, ils avaient déjà beaucoup d'ennemis, et
peut-être n'ont-ils rien oublié dans la suite pour en
augmenter le nombre. Aussi l'*agmen nigrum loyoliticum*, selon l'expression de Gui Patin, excite-t-il sa bile
et sa verve à chaque instant. Mais il épargne les jansénistes et vante beaucoup les *Petites lettres* (*les Provinciales*), n'en connaissant pas l'auteur, dont il était
loin d'apprécier le génie.

En définitive, Gui Patin attaquait plutôt la forme que
le fond. D'une franchise touchant à l'imprudence, il ne
voit pas assez qu'on peut tirer de ses assertions des con-
séquences fort loin de sa pensée, précisément ce qui est

arrivé à une foule d'écrivains dans le XVIIIe siècle , si
bien nommé *l'âge critique* de la France. Gui Patin était
croyant ; il ne met jamais en doute les fondements du
spiritualisme. Il est donc très difficile de comprendre ce
jugement de Charpentier sur ses écrits : *Sunt nonnulla
quæ medicum nimis sapiunt.* Qu'a voulu dire par là
l'obscur doyen de l'Académie française ? Une simple assertion peut-elle donc suffire ? Sur quelques points, il est
vrai, Gui Patin est toujours prêt à répéter : *Credat judæus
apella et non ego ;* volontiers il eût dit : « Je pardonne
au dogme de l'enfer d'être absurde, mais je ne lui pardonne pas d'être atroce, » mot attribué à La Monnoie, et répété depuis par de l'Isle de Salles, mais il n'en
est pas de même quand il s'agit des grands principes
religieux. A travers ses boutades son ironie , ses sarcasmes, on reconnaît toujours les candides accents d'un
cœur pur et sincère. Avec quelle force il s'élève contre
les préjugés, les bassesses, les folies, la corruption ! Avec
quelle conviction il plaide en faveur de la raison, de la
justice et du bon droit ! Que de remarques pleines de
sens, que d'observations justes, profondes, de railleries
spirituelles, de traits fins et mordants, de portraits vigoureusement dessinés ! S'il ne plane pas sur ses contemporains du haut d'une sagesse supérieure, il faut avouer
ses aperçus profonds sur la société de son temps, et
même sur l'avenir; on dirait qu'il a l'intuition instinctive
d'un ordre social fondé sur l'égalité des droits devant
la loi comme devant Dieu. Que, dans l'explosion de son
indignation, il prenne quelquefois l'abus pour le principe, les écarts pour la règle établie , on peut en con-

venir; mais il ne faut pas s'y méprendre, quand il raille
la *sequelle papimanesque*, rien de plus évident qu'il ne
blâme que l'adresse captieuse, la souple habileté de certains membres du clergé , ou les fureurs hypocrites et
bouffonnes de quelques prédicateurs.

Dans la première moitié du xviie siècle, au temps de
la Fronde, la corruption des moines et du clergé était
portée à un incroyable degré. Dans les rangs supérieurs, on trouvait le cardinal de Richelieu, ce prêtre-
tyran écrasant tout de son pouvoir; Mazarin, trompant
et volant sans cesse; le cardinal de Retz, intriguant avec
une hardiesse cynique dont il ne se cache nullement,
prêchant la révolte avec une soutane criblée de coups
d'épée; homme qui dut beaucoup à son bonheur de
pouvoir appliquer à de grandes choses le génie
des petites âmes, l'esprit d'intrigue ; puis au-dessous
d'eux , une foule d'hommes se servant de la religion
pour aider leur ambition, pour satisfaire leur cupidité ,
véritables *filous* de dévotion, comme dit Scarron, qui
n'avaient que l'apparence de la foi sans en avoir la sin-
cérité, encore moins l'abnégation. Aussi était-ce à cette
époque que Molière conçut et écrivit *Tartufe*, qui
parut quelques années plus tard. Gui Patin a donc pu
peindre avec franchise les mœurs cléricales de son
temps. Encore s'il n'y avait eu que des préjugés ; mais
le fanatisme persécuteur n'épargnait pas quiconque pensait avec une certaine liberté. C'est ainsi que Giordano
Bruno fut condamné au feu à Venise en 1600 , pour son
livre, *Spaccio della bestia trionfante;* que ce pauvre fou
Vanini , dont l'athéisme ne fut jamais prouvé , avait été

conduit au même supplice après qu'on lui eut arraché la
langue, en 1619. Or, le célèbre auteur des Lettres avait
atteint sa dix-huitième année quand le malheureux Urbain Grandier fut également condamné au feu pour satisfaire la basse vengeance de Richelieu. Gui Patin était
même dans la force de l'âge et de la raison quand se pour-
suivit le procès de l'illustre Galilée. Ce fut le 22 juin 1633
que ce grand homme disait devant l'ignorance et la haine
conjurées : « Moi, Galilée, âgé de soixante-dix ans,
agenouillé devant vous, éminentissimes cardinaux, *in-
ginochio avanti di voi*, etc. ; » c'est-à-dire qu'il s'avouait
coupable d'être un homme incomparable et d'avoir
raison ; car on le forçait à dire que le mouvement de la
terre devait être considéré comme une *absurdité*, comme
une *erreur*, comme une *hérésie*. Peyresc prononça dès
cette époque la sentence de la postérité : *C'est Socrate
condamné pour la seconde fois.* Jamais on n'a mieux dit
sur cette ignominieuse persécution, que l'auteur des
Soirées de Saint-Pétersbourg appelle si lestement *l'his-
toriette* de Galilée. Cependant qu'on juge tout ce que
de pareils actes retentissant d'un bout de l'Europe à
l'autre, devaient produire d'indignation sur l'esprit irritable, l'ardente imagination et le cœur honnête de Gui
Patin.

Mais, indépendamment de ces faits odieux recueillis
par l'histoire pour la leçon des peuples et des rois, on
ne saurait croire combien de préjugés, de superstitions,
de coutumes ridicules, étranges, atroces même étaient
répandues dans toutes les classes au temps de Gui Patin.
On croyait encore aux sortiléges et aux maléfices ; le

parlement faisait torturer et brûler les sorciers. Le crime de magie et de possession était le crime de ceux qu'on ne pouvait accuser d'une autre manière. Urbain Grandier fut condamné, d'après la déposition d'*Astaroth*, de l'ordre des séraphins, chef des diables qui possédaient les religieuses, puis des démons *Cham*, *Uriel*, *Jabulon*, etc.; et beaucoup de gens avaient foi dans de pareils témoignages (1). Henri IV fit tirer l'horoscope de son fils Louis XIII, à sa naissance, par son médecin Larivière. On eut grand soin de tenir un astrologue caché près de la chambre d'Anne d'Autriche quand elle mit Louis XIV au monde. Ainsi, en même temps que régnaient une civilisation progressive, de brillantes formes de politesse, de galanterie maniérée, dans quelques classes de la société, un défaut complet de lumières, des pratiques superstitieuses, des coutumes barbares, un aveugle fanatisme, fruit de l'ignorance et des dissensions religieuses, avaient pénétré toutes les classes de la population. Comment Gui Patin, d'un esprit supérieur, ami de Gassendi, tantôt appelé le *saint prêtre*, tantôt considéré comme un *athée ;* de Gabriel Naudé, auteur de l'*Apologie des grands hommes accusés de magie* (1625), pouvait-il voir de sang-froid les habitudes, les préjugés odieux ou ridicules de la multitude, et dont les grands n'étaient pas exempts? Voilà ce qu'on peut dire pour expliquer, sinon pour justifier, son *déicolisme*

(1) Il faut pourtant en excepter quelques personnes judicieuses, et surtout des magistrats, des médecins dont le rapport finit par cette conclusion, pleine de sens et de raison : *Plura ficta, à naturâ multa ; à demone nulla.*

apparent, pour atténuer la réprobation légitime de quelques folles saillies d'un esprit vif et hardi.

Si maintenant nous considérons Gui Patin comme auteur et écrivain, ici s'ouvre un large horizon de faits et de réflexions qui contribuent singulièrement à le faire connaître. A dire vrai, ses œuvres scientifiques ne se recommandent ni par le nombre ni par le choix des sujets, bien moins encore par l'élévation des vues ou la force de conception. Livré presque tout entier à une pratique étendue, aux devoirs du professorat, à ceux de doyen, et, il faut le dire, à de vives disputes contre les partisans de l'antimoine, contre les chirurgiens, les apothicaires, il n'avait ni le temps, ni ne prenait le souci de cette longue et patiente élaboration qu'exige un de ces livres qui restent dans la science. Voici pourtant ceux qu'on a recueillis d'après des recherches assez minutieuses :

1° Sa thèse : *An totus homo, naturâ sit morbus ?* Aff. 1644.

2° *De valetudine tuenda, per vivendi normam, usumque legitimum rerum, ad bene, salubriterque vivendum necessarium. Parisiis,* 1649.

3° *Notæ, in Nicolaï Ellain, tractatum de peste,* etc.; 1645 et 1649.

4° *Quæstio de Sobrietate. Parisiis,* 1647, in-4°.

5° *Caspari Hoffmanii, notæ in apologiam pro Galeno,* 1665, in-4°.

6° Un traité *De Elephantiasi,* publié en français en 1632, à la suite du *Médecin charitable,* œuvre de Philippe Guybert, frappé d'apoplexie le 21 juillet

1633 (1). Gui Patin lui-même n'en faisait pas grand cas, et il écrit à Spon de n'y attacher aucun prix.

Du temps de la Fronde, un médecin de Paris, nommé L. Martin, publia une traduction en vers burlesques de *l'Eschole de Salerne*, et qu'il dédia à Scarron. Quelques bibliographes ont avancé que le traducteur véritable n'était autre que Gui Patin. Il n'existe aucune preuve pour appuyer cette assertion (2).

Il est probable encore que Gui Patin travailla au *Martyrologe de l'antimoine*, ainsi qu'à une foule d'ouvrages, de pamphlets, de thèses, qui parurent dans les écoles pendant la première moitié du XVIIᵉ siècle ; mais dont la perte n'est nullement regrettable.

Voilà donc, si nous ne nous trompons, ce qu'a produit le savant renommé, le praticien distingué, l'illustre professeur du Collége de France, le digne et fier représentant de la Faculté de médecine. Que sont devenus de pareils travaux ? où les chercher maintenant ? Par leur peu de valeur, ne sont-ils pas à jamais perdus dans le gouffre de l'oubli ? Ainsi le nom et la gloire de Gui Patin ont survécu précisément par une œuvre à laquelle lui-même n'attachait pas une grande importance, par sa correspondance avec quelques amis, en un mot par ses *Lettres*. Mais aussitôt que ces lettres parurent, du moins en partie, elles attirèrent au plus haut point l'at-

(1) A l'occasion de son livre, les apothicaires lui intentèrent un procès, mais il le gagna, et la Faculté le dédommagea des frais, qui s'élevaient à 43 livres 15 sous ; les trois premières éditions furent dédiées à Gui Patin.

(2) Le libraire J. Hénault dédia à Gui Patin l'édition de Paris, 1654, in-4°.

1.   c

tention publique. On les lut avec le plus vif intérêt dans
toute l'Europe. Le succès même de cette publication fut
tellement complet, qu'aussitôt qu'on en annonçait de
nouvelles, les libraires se hâtaient de les faire imprimer.
On vit pour des lettres écrites réellement, traitant
d'objets graves, ce qui eut lieu depuis pour l'agréable
fiction des *Lettres persanes*.

Lorsqu'on a lu celles de Gui Patin, on cesse d'être
étonné de leur immense succès; il est, en effet, peu de
lecture aussi attachante et aussi instructive. Quand un
livre a reçu l'empreinte profonde des passions de
l'époque où il a été conçu, il offre toujours un intérêt
puissant qui le fait vivre; bien plus encore quand le style
ou la forme met parfaitement en relief les pensées
de l'auteur. Or, les Lettres dont il s'agit réunissent au
plus haut degré ces deux avantages; tout y est présenté
sous les aspects les plus divers, tantôt graves et sérieux,
tantôt plaisants et légers. C'est une dialectique vigoureuse, mêlée de réflexions profondes et de traits d'une
mâle éloquence; c'est l'expression la plus vive de l'esprit de parti; c'est l'éclat de la passion bonne ou mauvaise, c'est la moquerie incarnée, le bon sens le plus
net, le cri de l'indignation, le rire amer du mépris, le
trait acéré du sarcasme dans ce qu'il a de plus pénétrant. Dès le commencement on s'aperçoit que tout
coule de source et d'abondance; rien de cherché, rien
d'apprêté, rien qui sente l'effort; point d'oripeaux à effet
et brillantés. Gui Patin est toujours original, toujours
naturel, et de ce naturel que donne la raison appliquée à
la recherche de la vérité. Dédaignant d'être habile, fort

au-dessus de ces puérilités pédantesques qu'on a honorées du nom de rhétorique, il converse uniquement avec son lecteur. Loin d'être un artiste en phrases, occupé de ce fard de style d'un auteur de profession, on trouve en lui un homme à libres allures, disant fièrement et hautement ce qu'il pense. La promptitude du trait, le tour et la vivacité de l'expression, énergique ou adoucie, mêlée de sel ou de miel, la hardiesse du mot, la saillie imprévue, la familiarité charmante et naturelle, prouvent l'étendue et la flexibilité d'esprit de cet illustre savant. Peu d'écrivains ont mieux su, comme on l'a dit, darder sa pensée et l'enfoncer dans l'attention. On sent qu'il y a toujours en lui un excédant de sève et de fougue juvénile. Gui Patin a surtout une supériorité incontestable dans l'art difficile et délicat des portraits en peu de mots, et la faculté précieuse de donner à ses idées souvent justes une expression toujours heureuse. Quoi qu'on en ait dit, ces Lettres sont l'œuvre d'un bon esprit et d'un homme de cœur qui sait allier la hardiesse, ou si l'on veut la ténacité de la pensée aux exigences de l'honnête et du juste.

Ce qui précède doit faire aisément présumer que le style est parfois bizarre et incorrect. Gui Patin, nous l'avons dit, n'était pas rhéteur et n'avait nul souci de le paraître : aussi la phrase coule de sa plume comme elle jaillissait de sa pensée, vive, animée, sérieuse, familière, marquée d'une forte empreinte, mais souvent peu châtiée ; et pourtant, il est rare que la raison ait été mieux armée de force et de logique ; jamais l'épigramme n'a été lancée avec plus de justesse, de sans-gêne et de

belle humeur. Soit qu'il donne carrière à la mobilité de
ses inspirations, à l'entrain de ses idées, à la pétulante
vivacité de son esprit; soit qu'il jette des aperçus profonds sur notre destin, sur les sciences, sur les événements politiques, sur les mœurs, car, ainsi qu'il le dit,
ses Lettres sont de la *marchandise mêlée*, on peut être
sûr qu'il plaira et qu'il instruira. On se représente toujours, depuis Molière, un médecin de cette époque
comme un pédant roide et gourmé, écrivant en style
Purgon, toujours prêt à cracher du grec et du latin :
eh bien, qu'on lise ces Lettres, et l'on sera pleinement
détrompé. Certes, le lieu commun, ce signe évident de
servitude intellectuelle, en est sévèrement banni; tout est
facile, spontané, fécond et varié. Madame de Sévigné
dit du père Bouhours : *L'esprit lui sortait de tous les côtés.*
Jamais l'application de cette réflexion ne fut peut-être
plus juste que pour Gui Patin. Il ne s'agit pourtant pas
seulement dans ces Lettres d'un feu d'artifice de mots
piquants et de plaisanteries; on y trouve encore un savoir réel et substantiel, on vit constamment sous le
charme d'une causerie tout à la fois instructive, sans
cesser d'être spirituelle et agréable. L'auteur prend aisément tous les tons, depuis le plus grave jusqu'au plus
enjoué, depuis le rire amer et sardonique du philosophe
chagrin jusqu'à la cynique jovialité de Rabelais.

Une chose qu'on ne saurait contester, c'est que, quand
on a lu ces Lettres, la société où vivait Gui Patin est parfaitement connue. Il semble qu'on voit agir, parler,
vivre l'auteur, ainsi que tout ce qui l'entoure, sa famille,
ses amis, ses confrères, ses contemporains; on est com-

plétement au fait de leurs passions, de leurs intérêts, de leurs affaires ; on s'identifie en quelque sorte à cette société active, remuante, passionnée, à ses mœurs, à ses usages, aux troubles qui l'ont agitée. C'est le point de vue le plus vrai, le plus sûr, parce qu'il est plein de faits, de mouvement, et comme palpitant de réalités.

Assurément on ne se douterait guère que ces Lettres aient été écrites à l'époque où l'hôtel de Rambouillet exerçait son empire sur la littérature, que c'était le temps des précieuses, des raffinés d'amour, car on n'y trouve absolument rien des finesses de ce petit bel-esprit alors en pleine faveur. C'est une plume vigoureuse, spirituelle, qui, sans platitude rectiligne et ennuyeuse de style, discourt à l'aise sur une infinité de sujets ; on y reconnaît un de ces libres penseurs qu'enfanta le protestantisme, ayant quelque chose de la sévérité des sectaires du moyen-âge. L'érudition, les sciences, les belles-lettres, les événements, les querelles politiques et scientifiques, les peintures de mœurs en sont le fond et la substance ; en un mot, on y vit du siècle même de Gui Patin. « Les recueils épistolaires, dit M. de Chateaubriand, quand ils sont longs, offrent les vicissitudes des âges ; il n'y a peut-être rien de plus attachant que la correspondance de Voltaire, qui voit passer autour de lui un siècle presque tout entier. » Sans prétendre établir de comparaison entre le patriarche de Ferney et notre auteur, on peut néanmoins dire qu'ils ont quelques rapports en effet, avec la différence des temps, du moins de la position. Gui Patin est souvent, comme Voltaire, fécond et pittoresque, conteur amusant, journa-

liste instruit, varié, enjoué, subtil raisonneur ; on sent
partout l'abandon, l'essor facile du cœur et de la tête ;
rien n'annonce le pénible labeur de la pensée. Le
style de Gui Patin est plus vif, plus énergique, mais
moins correct et moins fin que celui de Voltaire ; d'ailleurs les grands ouvrages, l'honneur de la langue française, n'avaient pas encore paru. Selon le goût du
temps, à l'exemple de Montaigne, de Charron, de Pasquier, etc., les lettres de Gui Patin sont coupées de citations latines ; mais ces phrases d'un autre idiome,
loin de rendre le style moins vif, lui donnent au contraire le nerf et le piquant de la variété, comme une sa-
veur des écrivains du XVIe siècle.

Avouons-le cependant, on a reproché de tout temps à
Gui Patin son ironie, sa médisance, une sorte d'acrimonie
injurieuse ; son nom même n'est guère prononcé qu'avec
l'épithète de *satirique*. Il est certain qu'on ne doit pas
chercher en lui le critique austère, impartial, qui discute
sans colère, blâme sans passion, admire sans entraîne-
ment. Souvent emporté par l'indignation, il manque de
cette retenue qui rend la plaisanterie agréable sans
qu'elle soit blessante ou odieuse. Mais, qu'on le remarque, Gui Patin est l'écho des animosités et des rancunes
contemporaines, il en est pour ainsi dire pénétré, saturé ;
de là ses vives sorties, ses bouillonnantes impatiences, ses
raptus de bile contre le Mazarin, contre les grands, contre
les financiers, les maltôtiers, les politiques, enfin contre
ceux qui à l'exemple du comte de Brion, dit le cardinal
de Retz, font un *salmigondis perpétuel de dévotion et de
péchés.* Mettant sa profession au-dessus de tout, il

pousse cet attachement jusqu'à l'égoïsme, à l'injustice,
contre les chirurgiens, les apothicaires; toute critique,
dans son style vert et âpre, ressemble beaucoup à une
polémique de dénigrement et de colère. On doit voir ici
l'effet d'un caractère sensible, ardent, emporté, et il était
très aisé de faire déborder le vase de sa mansuétude.
Le malheur est qu'il avait cette profonde connaissance
des hommes qui touche de si près au mépris qu'on en
fait. Assez roide et fier, il savait reconnaître et honorer
ce qui tient à l'hiérarchie sociale, témoin l'attachement
respectueux qu'il eut toujours pour certains hommes
haut placés, notamment pour le président de Lamoignon : or, il n'était pas homme à confondre la déférence
avec le servilisme; bien avant le poëte Burns, il pensait
que le rang d'un homme n'est que *l'empreinte d'une
monnaie, l'homme lui-même en est le métal.*

Mais, comme nous l'avons fait remarquer de ses principes religieux, quand on blâme Gui Patin de sa médisance, de sa causticité, conçoit-on bien l'état de la société de son temps et les passions qui l'agitèrent ? Con-
sultez les historiens qui en ont fait le tableau, et vous
verrez que dans cette société les choses étaient pleines
de violences et de vices, les hommes remplis d'injustice et de corruption. Qu'on se garde d'oublier qu'a-
lors les nobles et les gens titrés se considéraient réellement comme une espèce à part, pétrie d'un limon
supérieur; la bourgeoisie la plus riche n'entrait pas
dans l'exception, elle maintenant la nation souveraine;
un effroyable arbitraire écrasait les citoyens; ou la servitude ou la révolte, telle était l'alternative des gens un

peu élevés. La noblesse, le clergé, étaient exempts
d'impôts ; le scandale de la vénalité des charges
était porté au plus haut degré ; les corvées, les exac-
tions de tout genre ne laissaient aucun répit au peuple ;
puis venaient les luttes des grands corps, les déchire-
ments, les révoltes, les partis de soldats répandus dans
les campagnes, les duels, les assassinats fréquents, les
disettes répétées. Le pain était très cher et le reste à
proportion, en sorte que les souffrances du peuple étaient
extrêmes. Partout un manque absolu d'ordre et de légis-
lation intelligente, ou bien des règlements gênants, ab-
surdes, contradictoires. Louis XIV régnait, mais il ne
gouvernait pas encore, et Colbert n'était qu'un commis.
Qui s'étonnera maintenant de voir un homme de la
hauteur d'esprit et de cœur de Gui Patin s'indigner
contre un semblable état de la société, dire crument la
vérité, déchirer le masque de certains hommes, et s'é-
crier que son temps est la lie des siècles, *venimus ad*
fecem sæculorum?

Quelques personnes, ne jugeant Gui Patin que
d'après sa réputation de causticité, n'ont vu en lui
qu'un narrateur indiscret et menteur, un écrivain sans
gravité aucune, ou même, il faut le dire, un railleur
impie, une espèce de *satan-bouffon*, indigne de toute
créance. Mais les critiques qui ont proféré de pareils jugements ou n'avaient pas lu les lettres dont il
s'agit, ou n'avaient pas réfléchi aux événements et aux
mœurs du temps de la Fronde, à l'état de cette société
encore barbare sous bien des rapports. *Vi geritur res,*
la force décide de tout, dit souvent Gui Patin. Toujours

est-il qu'à part quelques préjugés de robe ou de position, avec le ton rude et acerbe de son style, il proclame la vérité; il ne sait pas plus la farder que la cacher.

Ajoutons encore une remarque importante, c'est que ces lettres n'étaient point destinées à la publicité. Le lecteur ne doit jamais l'oublier, il s'agit d'une correspondance intime; ce sont des confidences faites pour ainsi dire de cœur à cœur, d'un ami à un ami; il est aisé de s'en convaincre en les lisant. Or, personne n'ignore cette liberté de pensée, d'expression, qui a lieu dans de pareilles correspondances. D'un côté, le style manque de cette pureté, de cet apprêt que prend tout auteur destinant son œuvre à l'impression; puis la forme épistolaire permet de dire ce qu'on tairait devant le public. C'est dans l'intimité, c'est dans le huis-clos de l'amitié, pour ainsi dire, qu'on trouve cette *arrière-boutique* de la conscience dont parle Montaigne. Eh bien, l'on doit se féliciter qu'il en ait été ainsi pour Gui Patin: ses lettres sont peut-être moins ornées, moins bien écrites dans le sens académique; mais la force, la verve, la spontanéité passionnée, auraient probablement disparu, précisément ce qui en fait la valeur et le charme, ce qui excite l'intérêt et soutient l'attention du lecteur. En général, trop de purisme énerve et rend timide. Cette réflexion n'a point échappé à Bayle: « Si, dit-il, les lettres de Gui Patin eussent été destinées à la publicité, nous trouverions moins de faussetés dans son ouvrage (1), mais aussi nous n'y verrions pas au na-

(1) Faussetés qui n'ont jamais été démontrées au moins pour le plus grand nombre, quoi qu'en dise le célèbre critique.

turel son esprit et son génie; nous n'y rencontrerions
pas tant de faits curieux, ni tant de traits vifs et hardis
qui divertissent et font faire de solides réflexions. »

Toutefois qu'on se garde de confondre cette gaieté
railleuse, ces vivacités originales et naïvement caustiques de l'esprit, avec les qualités du cœur. Plus on lit
Gui Patin, plus on acquiert la preuve que ces dernières étaient chez lui excellentes. Délicat, modéré, il
aime les honneurs, les dignités, les richesses même,
mais il ne fait aucune bassesse pour les atteindre et les
posséder; personne ne fut moins affamé que lui de ser-
vilité lucrative. Si bien souvent il n'a pas la réserve du
mot, il a toujours celle de la conduite et des procédés.
La nécessité, cette bonne déesse de l'homme fier et
pauvre, l'avait forcé dès sa jeunesse au travail, et par là
de se frayer un chemin honorable. Outre son esprit et son
savoir, il avait aussi le savoir-vivre, le ton d'un homme
bien élevé, quoique incapable de ces mille petites lâ-
chetés qui achètent le repos et le bien-être parmi les
hommes. Il va chez le président de Lamoignon, comme
nous l'avons dit, il y dîne souvent; mais ce n'est pas là
un parasite quêtant sa *repue-franche*, c'est un convive
distingué avec lequel l'illustre président aime à s'entretenir. On a dit que chaque fois qu'il y dînait, on plaçait
un *louis* sous sa serviette. Outre qu'il ne parle nullement de ce fait, il faudrait seulement, en supposant
qu'il soit vrai, le considérer comme une chose passée
en coutume générale, et à laquelle il n'attachait aucune
importance.

La rude franchise de Gui Patin, ses opinions haute-

ment soutenues, contre la troupe *stibiale* ou *stygiale*,
selon son expression, lui attirèrent des ennemis acharnés parmi ses confrères. Un certain Allemand, nommé
J. C. Axtius, aujourd'hui tout-à-fait inconnu, accuse
même l'illustre médecin d'avoir voulu empoisonner son
fils avec l'antimoine, qu'il croyait être un poison, mais
qui, contre son attente, le guérit heureusement. Cette ca-
lomnie se lit dans une lettre sur l'antimoine, jointe à un
traité *De arboribus coniferis*, Gênes, 1679. Mais, par sa
probité, par son désintéressement, par son ardeur à
soutenir les intérêts de la corporation, Gui Patin eut
aussi des amis qui lui restèrent constamment fidèles.
Disons la vérité, il savait haïr, selon le psalmiste, de
cette haine *parfaite et cordiale* qui n'omet rien, ne
passe rien, ne transige sur rien : aussi sa haine était-elle
tenace et redoutable. Le cardinal de Mazarin fut toujours pour lui un fourbe, un exacteur, un intrigant,
l'homme de malheur de la France et de Paris en particulier. Plusieurs confrères et notamment Guénaut (1),
qui dans sa pratique se servait de l'antimoine et de *petits
grains* (l'opium en pilules), ne songeant qu'à *garnir sa
pochette* et gagner *l'écu blanc*, etc., n'ont jamais trouvé
grâce devant lui. Ce n'était pas envie, car il était célèbre, riche et haut placé ; ni désir de nuire : c'est qu'il
avait la ferme, l'intime conviction que l'antimoine était

(1) On connaît ces vers de Boileau :

> Guénaut sur son cheval en passant m'éclabousse.

> On compterait plutôt combien dans un printemps,
> Guénaut et l'antimoine ont fait mourir de gens.
>
> (Boileau, *Satires.*)

un véritable poison, et que l'employer c'était mécon-
naître ce qu'on doit à l'humanité et à l'art. Les médecins de la cour furent également en butte à la virulence
de ses attaques ; il les nomme sans plus de façon, *aulici medicastri, et alii nebulones.* Mais il faut savoir qu'à
cette époque, les charges de médecins de la cour étant
vénales, se vendaient au plus offrant ; il ne s'agissait
que d'avoir de l'argent pour acquérir le privilége de soi-
gner la santé du roi de France et de sa famille : or,
voilà ce que ne pouvait comprendre ni accepter l'illustre
docteur (1). Les succès d'intrigues et d'habileté straté-
gique si communs dans sa profession, lui étaient particulièrement odieux, d'autant plus qu'il méprisait également dans un médecin le ton doucereux, la courtoisie
pateline, qu'il assimilait à la servile souplesse d'une
garde-malade. Souvent il s'indigne contre les frelons
scientifiques toujours prêts à s'emparer du butin de la
ruche, ou contre la foule des médiocrités aspirantes se
groupant autour des médiocrités parvenues. Alors il
lance des traits passablement vifs, toutefois sans trop
d'exagération, et surtout sans intention visiblement ca-
lomniatrice, même sous le secret de l'amitié et d'une
correspondance intime. S'il est *parcus laudator*, pour me
servir de son mot, au moins l'est-il aussi de cet encens
que l'intérêt prodigue à la puissance. Son crayon dessine,
il est vrai, ses adversaires avec une vivacité satirique ;
mais ce crayon ne finit jamais, quoi qu'on en ait dit, par

(1) « Le roi en faisant la maison de M. le duc de Berry, donna
à M. Fagon la charge de premier médecin de ce prince, pour la
vendre à qui il voudrait. » (Fontenelle, *Éloge de Fagon.*)

s'affiler en stylet; vérification faite, l'histoire a presque toujours confirmé ses jugements.

On comprend facilement qu'on ne doit pas chercher dans Gui Patin cette philosophie douce qui provient d'une sensibilité exercée aux épreuves comme aux joies du cœur, aucune de ces effusions oratoires qui s'adressent à l'âme et veulent persuader par l'émotion. Ce n'est ni dans son caractère ni dans ses habitudes; mais aussi quel fonds de philosophie élevée et de mâle probité! quelle force, quelle vigueur d'esprit! Ce qui frappe surtout en lui, c'est une exquise netteté de jugement, une pénétrante sagacité qui va droit au fond des choses, qui dans une affaire importante en signale d'un trait rapide, le point précis et essentiel : or, le même esprit a inspiré ses lettres et sa conduite. Si sa passion l'emporte, c'est toujours pour ce qu'il croit être les intérêts de l'état ou l'honneur de sa corporation, et néanmoins il était bienveillant, généreux, dévoué; il avait une bonté qui ne venait chercher qui que ce fût, mais qu'on trouvait dans l'occasion. Sa reconnaissance pour Simon Pièlre, son maître, pour son protecteur Riolan, malgré le caractère difficile et *pichrocole*, selon son expression, de ce médecin, sa constante amitié pour Gassendi, pour Gabriel Naudé, ses regrets sur ce dernier, dix-neuf ans même après l'avoir perdu, prouvent que son cœur n'était nullement insensible. Puis quels souvenirs touchants et respectueux pour la mémoire de son père et de sa mère, quelle tendresse pour ses enfants, pour sa famille, pour ceux avec qui il a passé sa licence ou qui lui ont rendu de légers services, bien qu'il nous

manque quelques détails biographiques ! Malgré sa vivacité sarcastique, à travers l'écrivain passionné on
sent partout la bonne tête, le bon cœur, l'esprit solide,
lumineux, ce sens droit et juste, l'œil d'une raison exercée. Plus il avance en âge, plus on s'aperçoit que ses
sentiments s'épurent et s'élèvent. Il est certain que si,
dans sa vieillesse, il eût, comme Voltaire, joué dans la
comédie le rôle de *vieux bonhomme de père*, peut-être
ne l'eût-il pas aussi bien rendu ; mais il l'était en réalité,
et il le prouve dans mille occasions.

En raison de la franchise de ses aveux, Gui Patin
n'avait donc rien de ces natures moyennes et tempérées
qui font le bien, qui font le mal avec le même laisser-aller.
C'est un de ces caractères complets, tranchés, fortement en saillie, de plus en plus rares par les progrès de
la civilisation. Sans orgueil comme sans une hypocrite
modestie, il se met à sa place, dédaignant du reste ces
petites passions qui gaspillent et épuisent peu à peu les
forces de la vie. Une imagination vive, une volonté
forte, énergique, s'exerçant toujours sur des objets
graves, sont les traits distinctifs de son esprit ; telle
fut l'origine de cette abondance de savoir, de ces
heureux jets de saillies et de raison, même de ce rire
d'un méprisant et hautain sardonisme, le cachet particulier de son intelligence et de son mérite. Il faut ajouter que, malgré sa fougue, il conserva toujours une
âme loyale et qu'il mit en pratique le sentiment des devoirs d'un homme d'honneur et d'un bon citoyen ; lui
aussi était de ceux qui complètent la dignité du talent
par la dignité de leur vie.

Autant qu'on peut en juger par ce qu'en disent les contemporains et par les portraits que nous avons, la figure de Gui Patin exprimait parfaitement ce qu'il était. Le feu de l'intelligence se reflétait sur sa physionomie expressive et mobile. Dans le portrait moral qu'en a fait Vigneul-Marville (dom Bonaventure d'Argone), et qui se trouve au commencement de la plupart des éditions de ses *Lettres*, on dit qu'il avait quelque chose des traits de Cicéron dans la figure. Rien de plus faux que cette assertion, du moins si l'on en juge par le portrait que possède la Faculté de médecine de Paris, et donné par un des descendants de l'illustre doyen (1). Ce portrait indique la force morale, l'énergie, la droiture, quelque chose d'austère jusqu'à la rudesse, en même temps de fier, d'ironique et de narquois. La largeur du front, ce signe des prédestinés aux grandes choses, l'étincelante malice de son œil, le pli méprisant de sa lèvre, jusqu'à la pose, jusqu'au mouvement de la tête, font voir l'homme incapable de s'abaisser devant quiconque serait indigne de son hommage. Un auteur contemporain a écrit qu'il avait dans la physionomie quelque chose du renard, cela est possible, et de plus l'air méchant, le regard *vipérin;* j'ignore sur quoi se fonde cette dernière assertion que rien n'appuie. On s'accorde à lui donner une figure spirituelle et caractéristique, bien loin de ce galbe insignifiant et moutonnier qu'on retrouve dans quelques uns de ses portraits.

Au reste, l'expression de la physionomie, on le sait,

(1) Portrait placé en tête de cette édition, et que nous devons à l'obligeance de M. Orfila, doyen de la Faculté de médecine.

dépend non seulement de l'âge, mais encore des événements de la vie; il n'en est pas un peut-être qui ne laisse son empreinte sur nos traits : Gui Patin en est sans doute un exemple. Quoique heureux sous plus d'un rapport, la nature et la fortune le traitèrent parfois cruellement. De ses cinq enfants, il n'en conserva que deux. Robert Patin fut l'aîné de tous. Né le 11 août 1629, son père lui fit suivre la carrière médicale; il résigna même pour lui, en 1667, sa chaire de médecine au Collège de France. Toutes ses espérances furent cruellement déçues; il eut à se plaindre de ce fils, qui mourut phthisique, dans la maison de campagne de son père, à Cormeilles en Parisis, au mois de juin 1670. Mais son enfant de prédilection, l'objet de sa plus vive tendresse fut son second fils, Charles Patin, né en 1633. A tout instant il vante, il exalte le prodigieux esprit, les grandes qualités de son cher *Carolus*, et il faut avouer que le cœur paternel n'était pas aveugle. Charles Patin, destiné d'abord au droit, s'adonna ensuite à la médecine ; mais, peu fidèle à cette étude, il se distingua surtout dans les recherches d'antiquités et la science numismatique. On a de lui sur ces objets des ouvrages encore estimés des savants. Or, qu'on juge du chagrin qu'éprouva son père, lorsque ce fils chéri fut exilé, sans qu'on ait jamais su la véritable cause d'une pareille sévérité du gouvernement de Louis XIV; et cet exil dura toute sa vie, car Charles Patin mourut professeur à Padoue, en 1694 (1). A cette cause de chagrin s'en joignirent

(1) On peut consulter à cet égard différents dictionnaires biographiques ; et notamment celui de Bayle, article *Gui Patin*, article

d'autres non moins poignantes : le cardinal de Mazarin, triomphant de ses ennemis, avait gouverné la reine et par conséquent la France ; il fut reçu avec pompe dans ce même Paris d'où il fut si outrageusement banni. Son pouvoir était affermi ; ses ennemis vaincus, ses richesses immenses ; et quand il mourut, il ne lui manquait que le titre de roi, il en avait la puissance.

Il n'est pas jusqu'à l'antimoine, cet odieux médicament qui excita si longtemps sa verve et sa colère, cette cause incessante du *tumet jecur... difficile bili* de l'illustre auteur des *Lettres*, qui ne fut la source d'un vif chagrin. Beaucoup de médecins s'abstenaient de l'employer, mais d'autres s'empressaient d'y recourir dans une foule de cas et d'en vanter les bons effets. Lorsque le jeune-roi Louis XIV tomba malade à Calais, en 1656, on attribua son rétablissement à l'emploi du vin antimonié. Les historiens rapportent même qu'on fit venir d'Abbeville une espèce de médecin empirique (on croit que ce fut un nommé Dusausoi) qui ne connaissait pas d'autre remède. Ce bonhomme s'asseyait, dit-on, sur le lit du roi et disait : « Voilà un garçon bien malade, mais il n'en mourra pas. » En effet, la guérison s'opéra complétement. Un pareil fait, ayant beaucoup de retentissement, allait trop directement heurter l'opinion de Gui Patin pour ne pas lui occasionner une vive contrariété. La spirituelle épigramme de son ami et confrère Étienne Bachot sur ce fait ne put le consoler (1). Bien plus, le

peut-être moins destiné à celui-ci qu'à Charles Patin, si l'on en juge par les détails que donne le célèbre critique.

(1) Voici cette épigramme ; nous donnerons dans la suite quel-

parlement, après avoir proscrit l'antimoine par arrêt
solennel, en date du 3 août 1566 (1), ordonna plus
tard une nouvelle enquête, une seconde décision de la
Faculté. L'assemblée eut lieu le 29 mars 1666, sous la
présidence du doyen Fr. le Vignon. Quatre-vingt-douze
docteurs, c'est-à-dire la majorité, se prononcèrent en
faveur de l'emploi de l'antimoine. On conçoit le violent
déplaisir qu'éprouva Gui Patin d'une pareille décision, à
laquelle probablement il était loin de s'attendre. Cette
circonstance, jointe à l'inconduite de son fils aîné, à
l'exil prolongé de son cher *Carolus*, l'affecta doulou-
reusement; mais sans qu'il perdît rien de son énergie.
Célèbre en France et en Europe, honoré de ses conci-
toyens, riche, comblé de dignités, il aurait pu dire
comme Saint-Évremond, son contemporain :

« J'aime là vie et n'en crains pas la fin. »

Cependant on peut croire qu'il ne put triompher du
chagrin qui minait son existence; il succomba le 30 août
1672. Il fut inhumé dans Saint-Germain l'Auxerrois,
sa paroisse. Piganiol de la Force, qui, dans sa *Description historique de la ville de Paris*, a recueilli avec
tant de soin les épitaphes des anciennes églises, n'en
cite aucune de l'illustre auteur des Lettres.

ques renseignements sur ce médecin poëte, homme de beaucoup
de mérite.

> *Nil mirum, in stygias si non demiserit undas*
> *Te stibium, ô nostrum rex Lodoice, decus!*
> *Servarunt vitam, victricia fata ministri;*
> *Præsidibusque deis, ipsa venena juvant.*

(1) Voyez la note, t. 1, page 191.

Gui Patin habita longtemps la rue Sainte-Opportune, puis la place du Chevalier-du-Guet, dans ce temps-là les quartiers les plus distingués de la capitale. Mais aucun monument ne lui fut consacré, ni par la Faculté, ni par sa famille. S'il eût vécu de nos jours, sa mémoire eût été sans doute plus honorée; il faut le proclamer avec plaisir, le culte des grands hommes est un des caractères les plus honorables de notre siècle.

REMARQUES

SUR LES LETTRES DE GUI PATIN.

C'est avec raison, nous le disons hautement, qu'on n'a publié que les Lettres *choisies* de ce médecin célèbre; si on les eût imprimées *in extenso*, latines et françaises, il est certain qu'on eût fait un recueil très considérable, tant sa correspondance était étendue, tant son activité était prodigieuse. Mais toutes ces lettres, on peut l'assurer, ne présentent pas un degré égal d'intérêt : il en est, par exemple, où il n'est traité uniquement que de la médecine, or, celle du temps de Gui Patin ne mérite pas une grande attention de notre part ; ou bien d'objets d'administration et de détails très insignifiants.

Il est à remarquer que ces Lettres choisies ont été publiées dans les pays étrangers, en Allemagne, en Hollande; de là toutes les fautes, les incorrections, les omissions, les non-sens dont elles fourmillent, pour les choses, pour les noms et les personnes, le titre des ouvrages, etc. Elles n'ont paru que successivement, et je ne pense pas qu'il y en ait une édition entière jusqu'à ce jour ; la nôtre est la seule complète des Lettres choisies. En 1769, Formey, secrétaire perpétuel de l'académie de Berlin, fit insérer une lettre dans le *Mercure*, où il dit que, charmé de la lecture de ces *Lettres*, il a résolu d'en donner une édition complète avec des notes. Il invite donc les savants et les gens de lettres à lui communiquer des renseignements sur l'objet de son entreprise. Cette édition n'a point paru, au moins que je sache ; je l'ai cherchée inutilement, ainsi que celle d'un M. Boucheseiche, dont parlent certaines biographies.

Les lettres, écrites aux deux Belin père et fils, médecins à Troyes, ont paru les premières ; puis celles adressées à André Falconet, médecin à Lyon. Elles furent publiées à Cologne en 1683, en un seul volume in-12 ; puis on fit paraître également à Cologne une édition en trois volumes en 1691 ; enfin une troisième en 1695. L'éditeur avait promis une édition des Lettres latines, mais elle n'a point été publiée. L'édition dont nous nous sommes servis pour la nôtre est datée de la Haye, 1725 ; c'est la même dont parle Formey, et qu'il estime comme la moins mauvaise. Enfin les lettres à Charles Spon, peut-être les plus intéressantes de toutes, furent publiées en deux volumes in-12, en 1718, par les soins de Nicolas Mahudel, docteur en médecine. Il existe des recueils où l'on trouve des lettres de Gui Patin, presque toujours en latin ; telles sont les lettres à Simon Pauli, professeur de médecine à Copenhague,

imprimées à la tête du *Quadripartitum botanicum* de ce
Pauli , édition de Strasbourg . 1667, in-4°; treize lettres dans le *Clarorum virorum epistolæ, ex musæo Joan.*
Brandt, Amstel, 1702, in-8°. Quelques lettres latines
existent encore à la Faculté de médecine de Paris; enfin,
il en est probablement encore d'isolées dans les cabinets
de quelques hommes de lettres.

On trouve à la Bibliothèque royale, cabinet des manuscrits, n° 2034 *bis*, deux volumes *in-folio*, reliés, qui
contiennent des lettres autographes de Gui Patin (1);
le plus ancien renferme les lettres écrites aux deux Belin
et quelques unes à Spon. La très grande majorité de ces
lettres a été publiée. Tout au commencement du volume
se trouvent deux gravures détachées. L'une représente
Gui Patin , faite évidemment d'après le portrait dont
nous avons parlé. On lit au bas : M. Guido Patin ,
doctor medicus, medicus et professor regius. A gauche,
on trouve en petits caractères : Ant. Masson , *ad vivum
pinxit et sculpsit* , 1670. La seconde gravure, plus
grande, représente Charles Patin, sa femme et ses deux
filles, dessinée et gravée à Padoue, en 1684. On lit, en
tête de ce volume de lettres autographes, un billet sans
signature qui apprend que ce manuscrit a été donné
au célèbre Brossette, échevin de la ville de Lyon, par
Antoine Briasson, libraire, en 1695.

L'autre volume manuscrit, plus considérable, renferme les lettres à Ch. Spon, quelques unes à un M. de

_____

(1) Nous devons la connaissance et l'étude de ce recueil à la bienveillance du savant M. Miller, un des conservateurs du cabinet des
manuscrits.

Salins puîné, médecin à Beaune. La plupart de ces dernières n'ont pas été imprimées, et méritent peu de l'être ; car il faut ne pas oublier que Gui Patin, correspondant avec beaucoup de personnes, parlait des mêmes objets et se répétait assez souvent. Il écrivait, dit-on, quelquefois la même lettre pendant huit jours, et il y mettait plusieurs dates. On a supprimé ces dates pour n'en laisser qu'une. Cette assertion ne nous paraît pas confirmée. Quelques unes de ces lettres sont d'une autre main que celle de Gui Patin, mais signées de lui ; il est probable qu'elles sont de l'écriture de son cher *Carolus*. Il est à remarquer que ces deux volumes de lettres manuscrites n'en contiennent aucune de celles qu'il écrivit à André Falconet, et que nous croyons perdues.

En voyant les *Lettres* autographes de Gui Patin, on est vraiment frappé de la netteté des caractères, de la noirceur de l'encre après deux cents ans d'existence ; beaucoup sont écrites d'un seul trait, et il n'y a presque pas de ratures. Cependant la lecture en est très difficile, parce que la forme des caractères est bizarre, un peu gothique, les lignes, les mots très serrés et qu'il y a beaucoup d'abréviations ; mais sa signature est aussi belle, aussi distincte, aussi lisible que s'il venait de l'apposer dans l'instant même. Les suscriptions des lettres sont également en gros caractères et faciles à lire : A Monsieur *Belin*, docteur en médecine, rue des Filles Pénitentes, à Troyes en Champagne. A Monsieur *Spon*, docteur en médecine, rue de la Poulaillerie, joignant l'Hôtel-de-Ville, à Lyon.

Bayle (lettre à Minutoli, octobre 1691) parle de tables

et de notes qu'on devait faire pour les lettres de Gui
Patin. On assure qu'il y a de ces tables manuscrites
entre les mains d'un homme de lettres de notre époque ;
mais jusqu'à présent rien n'a été publié, non plus que
des lettres transcrites, disait-on, de la main même de
Gui Patin, dans un petit registre qu'avait en sa possession
le professeur B. Peyrilhe, mort à Perpignan en 1804.
Enfin, comme les célèbres *Lettres* sont multipliées,
et qu'on a pensé que toutes ne présentent pas le même
degré d'intérêt, on a fait l'*Esprit de Gui Patin*, petit
volume in-12, publié à Amsterdam en 1709. Il y a encore le *Patiniana*, Paris, 1701, in-12, joint avec le
Naudéana, réimprimé par les soins de Bayle, à Amsterdam. Rien de plus pauvre, de plus sec, de moins
propre à donner une idée de l'esprit et du caractère de
Gui Patin que ces maigres extraits. Autant vaudrait
juger du tableau d'un grand maître par quelques lam-
beaux réunis tant bien que mal dans un cadre d'une
très petite dimension.

LETTRES

DE GUI · PATIN.

LETTRE PREMIÈRE. — *A M. Belin D. M. T.* (1).

J'ai bien peur que vous ne trouviez étrange qu'un homme à vous inconnu tel que je suis, poussé d'une seule curiosité, ose bien vous adresser ce petit mot de supplication. C'est, monsieur, que depuis six ou sept ans je me suis mis à rechercher curieusement des antiquités de notre trésor de médecine de Paris, et après en être venu à bout, un autre désir m'est venu, savoir, de ramasser toutes les thèses qui ont été soutenues dans nos dites écoles, desquelles j'en ai fait un nombre de plus de cinq cents, principalement de toutes celles qui depuis vingt ans en çà y ont été disputées ; mais d'autant que je n'en trouve pas si aisément de celles de votre temps, comme nous étant plus éloigné, je vous prie, monsieur, fort affectionnément, de me faire cette faveur, que de m'en donner quelques unes de reste si vous en avez encore, soit des vôtres, soit des autres compagnons de votre cours, soit de quelque cours au-dessus ou au-dessous du vôtre. M. le Vignon, qui m'a

(1) Les lettres suivantes ont été adressées à Belin père et fils, médecins à Troyes ; on ne connaît aucun détail sur eux. Nous devons remarquer que les premières de ces lettres, écrites, Gui Patin étant encore jeune, quoique savantes et spirituelles, n'ont pas l'éclat et la verve de celles qu'il écrivit plus tard, dans la force de l'âge et la maturité du jugement. Il y a parfois une extrême différence, tant il est vrai que notre caractère est le bloc de marbre que les circonstances, la fortune, les événements viennent ensuite sculpter pour lui donner l'action, la forme et le relief (R. P.)

I.

1

donné charge de vous baiser les mains, qui vous a été compagnon de licence, m'a donné espérance de pouvoir impétrer cela de vous. J'en ai nombre d'anciennes, mais je n'en ai aucune de votre cours, qui fut en 1593 et 1594 ; même ledit M. le Vignon n'en a aucune. Je vous les demande à tel prix qu'il vous plaira, et m'offre de vous en faire satisfaction à votre plaisir, soit en argent, soit en livres ou en toute telle autre chose qu'il vous semblera bon de choisir. Si vous me daignez faire cette faveur, vous aiderez beaucoup à contenter la curiosité de l'esprit d'un jeune médecin de Paris, qui en récompense vous servira en toute occasion où il vous plaira l'employer, et qui sera toujours, monsieur, votre très humble et affectionné serviteur Gui Patin, natif de Beauvais (1), docteur en médecine à Paris.

De votre maison de Paris, ce 20 avril 1630.

Si vous désirez, monsieur, de m'en envoyer quelques unes, vous le pouvez faire par le messager de votre ville, et adresser le petit paquet en la rue des Lavandières, près Sainte-Opportune, à Paris, chez votre serviteur bien humble, Patin.

LETTRE II. — *Au même.*

J'ai reçu la vôtre datée du 27 avril, qui m'a tant donné de contentement et de réjouissance que j'aurois bien de la peine de vous l'exprimer. Je vous remercie de la peine que vous avez prise de me récrire, et me donner votre bon avis touchant les thèses que vous avez entre vos mains ; je ne suis pas marri que veuillez bien les garder, comme étant pièces rares et bonnes ; ains au contraire je vous en loue fort, et voudrois avoir le moyen de vous servir en récompense de l'office que vous daignez bien me faire sans l'avoir mérité, qui est de m'en donner une copie, ce que je ne refuse pas de vous, monsieur, mais plutôt

(1) Pourquoi de Beauvais ? Ce n'était pas là son pays natal. Voir la *Notice biographique*, page iir. (R. P.)

le tiens-je à grande faveur et marque d'une grande bienveillance envers moi. Je vous en prie donc fort affectionnément,
pourvu que cela ne vous donne aucune incommodité, ni ne
cause à vos affaires aucune importunité. Si vous aviez quelqu'un
en cette ville entre les mains de qui voulussiez bien confier
le dépôt et ledit paquet, je m'offrirois avant que de les toucher
pour les transcrire moi-même, de donner si bonne assurance
de les rendre dans un brief temps, duquel nous arrêterions
ledit dépositaire et moi, que vous et lui j'en rendrois content.
Mais de peur que vous ne croyiez que j'en demande trop, et que
je ne voulusse faire comme les Espagnols, auxquels après qu'on
a prêté quelque chose, voudroient bien la retenir pour toujours et ne la jamais rendre; combien que je m'offre de mettre
vingt pistoles contre ledit paquet, lesquelles je m'offre de
perdre en cas que je ne le rende au temps préfix et arrêté; et
à Dieu ne plaise que j'en voulusse fausser ma foi à un honnête homme qui s'offre de m'obliger en un tel cas; je m'offre,
monsieur, à vous en remercier et en être obligé tout le temps
de ma vie, si vous daignez m'en faire participant d'une copie
quocumque modo volueris istud fieri. Si vous avez quelqu'un en
cette ville à qui vous vouliez bien commettre ledit paquet, avec
lequel j'accorderai du temps de les rendre, et duquel je le reti-
rerai en l'assurant d'icelles d'une bonne sorte telle qu'il voudra,
ou si vous voulez bien vous fier à moi-même par la main du messager, auquel j'en donnerai un récépissé, avec telle assurance
que vous et lui désirerez; ou si ne voulez point que lesdites
thèses sortent de Troyes, il n'y aura qu'à les faire transcrire
par quelqu'un de qui l'écriture soit lisible et correcte, la peine
duquel je paierai à votre discrétion, combien j'aimerois mieux
en avoir payé trois fois autant, et les avoir transcrites moi-
même. Néanmoins, monsieur, j'en passerai par où vous voudrez, et de quelque façon que vous le vouliez bien, je m'en tiendrai fort obligé à vous, à quoi vous aviserez s'il vous plaît. J'en
ai vu de l'année 1551, qu'un nommé *Tarlæus Bellovacus* a soutenues sous feu M. Fernel. Vous n'avez que faire d'envoyer

celle-là si elle est du nombre des vôtres ; de toutes les autres
je n'en ai pas une. Si vous en désirez des miennes ou autres
qui se soient faites depuis trente ans en çà, j'en ai plus de trois
cents différentes, lesquelles je garde pour en faire part à mes
amis et desquelles je m'offre de vous donner : j'en ferai s'il
vous plait votre volonté, à votre première commodité. Excusez-
moi de tant de peine que je vous donne, ne m'épargnez point
en récompense, si vous me jugez capable de vous servir : j'ai
en cette ville deux choses desquelles je me puis vanter, de
bons livres et de bons amis qui sont à votre service. Je vous
baise bien humblement les mains, à M. votre père et à M. Dacier, et suis, monsieur, votre très humble et affectionné serviteur, G. Patin.

De Paris, ce 1er mai 1630.

LETTRE III. — *Au même.*

Vous m'avez mis au-delà de la revanche par la courtoisie
que j'ai reçue de vous par le moyen de votre dernière datée
du 8 mai, et du paquet de thèses que vous m'avez envoyé. Je
vous remercie donc du paquet des vingt-deux qu'il vous a plu
m'envoyer, avec les deux de M. votre père, lesquelles je
vous renvoie toutes. Il y en avoit deux sans date, auxquelles
j'ai ajouté l'année, selon que j'ai reconnu devoir être, de nos
statuts et mémoires de l'école, lesquels j'ai consultés. J'en ai
tiré copie de quelques unes, et vous renvoie le tout, avec les
trois miennes desquelles j'ai répondu par ci-devant, les deux
de M. Guilleméau, qui eut le premier lieu de notre licence,
et qui est aujourd'hui médecin ordinaire du roi ; il n'en a fait
que deux en tout, et deux qui ont ici fait assez de bruit,
l'une du congrès, et l'autre des qualités occultes, en laquelle
j'ai disputé. J'ai toutes les thèses qui se sont soutenues à nos
écoles depuis 1609, sans en excepter une ; mais des neuf
autres premières années de ce siècle, j'en ai fort peu : si vous

en avez, vous me ferez plaisir de m'en faire part, et en récompense je vous en donnerai quantité d'autres, que j'ai même deux ou trois fois. Je tiendrai à faveur ce qu'il vous plaira m'envoyer de Montpellier ; j'en ai bien quelques unes, mais c'est en petit nombre. J'en cherche particulièrement de deux cours qui se sont faits depuis 1604 jusqu'à 1608, en notre école. Je vous envoie un petit livre qui est le Paranymphe de l'année 1628, qui fut fait à nos écoles par un jeune homme fort savant, nommé M. Naudé ; j'espère que vous ne l'aurez pas désagréable, parce qu'il contient, outre les harangues encomiastiques des licentiandes, l'antiquité et dignité de notre Faculté, vu que M. votre père et vous, y avez tenu lieu autrefois. Je voudrois avoir quelque chose de meilleur et qui approchât davantage de votre mérite, pour vous envoyer et vous témoigner que je suis un homme qui ai du ressentiment des bienfaits que je reçois des honnêtes gens comme vous (1). Je vous prie de présenter mes très humbles recommandations à M. votre père et M. Dacier, et vous de croire que je suis et serai à jamais, monsieur, votre très humble et affectionné serviteur et ami, G. Patin.

De Paris, ce 14 mai 1630.

Je vous envoie aussi la thèse en laquelle j'ai présidé pour *la première fois*, à un nommé M. Joudouin, qui docteur d'Aix en Provence il y a bien vingt ans, est maintenant docteur en cette ville. Elle est de ma façon, comme mes deux Quodlibetaires ; mais ma Cardinale est de la façon de M. Guérin mon président.

_____

LETTRE IV. — *Au même.*

La présente sera pour vous remercier de votre bonne affection que vous me témoignez si pleinement et pour servir de

(1) On voit avec quel soin les médecins faisaient alors des collections de thèses ; c'est, en effet, le meilleur moyen de bien connaître l'histoire scientifique de chaque école. (R. P.)

réponse à vos dernières, à la première desquelles je n'ai qu'à
vous dire que j'ai su de mademoiselle Chartier que pour le
certain elle a reçu le paquet que vous lui avez envoyé. Je crois
aussi que vous avez reçu le mien, comme je reconnois par
votre seconde, avec les thèses que vous m'aviez envoyées, de
quoi tout je vous remercie bien humblement. J'ai reçu votre
dernière des mains d'un libraire de votre ville, avec six
thèses de Montpellier, l'une desquelles j'ai retenue, qui est
celle de Périer, comme vous m'avez mandé; je vous renvoie
les cinq autres, et vous en remercie bien fort : j'en avois déjà
quelques unes d'icelles. Pour les thèses de la Faculté de Paris,
je vous dirai que j'ai toutes celles qui ont été faites depuis
l'an 1610, *inclusivè*, c'est-à-dire depuis vingt ans en çà, et
qu'il ne m'en manque pas une d'elles : j'en ai quantité d'autres
qui ont été soutenues les dix premières années de ce siècle, et
aussi des dernières années du siècle passé; tant il y a qu'outre
le nombre de toutes celles depuis vingt ans, j'en ai bien encore six vingt imprimées, desquelles la plus ancienne a été
soutenue sous feu M. J. Fernel, et les autres depuis l'an 1570,
jusqu'à la fin du siècle. Je vous remercie de la peine que vous
voulez prendre de vous enquérir de nos vieux docteurs, à
M. votre père et M. Dacier, je n'en suis point en peine : M. Fai-
deau est mort il y a trois ans, mais je n'ai que faire de ses
registres : j'ai une copie des noms et surnoms de tous les licenciés et docteurs, selon qu'ils ont passé par ordre en notre
école, depuis plus de trois cents ans, avec tout ce qui s'est passé
de mémorable dans notre Faculté. Je connois les vieux et les
jeunes et sais beaucoup de choses de la plupart des défunts.
En cas de nécessité, j'en ferois bien une petite histoire; je ne
suis qu'en peine de retrouver de leurs vieilles thèses pour en
achever un beau nombre, et puis j'aviserai après à ce que j'en
dois faire, selon le dessein que j'en ai eu par ci-devant. Je
vous remercie d'y avoir si amplement contribué de votre part,
et vous prie en récompense de ne me point épargner en telle
occasion que me jugerez capable de vous servir. Je vous

prie de présenter mes très humbles baise-mains et ceux de M. le Vignon, aussi à M. Belin votre père et à M. Dacier, et croire que je suis et serai pour tant de faveurs reçues de votre courtoisie, monsieur, votre très humble et affectionné serviteur, G. Patin.

De Paris, ce 24 mai 1630.

———

LETTRE V. — *Au même.*

J'ai reçu la vôtre datée du 12 du présent mois, par laquelle me demandez que vous m'avez par ci-devant récrit par un particulier avec une thèse en médecine; mais je n'ai reçu ni l'un ni l'autre, et vous prie de vous enquérir de ce particulier ce qu'il en aura fait, n'ayant rien reçu. Quant à ce que vous me mandez de la peste, je vous dirai qu'en aucun lieu de cette ville, ni même dans les hôpitaux de peste, il n'y a aucun médecin, par l'avarice de messieurs de la police, au grand détriment du public, *totumque istud negotium, magno plebeculæ damno, ignaris tonsoribus committitur ;* si bien que nul médecin n'est employé à la peste en cette ville. Il n'y en a pourtant aucun de notre compagnie qui puisse dire depuis le mois de juillet n'en avoir vu, trouvé ou découvert presque tous les jours quelqu'un qui en fût atteint, car elle a été ici fort commune. Je sais bien que pour ma part j'en ai trouvé plus de soixante en divers endroits, lesquels depuis mon rapport ont été menés aux hôpitaux de Saint-Louis ou de Saint-Marceau, où il en est mort une grande quantité (1). Mes autres compagnons en font de même, et depuis que le mal est avéré, ils n'y retournent plus, non tant pour la peur qu'ils aient de la gagner (*cùm ipsum contagium, nisi probè et perité intelligatur, sit*

———

(1) Quelle était cette maladie? était-ce le typhus contagieux? était-ce la peste du Levant? Il est fâcheux que Gui Patin n'entre pas dans plus de détails. (R. P.)

*merum Arabum et pharmacopolarum figmentum, ut ficta sua car-
diaca facilius obtundant*), que peur du scandale, et que ces
visites que le peuple croit si dangereuses, ne les décrient. Il y
a eu ici depuis Pâques une grande quantité de fièvres malignes, qui ont été autant de pestes couvertes, que l'on n'a point
nommées pestes que quand on a vu des bubons ou charbons y
survenir, encore qu'elles ne fussent en rien du tout moins con-
tagieuses que la peste, *et ratione causæ quæ fuit in utroque evi-
dens et eximia putredo et ratione symptomatum, quæ in utroque
fuerunt gravissima.* Pour tout antidote, je m'en fie après la
grâce de Dieu, qui assiste toujours ceux qui servent le public,
à n'être ni pléthorique, ni cacochyme, ni à faire aucun excès,
et ne crois non plus à la thériaque, - mithridate, alkermès,
hyacinthe, bézoard, corne de licorne, qu'à des cornes de
bœuf, *cùm ficta illa remedia, cum suis occultis qualitatibus (quæ
revera nullæ sunt) nulla virtute magis polleant quàm ægrorum
loculos exhauriendi, ut pharmacopæos ditent. Sed de hac re plura
aliàs.* Si vous désirez que je vous en dise davantage sur quelque
point particulier, mandez-le-moi, je suis tout prêt, *et tam
in promptu, omnium Arabum in hoc casu doctrinam repellere.* Je
suis, monsieur, votre très humble serviteur, Patin.

De Paris, ce 18 octobre 1631.

M. Séguin le jeune vous baise les mains, et vous prie de vous
souvenir des livres que vous avez promis d'envoyer ici à moi
pour lui être rendus à M. son oncle. Délivrez-les à quelque
voiturier qui en ait du soin et qui soit sûr ; nous lui donnerons
tout contentement pour sa peine.

LETTRE VI. — *Au même.*

J'ai reçu les deux vôtres dernières ; l'une avec une thèse
qui est fort bonne, et que je vous renverrai quand il vous
plaira ; l'autre aujourd'hui, desquelles toutes deux je vous

remercie bien humblement, et auxquelles je vous vais brièvement répondre. Il n'y a eu ici, de mémoire d'homme, aucun médecin gagé pour la peste, messieurs de la police s'étant toujours contentés de quelques barbiers assez ignorants, *qui naturam pestis non intelligunt*, et qui prennent le chemin de ne l'entendre jamais. Quant aux qualités occultes et à votre lecture de Fernel, Fracastor, Puteanus et autres, que vous me mandez avoir lus, je ne doute nullement de votre croyance ni de votre capacité; si j'ai parlé contre ces qualités supposées, j'ai cru le devoir faire, *tanquam in figmenta vanissima*, sans néanmoins avoir en aucun désir, *nec verbo, nec scripto, lædere quemquam, multo minùs virum eruditissimum et amicissimum cujus doctrinam veneror et suspicio*. Je serois très marri de vous avoir offensé, et ne pense point l'avoir fait. Je ne crois point aux qualités occultes en médecine, et pense que vous n'y en croyez guère plus que moi, quoi qu'en aient dit Fernel et d'autres, de qui toutes les paroles ne sont point mot d'évangile. Je les puis détruire par plus de cinquante passages d'Hipp. et de Galien à point nommé, et par l'expérience même qui témoigne que ce sont bourdes que tout ce que les Arabes en ont dit; même leur chef Avicenne en a reconnu la vanité, disant que *proprietates illæ occultæ sunt figmento per similes, et commentum hominum ab innumeris quæstionibus sese illarum præsidio relevantium*. En notre religion chrétienne, je crois comme nous devons croire, beaucoup de choses que nous ne voyons point, *quæque sub sensum non cadunt*, mais c'est par le moyen de la foi, qui nous y oblige, *et quæ est rerum non apparentum*; mais en fait de médecine, je ne crois que ce que je vois, *et ut ait ille Plautinus, manus nostræ sunt oculatæ, credunt quod vident* (1).

(1) Il est impossible de poser avec plus de netteté les bases du principe religieux et du principe philosophique, l'évidence du cœur et de l'intelligence, l'évidence de l'esprit et des sens. Que de disputes, que de querelles et de malheurs les hommes s'épargneraient, si, dans les questions qui les divisent, ils mettaient autant de clarté, de précision, de bonne foi que le fait ici Gui Patin! (R. P.)

Fernel étoit un grand homme, mais ses arguments pour telles
qualités ne sont point des démonstrations mathématiques. Je
l'estime le plus savant et le plus poli des modernes; mais
comme il n'a pas tout dit, aussi n'a-t-il pas dit vrai en ce qu'il
a écrit, et si le bonhomme, qui est mort trop tôt à notre
grand détriment, eût vécu davantage, il eût bien changé des
choses à ses œuvres, et principalement en ce point-là; ce que
je ne dis pas de moi, mais de sa vie propre que j'ai céans manuscrite, qui m'apprend beaucoup de choses de cet excellent
homme, *qui et in aliis non leviter lapsus est.* Quant à ce que
vous me demandez, que vous priez de croire que *sus nunquam
Minervam docebit,* je vous reconnois en cela passionné, qui en
venez jusqu'aux injures; ce n'a point été mon intention de
vous offenser, et sais bien que je ne l'ai point fait; combien que
je ne me souvienne qu'à peine de ce que j'ai mis dans ma lettre, en ayant écrit quantité d'autres depuis, et me l'étant
dictée, *currente calamo.* Je vous ai répondu brièvement et
librement à la vôtre, *absque ullo convicio;* je n'y ai taxé personne, si ce n'est quelque ignorant barbier ou charlatan,
tant s'en faut que vous ayez occasion de vous en fâcher. Je
fais bien autre état de vous, et ne vous puis encore assez priser
pour votre mérite : *si liberiùs fortè loquutus sim, adversus impostores qui artis nostræ veritati et dignitati imponunt, detur
quæso hæc licencia philosophicæ libertati et animo veritatis stu-
dioso.* Ne croyez pas pour cela que je vous méprise, je vous
tiens pour Minerve et au-delà; mais j'ai de quoi montrer
(*absque jactantia dixerim*) que je ne suis point du tout dé-
pourvu de ses faveurs, après l'huile que j'y ai usée, et une bonne
partie de ma santé que j'y ai prodiguée. Je vous tiendrai néanmoins toujours pour mon maître, et réputerai à grande faveur
d'apprendre de vous, pourvu que ce soit sans ces mots odieux
Sus Minervam, qui sont tout-à-fait indignes, à mon jugement,
d'être proférés entre deux amis de l'un à l'autre. Quant à vos
autres mots, ce que vous en avez écrit, ç'a été *discendi potiùs
quàm disputandi animo,* je vous assure que je me soumets

tout-à-fait à votre censure ; et tant s'en faut que je veuille disputer, que je ne désire qu'apprendre. Je ne me suis point mêlé
de faire le maître envers vous, mais j'ai peur que vous n'ayez
bien conçu le sens de ma lettre, la lisant avec passion et en
colère. Je ne crois pas vous avoir offensé, et si je l'ai fait, ç'a
été par imprudence, c'est pourquoi je vous prie de m'en excuser.
J'ai reçu la thèse et vous en remercie ; si celui de qui elle vient
la vouloit changer contre d'autres, des meilleures qui se soient
faites depuis vingt ans, j'en donnerois quatre à choisir, contre
une vieille que je n'aurai pas, encore que les vieilles ne soient
si bonnes ni si bien faites que les modernes. S'il veut les
vendre, je les achèterai à l'argent ou j'en donnerai quelques
livres ; sinon je lui renverrai. M. Séguin le jeune vous baise
les mains et vous remercie. Je voudrois bien savoir l'auteur de
votre livre, *De variolis et morbillis*, pour savoir si je ne l'ai point.
Il n'y a rien ici de nouveau, sinon *institutionum medicinæ D.*
Sennerti, Germani doctiss. lib. V, depuis peu ici imprimé pour
la quatrième fois, qui est du prix de quatre livres. Nous ne
sommes pas ici en trop bonne intelligence avec les chirurgiens ni les apothicaires, ceux-là étant trop glorieux et ceux-
ci trop avides de gagner et faire des parties de prix excessif.
Néanmoins ceux-là sont plus paisibles, *beneficio frequentioris*
phlebotomiæ quam hic exercemus, quæ lucrum et laudem eis
conciliat. Mais ceux-ci enragent contre le médecin charitable
et ses sectaires, qui font préparer les remèdes à la maison à
peu de frais, d'où leurs finesses sont décousues, *longe valere*
jussis fictitio illo lapide bezoardico, cornu unicornis, confect. de
hyacintho et alkermes, similibusque nugis, decipiendæ dumtaxat
plebeculæ idoneis. Néanmoins ils ont depuis peu présenté à
notre doyen quelques articles de paix, lesquels s'imprimeront
si notre Faculté les admet, et en ce cas, je ne manquerai de
vous en envoyer une copie. Si vous trouvez en votre ville un
Cardan latin, *De utilitate ex adversis capienda*, ou bien quelque
tome de Thomas Erastus, quel qu'il soit, je vous prie de me
l'acheter, comme aussi des vieilles thèses de médecine. Je vous

envoie une thèse de médecine, non pas pour dire comme vous, *ut sus Minervam doceat*, mais pour vous faire connoître ce que je pense de la maladie de laquelle elle traite, et pour vous prier de croire que je suis et serai à jamais, monsieur, votre très humble et affectionné serviteur, Patin.

De Paris, ce 28 octobre 1631.

J'ai oublié à vous dire ci-dessus que durant les grandes pestes de 1582 et 1583, un médecin de cette ville, fort savant, nommé M. Malmédy, qui étoit un illustre buveur, se jeta volontairement dans l'hôpital de la peste de ce temps-là, sans aucuns gages, où il gagna néanmoins beaucoup, et n'est mort que plus de vingt ans après de pure vieillesse. Le médecin Semelles, qui étoit dans la Bastille pour l'horoscope du roi, où il se promettoit que le roi mourroit au mois de septembre, est condamné à perpétuité, et ses biens confisqués au roi : sa charge de médecin par quartier, donnée à un de nos compagnons nommé M. Baralis, qui est très honnête homme. Le roi est à Château-Thierry, où le duc de Lorraine le vient trouver. Pour le paquet de M. Séguin, si vous pouviez faire en sorte qu'on me l'adressât, ce seroit bien le meilleur, ou bien mandez-nous en quel lieu il abordera. Adieu, monsieur.

LETTRE VII. — *Au même.*

J'ai reçu la vôtre, belle et longue, de laquelle je vous remercie bien humblement, comme aussi de la thèse de M. du Chemin, de laquelle je vous ferai faire copie, et vous l'enverrai, pour rendre à M. du Chemin l'apothicaire, à qui je baise les mains, duquel je vous prie savoir s'il n'en a point d'autres, de l'assurer aussi que quand il aura affaire de celle de deçà, laquelle il me veut bien céder par votre moyen, je lui renverrai aussi. Ma pensée de votre colère était fondée sur ces mots : *Numquam sus Minervam docebit*, lesquels me sembloient injurieux en quelque façon,

quôcumque sensu acciperentur : mais je vois bien, et j'ai bien
cru, par ci devant, que ce n'étoit non plus votre dessein que
mon désir, c'est pourquoi à cela près nous demeurerons
s'il vous plaît en bonne intelligence, *amoto omni fuco et omni
subdola cavillatione.* J'avois peur que vous ne trouvassiez pas
bon ce que je vous avois mandé assez librement et brièvement de mon avis en ma première lettre, où je vous répon-
dois *de peste et contagio;* mais n'y pensons plus, je vous
prie ; ma terreur a été en cela panique et ombrageuse, suivant de près mon naturel, qui a toujours peur d'offenser ou
de n'honorer assez les gens de mérite qui m'obligent de les
aimer, comme vous êtes et me faites. Quant à Fernel, mon
opinion a été de ce grand personnage, depuis que je l'ai pu
connoître, qu'il mérite le premier lieu entre les modernes :
*Sed homo fuit, nec humani ab eo alienum fuisse existimare de-
bemus, praesertim in suis morbis formae, quae primus voluit
constituere, et quorum potissima ponebat remedia ab occultis
qualitatibus agentia, quae tamen vana sunt ac irrita : quibus in
locis manifeste admodum in Galeni reprehensionem incurrit,
dum cuivis rationem quaerenti nihil aliud reponit quam ignotas
voces, aut abditas qualitates. Et utinam minus leviter in hoc
peccasset vir tantus, errandique ansam non praebuisset tot ci-
viflonibus ex fanatici. Paracelsi grege in plebem sapientibus qui
tanti viri nomine, crassam suam inscitiam turpiter tuentur atque
defendunt.* Pour la thèse que je vous ai envoyée de la peste, je
l'estime beaucoup, et vous prie de croire que je n'en donne
qu'à mes amis. M. Jérôme est mort dès l'an 1628, le 26
juillet, et cette année nous en avons perdu six, savoir : MM. Ro-
bin, Bonier, Charles, Complainville, Quiquebeuf l'aîné, que
vous pouvez avoir connu, et M. Frey, qui est mort de sept charbons de peste. Quant aux instituts de Sennertus, n'en donnez
point, si vous voulez, la peine à M. votre frère; mandez-moi
seulement de quelle impression vous les voulez, ou d'Allemagne, qui est plus belle et plus chère ; ou de Paris, qui coûtera quelque peu moins : je suis tout près de vous l'envoyer sans

que d'autres en aient de la peine, puisque je puis faire cela.
Le prix des dernières impressions, bien relié, vaut huit livres,
sans rien rabattre ; il est augmenté, en cette dernière, d'un
nouveau traité des fièvres, qui a été ajouté sur la fin du livre,
et fait par un médecin *intus et in cute mihi noto*, sans y avoir
mis son nom, lequel est très bon. Le dernier, la Framboisière,
qui est aussi bien augmenté, et de bonnes choses, vaut au
dernier mot six livres dix sols. Pour Valambert, *de variolis*,
je l'ai reçu et vous en remercie : il n'est pas mon homme.
On fait ici une paix fourrée avec les apothicaires, de laquelle
il s'imprimera quelque chose que je vous enverrai aussitôt
avec un catalogue des docteurs vivants. Pour la copie de vos
ordonnances, vous m'obligerez de me la donner. Pour le
Prosper Martianus, médecin de Rome, qui a commenté
l'Hippocrate, c'est un livre assez bon, mais bien plus rare ici
que nécessaire, vu qu'il fait le docteur en l'explication de
certains textes, où il n'a entendu que le haut allemand. Je
crois qu'il n'a jamais été guère employé à la pratique, vu
qu'il fait le subtil en la découverte de certains remèdes qui
sont peu de chose. Je prise bien davantage les petits commentaires de Foesius, qui sont remplis d'une mâle et solide doctrine, tant en théorie qu'en pratique. Néanmoins je ne veux
mépriser P. Martianus, *ex voto laudandum censeo*, et en userai
librement jusqu'à ce qu'il en soit venu un autre qui ait mieux
fait que lui, comme feroient une vingtaine de vieux chiaoux
que nous avons ici, desquels les principaux sont : MM. Seguin,
les deux Cousinots, M. N. Piètre, qui en a lui seul plus oublié
que jamais Martianus n'en a su, MM. Bazin, Guérin, du Chemin, qui est une bonne tête, et de présent près de la reine-mère
en Flandre, en qualité de premier médecin ; MM. Chartier,
de Gorris, De la Vigne, Baralis, M. Moreau, notre doyen, savant
homme de forte tête, *qui litteratam multorum senectutem
evicerat adhuc adolescens, et annorum cursum animo præver-
terat.* Au reste, j'ai à vous prier d'avoir pour recommandé
un honnête homme de cette ville, malade à Troyes, nommé

M. Tisserand, si par hasard c'est vous qui le traitez. Il est beau-père d'un honnête homme de peintre qui est logé céans avec moi, nommé M. Quesnel, lequel tient les deux chambres où vous m'avez fait l'honneur de venir une fois pour y être mal reçu. J'ai de présent tout le logis, savoir, le premier étage, la salle et une grande étude tout joignant, à votre service, comme aussi tout ce qu'il y a dedans : le peintre tient tout le reste que je n'ai pu occuper. Je vous prie de me recommander à M. du Chemin l'apothicaire et à ses autres thèses. *Vive, vale, et nostri memor esto, dum*

> *Capitoli immobile Saxum*
> *Accolet, imperiumque pater Romanus habebit.*

Je suis et serai toujours, monsieur, votre très humble et affectionné serviteur, Patin.

Ce 4 novembre 1631.

LETTRE XI. — *Au même.*

J'ai reçu la vôtre dont je vous remercie. Quant à la mienne que le marchand de bézoard vous a rendue, il faut qu'elle ait été ouverte, car je l'ai cachetée à l'ordinaire et comme est la présente. Depuis ce temps-là un honnête homme m'est venu voir, nommé M. Blampignon, qui m'a rapporté selon votre mandement les douze livres, avec charge expresse de votre part de me les faire prendre en cette substance, ou en une autre : ce que j'ai fait, voyant que vous le désiriez ainsi : *Non tamen tam specie remunerationis quàm spe fiduciæ; non debebatur illa mihi, ast hanc ego tibi debeo.* Je vous en remercie avec affection, et madame votre mère pareillement. *Quod spectat ad uxorem, eam duxi à quadrienno, ex quo duo suscepi filiolos, quorum prior tres natus annos vivit; posterior verò parum apud nos vixit, ut pote qui 64 ætatis die, immiti et inclementi cholera morbo cum frequenti spasmo occubuit, cujus in horas dulcis recordatio mæstum me dolentemque efficit. Prior dicitur*

Robertus : posteriori vero nomen erat Carolus (1). Le second était en nourrice ; le premier, ma femme l'a nourri
tout du long ; je prie Dieu qu'il croisse avec sa bénédic-
tion, afin qu'il soit quelque jour honnête homme, et qu'il
soit capable de rendre service à vous et aux vôtres : il
est bon petit garçon et bien éveillé. Quand vous prîtes la
peine de me venir voir céans, ma femme étoit avec sa mère,
en leur maison des champs, qui est à Cormeilles ; maintenant elle est chez mon père en Picardie. Je ne manquerai
pas, quand elle sera de retour, de lui témoigner votre bonne
affection, et vous en remercie. Pour les moines, ils ont fait à
moi (*sic*) ; je ne trouve pas trop bons les meilleurs, s'ils ne sont
très savants. Il y en a qui définissent μόναχος, *quasi μόνος et
ἀχὶς, quasi solus tristis ; solus vivens in solitudine et solitudine :*
d'autres *quasi μόνιμον ἀχὶς, quasi dolor perpetuus*, parce que le
peuple, voire le monde même a été en perpétuelle douleur
depuis que les moines ont mis le nez dans ses affaires. La liberté philosophique des médecins les empêche de beaucoup
aimer telle sorte de gens, et vous en aimer tant mieux que
nos deux génies s'y rencontrent également. Cottard est un
camus assez rusé. Pour un Duret sur les Coaques, je vous en
enverrai un quand vous voudrez. L'Avicenne des Juntes est
un livre à garder, si les annotations de Mongius et de Costæus
y sont. Cottard a peu de livres de médecine. Je suis, monsieur,
votre très humble et affectionné serviteur, Patin.

Ce 20 mai 1632.

LETTRE XII. — *Au même.*

Je vous demande pardon si je m'acquitte si mal de mon devoir en vous écrivant si rarement, encore que ce ne soit pas

(1) On voit par ce passage latin que Gui Patin s'était marié en 1628 ;
quant à ses enfants, souvent il varie sur le nombre. Les deux derniers
dont il parle ici sont les seuls connus, et notamment Charles Patin.

(R. P.)

faute de me souvenir souvent de vous, et de l'honneur que vous me faites de m'aimer; mais seulement une certaine négligence naturelle qui est en moi, dans laquelle m'entretiennent les menues affaires de notre profession. Je vous prie donc de n'attribuer à faute d'affection l'intermission de vous écrire que ma paresse a causée, vu que je vous honore et chéris autant que jamais j'aie fait homme de mérite tel que vous êtes. Quant à moi et à ma famille, nous sommes tous en bonne santé, Dieu merci, pour vous servir; je prie Dieu qu'ainsi soit de vous et de la vôtre. Pour notre faculté, il n'y a rien de nouveau, sinon que le mois passé il nous mourut un de nos jeunes collègues, nommé M. Biquet, médecin du roi par quartier, qui était marié depuis peu. Le roi a donné sa charge à un autre des nôtres nommé M. Bodineau. A la Toussaint qui vient, nous ferons un nouveau doyen à la place de M. Moreau, qui a commenté l'école de Salerne. Touchant l'accord que l'on a plâtré avec les apothicaires, nous n'en avons aucune copie, la distribution de laquelle on nous promet de jour en jour : je vous en ferai part quand je l'aurai. Pour tout livre nouveau, nous n'avons que *Septalij Mediolan. Commentaria in problem. Aristotelis*, in-fol. de Lyon; ils le prisent beaucoup, et le vendent jusques à neuf livres. L'auteur en est très savant; avec les trois tomes de la pratique de Sennertus et un appendix *de arthritide*, derrière le troisième tome, qui est *de morbis ventris inferioris*, lequel est le meilleur. Avec l'histoire d'Henri IV, par M. Dupleix, qui est un petit in-fol., fort plein de bonnes choses, il se vend en sa nouveauté six livres. Le *Sanctorius in artem Galeni*, en parchemin, in-quarto, peut valoir quarante sols; mais je prise davantage son livre intitulé : *Methodus vitandorum errorum*, qui est de cinquante sols, ou environ. Je ne manquerai de vous chercher le *Piso*, *de morbis a serosa colluvie*, et l'aurai dès demain, s'il se trouve en la rue Saint-Jacques; envoyez-le prendre ici quand vous voudrez. Je vous baise les mains, et à madame votre femme,

et suis, monsieur, votre très humble et affectionné serviteur,
Patin.

De Paris ; ce 17 août 1632.

Je crois que vous savez bien la mort du sur-intendant
d'Effiat. Le roi est à Fontainebleau, qui s'en va en Languedoc ; pour la rébellion de M. de Montmorency.

LETTRE X (1). — *Au même.*

Je vous demande bien humblement pardon si je ne vous ai
fait réponse à vos deux dernières plus tôt que je n'ai fait ; de
quoi j'espère que vous m'excuserez aisément, vu que j'en ai
commis le crime, *nec negligentia aliqua*, *nec contemptu*,
sed dulcedine cessationis et fiducia amoris : quantité d'affaires
m'ayant diverti aux champs et à la ville tout l'automne passé ;
joint qu'outre le désir que j'avois de vous confirmer le service que je vous ai voué, je n'avois rien à vous mander qui
fût digne de vous interrompre de vos bonnes affaires. Je vous
remercie de l'avis que vous m'avez donné de la conférence de
Surenne ; je l'ai maintenant : M. Du Laurens, conseiller à la
cour et neveu de l'anatomiste, me l'a donnée. J'ai céans
toute l'histoire de M. de Thou, en quatre volumes en latin,
in-fol. ; mais je vous assure que telle conférence ne s'y lit
que fort brièvement décrite, et assez dissemblable à l'autre.
Les Opuscules de Ranchin en blanc ne valent au plus que
trente-cinq sols. Monsieur votre frère m'a fait l'honneur de
me venir voir, qui m'a rendu la vôtre, et m'a réellement témoigné qu'il est habile homme pour les diverses choses desquelles nous avons traité le peu de temps qu'avons été ensemble :
je n'ai pu encore l'aller visiter en son logis, ne me l'ayant pas
voulu enseigner. Je vous remercie de l'avis que vous m'avez
donné de celui qui a écrit contre M. Moreau : j'en conférerai

---

(1) Par erreur les lettres VIII, IX sont numérotées XI, XII.

avec lui, et vous en écrirai par ci-après plus amplement.
Nous avons un nouveau doyen, nommé M. Boujonnier, fort
honnête homme, et de notre bon pays de Picardie, lequel
fera bientôt imprimer le catalogue des docteurs vivants de
notre école, que je ne manquerai de vous envoyer tout à
l'heure, et autre chose aussi s'il se présente. Les trois tomes
de la pratique de Sennertus se vendent ; on travaille à achever trois autres pièces de lui, savoir : *de febribus*, *de consensu
Chimicorum*, et le quatrième de sa pratique, qui est *de morbis
mulierum et infantium*, tout nouveau apporté d'Allemagne,
dédié à la reine de Suède. J'ai vu ici un petit libraire de
Troyes avec Cottart, qui m'a fait reproche en riant que je
vous avois mandé que le Sanctorius in Gal. ne valait que
quarante sols, vu que dans Lyon il lui coûtoit davantage : je
m'offris de lui faire bailler tout ce qu'il y en avoit à Paris à
trente-cinq sols pièce, et me moquai de lui : *Lucriones istos
improbos probè novi*. Cottart et lui valent autant l'un que l'autre, il s'en faut défier quand on s'en approche. Le roi est à
Versailles ; la reine n'est pas encore arrivée de Languedoc.
M. le Cardinal y est malade d'un abcès, ce dit-on, au fondement. Monsieur, frère du roi, est à Bruxelles. Pour tout livre
nouveau, il n'y a que la vie de Henri IV, in-fol., par Dupleix.
Je vous baise les mains, et suis., etc.

Ce septième décembre 1632.

LETTRE XI. — *Au même.*

J'ai Dieu merci vu en cette ville M. votre frère, qui a pris la
peine de me venir voir par plusieurs fois ; je me fusse réputé
bien honoré de l'aller voir chez lui, comme j'eusse fait, mais
il a si peu séjourné ici, que je n'ai pu m'acquitter de ce devoir,
duquel je vous prie tous deux de m'excuser. Il m'a suffisamment montré par sa conférence qu'il étoit très habile homme,
et qu'il étoit bien plus encore que vous ne m'aviez mandé ;

c'est de lui que je puis dire à bon droit ce que Cicéron disoit
à Atticus du livre de Varron : *Is est mundus doctrinæ et thesau-*
rus eruditionis locupletissimus : ou bien, *ut cum Eunapio Sar-*
diano loquar, vivens Musæum et spirans bibliotheca, omni scien-
tiarum genere refertissima. Je regrette bien de ce qu'il est parti
si tôt de cette ville, sur l'espérance que j'avois de bien amender mon ignorance par sa conversation. Quand il prit la peine
de me dire adieu, je lui donnai, pour vous rendre, un arrêt
de la Cour de parlement pour le procès qui avoit été grand
entre les apothicaires et les épiciers de cette ville. Maintenant
je vous envoie deux autres pièces ; savoir le catalogue des
docteurs de notre école, nouvellement imprimé avec un autre
petit livret qu'on n'a mis au jour que depuis huit jours, et que
l'auteur m'a donné dans le dernier jour de l'an passé, auquel
j'en demandai un second pour un de mes amis, vous enten-
dant. Vous verrez au catalogue le nom de M. Mallet effacé,
qui mourut ici le 28 décembre 1632. Pour le petit livret de
M. Mautel, il est plus curieux pour sa rareté, que nécessaire
ni utile pour ce qu'il contient : étant un pur acte de flatterie
envers quelques particuliers, lesquels je confesse bien être
dignes de louanges, comme d'habiles et savants hommes, que
j'honore beaucoup, mais aussi qui méritent d'être autrement
loués et en meilleur endroit et de meilleure sorte. Mais *quisque*
suos patimur manes ; et vous savez bien aussi que *stulto uni-*
cuique suo, more licet insanire. Pour votre libraire de Troyes,
il me dit devant Cottart que j'avois étrangement loué ledit
Cottart en ma lettre que je vous avois envoyée, et ledit Cottart le savoit déjà bien, disant ledit libraire que vous lui aviez
montré ma lettre. Je leur répondis à tous deux que je vous
avois mandé comme à un ami, que Cottart étoit bien fin, et
que quand il ne trompoit point, ce n'étoit que faute d'occasion, et non de bonne volonté ; mais le tout en riant, etc.
Mais je ne veux plus parler de ces gens-là qui troublent la
fête et la joie de nos entretiens : *habeant sibi res suas lucriones*
isti sordidissimi : c'est assez que nous sachions nous garder

d'eux et qu'ils ne nous trompent. *Quod spectat ad consilium de dysenteria Zachariæ Tonnelier*, si vous le jugez digne d'être imprimé, je tâcherai de trouver quelque occasion pour ce faire, et vous le manderai alors, attendant laquelle vous le garderez s'il vous plaît. Nous avons eu un Tonnelier, mais il ne s'appeloit pas *Zacharias*. Je voudrois avoir vu ce que vous dites, *de abditis morborum causis*, et de la mort de M. Rondelet, d'Adrïen le Tartier : étant chose que je n'ai jamais vue. Je vous prie de présenter mes très humbles baise-mains à M. votre frère, et à M. Dacier le bonhomme. On travaille ici au traité de Sennertus, *de consensu :* après lequel on imprimera sa physique. On imprime aussi son quatrième livre de pratique, qui est dédié à la reine de Suède, et est *de morbis mulierum et infantium :* on l'imprime aussi sur une copie nouvellement augmentée et revue par l'auteur, son traité *de febribus :* lesquels tous je vous conseille d'avoir dès qu'ils seront achevés non pour la bonne pratique qui y soit, mais seulement à cause de la grande quantité de questions qui y sont agitées. Pour Dupleix, il travaille présentement à l'histoire du roi Louis XIII, nous ayant donné en un petit in-folio à part depuis six mois, celle du feu roi Henry IV, tout le surplus de l'histoire se trouvant en trois autres volumes in-folio, d'assez juste grosseur, qui plaît aux uns, et déplaît aux autres, comme sont la plupart des historiens. On traduit ici l'histoire latine de M. le président de Thou, desquels il y aura six volumes en françois. Le roi est allé à Dourdan où doit arriver demain M. le cardinal de Richelieu que l'on amène du Poitou en litière. Quant aux livres d'Italie, je désirerois fort d'en recouvrer un petit fait par Epiphanius Ferdinandus, lequel je crois être in-8° dédié au pape Paul V, si je ne me trompe. Il traite περὶ μακρῳ Βιότητος, *de vitæ longitudine ;* je voudrois l'avoir bien payé, et le tenir. Il y en a aussi un autre petit nommé *Lud. Septalii, Animadversionum et cautionum Medicorum, libri duo. Patavii, apud Paulum Frambottum, in-8°* 1630. J'aimerois mieux ces deux petits-là que d'autres plus

gros, *cùm magnus liber sit magnum malum*. Si vous pouvez avoir
ces deux-là pour moi, je m'en tiendrai tant plus obligé à vous,
en espérance de vous servir, en récompense de tout mon pouvoir en toute sorte d'occasion, comme étant à jamais, etc.

De Paris, ce 4 janvier 1632.

LETTRE XII. — *Au même.*

Je vous remercie des deux lettres que vous m'avez depuis peu
envoyées ; la première desquelles fut apportée céans tandis
que j'étois en Picardie, où j'étois allé rendre les derniers devoirs à mon père, qui y mourut mercredi dernier, 12 de ce
mois. Je reçus moi-même la seconde, mettant pied à terre
dudit voyage : laquelle me servit de consolation dans le regret que j'avois d'un si malheureux voyage, qui ne fut pourtant que de quatre jours, pour les grandes affaires qui me
rappeloient de deçà. J'ai pareillement reçu le paquet de
M. Angenot, que je fus hier au matin chercher chez M. Barat,
mais il ne devoit arriver qu'hier au soir, comme il fit dans
le coche : j'y fusse retourné aujourd'hui à quelque heure,
mais il m'a prévenu m'ayant lui-même apporté d'assez matin
votre paquet, duquel je vous remercie bien humblement, et
monsieur votre frère aussi, duquel à votre première, je vous
prie me mander si je puis avoir espérance de le revoir quelque
jour en cette ville, désirant encore apprendre de lui beaucoup de particularités que peu de gens savent bien comme
lui. Quant au dispensaire duquel est fait mention dans l'arrêt
que vous avez reçu, je vous dirai que nous n'en avons aucun.
La Cour de parlement a autrefois ordonné que douze anciens
médecins y travailleroient, quelqu'un leur ayant remontré que
c'étoit chose fort utile : mais la mort ayant diminué, voire
remporté ledit nombre, notre Faculté ne s'est jamais bien
accordée à y en substituer d'autres, ceux qui auroient été délégués en leur place étant de différents avis ; les uns disant

que, *natura gaudet paucis*, que pour bien faire la médecine il. ne faut guère de remèdes, et encore moins de compositions, la quantité desquelles est inutile, et plus propre à entretenir la forfanterie des Arabes, au profit des apothicaires, qu'à soulager des malades, lesquels un simple purgatif opère quelquefois autant qu'une médecine où y entreront trois ou quatre compositions. Pour moi je suis de l'avis de messieurs les Piètres, qui ne veulent *ad bene medendum quàm pauca, sed selecta et probata remedia :* moi qui ai appris par maintes expériences sur moi et sur autrui, *que l'infusion de trois gros de séné en un verre d'eau* purge aussi bien, voire plus sûrement qu'un tas de compositions arabesques toute sorte d'humeurs peccantes. Je rends la pharmacie la plus populaire qu'il m'est possible, ordonnant tous les jours chez mes malades *euporista et facile parabilia remedia*, afin d'en sauver la peine aux apothicaires, qui ne trouvent cela guère bon, mais je ne me soucie ni d'eux ni de ce qu'ils disent de moi, m'en trouvant bien, en ne foulant pas ma conscience ni n'engageant mon honneur, ni la bourse de mes malades; joint que le peuple est tellement lassé de leur tyrannie barbaresque, et de leur forfanterie bézoardesque, qu'il est toujours bien aisé à quelque prix que ce soit, d'échapper de leurs mains. Pas un de notre compagnie n'approuve leur insatiable avarice, laquelle a bien été châtiée depuis sept ou huit ans que nous leur avons fait la guerre, combien que parmi nous il y ait quelques faux frères qui les courtisent en derrière, *exigui cujusdam lucri gratiâ*, sans la connivence desquels nous en serions bientôt venus à bout malgré le grand pouvoir qu'ils prétendent avoir. Dans la plupart des grandes maisons il n'y a plus d'apothicaires, c'est un homme ou fille de chambre qui fait et donne les lavements, et les médecines aussi, que nous réduisons la plupart en jus de pruneaux laxatif, ou bouillon et séné avec un jus de citron ou d'orange, ou de verjus, ou tisane laxative de casse et séné, selon l'appétit du malade. Je me souviens qu'au doyenné de M. du Chemin, deux fois la se-

maineon travaillait à cet antidotaire, mais les cinq doyens qui
ont été depuis lui, n'en ont point continué l'achèvement, lequel
est pourtant bien avancé. Les apothicaires d'ici se servent du dispensaire de Nicolas, ou de Bauderon ; quelques uns de Renou :
pour moi je crois qu'il n'y en a aucun de meilleur que celui
du *Médecin charitable*, qui se trouve augmenté dans son livre,
de l'impression de Jean Jost, rue Saint-Jacques, au Saint-Esprit (1) ; car deux ou trois autres éditions qui se voient, sont
imparfaites et contrefaites. Il vend même lesdites compositions
en sa maison, fort bien faites, et à prix fort raisonnable,
d'où j'en envoie querir quand j'en ai besoin pour quelque
malade. Quant à vos papiers, je les verrai, et vous en rendrai
compte dans huit jours, Dieu aidant. J'ai céans l'histoire de
Dupleix, de laquelle je me suis servi pour apprendre le grand
chemin de l'histoire, en laquelle j'ai toujours trouvé une
assez exacte chronologie : du reste, je la prise beaucoup moins
que celle de M. de Thou, laquelle j'estime par dessus toute
autre être propre aux hommes lettrés et aux esprits libres,
qui ne savent flatter, et qui nomment les choses par leur
nom. Les honnêtes gens du pays Latin la liront toujours latine ; le peuple curieux et les politiques français la liront traduite ; car pour les ligueurs, s'ils ne sont repentis, je ne suis
pas d'avis qu'ils y mettent le nez. *Sed minimùm excurret
epistola.* Je vous prie de croire que je suis, etc.

LETTRE XIII. — *Au même.*

J'espère que vous m'excuserez si j'ai été si longtemps sans
vous récrire, ce n'a point été par oubliance, ni négligence, mais

(1) Le bon apôtre ! il recommande le *Médecin charitable* parce que
la dernière édition était de sa main, et qu'il y vante les remèdes les
plus simples, les plus usuels ; moins peut-être pour les avantages du
public que pour nuire aux apothicaires, ces *turpissimi lucriones.*

(R. P.)

seulement faute de sujet et d'occasion. Depuis ma dernière, il n'est ici rien arrivé de nouveau que la disgrâce de M. le garde des sceaux de Châteauneuf, à la place duquel le roi a mis M. le président Séguier. On ne parle ici que de la trève, et de l'incertitude si elle sera ou non. On vend ici le troisième tome de la pratique de Sennertus in-quarto, impression de cette ville, et in-8° de Lyon : dans quinze jours le quatrième, qui est *de morbis mulierum*, sera achevé, avec le traité *de consensu chymicorum ;* une physique et le traité des fièvres, le tout in-4° du même auteur. Je vous prie de me mander si vous en désirez quelque chose. Je voudrois bien avoir un livre, qui a été imprimé à Troyes in-8°, l'an 1619, sous ce titre : *Mélanges historiques, ou recueil de plusieurs actes, traités, lettres missives et autres mémoires qui peuvent servir en la déduction de l'histoire depuis l'an 1390 jusqu'à l'an 1580.* S'il se trouve en votre ville, je vous prie de me l'acheter, et me l'enverrez à votre première commodité. Je vous prie pareillement, si vous recouvrez un livre intitulé : *Carolus Magnus redivivus*, comme aussi le livre de Papyrius Masson, *De episcopis urbis*, qui est in-4°, retenez-les pour moi, j'en donnerai ce que vous jugerez être raisonnable. Il y a ici gros bruit entre les jésuites et les sorbonistes, pour deux livres in-4° qu'un anonyme a faits sous le nom de Petrus Aurelius, contre les jésuites. M. le cardinal quitte sa maison de la rue Saint-Honoré, où on va bâtir puissamment, pour aller demeurer à l'Arsenal. Je vous prie de présenter mes très humbles baise-mains à M. votre frère, et de m'excuser de tant de peine que je vous donne, prêt d'en prendre autant et davantage pour vous, avec assurance que je serai toute ma vie, etc.

De Paris, ce 20 mars 1633.

Mandez-moi si vous désirez que je vous envoie un soldat suédois, qui nous est venu de Genève.

LETTRE XIV. — *Au même.*

C'est avec beaucoup de regret et de ressentiment de votre perte que je vous écris la présente, ce que j'eusse fait plus tôt si la nouvelle que j'en ai apprise ne m'eût tellement étonné que j'ai été plus de huit jours sans me pouvoir résoudre d'en mettre la main à la plume, sachant bien que mon style n'est guère consolatif (*sic*). Je vous prie de n'en attendre de moi aucune, vu que moi-même à cause de vous, en aurois besoin, et ne m'en veux mêler, de peur de ressembler à ces anciens ambassadeurs grecs qui, après le deuil passé de la mort du fils de Tibère, vinrent pour consoler le père qui se moqua d'eux, et prie Dieu que n'en ayez plus guère besoin quand vous recevrez la présente. La mauvaise disposition de ses entrailles, son mauvais foie et sa triste et pâle couleur, ont été capables de vous avertir du malheur qui le suivoit de près ; et voyant bien que vous l'avez prévu, cela vous doit servir à modérer votre douleur, ayant reconnu qu'il n'y avoit point de remède : *Prava diathesis jamdudum fixa in hepate, summam vitæ brevem pollicebatur, spemque vetabat inchoare longam :* pour vous le dire en un mot, j'en porte le deuil comme vous, j'en ai un grandissime regret, et vous puis assurer que ma femme même en a été fort touchée. Je voudrois bien avoir ou savoir quelque chose qui fût capable de vous consoler. Il n'y a rien ici de nouveau ; le marquis de Coislin, fils aîné de M. de Pont-Château, parent de M. le cardinal, épousa avant-hier la fille aînée de M. le garde des sceaux moyennant une dot de cent mille écus. M. de Bullion est en mauvaise posture aux finances, a reçu de gros mots qui sont les précurseurs d'une grande disgrâce qui s'en va lui venir. L'évêque d'Orléans est ici fort malade d'une pierre dans les reins, *quæ ischuriam jam triduo perseverantem intulit.* Je vous envoie un livre nouveau plein de paradoxes assez gentils, et souhaite qu'en sa lecture il vous donne du divertissement : j'attendois toujours à l'avoir pour vous

écrire, mais le privilége nous a retardé. Dans le milieu dudit
livre vous trouverez le portrait de M. François, auteur du
Pantagruélisme que M. votre petit frère m'a demandé pour
vous. Je vous prie de recevoir l'un et l'autre de bonne part,
comme venant d'un de vos plus fidèles amis. Hier au matin
le premier président trouva sur son siége, y prenant place, un
petit sac de cuir dans lequel étoit contenu un nouveau manifeste de Monsieur, lequel messieurs de la cour jugèrent qu'il
falloit envoyer au roi, ce qui fut exécuté. Hier au soir un
honnête homme m'apporta céans en mon absence votre *Gru-
mani hederæ*, duquel je vous remercie. J'ai bien du regret que
je n'aie vu cet honnête homme qui a pris la peine de me l'apporter. Le jeudi gras, M. Ch. Bouvard, premier médecin, présidera
ici à une thèse *de aquarum mineralium facultatibus*, opposée à
celle que vous avez emportée de M. Piètre : nous verrons si elle
sera aussi bien faite que la première; je ne manquerai de vous
en envoyer une dès l'heure même, et vous me ferez la faveur
de m'en dire votre jugement. Le bonhomme Piso (1), auteur
du livre *de serosa colluvie*, est mort cet été passé à Nancy en
Lorraine. On commence à imprimer ici les conseils de médecine de feu M. Baillou, qui mourut en 1616, l'ancien de notre
Faculté (2). Je crois que ce sera une fort bonne pièce, car il

(1) *Carolus Piso,* Charles Lepois (né à Nancy en 1563, mort en 1633);
voici le titre de son livre : *Selectiorum et consiliorum de præteritis
hactenus morbis effectibusque præter naturam ab aquâ, seu serosâ colluvie et diluvie, ortis, liber singularis*, Pont-à-Mousson, 1618. Boërhaave faisait grand cas de ce livre; il y mit une préface dans l'édition
de Leyde, 1714, in-4°. Cet ouvrage est encore estimé, mais peu lu aujourd'hui. Des observations tirées de ce livre ont été publiées sous le
titre de *Piso enucleatus*.... Elzévirs, 1639, in-12. (R. P.)

(2) On sait que cet illustre médecin recueillit avec soin les fruits de sa
pratique, mais il ne publia rien. Ce fut longtemps après sa mort que ses
deux neveux, Simon le Tellier et Jacques Thévart, firent imprimer ses
manuscrits, et cette publication eut le plus grand succès. La dernière
et la meilleure édition des OEuvres de Baillou a été donnée par le célèbre Tronchin, 4 vol. in-4°, Genève, 1762. (R. P.)

étoit fort savant, et ce que j'en ai vu m'a beaucoup plu. Je
vous prie de remercier M. votre frère de celle qu'il lui a plu
m'écrire : quand j'aurai quelque chose digne de lui, je ne manquerai de lui écrire en lui envoyant. Je vous baise les mains,
à madame votre mère et à madame votre sœur, lesquelles j'ai
eu le bonheur de voir ici, et suis , etc.

De votre maison de Paris, ce 6 février 1634.

LETTRE XV. — *Au même.*

Ce sera pour répondre à votre dernière : je n'ai depuis rien
vu ni ouï du curé de Loudun; on m'a néanmoins dit que l'on
en faisoit un gros livre, *vereor ne sit opus otiosi et male-feriati
alicujus monachi, qui suas nugas nobis obtundat.* Pour le Sennertus, on achève son cinquième volume de pratique, qui
•sera sa chirurgie ; vous n'avez qu'à me donner place de ce
qu'il vous plaira que je vous achete, et l'envoyer prendre
céans. Tout ce qui a été imprimé de lui à Paris, est in-4° assez
fautif : à Lyon , in-8°, qui ne vaut pas mieux ; dans quelques
années, nous verrons toutes les œuvres de cet auteur en deux
volumes in-folio, plus correctes que par ci-devant, et si vous
n'en êtes pressé (ce que je ne crois pas), je vous conseillerois
d'attendre. Les conseils de M. Baillou marchent toujours, *sed
lento pede*, à cause que le manuscrit en est fort difficile. Vous
me faites honteux de dire que m'ayez de l'obligation ;
c'est moi qui confesse vous en avoir de toute sorte. Quant aux
nouvelles de ce pays, je vous dirai que Monsieur est revenu ;
qu'il a salué le roi à Saint-Germain, le samedi 17 octobre, le
lendemain dîné à Ruel, chez M. le cardinal, qui sont fort
bons amis : de là il est allé à Limours, et puis ira à Blois, où
il demeurera jusqu'à ce que son mariage soit rompu avec la
princesse Marguerite : quoi fait, il reviendra à la cour épouser la princesse Marie, fille de M. de Mantouë. Voilà le bruit
qui court. On dit que Monsieur est tellement indigné contre

M. d'Elbeuf, qu'il a prié spécialement le roi de ne lui permettre jamais qu'il revienne en France. On dit aussi que l'on
traite du retour de la reine mère, et que le roi y a envoyé exprès un gentilhomme. Pour les affaires des Suédois, on les tient
toujours en mauvais état. M. le cardinal donne sa cousine de
Pontchâteau, l'aînée, en mariage à M. de la Valette; et la seconde à M. de Puylaurens, en vertu du nouvel accord et de
la réconciliation. On envoie des troupes en Allemagne sous
la conduite de M. le maréchal de Brezé, beau-frère de mon-
seigneur l'éminentissime, et toutes les garnisons de Picardie
y sont employées. Si ces livres de *Mercurialis* se rencontrent,
je ne manquerai pas de les retenir. Je ne vous prie que du
Cardan, *de utilitate ex adversis cupienda.* La nouvelle est fausse
de la surprise de Toulon, trop bien que plusieurs vaisseaux
espagnols en ont côtoyé les bords; et qu'on a pris en Languedoc un espion qui était capitaine espagnol et commandeur
pour le roi d'Espagne en la comté de Roussillon. Dans quinze
jours j'espère de vous faire savoir de mes nouvelles, et vous
envoyer la thèse de président, de M. Piètre le jeune, et le
nom de notre nouveau doyen. Je vous prie de me conserver
toujours en vos bonnes grâces, et de monsieur votre frère, et
tenir pour assuré que je serai toute ma vie, etc.

De Paris, ce 27 octobre 1634.

LETTRE XVI. — *Au même.*

Je vous remercie bien humblement de la vôtre, et de vos
bonnes nouvelles. Je vous envoie le catalogue de nos docteurs,
que notre nouveau doyen M. Guillemeau a fait imprimer
initio suæ inaugurationis : comme aussi la thèse en laquelle
M. Piètre, le jeune, présida hier avec honneur et satisfaction
de tous ses bons amis : le point en est bien commun, mais la
raison n'en est pas commune, joint que le texte me semble
être couché en fort bons termes. On dit ici que M. de Vitry et

M. de Saint-Chaumont ont eu grosse querelle en Provence,
jusque là qu'on tient que M. de Vitry y est arrêté prisonnier
de par le roi ; d'autres disent qu'il a commandement de s'en
revenir. Quelques-uns disent que la reine mère revient., *sed
non ego credulus illis*. Deux docteurs de Sorbonne, savoir,
M. Ysambert et Lescot ; deux jésuites, l'un desquels est confesseur du roi, nommé P. Maillan ; deux capucins, l'un desquels est le P. Joseph, sont de retour d'Orléans, où ils étaient
allés conférer avec Monsieur pour rompre son mariage avec la
princesse Marguerite : c'est à quoi, sur leur relation, on va travailler. Ce sera premièrement devant l'évêque de Chartres ;
puis après devant M. notre archevêque de Paris ; finalement
devant M. le cardinal et archevêque de Lyon, lequel après
cela s'en ira à Rome. On imprime ici à grande hâte l'histoire
du roi d'à présent, faite par M. Dupleix, sur les mémoires de
M. le cardinal. Je crois bien qu'elle ne dira pas toutes les vérités, et néanmoins par ce que j'en ai vu, je vous assure
qu'elle dit plusieurs belles et étranges choses, fausses ou
vraies. Elle sera achevée aux Rois, *si nihil superveniat*. Les
importuns qui m'ont emprunté des livres sans me les rendre,
m'ont obligé de les avertir *in posterum*, par une affiche que j'ai
mise à la porte de mon étude, de laquelle je vous envoie une
copie, pour en servir à même fin, s'ils vous incommodent ;
mettant votre nom collé au-dessus du mien, qui sera toujours de celui qui veut être toute sa vie, etc.

De Paris, ce 17 novembre 1634.

LETTRE XVII. — *Au même.*

Je vous remercie de la vôtre, et suis bien marri de l'accident qui est derechef advenu en votre famille, mais c'est un
passage qu'il nous faudra tous passer. Ceux qui meurent
peuvent bien dire comme Passerat, votre compatriote :

Veni, abii : sic vos venistis, abibitis omnes.

Je suis déménagé dès la Saint-Rémy dernier, mais je n'ai pas laissé de recevoir toutes vos lettres, n'ayant pas sorti de la même rue, et ne sauriez manquer de mettre même inscription de rue, et au lieu de mettre près de Sainte-Opportune, il faut mettre devant l'Étoile, qui est à l'autre bout, s'il vous plaît. Je vous tiendrai prêt les Conseils de M. Baillou, vous n'avez qu'à les envoyer prendre céans par qui et quand vous voudrez ; ils valent cinquante sols. L'on m'a dit, pour le fait des apothicaires des champs, que si les apothicaires de votre ville n'ont pas de maîtrise entre eux, qu'ils n'ont du tout que voir sur eux ; mais que ce droit seul appartient à vous autres messieurs les médecins, qui les peuvent interroger et approuver en présence du lieutenant-général de votre ville, duquel seul ils relèvent, et que de lui ils n'ont point d'autres juges que le parlement. Voyez si c'est là ce que vous en désirez. Nous en avons un procès à la cour pendu au croc, contre les apothicaires de cette ville, qui en voulaient seuls connoître avec le lieutenant civil ; et nous, au contraire, voulions qu'il n'y eût que deux de leurs jurés avec les professeurs en pharmacie, et que cela allât droit au parlement, à cause des malversations qui se commettent au Châtelet, auquel le lieutenant civil ne refuse lettre à personne pourvu qu'il donne de l'argent ; et avons en mains plusieurs exemples de malversations et concussions que lesdits jurés ont commises sur les apothicaires des environs de Paris. Notre cause est tellement fondée sur le droit et le bien public, qu'il y a de l'apparence que nous la gagnerons quand il plaira à notre doyen de la poursuivre ; mais il est de présent occupé à autre chose. Je chercherai sur ce fait quelques édits ou arrêts, et vous enverrai ce que j'en pourrai trouver. On dit que la paix des Suédois avec l'empereur est fort malaisée à faire, et qu'il n'y a pas d'espérance de la voir sitôt faite. On ne dit encore rien de certain de M. de Puylaurens et de ses compagnons ; je ne

sais ce qui en sera; mais on dit qu'il y a du crime. Je vous
baise bien humblement les mains, et suis, etc.

De Paris, ce 3 mars 1635.

———————

LETTRE XVIII. — *Au même.*

Je vous dirai que sur le dessein que j'avois de vous écrire,
j'ai reçu votre seconde, à cause de quoi la présente servira de
réponse à toutes deux. Le livre de M. Moreau, *de illustribus
Medicis Paris., nec est editus nec edetur unquam.* Depuis le
dix-huitième tome du Mercure, il n'y a rien, ni aura devant
un an. Tant s'en faut que j'entende vous conseiller d'a-
cheter le Galien grec et latin, qu'au contraire je veux vous
avertir que ce n'est rien qui vaille, et qu'il faut le laisser là,
*et deferatur in virum vendentem thus et odores et piper, et quid-
quid chartis amittitur ineptis.* Quant au sieur Monsaint, je l'ai
vu en cette ville; c'est un petit homme qui fait le finet et le
gentil. Il est vrai qu'il est de Sens, et qu'il a pris ses degrés
à Reims : pour médecin du roi, c'est *nos tenus,* si ce n'est qu'il
ait, moyennant quelques pistoles, obtenu quelque lettre de
médecin du roi de quelque secrétaire du cabinet ; mais on se
moque de ces titres en ce monde ici et en l'autre; néanmoins à
la campagne ces messieurs s'en font accroire avec ces bulles
imaginaires. Il hantoit en cette ville chez M. de Flecelles, président des comptes. Je connois bien aussi ledit Valet, ce n'est
pas grand'chose. Monsaint ne peut être parent de M. Bonard,
qui est de Vendôme, ni de sa femme qui est fille de feu M. Riolan le bonhomme. Vos griefs, en vertu desquels vous ne le
voulez recevoir, me semblent assez bons ; mais les jugements
que vous avez contre des particuliers semblent vous promettre
gain de cause, et serois bien aise de vous voir défendre et gagner cette cause. On ne fait point ici de garde; mais on dit que
MM. les maréchaux de Châtillon et de Brezé ont défait dans
le Luxembourg près de Namur six mille hommes ; mais la

nouvelle n'en est pas encore bien certaine. Je vous envoie une petite pièce nouvelle, plus curieuse que bonne; c'est une vesperie qu'a faite M. Pijart, où il y a autant de fautes qu'il y a de pages pour le moins. Il croit néanmoins avoir fait grand' chose. Je vous baise les mains, et à M. votre frère, avec dessein de demeurer, etc.

Ce 28 mai 1635.

LETTRE XIX. — *Au même.*

Pour vous témoigner que je n'ai pas oublié le service que je vous dois, ni ma promesse touchant votre M. Monsaint, je vous envoie enfin, après beaucoup de temps (mais ce n'est pas ma faute, puisque je n'ai pu le faire plus tôt), copie de l'exploit que l'on a donné audit sieur, à la diligence de notre doyen, en vertu de la requête qu'il a obtenue pour poursuivre telles gens que lui. Je pense que c'est ce que par ci-devant vous avez désiré de moi; si j'apprends que vous désiriez autre chose, je tâcherai de vous y servir, au moins je n'y manquerai pas de bonne volonté. On ne dit pas ici de nouvelles dignes de vous, sinon que le cardinal de La Valette a battu Galas, lui a tué cinq ou six mille hommes, et gagné douze canons. On dit que le roi est par-delà Saint-Dizier. M. le cardinal est ici qui prend l'air çà et là pour refaire Son Éminence des afflictions qui l'incommodent au corps et en l'esprit, *ex deteriori et minùs prospero rerum nostrarum successu.* On a ici imprimé les *Lettres d'État et d'ambassades* de M. Phil. de Canaye, ambassadeur pour le roi à Venise: il y en a trois tomes in-folio, dont les deux premiers ne contiennent guère qu'affaires communes du temps; mais le troisième, c'est tout ce qui se passa à Venise, les ans 1606, 1607, quand le pape Paul V excommunia les Vénitiens : ce troisième est fort curieux. MM. les pères Loyolites furent chassés de ladite ville pour leur infidélité papaline, et en l'accord qui en fut fait, ils n'y purent être remis., pour les insignes conspirations qui furent reconnues être venues par leurs artifices, et par le moyen de la bénite confession auriculaire, contre la liberté de ladite république. Tout le *pecus loyoliticum* est furieusement chargé dans ce troisième tome, lequel par ci-après fournira de bonnes charges contre eux à ceux qui les voudront taxer. On imprime aussi de nouvelles lettres de Balzac. Je vous baise les mains, à M. votre frère, et à tous MM. vos collègues, pour demeurer à jamais, etc

De Paris, ce 16 février 1635.

LETTRE XX. — *Au même.*

Je ne sais par où commencer pour vous remercier de tant d'affection que vous me témoignez, et principalement de votre pâté, duquel je vous remercie bien humblement. Ma femme pareillement vous baise les mains, et vous en remercie : nous espérions que votre pâté seroit venu pour le baptême d'un quatrième garçon que nous attendons, mais il eût pu être gâté auparavant, puisque le petit galant ne vient pas encore; je crois que c'est qu'il veut mûrir et passer le terme, afin d'être plus habile homme que les autres, et que le terme est trop peu de chose, trop court pour lui, aussi bien que pour les enfants des princes. Je souhaite qu'il vienne en bonne santé de lui et de sa mère, et qu'il soit quelque jour honnête homme, combien que ma femme désire fort à cette fois d'avoir une fille. Je vous envoie par ce présent porteur le 2e tome des *Conseils de Baillou,* desquels je vous prie d'avoir agréable le présent. Dans huit jours, s'il vient quelqu'un de vos amis en cette ville, je vous en envoierai un autre, qui est *Scholæ medicæ Frambesarii, multò auctiores et locupletiores quàm antea,* avec quelques thèses de médecine dans lesquelles nous allons rentrer à cette Saint-Martin. Il y a quelque temps que je vis ici votre Monsaint fort pâle et défait; je pense qu'il

a plu sur sa mercerie, de quelque fièvre continue. On dit ici
que nos gens ont levé le siége de Valence au Milanez, et que
notre armée étoit trop foible pour la prendre. On dit aussi
que le maréchal de Brezé revient de Hollande, son armée
étant dissipée. Il se parle ici de paix ; et dit-on que le roi envoie à Constance pour en traiter M. de Bullion et le père Joseph, et le maréchal d'Estrée à Rome. On dit aussi que M. de
Belièvre, le maître des requêtes, gendre de M. de Bullion, et
ambassadeur pour le roi vers les princes d'Italie, a accordé
avec M. de Mantoue le mariage de la princesse Marie sa fille,
et de Monsieur frère du roi, lui donnant tout le bien qu'il a en
France. On s'en va ici, après la Saint-Martin, faire quantité de
nouveaux officiers, pour avoir de l'argent, conseillers, présidents, maîtres des comptes, etc. On dit plusieurs autres
choses, lesquelles, pour être trop incertaines, je ne vous écris
point. Je vous baise bien humblement les mains, et suis, etc.

Ce 8 novembre 1635.

LETTRE XXI. — *Au même.*

Je vous eusse plus tôt écrit si je n'eusse espéré de parler à
MM. Séguin ou Cousinot : le premier desquels n'est pas en
cette ville, et le second que je n'ai pu encore attraper depuis
la vôtre reçue ; je vous écris néanmoins afin que vous ne soyez
pas davantage en peine. Je ne crois pas que M. Bonnard vous
puisse faire continuer votre syndicat, outre que je ne sache
personne qui l'en veuille prier, pas même M. Cousinot ; le bon
homme n'est pas comme le grand prêtre Ély, *qui nimium erat
indulgens in suos :* et pour ce faire il faudroit avoir un arrêt du
conseil, contre lequel vos jeunes s'opposeroient, n'étant donné
que sur simple requête et parties non ouïes ; il faut qu'en cela
la coutume vous juge, et sans doute que le Parlement en jugera ainsi. Si on s'en rapporte à l'usage de notre école, notre

doyen est changé de deux en deux ans, et un nouveau établi selon les statuts, lequel est appelé à la visite et à l'examen des apothicaires et des chirurgiens. Si votre coutume immémoriale est formellement contraire à cela, c'est à vous à l'exhiber et la faire valoir; car si celui qui a eu devant vous le syndicat ne l'a en perpétuel en sa personne, on vous montrera l'usage formellement contre vous, et en ce cas ne le pouvez retenir, si vous ne récusez d'incapacité ceux qui veulent jouir du même droit. Voilà ce que m'en a dit un homme qui sait plus de ces affaires-là que MM. Séguin ni Cousinot : excusez si je vous en parle librement, *nec fortassis omnino ex voto tuo*. Je vous envoie deux thèses qui me plaisent bien fort, l'une pour être bien polie, et l'autre pour contenir bien de la doctrine. Je vous remercie de la vôtre *de Idengraphia*, de laquelle je vous envoie le manuscrit que j'en avois de l'an 1624. M. du Châtelet mourut ici d'hydropisie, il y a aujourd'hui huit jours. Hier à onze heures y mourut subitement et inopinément la femme du premier président de là Cour des aides, après avoir pris un breuvage que lui avoit donné Sévigny, empirique italien, qui l'avoit invitée *sanam et valentem* de le prendre pour se rafraîchir, et de là s'en aller aux champs. Elle ne se servoit que de ce charlatan, à cause qu'elle haïssoit la saignée : elle n'y a guère gagné. Je ne vous mande rien de nouveau de la guerre, vu que tout est ici fort incertain ; je ne m'attends pas à la paix sitôt. Je vous baise très humblement les mains, et suis, etc.

De Paris, ce 12 avril 1636.

LETTRE XXII. — *Au même.*

Je vous dirai brièvement, pour réponse à la vôtre datée du 26 de ce mois, que *in præsenti rerum nostrarum tumultu*, après la prise du Catelet, le roi ayant demandé du secours au Parlement et autres grandes compagnies de cette ville, les autres s'étant mises en leur devoir, en cas si urgent notre doyen assembla notre Faculté *speciali articulo*, où il fut conclu que nous donnerions pour cet effet au roi, *ex ærario nostro*, mille écus comptants : ce qui a été fait, avec bonne quittance qu'en a tirée notre doyen (1). On n'a point laissé, outre ce, de nous

(1) Un roi de France qui emprunte de l'argent à une Faculté de médecine! A peine comprend-on de pareils usages, aujourd'hui que le pouvoir centralisateur a tout envahi et absorbé. Il y a maintenant plus de liberté civile et individuelle; mais où trouver de ces grands corps fortement constitués, qui servaient tout à la fois d'*obstacle* ou de *soutien*, selon les circonstances? nous n'en avons qu'un pâle reflet dans l'ordre actuel des avocats. Autrefois, la Faculté de médecine était une petite république dirigée par ses propres statuts et par un doyen éligible et responsable : l'autorité supérieure n'y avait qu'une médiocre influence. Tout absolu qu'était Louis XI, il ne put obtenir le manuscrit de *Rhasis*, qui était aux écoles de médecine de Paris, pour en faire faire une copie, sans donner pour caution *cent écus d'or* et douze marcs d'argent. Jean de la Driesche, président de la Cour des comptes, chargé de cette commission, engagea pour cela une partie de sa vaisselle : l'acte de ce prêt est de 1471. Les vives disputes des médecins entre eux, les *entre-mangeries* doctorales, comme dit Bayle, n'empêchaient pas chaque membre de la corporation d'en soutenir l'honneur quand l'occasion s'en présentait. C'est là ce qui donna à la Faculté de médecine un caractère de force, de grandeur et d'unité, qu'elle a conservé pendant plus de huit siècles. Rien de semblable ne se voit aujourd'hui : l'isolement est ce qui s'oppose le plus à la dignité des médecins et à la prospérité de chacun d'eux ; c'est au point qu'à moins d'un peu de fortune, de circonstances favorables ou d'incroyables efforts, il est maintenant peu de médecins qui ne soient forcés de livrer leur jeunesse à un avenir chimérique, à d'inutiles labeurs, et leur vieillesse à la misère, à l'abandon. Si la fortune vous trompe, si le malheur vous frappe, si la maladie vous atteint, si un créancier impitoyable vous fait mettre en prison, qui est-ce qui pense à vous ? à qui vous adresser ? qui vous tendra une main secourable dans ces grandes infortunes ? Vous avez reçu les insignes du sacerdoce médical, on vous a confié la sainte mission de secourir les hommes : mais qui êtes-vous dans la foule ? une simple unité numérique, un individu, et comme tel, écrasé ou broyé par la grande meule des intérêts opposés. (R. P.)

faire demander par chaque capitaine des quartiers que nous
donnassions encore quelque chose pour avoir de la cavalerie;
mais fort peu ont donné, joint que cette seconde demande ne
regardoit que les plus riches :-pour moi, j'ai dit à ceux qui me
sont venus trouver, que tout ainsi que la terre ne rapportoit
qu'une fois l'an, et que mes rentes ne m'étoient payées qu'à
peine une fois l'an, je ne pouvois aussi donner qu'une fois ,
et que je ne pouvois davantage : je me contente d'avoir donné
une douzaine d'écus pour ma part. Pour la garde, nous en
sommes exempts ici, et jamais n'y avons été, ni envoyé :
nous en avons des exemptions en nos registres qui ont été en
diverses occasions confirmées, lesquelles, notre doyen nous a
ait imprimer. Je vous en envoie quatre pour vous et vos amis :
nos compagnons s'en sont servis, en les montrant à leurs capitaines, qui honnêtement les en ont dispensés. Les mêmes
causes qui nous en dispensent vous sont communes : je prie
Dieu que vous en soyez exempté. Le roi partira, dit-on, lundi
prochain, avec nos troupes nouvelles ; et il n'y a rien autre
chose de nouveau. Je vous baise les mains, et suis, etc.

Ce 29 août 1636.

LETTRE XXIII. — *Au même.*

Je vous écrivis la semaine passée fort à la hâte, à cause que je
reconnus que vous étiez en peine de ma réponse, pour laquelle
vous faire tenir je délivrai vitement la mienne à celui qui
m'apporta la vôtre. Je ne sais si la mienne vous aura contenté,
mais je vous ai dit de ces matières-là ce que j'en savois. Pour
le présent, on ne fait plus ici la garde comme par ci-devant :
étant survenu quelque désordre en une des portes, contre des
gens qui se disoient être à M. le Cardinal, et qui vouloient
entrer, et que plusieurs plaintes ont été faites contre plusieurs
qui tiroient leur mousquet et blessoient du monde; on a ordonné que l'on ne gardera plus les portes que de jour, et ce,

douze hommes seulement de chaque compagnie l'un après
l'autre, sans piques et mousquets, mais seulement avec une
hallebarde en la main. Ce qui a été exécuté; mais le bourgeois
criant qu'on le vouloit désarmer, ils recommencent à y re-
porter leurs piques et mousquets, mais en petit nombre,
comme j'ai vu moi-même aujourd'hui en deux diverses portes
de Bussy et Honoré. Le roi et son éminence partirent d'ici
lundi premier de ce mois, avec le plus de monde qui se put
rencontrer. Il y a quelques jours qu'une partie de notre infanterie passa la rivière de Somme, faisant mine d'aller vers nos
ennemis; mais un gros de cavalerie ennemie venant fondre
sur eux, les obligea de repasser et revenir en-deçà : ils n'entreprendront plus de la repasser que toute l'armée ensemble,
laquelle on range pour cela. S'il s'en passe quelque chose de
remarquable, je vous en donnerai incontinent avis. On imprime ici un commentaire très docte *in Hippocratem, de morbis
internis*, de feu M. J. Martin, qui mourut en 1609, premier
médecin de la reine : *erat origine Parisiensis, et alius à vestro
Trecensi, qui obiit anno* 1625. Le texte y sera grec et latin, et
le commentaire après de plus petite lettre : il sera in-4° de la
grosseur et grandeur du Baillou. Je pense que vous avez ouï
dire des vers latins qui furent faits contre M. le prince, plus de
quinze jours avant qu'il eût levé le siège de Dôle : je vous les
mettrai néanmoins ici, de peur que ne les ayez.

Stat Dola, stant muri, frustra, Condæe, laboras,
 Non est illa tuis Urbs ruitura dolis;
Te tarde genuit Mater, tu tardius Urbem
 Viceris; excelso quæ stat in auxilio:
Si per tot menses quot quondam matris in alvo
 Antè Dolam steteris, bis pudor inde tibi.

Il court ici d'autres vers sur l'état présent que voici:

 Qu'est-il besoin de savants politiques
 Pour gouverner nos affaires publiques,

N'espérant plus aucun soulagement,
On voit la France en sa dernière crise
Entre les mains du prince de l'Église,
Donnez-lui donc son dernier sacrement.

Je vous écrirois volontiers des nouvelles qui se disent ici ; mais il y a si peu de vérité en tous ces contes, et si peu d'assurance, que je vous prie de m'en dispenser. On dit que le colonel Gassion a amené au roi trois mille bons chevaux, et qu'il nous vient neuf mille hommes de pied de Bourgogne, pour grossir notre armée de Picardie. Sa Sainteté nous a envoyé un Jubilé que l'on commencera à célébrer ici la semaine qui vient. Il me semble qu'il fût venu à propos quand nous eussions chassé les Espagnols de Picardie, vu que les esprits des princes semblent être moins disposés à la paix avant la bataille, et qu'il faut pour les humilier qu'ils perdent quelque poste qui les dispose à la paix, laquelle je souhaite de tout mon cœur. Je vous baise très humblement les mains, et suis, etc.

De Paris, ce 10 septembre 1635.

LETTRE XXIV. — *Au même.*

J'ai jusques ici attendu à faire réponse aux deux vôtres, pour vous mander la reddition de Corbie, de laquelle on vient de nous assurer, et pour laquelle on chantera demain sans faute le *Te Deum* à Notre-Dame. On continue le livre de M. Martin, duquel je vous donnerai avis, quand il sera fait. Je vous prie de croire que quand je prise ce vieux Martin, c'est à cause de son mérite premièrement ; et puis après par une obligation particulière que j'ai à sa mémoire, laquelle votre bonne affection envers moi me permettra de vous dire. Feu mon père étant en cette ville député pour notre pays, y tomba malade l'an 1601 d'une fièvre continue, et échut à avoir M. Martin pour médecin, lequel ne voulut prendre de lui aucune récompense *restituta valetudine*, lui disant qu'il ne prenait jamais d'argent de plus pauvre que lui quand ils étoient gens de bien, comme il le tenoit pour tel ; cela lui acquit une rente d'un pâté de venaison, qui lui a été payée tous les ans jusqu'à sa mort. Mais cela n'empêche pas que je ne prise fort *vestratem Martinum*, *in cujus jactura*, j'ai perdu un bon ami, et qui m'aimait extrêmement. Je l'ai quelquefois gouverné assez particulièrement, et ai consulté quelquefois avec lui. Huit jours avant le malheur fatal qui lui ôta la vie, je lui avois fait signer une consultation pour un gentilhomme qui avoit la pierre, et lui donnant un *écu d'or* que j'avois reçu pour lui, il me témoigna tant de ressentiment d'affection et d'amitié pour moi, que je l'ai toujours extrêmement regretté ; ce que je ne ferois pas moins quand je ne l'aurois pas connu particulièrement, vu qu'au jugement de tous nos anciens, il étoit le premier de l'école entre ceux de son âge. M. Piètre même, notre ancien, que je tiens comme un oracle, et qui de soi est *parcus laudator* (1), me l'a maintes fois haut loué et fort extollé. *Quiescat igitur utroque Martinus*, *quorum memoriam apud me nulla ætas, nulla unquam delebit oblivio.* Pour M. votre beau-frère, il m'est extrêmement recommandé, comme me sera aussi tout ce qui me sera adressé de votre part, je l'en ai assuré, et lui confirmerai quand il voudra ; je vous prie d'en assurer M. Sorel son père, et de le remercier à mon nom de la peine qu'il a prise de m'écrire, auquel je fais un petit mot de réponse, pour l'assurer que son fils m'est fort recommandé, et qu'il a tout pouvoir sur moi. M. Mégard m'a adressé cette semaine passée une consultation *pro Epileptico adolescente Trecensi, dicto Michelin.* Je lui ai fait ample réponse ; je vous prie néanmoins de ne lui en rien dire s'il ne vous en parle le

---

(1) En conscience, maître Gui Patin aurait pu s'appliquer ces expressions ; lui-même est rarement *melliflue* eu fait de louanges, *tantum abest ut contra.* (R. P.)

premier, vu qu'il ne m'a nullement parlé de vous. *Ex ejus opera et consilio , facilè suspicor atque conjicio eum esse virum bonum minimè malum.* Je vous baise très humblement les mains, et suis, etc.

. Ce 16 novembre 1636.

LETTRE XXV. — *Au même.*

Je ne sais par où commencer cette lettre, ou à vous remercier de votre beau pâté, ou à me réjouir avec vous et vous congratuler de la nouvelle amie que vous avez faite. *Utrique vestrum omnia lecta faustaque precor. Si tu gaudes et ego tecum gaudeo. Erit mihi tecum hæc congratulatio* κοινή, *et* τάντα τά τῶν φίλων. *Gaudeo tibi contigisse quod paucis contigit , et bonam bonis prognatam, divitem, formosam sis nactus. Quare unum te beatiorum potes dicere ; itaque hoc unum enixè cupio.*

> *Omnes et tecum meritis pro talibus annos*
> *Exigat, et pulchra faciat te prole parentem.*

Je voudrois bien savoir quelque bonne nouvelle de ce pays pour vous mander ; mais nous ne sommes pas si heureux que d'en savoir. Le jeudi, 8 de ce mois, on joua ici à l'hôtel de Richelieu une comédie qui coûta cent mille écus : *Quod notandum in ista qua versamur temporum difficultate ;* et le lendemain , vendredi 9 , entre sept et huit heures du matin, la rigueur de la saison joua une rude tragédie sur l'eau, qui fit enfoncer plus de cent bateaux à la Grève, chargés de vin , de blés , d'avoine, de poisson, de bois et de charbon , ce qui est un malheureux désastre pour les pauvres marchands. On met ici de nouveaux impôts sur ce qu'on peut, entre autres sur le sel ; le vin et le bois : j'ai peur qu'enfin on en mette sur les gueux qui se chaufferont au soleil, et sur ceux qui pisseront dans la rue, comme fit Vespasien. On dit ici qu'il y a eu sé-

dition à Marseille, et quelques maisons pillées : *Dii meliora.*
Le commentaire de feu M. J. Martin sur l'Hippocrate avance
fort; j'espère que nous l'aurons ce carême. On s'en va imprimer de nouveau les préfaces et les poésies de M. Jean Passerat, *qui olim fuit vestras, nimirum Trecensis, verè nobilis,
flos delibatus populi Suadæque medulla.*

Toutes ses préfaces sont extrèmement bonnes; mais j'en
prise particulièrement deux, savoir, celle *de Ridiculis*, et *de
Cæcitate;* dans la première desquelles *graphicè depictus legitur grex Loyoliticus.* On parle ici d'un emprunt que veut
faire le roi sur toutes les bonnes villes de France, et que Paris
y est taxé pour sa part à douze cent mille livres, et les autres
à moins, chacune selon son pouvoir ; mais il me semble que
ce n'est point argent prêt, tant pour les villes de la campagne que pour Paris même, quelque richesse qui semble y
avoir : car c'est chose horrible de savoir l'incommodité et la
pauvreté qui se rencontrent partout. Et plût à Dieu que le
roi sût, par la bouche d'un homme de bien, le malheureux
état de son peuple; il y donneroit infailliblement tout autre
ordre qu'il ne fait. Il y a quelques mois que M. Duret de Chevry, président des comptes, qui étoit fils de Louis Duret, qui
a commenté les Coaques d'Hippocrate, mourut en cette ville;
le troisième jour après avoir été taillé de la pierre, pour lequel on a fait l'épitaphe que vous verrez au dos de la présente.
Je vous baise très humblement les mains, et à madame votre
femme, et suis, etc.

De Paris, ce 18 janvier 1637.

ÉPITAPHE DU PRÉSIDENT DE CHEVRY :

Ci-gît qui fuyoit le repos,
Qui fut nourri dès la mamelle
De tribuls, tailles, impôts,
De subsides et de gabelle ;
Qui mêloit dans ses aliments
Du jus de dédommagement,

De l'essence du sol pour livre.

Passant, songe à te mieux nourrir,

Car si la taille l'a fait vivre

La taille aussi l'a fait mourir.

LETTRE XXVI. — *Au même.*

Je vous remercie avec toute affection de vos beaux présents, savoir : des deux thèses de feu M. votre père, de l'entrée du roi en votre ville, de la thèse de votre jeune collègue, et du poëme de Passerat. M. Martin mourut l'an 1609, premier médecin de la reine, qui est aujourd'hui reine-mère. Le bonhomme Séguin a oublié à marquer sa mort, mais il n'a pas oublié d'appeler *Grammaticus* le plus savant de tous les hommes, Jos. Scaliger ; mais c'est le jésuitisme *quem sectutur acerrimè bonus ille vir*, qui lui a fait dire cette injure au plus digne de tous les savants. Ce vieux Séguin est si bigot et si hypocrite, qu'il en est tout fou. *Scaliger non indiget patrocinio ejusmodi virorum : fuit Scaliger origine princeps nobilissimus, et verè princeps litteratorum*, et n'a jamais donné le fouet à pauvres petits enfants écoliers innocents dans la quatrième du cardinal Le Moine, comme a fait ce boiteux de Séguin, qui est plus estropié de l'esprit que du corps, *adeo acriter ejus animum percutit detestandum virus Cerberæ societatis loyoliticæ.* Scaliger fait à Séguin ce que la lune fait aux chiens, qui ont mal à la tête de la voir :

Et canis allatrat Lunam, vel Luna movetur.

Il y a de la doctrine dans le livre de M. Martin, mais vous y trouverez quelque chose à désirer sur l'explication des remèdes d'Hippocrate, et sur la façon que l'on doit traiter aujourd'hui ces maladies, lesquelles ne se peuvent guérir par les remèdes qu'il a proposés. Pour le portrait de M. Passerat, je l'ai vu de deçà, en taille-douce, avec ces deux vers au-dessous :

Nil opus est sculptor : tuos quicumque libellos
Viderit, ille tuam noverit effigiem.

. Mais je n'ai pu en recouvrer la planche en cuivre. Si vous connoissiez quelqu'un de delà qui l'eût en sa possession, je m'offre ou de l'acheter ou d'en payer le prêt, en cas qu'on me la veuille prêter pour en faire tirer deux ou trois cents, que je ferai mettre dans ses préfaces, et vous prie d'y penser : si vous la recouvrez, à quelque prix que ce soit, pourvu qu'il soit raisonnable, faites-moi la faveur de me l'envoyer par votre premier messager, j'en paierai tous les frais, et donnerai contentement à ceux qui vous la prêteront; sinon, achetez-la, j'en paierai tel prix qu'en aurez arrêté. Pour les titres des préfaces de Passerat, je ne vous l'envoie point, vu que le tout et la table même sont imprimés il y a plus de quinze jours; on n'est plus que sur les préfaces et les premières feuilles, dans lesquelles il y aura près de cinquante pages d'éloges, lesquels vous verrez *in capite libri* et tout le premier celui de M. le président de Thou. J'ai affaire à des imprimeurs qui ne se hâtent guère; j'ai pourtant espérance de vous en envoyer dans dix ou douze jours : et si vous reconnoissez audit livre que vous ayez quelque prose de lui digne d'y être insérée, vous me ferez la faveur de me la préparer pour la seconde impression, laquelle Dieu aidant sera bientôt. Je n'en parlerai pas à M. Granger, j'attendrai que vous ayez vu le livre. Le bonhomme Granger que vous avez connu, n'est plus principal de Beauvais : il s'est marié à sa servante pour la décharge de sa conscience, de laquelle il avoit déjà quelques enfants; *et hæc humanitus contingunt melioribus.* Je vous enverrai par ci-après copie de vos deux thèses, de ma propre main, combien que les originaux seront toujours à vous et à votre service. Je n'ai aucune bonne nouvelle à vous mander, sinon la prise entière des îles de Saint-Honorat et de Sainte-Marguerite par les nôtres sur les Espagnols, qui les ont quittées avec plusieurs pièces de canon. Le cardinal de la Valette est en Picardie, vers

lequel tendent toutes les troupes de deçà ; on dit qu'en Limousin, la Marche, l'Auvergne et le Poitou sont élevées plusieurs troupes de gens, sous le nom de Croquants, lesquels
font une guerre aux partisans, et qu'on parle de deçà d'envoyer vers eux pour les apaiser. Nous n'avons plus rien en la
Valteline, faute qu'on n'a envoyé de l'argent à M. de Rohan,
si bien que faute de vingt-sept mille écus, nous avons perdu
en un jour ce qui a coûté quarante millions de livres au roi
depuis l'an 1618. Le sieur Dupleix est ici, qui fait imprimer
en deux volumes l'*Histoire romaine*, de même ordre et même
style que sa *françoise* : elle commence à la fondation de Rome,
et finit après la bataille de Pharsale, laquelle fit Jules César
premier empereur. On a ici parlé de la mort du pape ; on ne
parle plus que de sa maladie. Le roi, Son Eminence et toute
la cour sont à Ruel et à Saint-Germain. Je vous baise très
humblement les mains et à madame votre femme, avec désir
d'être à jamais, etc.

De Paris, ce 26 mai 1637.

LETTRE XXVII. — *Au même.*

Comme j'étois lundi matin, 14 de septembre, fort en peine
de vous et de votre santé, et que j'avois délibéré de vous
écrire exprès pour en savoir des nouvelles, votre lettre datée
du 3 septembre fut apportée céans, par laquelle ayant reconnu
que M. Lombard pourroit être arrivé, je fus sur l'heure du
midi le chercher, et lui ayant montré votre lettre qu'à peine
voulut-il voir, il me délivra votre paquet avec tout honneur,
m'alléguant que si l'adresse dudit paquet n'eût été perdue
(comme de fait elle étoit), qu'il m'eût envoyé le paquet plus tôt,
et que je n'eusse eu là peine de l'aller querir. Je le remerciai
bien humblement de sa courtoisie, et lui ayant offert pour le
port dudit paquet, qu'il refusa, m'en revins bien content
d'avoir le paquet, et bien obligé à vous de votre bon souvenir,

et de la grande affection que vous avez pour moi, combien que je n'aie jamais rien mérité de semblable envers vous. Le lendemain matin M. Denise, notre ancien ami, m'apporta de sa grâce votre troisième ; en voilà donc trois pour lesquelles je vous dois réponse, *quod faciam libentissimè, et quàm potero brevissimè*. Premièrement, je ne manquerai point de vous envoyer copie des thèses de feu M. votre père ; 2° je ferai de vos paquets ce que vous me mandez, et l'exécuterai soigneusement, en retenant de chacun d'iceux ce qui pourra servir à la deuxième édition, et vous renvoyant le reste dans sa propre liasse. Je voudrois bien, en récompense de tant de peine que prenez pour moi, pouvoir vous rendre de deçà quelque bon service, et peut-être que quelque jour nous en aurons le moyen : en attendant quoi je vous dirai que mercredi, 9 de ce mois, est ici morte madame de Longueville, âgée de trente-cinq ans, d'une fièvre maligne qui l'a prise en revenant de boire des eaux de Forges. Le jeune Séguin étoit son médecin, qui est extrêmement blâmé de l'avoir menée à Forges, et de l'avoir traitée mal à propos, comme il a fait, et contre le conseil des autres médecins. C'est un coup de barre que la mort lui a donné sur la tête, afin de l'humilier : non plus étoit-il trop arrogant. M. de Bussy-Lamet a été tué devant la Capelle, et M. de Rambures y a été tellement blessé, qu'on le tient pour mort ; on a néanmoins fait partir d'ici dès samedi deux célèbres chirurgiens, savoir, Suif (1) et Fromentin, pour le traiter ; je n'en ai rien appris depuis. On achève ici les Éloges latins de Papyre Masson en deux volumes in-8°, avec de nouvelles lettres de Balzac, dont le volume sera mi-partie : les françoises seront devant, et les latines seront après. On vend ici l'Histoire de la république romaine en deux volumes in-folio du sieur Dupleix. Pendant un mois j'espère que nous aurons huit vo-

---

(1) *Suif* ou Juif, comme on l'écrit dans toutes les éditions des lettres de Gui Patin, était un chirurgien célèbre attaché particulièrement au cardinal de Richelieu. Voyez l'*Index funereus chirurgorum* de Devaux.

(R. P.)

lumes du Galien grec-latin de M. Chartier : il est délibéré de
les vendre tandis qu'il achèvera les six autres. Je vous baise
très humblement les mains, et à madame votre femme, en
demeurant, etc.

De Paris, ce 16 septembre 1637.

LETTRE XXVIII. — *Au même.*

Je vous remercie bien humblement de la vôtre, comme
aussi du pâté que nous avez envoyé. Je suis honteux que vous
nous fassiez tant de présents, vu que je n'ai aucune occasion de
deçà pour m'en revancher ; mais je vois bien aussi que par ci-
devant il y a eu quelqu'une de mes lettres qui vous a échappé,
et ne vous a pas été rendue, par laquelle je vous priois de ne
m'envoyer jamais de pâté, ni autre chose quelconque, vu que,
outre que je suis tout-à-fait indigne de vos présents, les présents mêmes, et particulièrement entre amis, sont importuns
et suspects : j'en ai dit davantage dans ma lettre autrefois,
laquelle je crois avoir été perdue. Ces présents-là vous incommodent, et moi qui n'en mange jamais, suis obligé de
les donner à des gens qui ne le méritent pas toujours ; et outre
la prière de jadis, je vous la réitère, et vous en prie bien
humblement. Je suis tout honteux et confus en moi-même
quand je pense et repasse par mon esprit toutes les obligations
que je vous ai et tous les bienfaits que j'ai reçus de vous en
diverses occasions, combien que je n'en ai jamais mérité la
moindre partie. Vous me fîtes donc la faveur de vous en souvenir, et pour les petits services que je vous pourrai rendre
de deçà, si tant est que je sois assez heureux de vous en
pouvoir rendre quelques uns, vous m'obligerez de me conserver vos bonnes grâces. Quant à M. le Bé, je n'ai pu avoir
le bonheur de le rencontrer : le petit Sorel m'a dit qu'il s'étoit
chargé des livres et des papiers que je vous renvoyois : *utinam
procul a vobis fuget Loyolitas.* M. Phil. de Canaye les a accom-

modés comme il faut : j'ai tout lu son troisième tome, où ils sont dépeints naïvement. Je m'en rapporte aux pages 17, 19, 34, 35, 66, 79, 82, 85, 86, 119, 143, 154, 177, 186, 405, 406. Ordre entrant et pénétrant comme celui-là, pag. 413, 443. Le P. Caussin a perdu sa place, pour avoir imprudemment entretenu le roi de la protection qu'il donne aux protestants, et de la reine-mère. Le cardinal dit que c'étoit un fin moine, et qui en ses entretiens particuliers avec le roi ne débutoit de rien moins que des Hollandois, des Suédois et de la reine-mère : on a mis à sa place un P. Sirmond, Auvergnat, qui sera plus fin que lui, que l'on a envoyé à Rennes, où il aura loisir de corriger les sottises et les fautes qu'il a faites en sa *Cour sainte*, et principalement au troisième tome. Ce P. Sirmond est un savant homme, mais néanmoins jésuite : c'est lui-même dont parle le cardinal d'Ossat au fait de Marthe Brossier, l'an 1599 et 1600. Il n'y a ici rien de nouveau : toute la cour est à Saint-Germain. Je vous donne le bonjour, et suis, etc.

De Paris, ce 3 janvier 1638.

LETTRE XXIX. — *Au même.*

Je sais bien que vous avez toute occasion de vous plaindre de ma négligence ; j'espère néanmoins en obtenir pardon de vous, quand vous considérerez que je n'ai rien de nouveau digne de vous être mandé, puisqu'il n'y a rien de deçà qui vous vaille : joint que l'on m'a donné en nos écoles une charge cette année d'examinateur, qui m'empêche bien, et de laquelle je ne serai dépêtré qu'à Pâques. Tant de gens me viennent voir et courtiser que j'en suis étourdi, vu que je ne veux faire à aucun autre faveur que celle qu'il méritera : *multa nihilominus sibi deberi putat officiosissima natio candidatorum*, comme les appelle Cicéron (1). Je me réjouis, en attendant

(1) Dans le temps de Gui Patin, il en fut comme aujourd'hui ; rien

mieux, de ce que les loyolistes ne sont pas les plus forts *in gente vestra* : s'ils n'y peuvent mettre pied ni aile, je louerai tout ensemble votre courage et votre bonheur, et dirai *à Domino factum est istud*. On nous assure ici que Jean de Verth a été pris prisonnier par le duc de Veymar ; il semble que cette prise nous soit aussi avantageuse que si c'étoit le duc de Hongrie. Je suis du même avis que le poëte qui a fait les vers suivants :

> *Cùm Janum veterem clausum tenuere Quirites,*
> *Florentis signum pacis ubique fuit :*
> *Nulla salus bello, pax toto poscitur orbe,*
> *Nos Janum viridem clausimus? ecquid erit?*

Je prie Dieu qu'il nous donne une bonne paix. On espère toujours bien de la grossesse de la reine. La paix et un dauphin, ou un dauphin et la paix, seroient les bien-venus. Après ces souhaits en général, je n'en puis faire d'autres que pour votre conservation et celle des vôtres, auxquels tous je baise les mains, et à vous particulièrement, qui désire être toute ma vie, etc.

De Paris, ce 10 mars 1638.

LETTRE XXX. — *Au même.*

Je vous aurois fait réponse par votre chirurgien lorsqu'il s'en est retourné, n'eût été que j'avois dans la tête une affaire qui m'empêchoit d'écrire avec liberté à mes amis. Notre Fa-

de plus doux, de plus modeste, de plus soyeux, de plus affable, que ce qui compose, selon Cicéron, *officiosissima natio candidatorum*. Gui Pat n, très capable d'apprécier la vie et le cœur humain, de les chiffrer au plus vrai, ne s'en étonne pas : c'est une simple remarque qu'il fait en passant ; ne savait-il pas que cette ardeur servile de tout candidat tient nécessairement de cette pauvre nature humaine, qui conserve toujours quelque chose de sa boue primordiale ? (R. P.)

culté m'a fait cette année examinateur, dont je me suis acquitté
du mieux qu'il m'a été possible ; nous reçûmes en vertu de
cette charge samedi dernier, 27 de mars, neuf bacheliers en
médecine *pro biennio proximo*. Maintenant que je suis déchargé
de ce fardeau, je vous dirai que pour les thèses de feu M. votre
père, ce sera pour cet été que je les transcrirai moi-même et
vous les enverrai fidèlement ; ne vous en mettez pas en peine.
Toute la cour est ici et à Saint-Germain. On espère toujours en
la grossesse de la reine, laquelle n'a encore senti aucun mouvement de son enfant. Vendredi, 26 de mars, fut ici exécuté
à la Croix du Trahoir un homme âgé de soixante-six ans, natif
de Nérac, qui, par intelligence qu'il avoit avec le duc de Lorraine,
avoit, ce dit-on, entrepris un étrange dessein sur la vie de M. le
cardinal : il fut rompu tout vif. Le jour d'auparavant on avoit
mis dans la Bastille, prisonniers, trois bourgeois qui avoient
été chez M. Cornuel, et l'avoient en quelque façon menacé,
sur le bruit que l'on veut arrêter les rentes de l'Hôtel-de-Ville
et convertir cet argent *in usus bellicos :* ces trois rentiers se
nomment de Bourges, Chenu et Celoron, et sont tous trois
boni viri optimeque mihi noti. Je prie Dieu qu'il ne leur arrive
pas de mal. Le chevalier de Jars est hors de la Bastille, à la
prière du roi et de la reine d'Angleterre, qui ont obtenu cette
faveur du roi pour lui. M. de Créquy, maréchal de France, a
été tué d'un coup de canon au Milanez, le 17 de mars. On
dit que les Espagnols perdent et ravagent tout en Picardie ; je
ne sais quel ordre on y donnera, mais on n'en dit rien ici. Le
roi a envoyé en Piémont M. le comte de Guiche y porter ses
ordres, à cause de la mort de M. de Créquy ; on dit que par
ci-après M. le cardinal de La Valette ira. Son Éminence a été
en colère contre la Sorbonne, et en a menacé quelques uns de
là-dedans : je ne sais ce que cela deviendra. Samedi, 27 de
mars, est ici mort *in ædibus Sorbonæ* M. Filesac, *plusquam
octogenarius, vir magnæ doctrinæ et virtutum cumulo insignis.*
Il étoit le doyen et l'ancien maître de Sorbonne : c'est le vieux
Duval qui lui succède. On a pendu en Lorraine un jésuite qui

avoit des intelligences sur Stenay avec le duc Charles. Le
pape a fait retirer de Savoie un autre jésuite, nommé le Père
Monod, qui avoit rendu la duchesse de Savoie d'inclination
tout Espagnole, et a fallu que le pape s'en soit mêlé, parce
que le cardinal et le roi même n'en avoient pu venir à bout.
On dit que Casal est en grand danger d'être pris cette année
par les Espagnols, à cause qu'ils se sont rendus maîtres d'une
ville nommée Brême, laquelle nous tenions et qui couvroit
Casal : elle nous avoit merveilleusement coûté à fortifier, et
néanmoins nous est échappée par la pusillanimité du gouverneur, qui l'a rendue aux Espagnols avant qu'il y eût brèche ;
cela obligera le roi d'envoyer de nouvelles troupes en Italie,
si on veut conserver Casal. En récompense, le duc de Veymar
a pris Rhinfeld, M. le Prince est parti pour la Guyenne, M. de
Longueville s'en va en la Franche-Comté, et M. de Châtillon
s'en va, à ce qu'on dit, en Flandre. On dit que le roi est
d'accord avec les Hollandois pour dresser une armée navale,
à laquelle chacun contribue force vaisseaux ; et que l'archevêque de Bordeaux sera celui qui y commandera pour le roi.
On dit que c'est pour assiéger Gravelines ou Dunkerque, des
garnisons desquelles les Hollandois sont trop incommodés.
On dit encore beaucoup d'autres choses que je ne vous mande
point, parce qu'elles ne sont pas encore trop certaines ; je vous
prie seulement de croire pour très certain que je suis et serai
toute ma vie, etc.

De Paris, ce 7 avril 1638.

Le roi a fait commandement à MM. les présidents Champ-
rond et Baraillon de se retirer en leurs maisons, comme
aussi à quatre conseillers, qui sont MM. Tibeuf, Foucault, de
Salo et Sévin, pour avoir parlé des rentes de l'Hôtel-de-Ville.

LETTRE XXXI. — *Au même.*

Ce mot écrit à la hâte n'est que pour vous remercier des bons souvenirs qu'avez de moi, comme j'ai reconnu par la lettre de M. votre frère, et pour vous dire que jeudi au soir l'enfant de la reine a remué de bonne sorte, après quatre mois et demi de grossesse, de sorte que maintenant il n'y a nul doute de sa grossesse, *quam faustam, felicem et fortunatam debent omnes boni sperare* (1). Le roi s'en va lundi à Compiègne pour y voir passer son armée qui va en Flandre sous la conduite de M. le maréchal de Châtillon. Quelques uns disent que le roi va là pour une trêve ; *sed non ego credulus illis :* il n'est pas encore temps de cela. On a envoyé exprès en grande diligence, à Rome, un courrier pour quelque discorde qui est entre M. le maréchal d'Estrées et le pape. M. le Prince est à Bordeaux. Je voudrois que tous les soldats fussent en Italie et en Espagne avec tous les moines. Mais, à propos, aurez-vous des jésuites? On voit bien que votre ville est bonne, puisqu'ils ont tant envie d'y nicher : *Opulentas civitates, ubi sunt commoditates semper quærunt isti patres, bonas carnes, bonum vinum, bonum panem, bonum linum et pallium tempestivum, etc., inquit prosa rhythmica jesuistographia dicta.* Si vous ne l'avez pas, je vous en enverrai une copie. On dit aussi que M. le cardinal va en ce voyage avec le roi. M. de Rohan est mort : le duc de Veymar est devant Brisac. Le prince d'Éthiopie est ici mort d'une pleurésie. Je vous baise les mains et à madame votre femme, en intention de demeurer à jamais, etc.

De Paris, ce 24 avril 1638.

(1) Cet enfant, ce *fœtus*, qui s'agitait de *bonne sorte* dans le sein de sa mère, et qu'une colique, un faux pas, une secousse un peu vive, pouvait anéantir, était Louis XIV, qui, malgré ses fautes, a tant jeté d'éclat sur la France. (R. P.)

LETTRE XXXII. — *Au même.*

Je vous remercie de la vôtre datée du 2 mai. Je savois bien
comment vous aviez chassé les loyolistes ; M. de Blampignon,
que j'avois rencontré par hasard chez M. Bobé, me l'avoit
conté ; mais je suis bien aise qu'avez ainsi traité le galant
Bompain, *de quo optimè conjecisti : ille ipse est quem novisti
baccalaureum in medicina.* J'ai une de ses thèses, en laquelle
il se nomme *Joannes Bompain Constantinas.* C'est la ville de
Coutances, au pays de sapience, *vulgo Normandie.* C'est pourquoi vous ne devez pas vous étonner s'il est impudent, *hoc
enim est de patria.* Ils sont effrontés comme des gueux qui
veulent loger, et qui pensent que tout est dû à leur prétendu
mérite, *et fallaci fucatæque suæ sanctitati, quâ rudioribus imponunt.* Vous ferez fort bien *si à cervicibus vestris loyoliticum
hoc jugum procul depuleritis :* Valère Maxime raconte que la
police de la ville de Marseille étoit autrefois si bonne, qu'ils
n'y laissoient jamais entrer aucun bouffon ni baladin : *Nullum
aditum in scenam nimis dando, etc.,* omnibus autem qui per aliquam religionis simulationem alimenta inertiæ quærunt, clausas
portas, habet et mendacem et fucosam superstitionem, submoven-
dam esse existimans.* Ne voilà pas les moines bien dépeints ?
aussi bien que par ce vers de Virgile :

Immunis residens aliena ad pabula fucus.

Mandez-moi si vous avez la *Jesuistographia,* qui commence
par *Opulentas civitates, ubi sunt commoditates, semper quærunt
isti patres, etc.;* car si ne l'avez, je vous en ferai faire une
copie et vous l'enverrai ; je l'ai céans imprimée dans un livre
in-folio. Faites virilement tous vos efforts contre ces gens-là,
car ils sont dangereux jusqu'au bout.

Sunt antica bovis, multi postica timenda,
Ex omni monachus parte timendus homo est.

Je pense que savez bien la mort du prince d'Éthiopie et son épitaphe; sinon, je vous l'enverrai. Il y a ici de la peste chez M. le chancelier, trois hommes en ont été emportés. Un nommé le Roy, Manceau, chirurgien de Son Eminence, *et ei dilectissimus*, est ici mort de plaies qu'il reçut il y a environ quinze jours, dans le bois de Boulogne, par des voleurs. M. Bourdelot est mort aussi; et ce matin est mort M. d'Espesses, conseiller d'état, par ci-devant maître des requêtes et ambassadeur en Hollande; c'est dommage de lui, il étoit fort savant. Il se fioit à un barbier qui le pansoit d'un érysipèle au bras, auquel s'est mise une gangrène qui l'a emporté. Je ne sais rien qui vaille de la guerre. Les gens de bien ont bonne espérance de la grossesse de la reine. *Plura alias.* Je vous baise très humblement les mains, à madame votre femme et à M. votre frère, avec dessein de demeurer toute ma vie, etc.

De Paris, ce 5 de mai 1638.

LETTRE XXXIII. — *Au même.*

Je vous envoie les deux livres que je vous ai promis à votre partement. M. votre frère a été ici rudement attaqué d'une fièvre continue, laquelle lui a un peu donné de relâche depuis; si cette rémission persévère, il espère de s'en aller bientôt à Troyes y prendre l'air. Regardez si votre herbier est intitulé *Observationes stirpium*, car le mien est intitulé *Stirpium adversaria nova;* et si cela est, nous biguerons pour ce que vous voudrez le vôtre. Le roi arriva hier à Saint-Germain : Son Éminence est demeurée sur la frontière, d'où l'armée a été détachée de nouveau en bon ordre pour un nouveau siége de place; mais on ne la nomme pas encore. Nous espérons l'accouchement de la reine vers le commencement de septembre. Dieu vous veuille bien délivrer des loyolistes et vous tenir en

bonne santé, vous et madame votre femme, à laquelle je
baise très humblement les mains, pour être toute ma vie, etc.

De Paris, çe 20 août 1638.

LETTRE XXXIV. — *Au même.*

J'ai depuis votre départ reçu deux des vôtres, pour lesquelles je vous remercie : je suis bien aise d'apprendre que
vous et madame Belin soyez en bonne santé. Enfin Dieu nous
a donné un dauphin le dimanche 5 de septembre, un quart
d'heure avant midi (1), lequel se porte fort bien, aussi bien
que la reine sa mère, Dieu merci. M. Cousinot le fils est son
médecin. Le bonhomme M. Séguin est fort malade à Saint-
Germain, d'une fièvre double-tierce, qui lui livre tous les jours
de rudes assauts, avec une petite continue, laquelle ne le
quitte point ; il en a eu tous ses sacrements. Il a été cru mort
trois ou quatre fois, et maintenant il se porte un peu mieux :
on m'a néanmoins assuré qu'il aura bien de la peine à en relever. Son neveu, qui est de notre licence, a obtenu la survivance de sa charge, qui lui a été accordée, à la grande importunité de son oncle, afin, disoit-il, qu'il en pût mourir
plus content. On n'a pas encore fait ici grand'chose sur la
naissance de M. le Dauphin : je vous ferai part de ce qui se
fera. On a ici, depuis votre départ, vendu deux bibliothèques,
esquelles s'est rencontré le même tome que nous avons tous
deux de l'herbier de Lobel et Péna : l'autre, qui est intitulé
Observationes, se pourra rencontrer quelque jour. M. le maréchal de Châtillon est disgracié, avec commandement de se
retirer en sa maison, à quoi il a obéi Les Hollandois avoient

---

(1) On ne peut pas donner avec plus de précision l'époque de la naissance de Louis XIV ; que d'événements, que de gloire, que de malheurs depuis ce jour jusqu'au 1ᵉʳ septembre 1715 ! (R. P.)

assiégé Gueldres, mais ils y ont été battus, puis en ont levé honteusement le siége. Notre armée est devant le Catelet, dans lequel les Espagnols se défendent vigoureusement. M. le Prince avoit assiégé Fontarabie ; mais la nouvelle est venue d'hier au soir qu'il en a levé le siége, y ayant été contraint par l'admirante d'Aragon, qui y a amené de grands secours. Nous n'avons guère gagné cette année ; nous pourrons gagner davantage l'année qui vient, puisque le Dieu de la guerre est *apud homerum*, ἀλλοπρόσαλλος, et que de tout temps il a été reconnu vrai que *et varia laudi alea, sic et bellum*. Nous aurons assez gagné si M. le Dauphin est cause que l'on fasse la paix, comme le roi l'a promis de deçà à ceux qui le sont allés saluer et visiter à cause de cette naissance. La reine-mère est sortie de Flandre, a été en Hollande, fort bien reçue à la Haye, puis de là a passé en Angleterre. Quelques uns disent qu'il y a accord fait qu'elle reviendra bientôt en France sous de certaines conditions, *sed non ego credulus illis* : il y a une forte pièce debout qui l'empêche. M. le Dauphin pourra bien faire cela dans quelque temps, mais il est encore trop petit pour faire un si grand miracle : *utinam regius ille infans conterat caput serpentis, et auream pacem mundo reducat.* Le roi a eu quelque accès de fièvre tierce, mais ce n'est rien. Son Éminence est encore en Picardie. Je vous baise très humblement les mains, à madame Belin, à MM. vos frères et à MM. Sorel et Allen, avec dessein de demeurer à jamais, etc.

Ce 4 novembre 1631.

LETTRE XXXV. — *Au même.*

Je sais si bien que je suis criminellement coupable d'avoir été si longtemps sans vous écrire, que j'ai bien peur de n'en pouvoir obtenir pardon : je l'espère néanmoins et le désire bien fort, *nec plura loquendo*, je crois déjà le tenir. *Hac igitur præfatà venià*, je vous dirai que je ferai ce que je pourrai à M. So-

rel votre beau-frère, des études et des mœurs duquel j'ai très
bonne espérance. Je lui ai rendu votre *Bellum* d'Érasme, au
commencement duquel j'ai marqué ce qui en est. *Optimum
opusculum, et lectu dignissimum.* Ma femme baise les mains à
vous et à madame Belin, et la remercie de son passement, qui
est ici défendu depuis quinze jours. Je vous prie de dire à
M. Allen que je le remercie de l'Éloge de P. Pithou, par Merce-
rus, et qu'il ne m'épargne pas de deçà si je le puis servir, que
je l'en supplie bien humblement; s'il veut un Pomponace, je
tâcherai de lui en recouvrer un. Deux ou trois loyolites ont
ici fait quelques vers sur la naissance de M. le Dauphin, et
peu d'autres. Il me semble que toute l'Académie devoit s'employer à louer Dieu de cette naissance; je ne sais pourquoi
elle est si froidement chantée (1), je pense que le mauvais
temps en est cause, *usque adeo turbatur ubique.* Je vous envoie
l'Antidotaire que notre doyen a fait imprimer, *etiam invitis
Diis :* vous y verrez au commencement le catalogue de nos
docteurs vivants, combien que la plupart ne l'approuvent pas.
Tâchez d'en faire votre profit. La reine-mère est en Angleterre
et M. de La Valette aussi. On attend ici de bonnes nouvelles
de Brisac : plût à Dieu que nous eussions le roi de Hongrie, et
quinze jours après une bonne paix. On imprime ici toutes les
œuvres de Sennertus, en trois volumes in-folio. Je vous prie
de me conserver en vos bonnes grâces et de madame Belin,
comme aussi de MM. vos frères; et de croire que je serai
toute ma vie, etc.

De Paris, ce 27 novembre 1638.

(1) On remarquera ces expressions, d'autant plus vraies que la longue
stérilité d'Anne d'Autriche avait alarmé la France. Toutefois, quand la
Fronde eut lieu, les médisances, les calomnies, les propos licencieux
se répandirent lors de cet accouchement, après vingt-deux ans de
mariage : c'était, disait-on, un miracle dû au cardinal de Mazarin.
(R. P.)

LETTRE XXXVI. — *Au même.*

J'ai été très aisé d'apprendre par la vôtre que vous et madame Belin soyez en bonne disposition. Je vous assure que le petit Sorel étudie bien, et n'emploie pas mal son temps : *novissime* je l'ai examiné ; s'il continue, j'espère que *frugem faciet.* Faites-moi la faveur de présenter mes très humbles recommandations à M. Allen, et de le faire participant de ces deux nouvelles, dont la première est que nous attendons la nouvelle édition du recueil des lettres de feu M. Casaubon, qui est tout nouvellement achevée en Hollande : il y en a eu sur le chemin un paquet de trente, et un autre de cinquante. L'autre est que l'on a ici imprimé, en deux volumes in-folio, un recueil intitulé : *Traités des droits et libertés de l'Église gallicane,* dont le premier de tous est celui de M. Pierre Pithou, et plusieurs autres ensuite qui font le premier tome complet ; et le deuxième, qui est bien plus gros, contient les preuves desdites libertés. Le 18 du mois passé nous a ravi le vaillant P. Joseph, capucin, par une apoplexie : on a fait sur cette mort diverses épitaphes, un peu trop satiriques, et qui en ont fâché même Son Éminence (1). On lui a fait une harangue funèbre dans les Capucins du faubourg Saint-Honoré, par le P. Léon, carme mitigé, qui a semblé être bien aise de trouver ce beau sujet pour établir son éloquence. Depuis la prise de

(1) Joseph-François Le Clerc du Tremblay est ce fameux père Joseph, surnommé l'*Eminence grise,* qui fut longtemps le confident, l'espion, le démon familier du cardinal de Richelieu. Cet homme n'avait d'âme, d'action, de pensée, de ressort que par son maître, dont il servit sans réserve la haine et les passions. Issu de bonne famille, quelque temps militaire, fin, adroit, cauteleux, la sérénité de son regard, la cordialité de son accueil, de ses manières, séduisaient presque toujours, et il acquit ainsi des secrets éminemment utiles à Richelieu, qui l'employa dans plusieurs négociations très difficiles. Le père Joseph était un de ces hommes qui sont tout à la fois tristement et noblement privilégiés ; aussi Brulart disait-il de lui qu'*il n'avait de son ordre que l'habit,* et

Brisac, nous n'avons ici rien de nouveau de l'Allemagne. On dit que le cardinal de Savoie et le prince Thomas son frère s'en vont faire la guerre à la duchesse leur belle-sœur, et que le roi d'Angleterre s'en va avoir grosse guerre aussi contre les Écossois, qui sont mécontents de lui, et qui ne veulent pas le reconnoître pour chef de l'Église anglicane. La reine-mère est à Londres. On imprime ici toutes les œuvres de Sennertus en trois volumes in-folio. M. Moreau a été un des députés de notre Faculté pour aller à Saint-Germain y consulter pour M. le Dauphin, qui dorénavant se porte bien. Le présent qu'il vous a fait de la thèse *De dæmonibus* n'est pas grand, c'est une sotte thèse et mal bâtie; lui-même n'en fait guère d'état. Faites-moi la faveur de me conserver en vos bonnes grâces, et de présenter mes très humbles baise-mains à madame Belin et MM. vos frères, et de croire que je serai toute ma vie, etc.

De Paris, ce 13 janvier 1639.

On dit que le Grand-Turc est fort en colère contre les Vénitiens, et qu'il vient assiéger leur ville, ou au moins leur île de Candie, avec cent mille hommes; et qu'après cela, il fera ce qu'il voudra de la Sicile et de toute l'Italie, à cause de quoi le pape et les princes d'Italie consultent comment ils pourront repousser de leurs frontières un si puissant ennemi. On parle aussi d'un tiers parti en Allemagne, pour obliger le roi de Hongrie à la paix.

LETTRE XXXVII. — *Au même.*

C'est pour vous remercier et de votre pâté (combien que m'eussiez bien promis que vous ne m'en enverriez jamais), et

rien de chrétien que le nom. Malgré son habileté, malgré la puissance de Richelieu, le père Joseph ne put cependant obtenir le chapeau de cardinal, qu'il désirait avec ardeur. Frappé d'apoplexie le 18 décembre 1638, il succomba trois jours après, à Ruel, chez Richelieu même, qui dit en soupirant : *J'ai perdu mon bras droit.* (R. P.)

de votre bon souvenir, que je n'ai jamais mérité. Pour M. le conseiller Grassin, il ne faut pas que vous preniez la peine de m'en remercier, il est trop honnête homme de lui-même. Je ne pense pas aller jamais à Troyes, si ce n'est que préalablement Dieu nous envoie une profonde paix, dans les délices de laquelle je prenne résolution de m'aller réjouir chez mes amis ; et en ce cas-là je commencerai par M. Belin ; sinon, je ne pense pas y aller jamais, si ce n'est qu'ayant tout-à-fait changé d'humeur, je prisse ici par hasard quelque commission apostolique pour aller prêcher aux Troyens qui ne sont pas Grecs le mérite des sectateurs de maître Ignace, leur piété, probité, humilité, charité et autres vertus desquelles ils sont autant réellement éloignés que le pape et le Turc le sont (ou au moins le doivent être) de créance. Nous verrons ce que l'année qui vient nous apportera ; prenons courage en attendant, puisque

——— *Superanda omnis fortuna ferendô est.*

Nos affaires vont fort mal en Piémont : le prince Thomas y tient Verceil, Civas, Crescentin et autres places : il tient Turin assiégé, dans lequel est la duchesse, avec le petit duc et le cardinal de La Valette. M. de Longueville est aujourd'hui parti qui s'y en va : toutes ses troupes s'assemblent entre Grenoble et Lyon. M. le comte de Guiche et M. B. de Chavigny partirent le vendredi, le dernier pour y aller en poste, y consoler la duchesse et lui promettre secours. M. d'Émery est dans Pignerol, qui y donne ordre de peur que le prince Thomas ne l'assiège. Les autres troupes vont en Flandre, mais on ne sait pas encore vers quelle ville. Toute la cour est à Saint-Germain. Je vous baise les mains, à madame Belin et à MM. vos frères, avec dessein de demeurer, etc.

De Paris, ce 28 avril 1639.

Le livre contre les jésuites imprimé à Bâle est intitulé : *Vita jesuitica, Hospiniani, adaucta per N. Lucium, professorem Basiliensem,* in-4° ; c'est un fort bon livre.

LETTRE XXXVIII. — *Au même.*

C'est pour vous apprendre une partie des nouvelles de ce pays que je vous trace la présente, combien qu'il n'y en ait pas de fort bonnes, si ce n'est que la fièvre a quitté fort heureusement le roi, Dieu merci. On dit qu'il s'en va prendre des eaux de Forges dans peu de jours. On parle ici de quelques voyages de Lyon ou de Picardie, mais cela est fort incertain. C'est chose vraie que les Espagnols ont levé le siége de devant Turin du jour de Pâques; mais de là ils allèrent camper devant Villeneuve d'Ast, qui s'est rendue à eux : le bruit court qu'ils s'en vont assiéger Casal, duquel, s'ils viennent à bout, adieu toutes nos conquêtes d'Italie. M. de Longueville y est allé en poste, pour y commander les troupes qu'on y envoie de tous ces côtés-là, de Provence, de Guyenne et de Bresse; on y a envoyé aussi M. B. de Chavigny et M. le comte de Guiche. Le bruit a couru de la mort du pape, mais il se porte bien; il est seulement mort à Rome le connétable Colonne et trois cardinaux, savoir : Ginnasio, doyen de tous, âgé de quatre-vingt-douze ans, qui étoit fils du médecin de Clément VIII; Verospi et Gressi. Les chevaliers de Malthe se rangent de votre parti; car si vous ne voulez point de jésuites (comme vous faites fort bien de chasser cette vermine espagnole et loyolitique), aussi ont-ils chassé les leurs à ce carnaval dernier, les ayant tous mis dans un vaisseau, et envoyés à la garde de Dieu. On verra ce qui en arrivera, et si leur maître Ignace fera quelque miracle pour leur rétablissement: la nouvelle en est très vraie, j'en ai lu lettre écrite de la main d'un chevalier qui a aidé à l'expulsion de ces bons Pères : tenez le fait pour très assuré. On dit qu'il est ici arrivé des passe-ports pour traiter de la paix, tels que le roi les demandoit du roi d'Espagne et du roi de Hongrie. Je pense que vous avez un Perdulcis; je vous envoie un nouveau traité qu'on a depuis peu imprimé de lui, qui est *De morbis animi*. M. F. Citois fait ici imprimer un recueil de ses *Opuscula medica*, in-4°. M. de

La Meilleraye, grand-maître de l'artillerie, est allé en Flandre, avec une armée de vingt-cinq mille hommes; M. le maréchal de Châtillon partira incontinent avec une autre, pour le même pays. Les Écossois ne sont pas encore d'accord avec le roi d'Angleterre. M. de Feuquières partira incontinent pour le Luxembourg. Je vous baise très humblement les mains, à madame votre femme et à MM. vos frères, avec désir d'être toute ma vie, etc.

De Paris, ce 14 mai 1639.

Je pense vous avoir par ci-devant remercié de votre pâté de poisson, je vous en remercie derechef; mais je vous prie aussi de vous souvenir que m'aviez promis de ne m'en plus envoyer, je vous en prie derechef et vous en conjure. Adieu, monsieur et cher ami. M. Mautel a été fort malade d'une fièvre continue, pour laquelle nous l'avons fait saigner trente-deux fois : il est parfaitement guéri, dont je loue Dieu (1).

LETTRE XXXIX. — *Au même.*

Je vous remercie de la vôtre que m'a délivrée M. Sorel. J'ai céans le poëme de M. de Bonnefons sur la mort de M. le doyen Tartier, duquel je vous donnerai copie quelque jour; mais je voudrois bien pouvoir recouvrer *le Culteleus*, sur la mort de Henri III. Enquêtez-vous un peu des héritiers de ce chanoine, s'il n'y auroit pas moyen de l'avoir : je vous en supplie de tout mon cœur. Pour les opuscules de M. Baillou,

(1) Certainement, il faut en louer Dieu; car, en supposant que Gui Patin ait bien compté, on peut assurer qu'un malade qui a résisté à *trente-deux* saignées avait un tempérament inconnu de nos jours aux physiologistes. Au reste, de pareils excès de pratique médicale ramènent tôt ou tard dans le vrai sentier de l'expérience. On peut consulter à cet égard ce qu'a dit Van Dœveren, *Sermo Academicus, de erroribus medicorum, suâ utilitate non carentibus* (Groningue, 1762). (R. P.)

cela va si lentement qu'on en peut dire autant que Cicéron
disoit des victoires d'Antoine : *Teucris illa lentum negotium.* Le
Perdulcis de la deuxième édition est un fort bon livre, duquel
on a retranché seulement quarante mille fautes qui étoient en
la première édition, outre le traité qui a été ajouté *De morbis
animi.* Je vous conseille de les avoir tous deux reliés ensemble.
Je vous prie de remercier M. Allen de son mémoire, je voudrois pouvoir le servir en quelque bonne occasion : dites-lui
que les Epîtres de Casaubon sont excellemment belles et
bonnes ; les miennes m'ont coûté cent sols en blanc, je les
achèterois une pistole si je n'en avois ; j'en ai fait vendre plus
de cinquante. Si lui ou quelqu'un de ses amis en désirent,
comme je crois qu'il doit les désirer, je les ferai avoir à quatre
francs pièce, d'un marchand auquel j'en avois fait apporter
soixante ; il en a encore onze de reste ; il n'a qu'à me le mander
s'il en désire. C'est tout autre chose pour le secret de l'histoire, pour le nombre des épîtres et pour les jésuites, où il y
a des merveilles de ces bonnes gens-là, desquels je prie Dieu
qu'il vous veuille bien délivrer et nous aussi. *Nam et semel
dicam, pudet me totum penè orbem terrarum loyolitico ejusmodi
veneno esse perfusum.* J'ai le livre du P. Paquelin et le Soldat
françois aussi : le P. Paquelin étoit théologal de Beaune ; je
sais bien de ses nouvelles, c'étoit un honnête homme. Le roi
est arrivé à Saint-Germain avec toute la cour. M. Moreau, qui
vous a tant écrit de bien de ma Vesperie, se moque de moi,
elle ne mérite non plus d'être lue, que d'avoir été ouïe. Je
vous baise les mains et à madame votre femme, pour demeurer
toute ma vie, etc.

De Paris, ce 12 novembre 1639.

Si le neveu du P. Paquelin est votre ami, faites qu'il vous
donne des mémoires de la vie de son oncle, et vous me les
enverrez : j'en ferai son éloge et le mettrai parmi mes illustres
que je fais ensuite de ceux de M. de Sainte-Marthe, lesquels je
ferai quelque jour imprimer, *si volet ille qui quando voluit,*

omnia fecit. Au bruit qui court sourdement, nos affaires vont mal devant Saluces.

LETTRE XL. — *Au même.*

Il y a longtemps que je vous dois réponse, laquelle eussiez plus tôt reçue si j'eusse eu chose digne de vous être mandée. Et combien que je n'aie rien à vous écrire, j'écris néanmoins afin que vous connoissiez par là que j'ai soin de m'entretenir en vos bonnes grâces, et souvenir de tant d'obligations que je vous ai. On ne parle ici que de machines de guerre, que l'on fait marcher vers la Flandre, pour faire un mémorable siége, *et Volesianis dignum annalibus ;* et en récompense de celui que nous méditons, les Espagnols, pour divertir nos armes, ont assiégé Casal. M. le maréchal de la Meilleraye, grand maître de l'artillerie et général de notre grande armée, est parti, et est de présent à Noyon pour faire passer les troupes. On a ici depuis peu de jours publié deux livres de médecine, savoir : *Lazari Riverii, professoris Monspeliensis Praxis medica,* in-8°, et *Gul. Ballonii, Tractatus quatuor, nimirum epidemicæ historicæ et observationes,* etc. *Definitiones Medicæ : De Convulsionibus ; et commentarius in librum Theophrasti, de Vertigine.* Le premier est passablement bon, mais il y a trop peu de doctrine et trop de remèdes : c'est un livre fort propre à faire des charlatans ; pour le second, je le trouve fort, et y trouve une grande candeur, avec beaucoup de doctrine. Ce dernier est in-4°. M. Cousin, docteur de notre compagnie, mourut hier, *ex hydrope,* comme aussi fit M. Fouquet, conseiller d'État et chef du conseil de Son Éminence. Le jour d'auparavant étoit mort ici M. de Puisieux, jadis secrétaire d'État, et fils unique de feu M. le chancelier de Sillery. On s'en va imprimer à Genève la vie de feu M. de Rohan, et les guerres et relations du même, en un autre volume. M. Dupleix est ici depuis un mois ; il n'est venu que pour faire im-

primer le troisième tome de son *Histoire romaine*, qui ira
depuis Jules-César jusqu'à Charlemagne. Notre doyen est
encore pire que vous ne dites ; c'est un pauvre homme quand
il faut faire quelque chose de bien; mais quand c'est du mal,
tunc operatur ex habitu. Mon ami M. Naudé fit imprimer ici, il
y a treize ou quatorze ans, un avis pour dresser une bibliothèque, en un petit in-8° dédié au président de Mesmes ; mais
je n'ai rien vu autre chose depuis qu'il est à Rome ; il a mis
au jour divers traités, pas un desquels n'est de cette matière.
M. Moreau travaille au deuxième tome de son École de Salerne. Je vous baise les mains, et à M. votre frère et à madame Belin, avec désir d'être toute ma vie, etc.

De Paris, ce 23 d'avril 1640.

LETTRE XLI. — *Au même.*

Pour réponse à la vôtre du 20 juillet, je vous dirai quant à
ce que désire M. Allen, que tels aphorismes n'ont jamais été
imprimés, ni même faits par Scaliger. Je sais bien que ce
grand homme en avoit parlé, mais il a toujours eu tant d'autres affaires qu'il n'en a rien fait. Ce grand lion a tant eu de
petits barbets loyolitiques et autres animaux mordants et cou-
rants après lui, qu'il a presque toujours été détourné du bon
et ferme dessein qu'il avoit *promovendi rem literariam, ejusmodi catulorum morsibus penè attritam.* Je vous prie de faire
mes recommandations audit M. Allen, lequel je prie très
humblement de m'envoyer quelques mémoires de feu M. François Pithou, afin de lui donner un éloge parmi ceux que je
fais (1), et entre autres, je voudrois savoir son âge et sa mort,
et même, s'il se peut faire, quelque chose de son testament.
S'il daigne prendre cette peine pour moi, il m'obligera fort.

(1) Et qui malheureusement n'ont jamais paru ; il eût été infiniment
curieux de lire des *Eloges* par le satirique Gui Patin. (R. P.)

Si vous voulez changer votre livret, *De pestilentia*, de Vincent Mustel, je vous en enverrai un autre qu'on imprime ici, *De pleuritide, et an sit pleuritis*, d'un médecin romain, sur le manuscrit qu'il a envoyé de Rome. Je n'ai point ouï parler du tout de votre libraire, dont je suis bien marri ; car si je l'eusse vu, j'eusse acheté ce qu'il avoit d'Érasme in-folio. Si jamais vous rencontrez le tome des Épîtres d'Érasme in-folio, grosses de trois gros doigts (car il y en d'autres plus petites), achetez-les hardiment, c'est un livre qui vaut son pesant d'or. Dès qu'il sera à vous, il vous prendra envie de le garder, car il est d'une bonté inestimable : celles de Casaubon en approchent, mais ce n'est que de loin. Le roi et Son Éminence sont à Amiens, qui ont envoyé tout ce qu'ils avoient de noblesse et de garde à l'entour d'eux escorter le grand convoi qui marche pour Arras. On dit que nous l'aurons dans quinze jours, et que l'hiver prochain nous aurons une trève. Dieu nous en fasse la grâce. Je ne sais ce que j'en dois croire, mais il me semble que tous les événements sont bien douteux. Je vous baise très humblement les mains, et à madame votre femme. et à MM. vos frères, avec protestation d'être toute ma vie, etc.

De Paris, ce 2 d'août 1640.

LETTRE XLII. — *Au même.*

Je vous remercie de toute mon affection, et M. Allen aussi, de ce que vous m'avez envoyé des mémoires pour l'éloge de M. François Pithou : j'en ferai mon profit en temps et lieu, et verrai M. le conseiller Pithou quand je pourrai trouver quelqu'un de mes amis qui aura du crédit vers lui. Je connois bien un Feuillant nommé don Jean de Saint-Paul (*ille est Joannes Vassanus, in epistolis Jos. Scaliger*), qui est son cousin : je lui en parlerai la première fois que je le verrai, il est fort ami ; celui-là est un bon et savant moine, *qui secularibus negotiis sese non immiscet*. Il me semble que la chambre des enquêtes où j'ai le plus de crédit est la seconde ; si votre procès va ailleurs, nous l'y suivrons, *et adjutores quæremus.* Le roi et M. le cardinal sont à Saint-Germain et à Ruel ; la reine est en couches de M. le duc d'Anjou : Turin est pris : tout cela vous est fort connu ; mais il me semble qu'il n'y a ici rien que je vous puisse mander. M. Riolan l'anatomiste a quitté la reine-mère à Londres, et est ici venu se faire tirer une grosse pierre de la vessie : l'opération en fut faite hier au matin, *cum dubia salute, propter quædam symptomata quæ supervenerunt.* On dit que la reine-mère est si lasse et si malcontente en Angleterre, qu'elle délibère d'en sortir et de s'en aller à La Haye en Hollande. Les Catalans sont de nouveau révoltés contre le roi d'Espagne, et ont envoyé demander au roi sa protection, qui leur a député pour traiter avec eux M. d'Espenam, gouverneur de Locate. On tue, vole et massacre ici partout jour et nuit, si impunément, que c'est pitié. Nous attendons ici beaucoup de livres de Hollande de M. de Saumaise et autres. Je vous baise très humblement les mains, à madame votre femme et à MM. vos frères, pour demeurer toute ma vie, etc.

De Paris, ce 6 octobre 1640.

LETTRE XLIII. — *Au même.*

Les lettres que je vous écris quelquefois ne méritent pas les remerciements que vous prenez la peine de me faire ; car pour si peu que vaut ce que je vous écris, j'en suis assez amplement et libéralement récompensé par tant de marques d'affection que me témoignez à toute heure : je voudrois bien avoir moyen de vous témoigner de mon côté la pareille, et de rendre quelque bon service à votre compagnie, en laquelle je vous honore particulièrement, et ensuite MM. Mégard et Barat, et auxquels je vous prie de faire mes recommandations, et de les assurer de mon très humble service. Pour M. Sorel, je suis bien

aise qu'il soit allé à Montpellier, et qu'il achève là de se per-
fectionner afin d'atteindre une bonne fin : c'est un jeune
homme bien fait et qui a de bons commencements. C'est
dommage qu'il n'a plus de santé : je pourrois à cause de cela
dire de lui ce que Macrobe a dit quelque part d'un illustre
Romain : *Ingenium Galbæ, male habitat.* M. de Saumaise, venant
de Hollande pour passer à Dijon, a séjourné ici quelque temps ;
j'ai acheté tout ce qui est venu de nouveau de lui : *est homo
scientissimus et infinitæ lectionis.* J'aimerois mieux savoir ce
que possède ce grand homme de son esprit, *et quod habet quasi
innumerato*, que tout ce que prétend savoir la noire troupe
des disciples du Père Ignace, qui ne savent que leur métaphysique, encore ne la savent-ils pas bien : ce qui me fait croire
qu'il ne faut plus s'attendre que ces gens-là nous donnent rien
de bon, puisqu'ils ne s'emploient plus qu'à prêcher et à con-
fesser les bigots et les bigotes, à cause qu'ils gagnent davantage à cela : *hoc unum agunt boni illi viri, ut sacerrimæ pietatis
obtentu rudioribus imponant, et captivas detineant mulierculas.
Sed agape illam gentem.* M. de Saumaise a bien fait autre chose
depuis le Solin : quand vous viendrez à Paris, je vous le ferai
voir si vous le désirez. Je crois que vous ne manquez non plus
de soldats et de malheurs que tout le reste de la France, qui
me font souvent écrier : *Ad quæ tempora nos reservasti, Domine !*
car je ne veux pas dire comme cet impie Catulle, *Cinæde Ro-
mule, ista videbis, et feres ?* Il faut prendre patience, et espérer
que Dieu nous en donnera le moyen : *dabit Deus his quoque
finem ; et fortasse tot tumultuum auctoribus funem commeritum.*
M. de Bullion, surintendant des finances, mourut ici samedi
dernier, 22 décembre, d'une apoplexie, âgé de soixante-douze
ans : il est enterré aux Cordeliers, auxquels il a donné cent
mille francs. Il n'y a point ici de Grégoire de Tours de M. Ba-
lesdem : *novi hominem*, qui n'est capable de rien de pareil.
Il y a quelques années qu'il fit imprimer le ramas des éloges
de Pap. Masson ; mais il n'y a rien mis du sien, hormis des
épîtres jusqu'au nombre de quatre, pleines de puantes

louanges et de flatteries à M. le chancelier, *cujus bascaudas legit ; ut solent edaces parasiti ;* à cela il y est bien propre, *ad cœtera, telluris inutile pondus.* On attend ici dans peu de jours le prince Thomas et le comte d'Harcourt. Le pape est bien serré paralytique, *itaque in via proxima ad apoplexiam.* Voyez où en est réduit ce bon père: il fait cheminer les autres du centre de la terre par delà le firmament, et néanmoins le pauvre prince ne peut aller lui-même : c'est que *causæ œquinoxæ dant quod non habent.* Mais j'abuse de votre loisir : *ignosce amico tecum garrienti et amicè confabulanti.* Je vous baise très humblement les mains, et à madame Belin et à MM. vos frères, pour être toute ma vie , etc.

De Paris, ce 26 décembre 1640.

M. de Bullion tomba malade vendredi après midi : il fut confessé, communié, et saigné deux fois des bras, une fois du pied. M. le cardinal sachant la grandeur de son mal, le vint voir, et le trouva sans voix et sans connoissance. Ayant vu quoi, *solutus in lacrymas princeps purpuratus recessit :* le malade mourut *ex suffocatione cerebri* (1) le samedi fort tard, tout près de minuit.

LETTRE XLIV. — *Au même.*

Je dois réponse à vos deux dernières. Je vous supplie à votre loisir de me faire quelques mémoires de M. Adrien le Tartier. Je n'ai pas le livret de Papyre Masson, des cérémonies du baptême du roi d'à présent. Vous me l'enverrez quand il vous plaira , et me ferez plaisir, le tout néanmoins à votre commodité. Je remercie très humblement M. Allen de son souvenir : je vous prie de lui témoigner que je suis son très

(1) Belle expression dont on se servait autrefois pour indiquer l'apoplexie foudroyante (R. P.)

humble serviteur, et que je voudrois bien avoir le moyen de
le servir de deçà, où nous n'avons rien de nouveau de Hollande
que *Hugonis Grotii, Annotationes in Evangelia*, qui est in-folio :
et *Vossius, de Idolatriâ*, en deux volumes in-4°. On dit que
M. de Saumaise, qui est encore en Bourgogne, a fait imprimer en
Hollande un livret *De lingua Ellenistica, adversus Dan. Heinsium*, mais je n'en ai pas encore vu ici. Sur ce que le roi est
un peu mal fait et mélancolique, le bruit a couru que M. Bonnard étoit disgracié, mais cela n'est pas vrai ; il est en crédit
autant que jamais. Enfin le S. Père a fait treize cardinaux, au
lieu de vingt-six dont les places étoient vacantes : desdits treize,
le Mazarin, qui est ici, est pour la France, et l'abbé Peretti,
qui est à Rome, est pour l'Espagne. Il y a un autre Italien
pour l'Allemagne : les dix autres sont purement dans l'intérêt
de la famille Barberine ; et voilà ce qui s'est fait de plus remarquable à Rome, *in illa negotiosa otiosorum matre*, depuis
peu. Joseph Scaliger diroit de ces treize têtes rougies : *Gallati
tredecim, unâ nocturnâ Vaticanâ pluviâ, tanquam fungi nati.*
Pour réponse à votre seconde, j'ai regardé la liste des conseillers, et ai nommé cinq conseillers des cinq chambres des
enquêtes, en comptant M. Renaut pour la première comme
vous avez désiré. Nous aurons crédit aux quatre autres, principalement à celui de la deuxième et de la cinquième ; j'en ai
fait un mémoire, que j'ai laissé céans, et qui depuis a été
rendu à M. votre fils, qui l'est venu quérir. J'ai nommé
M. Verdan pour la deuxième ; il est mon voisin et mon ami, il
s'appelle autrement M. de Gramont ; j'ai nommé M. du Fos
pour la troisième. Je ne me souviens pas de celui de la quatrième, et pour la cinquième, M. du Laurens, où j'ai tout
crédit. Je souhaite qu'en puissiez avoir bonne issue, *citò, tutò
et jucundè*, aussi bien que d'une maladie. Je vous baise très
humblement les mains, à madame Belin, à MM. vos frères,
à MM. Camusat et Allen, et vous prie de croire que je serai
toute ma vie, etc.

De Paris, ce 2 janvier 1641.

LETTRE XLV. — *Au même.*

Je vous remercie de l'honneur que m'avez fait de me faire
connoître M. Camusat, lequel est un très digne personnage.
Je vous prie de lui présenter mes très humbles baise-mains
et de me conserver en ses bonnes grâces. Votre solliciteur est
venu céans pour votre procès, avec des factums et la liste des
juges, en laquelle je n'ai trouvé personne à qui je pusse recommander votre procès, qu'au rapporteur même, qui est
grand ami d'un de mes amis ; mais ledit solliciteur m'a dit
qu'il en étoit assuré par le général des Mathurins. Les autres
conseillers, qui n'étoient pas réduits à petit nombre, étant à
Rouen, à l'Édit ou à la Tournelle, ou même exilés, comme
M. le président le Bailleul, ou bien morts, comme M. Perrot :
utut sit, je souhaite que vous l'ayez gagné, croyant qu'il
est jugé. On attend ici le roi et la reine qui doivent venir à la
dédicace de la nouvelle église des loyolites, rue Saint-Antoine.
On dit que Son Éminence y dira la messe. On tient que le roi
partira dans quinze jours et ira à Calais, et que le dessein de
cette année est sur Saint-Omer. On dit que Bavière a été battu
en Allemagne ; mais, en récompense, que M l'archevêque de
Bordeaux a gagné force galères et galions sur les Espagnols,
que l'on menoit pleines de blé à Perpignan et au Roussillon. Le
Portugal a entièrement secoué le joug d'Espagne, et n'y a pas
dans ce royaume un Espagnol, s'il n'est aux galères. Leur
ambassadeur est ici, comme aussi les députés de Catalogne.
Le duc de Lorraine a fait son accord avec le roi sous certaines
conditions, et lui a fait hommage, ou on lui a fait ôter les
éperons, *quæ tam invito detracta sunt.* M. le duc d'Enghien
se porte mieux. *Nihil hic habemus novi in re litteraria.* Il y a
ici grosse querelle entre les évêques, les curés et la Sorbonne
contre les moines et jésuites en l'administration des sacrements : on dit que Son Éminence est pour les évêques. Je
n'apprends rien de nouveau contre le P. Celot, sinon qu'on

lui apprête des réponses. Nous avons ici pour prévôt des marchands, M. le président Boulanger, à la place de M. Perrot de la Malmaison, qui ne l'a été que quinze jours. Je vous baise très humblement les mains, à madame Belin et à MM. vos frères, et suis, etc.

De Paris, ce 13 avril 1641.

M. d'Hocquincourt le fils, gouverneur de Pérone, fut hier envoyé prisonnier au bois de Vincennes pour trois raisons, dont la première est qu'il a eu querelle avec M. des Noyers; la deuxième, qu'il a refusé au roi d'aller en Portugal; la troisième est qu'il a grosse querelle contre son père qui s'est remarié.

LETTRE XLVI. — A *Monsieur Blampignon, docteur en médecine et syndic du Collège des médecins, à Troyes* (1).

Je me trouve bien empesché de vous dire mon advis en la controverse que m'avez fait l'honneur de m'envoyer pour en

(1) Nous devons cette lettre à l'obligeance de M. le docteur Carteron, médecin de l'hôpital de Troyes ; elle lui fut donnée par le docteur Auguste Thiesset, qui l'avait trouvée dans les papiers de son père, aussi médecin à Troyes, lequel, probablement, comme on l'observe dans une note annexée à cette lettre, la tenait de son père, médecin également, et contemporain de quelques uns des membres du collège à qui la lettre était adressée. Ainsi que le docteur Carteron l'a remarqué, cette lettre a pour objet l'avis même de Gui Patin, pris pour arbitre dans certaine difficulté de préséance ou de prérogative qui s'était élevée entre les dignitaires du collège médical de Troyes, composé de six membres, savoir : Belin, doyen ; Blampignon, syndic ; Sorel, Maillet, Barat et Legrin. Ceci prouve avec quel soin les médecins d'autrefois veillaient à la dignité de leur profession, même dans les plus petites choses ; on était loin, comme aujourd'hui, d'adopter la fameuse maxime, *laissez faire et laissez passer*, si commune et si commode pour le charlatanisme.

Quoique cette lettre ait paru dans le recueil de la Société médicale de

estre l'arbitre, veu que mes meilleurs et plus intimes amis
sont engagés dans la querelle, et que je ne sçay pas s'ils voudront bien croire que je sois encore leur amy après que j'auray
prononcé en cette affaire que me proposez ; comme je doibs
et sans aucun respect de l'amitié, et du service que je leur ay
voué, et de tant d'obligations que je leur ay. C'est pourquoy
je vous dirois volontiers ce qu'un certain sage, fort retenu
et modéré, choisy par ses amis pour arbitre, leur respondit :

> Messieurs, prenez-moy pour vostre amy et vostre ser-
> viteur, mais non pas pour vostre juge.

Ce qui me semble estre pris du bon comique, *in quâdam
amicorum controversiâ.*

> *Paululum hoc menti mihi obstat : Simus et Crito*
> *Vicini nostri hic ambigunt de finibus :*
> *Me cepere arbitrum : ibo ut dicam, ut dixeram*
> *Operam daturum me hodiè, consilium verò non daturum.*

Néantmoins quand je considère que tous six qui estes dans
l'intérêt de la cause, désirez cela de moy ; et que mon advis,
comme le demandez, pourra vous mettre en paix et hors de
contestation, je vous dirai librement ce qui se doibt faire en
cette matière, selon l'ordre que nous observons de deça.
Vostre arrêt du grand conseil ordonne deux anciens médecins,
selon l'ordre du tableau, et vous n'estes en tous que six ; desquels six il y a toujours un syndic ; sur cela, je voudrois,
tant en l'explication de l'arrest, que selon l'usage que nous
avons icy en nostre faculté, que des deux anciens requis par
l'arrest, celui qui est syndic soit le premier, *isq. perpetuò
primus quandiù durabit illiùs magistratus : tunc enim habet rationem decani, qui caput est et lingua facultatis ; caput quidem,*

Troyes, elle n'a été imprimée dans aucune édition des *Lettres de
Gui Patin* ; nous la donnons, en conservant, comme on l'a fait, l'ortho-
graphe passablement arriérée de l'auteur. (R. P.)

sed aristocraticum ut potè qui non solus , et præses, sed ex majo-
rum et seniorum, imò potiùs ex ipsarum legum consilio et arbitrio
rem vestram administret : non verò monarchicum , opus enim est
periculosæ plenum aleæ, uni soli ex propriâ privataq. libidine ioa
(sic) miscenti rem publicam committere. Nos libertez de l'église
gallicane nous permettent de dire : *Concilium est supra Papam :*
combien que les canonistes d'Italie *pleno ore intonent : Papam*
esse supra concilium : mais ce n'est pas la raison qui les fait
parler, c'est seulement leur profit, et celui de leur maistre.
Et hæc de capite : est autem lingua facultatis, en tant que c'est
à luy à parler, à respondre, à dire l'avis de sa compagnie.
Bref, il est *in vestro ordine quod est cancellarius in regno*, qui,
partout où il se trouve, a seul le droit de parler, mais ce qu'il
parle a auparavant esté arresté au conseil : à propos de quoy
un grand personnage, *Nicolaus Borbonius , Baralbulanus , et*
propè popularis vester, a fait autrefois un beau distique sur le
portrait du chancelier de Sillery :

> *Ora coronabit laurus victricia regis ,*
> *Sed regni facies ista loquentis erit.*

Doncques le syndic sera le premier des deux anciens : le
second sera pris à l'ordre du tableau : mais je ne say pas
comment vous entendez cette antiquité : dans vostre ville, où
vous n'estes que six, et quand vous seriez davantage, vous
la devez régler *usq. ad sex annos :* c'est à dire, que nul dores-
navant *in vestro ordine*, ne sera réputé ancien qui n'ait exercé
six ans durant la médecine dans vostre ville de Troyes. En
sorte que je ne compte pas les six années du jour qu'il passe
docteur à Montpellier ou ailleurs ; mais seulement du jour
qu'il a été resçu en vostre ville, en vostre compagnie, et qu'il
est immatriculé en vostre registre, et qu'il a esté *vobis annuen-*
tibus et consentientibus admis collègue , à faire part en vostre
collége : de sorte que les deux ans du syndic estant expirez,
lorsqu'il en faut créer un autre, vous devez le prendre du

premier nombre , c'est à dire de ceux qui font la médecine
dans Troyes, *ex vestro consensu, antè sex annos :* car s'il n'y a
six ans passez tout entiers, *nemo debet censeri idoneus ad munus
gerendum :* et ainsi faisant , les jeunes , attendans le terme
des six ans passez, apprendront les droits et les coustumes de
vostre compagnie, pour se mieux acquitter de leurs charges,
quando ætatis beneficio ad ea pervenerint. C'est aussy chez le
syndic que se doivent faire vos assemblées, s'il est commodé-
ment logé; si vous n'avez en ville *ex coi (sic) consensu,* un lieu
destiné à cela. Il me semble, monsieur, que voila ce qu'avez
desiré de moy. J'ay grand regret que je n'ay moyen de m'expliquer mieux : je crois pourtant que je n'y offense personne,
veu que si les jeunes ne sont bientost admis aux charges de la
compagnie , ils sont en état d'y parvenir bientost , veu que
six ans sont bientost escoulez , avant que ils puissent le plus
souvent estre instruits de tout ce qui peut arriver de controverses en vostre compagnie, tant pour la tenir en ses règles
que pour s'opposer à un tas de nouveautez et de chicanes que
la malignité des hommes va inventant tous les jours. Je doute
néantmoins fort , si vous trouverez bon tout ce que dessus,
combien qu'il soit autant qu'il m'a esté possible, à la règle
et au niveau de nostre faculté; laquelle conserve ses règles
mieux qu'aucune de cette grande ville , et que jamais nous
n'avons eu procès ni arrest pour l'observation de nos statuts.
Je vous prie donc en particulier, et tous messieurs vos confrères en général, de prendre en bonne part mon advis, que je
n'ay escript que parce que vous l'avez ainsi désiré de moy : *neq.
aliter ausus fuissem. Non nostrum inter vos tantas componere lites.*

Je vous honore tous entièrement, et les uns et les autres ,
et suis à tous en général, et à vous en particulier, etc.

De Paris , ce 26 d'avril 1641.

*Eodem ipso die , quo antè annos tres et octoginta, obiit scholæ
nostræ lumen, et medicorum totius Europæ doctissimus Joannes
Fernelius, nimirum 26 april. 1558.*

LETTRE XLVII. — A M. *Belin.*

Comme je ne reçus pas de vos lettres avec celles de M., de
Blampignon, je crus bien que vous vouliez être purement
désintéressé en cette affaire, sur laquelle on me demandoit
mon avis : ce qui me fit croire encore plus aisément ce qui
en étoit fut votre seing, à cause de quoi je ne voulus rien
vous écrire pour lors ; je me contentai, sans témoigner aucune passion particulière, de leur en dire mon avis, lequel
j'ai écrit sans aucune prétention que du droit, et de beaucoup de conformité avec les règlements de notre école, *pro-
betur an improbetur ab illis mihi proinde est.* Ce que j'en ai
fait n'a été que pour ce que vous m'avez tous témoigné le désirer ainsi ; c'est pourquoi je vous supplie en particulier de
ne me savoir mauvais gré en aucune façon pour cette affaire,
ne l'ayant fait qu'à bonne intention. Vu que *et sit lex omnibus
æqua*, vous pouvez tous être et revenir syndics par l'élection
que vous en faites tous les deux ans. Pour l'antimoine, je ne
sais pas ce que notre faculté en ordonnera ; il eût toujours
bien mieux valu que saint Jacques ne l'eût fourré dans l'antidotaire, comme il a fait, *nobis insciis et invitis ; imò et incon-
sulta facultate*, et ne pas toucher cette corde, *quæ habet aliquid
odiosum.* M. Moreau a répondu au factum du gazetier (1) avec
beaucoup de doctrine et toute sorte de modestie. Ce bureau
d'adresse, *meus agyrta convitiator et sycophanta deterrimus*,
y a fait une réponse pleine d'injures de harangères, où il
élude et se moque des raisons de M. Moreau, sans répondre
à quarante chefs qui lui étoient objectés. De celui de M. Moreau, je vous en promets un ; de celui du gazetier, je tâcherai
d'en recouvrer un, et vous les enverrai tous deux. Si ce gazetier n'étoit soutenu de l'Éminence, en tant que *nebulo hebdomadarius*, nous lui ferions un procès criminel, au bout duquel il y auroit un tombereau, un bourreau, et tout au moins

---

(1) Théophraste Renaudot, le compatriote et le protégé du cardinal
de Richelieu. Nous y reviendrons plus tard. (R. P.)

une amende honorable; mais il faut obéir au temps. Par provision, M. Moreau fait une réponse à ce second libelle, qui
est une satire; je pense que le gazetier y sera horriblement
traité, et comme il le mérite, en attendant que le bourreau
vienne à son rang tomber sur ce maraud. Ce n'est pas que
son livre mérite réponse; mais comme il est méchant et impudent, il se vanteroit qu'on n'auroit pu lui répondre; c'est
pourquoi *stulto juxta stultitiam suam respondebitur.* M. Riolan,
qui est ici maintenant, lui fait aussi une réponse, laquelle
sera achevée d'imprimer dans peu de jours : je tâcherai de
vous envoyer le tout ensemble. M. Ranchin, chancelier de
Montpellier, est mort. M. de Belleval et un autre professeur
sont ici qui en demandent au roi la nomination : je ne sais
qui des deux l'aura. Notre armée est devers Bapaume; mais
on ne dit pas encore où elle s'attachera. Les Catalans ont eu
du bon sur les Espagnols. Il nous vient un jubilé de Rome,
pro pace; ce jubilé, si fréquent, n'est autre chose dorénavant
que *modus habendi monachorum :* ce sont des fanferluches romaines. Le roi, la reine, Son Éminence et toute la cour furent jeudi dernier aux jésuites, où il y eut grande frérie pour
la consécration de leur belle église; rue Saint-Antoine. Je ne
savais pas que M. Cousinot fût à Troyes; s'il y est encore,
quæso salutes eum meo nomine, comme aussi M. Camusat,
MM. vos frères, madame Belin, et je continuerai toute ma
vie d'être, etc.

Ce 15 de mai 1641.

LETTRE XLVIII. — *Au même.*

Je n'aurois eu garde d'être si longtemps sans vous écrire
(et je pense que vous me croyez bien) et de vrai il y a longtemps que je m'en fusse acquitté, mais les deux livres contre
Renaudot en ont été cause; voilà donc que je vous les envoie
maintenant; j'espère qu'aurez quelque plaisir à les lire; au
moins j'entends quantité de gens de bien de deçà qui en ont

de la satisfaction, et surtout de celui de M. Moreau. A l'un
et à l'autre, le bureau d'adresse n'y a répondu que des injures, n'ayant aucune raison ; il est si honteux de ses mauvaises réponses, qu'il les supprime tant qu'il peut, et, faisant comme les jésuites font de la doctrine curieuse du
P. Garasse et de la somme théologique, il n'ose s'en vanter,
n'en donne à personne, au contraire les refuse, et dit qu'il
n'en a plus, et qu'il a tout donné. Son éminence, en quelque façon, interpose son autorité sur ce débat, car il a dit
lui-même à M. Moreau qu'il désiroit qu'on n'écrivît plus ; il
faut obéir à ce grand homme. Mais parce que cette défense
est venue, *nostro damno*, et alors que M. Moreau était en
train de répondre, il n'a pas laissé de travailler et d'achever
ce qu'il avoit commencé, laquelle réponse verra jour en son
temps : quand elle sera imprimée et que nous la distribue-
rons, nous nous souviendrons de vous. M. Camusat, le chanoine, est une bibliothèque vivante en votre ville ; je vous
prie que je le consulte comme un oracle. Demandez-lui, s'il
vous plaît, qui est l'auteur et où est écrit ce distique du
célibat et des mœurs des prêtres :

> *Cùm sator rerum privasset semine deum,*
> *Ad Satanæ votum successit turba nepotum.*

On m'a dit qu'il est dans un glossaire du droit canon : faites-
moi ce plaisir que je puisse apprendre de M. Camusat, qui
est trop savant pour ignorer cela. Je ne trouve ici personne
qui me le puisse apprendre, ni docteur de Sorbonne ni professeur en droit canon ; peut-être même que M. votre frère
le chanoine le saura bien. Mandez-moi, s'il vous plaît, quel
accord vous avez fait vous et vos collègues sur la lettre que
m'envoya M. de Blampignon, votre syndic, à laquelle je fis
une ample réponse. On dit que nous aurons Aire dans le mois
présent. Le roi et son Eminence, qui étoient à Abbeville,
quittent la Picardie et s'en vont à Reims pour y donner ordre
à Sedan et au tumulte qu'on dit qui s'y brasse. *Dii meliora.*

Je vous baise très humblement les mains et à madame Belin,
pour être toute ma vie, etc.

De Paris, ce 1ᵉʳ de juillet 1641.

Je ne sais rien de nouveau de Montpellier; j'ai vu seulement
ici une fois M. de Belleval, qui n'étoit encore assuré de rien.
Je vous remercie de votre M. Mustel. Je n'ai pas encore le sanc
tius. Le jubilé n'est pas encore ici publié.

LETTRE XLIX. — *Au même.*

Je vous dirai, pour réponse à la vôtre du 28 de juillet dernier, que les deux vers que j'avois demandés à M. Camusat
sont dans la vieille glose du cours canon, mais je ne puis en
trouver l'endroit : je souhaiterois volontiers que ledit sieur
rencontrât plus heureusement que moi. Je vous prie de m'é-
crire tout du long, dans votre première, les deux vers que
vous dites être dans l'histoire de Matthæus Pâris. Pour les médecins, tant de Paris que de Montpellier, j'en fais autant état
des uns que des autres, pourvu qu'ils soient gens de bien,
non sum acceptor personarum : le lieu ne m'importe du tout. La
malignité du gazetier ne nous doit pas émouvoir ni nous commettre ensemble.

Tros Rutulusve fiat nullo discrimine habetur.

Joint que ce petit point d'honneur est si léger que ce n'est
point la peine d'en parler. M. Riolan est un tétrique et mordant qui ne trouve rien de bien que ce qu'il fait, et en récompense *qui paucos habet operum suorum probatores.* Pour le livre
d'Ægidius (1), je ne l'ai pas, non plus que celui *De Gentilis, de
fugiendo.* Pour M. votre fils, je préférerois à tous les autres

---

(1) Gilles de Corbeil. La dernière édition de son livre a été publiée
sous ce titre : *Ægidius Corboliensis, Carmina medica, ad fidem manus-
cript. cod. et veter. editio. recens. notis et indicibus illustrav.* L. Chou-
lant, Lipsiæ, 1826, in-8°. (R. P.)

colléges celui de Beauvais, parce qu'il y a un Hibernois excellent philosophe, lequel recommencera le cours à la Saint-Remi prochaine : c'est celui qui fait la plus grande quantité de bons écoliers. Pour ce M. Coquelet des Grassins, c'est un homme du petit collet, finet et rusé, *prætereaque nihil.* J'ai céans le livret de Savot, *De causis coloribus*, etc. ; adressez-moi par qui vous voulez que je vous l'envoie. Nous avions pris Aire ; mais les Espagnols l'ont aussitôt rassiégée sur nos retranchements, en grand danger de la perdre. Le roi, Son Eminence et toute la cour sont à Amiens ; on dit que M. le maréchal de la Meilleraye a un grand dessein pour faire une diversion, et obliger le cardinal infant de lever le siége de devant Aire : Dieu lui en fasse la grâce. Le cardinal Bagny est mort à Rome : nous y perdons, car il était grand ami de la France. Voilà le vingt-troisième chapeau du conclave vacant. L'archevêque Marin est toujours devant Tarragone, en la Catalogne ; on doute néanmoins s'il la prendra. Je vous baise très humblement les mains, et suis, etc.

De Paris, ce 22 août 1641.

LETTRE L. — *Au même.*

Depuis que la lettre de ci-dessus a été écrite, nous avons appris que le cardinal infant étoit tombé en son armée, malade, d'où on l'a retiré, et a été mené à Bruxelles : on dit que c'est d'une fièvre double-tierce. Nous tenons encore Aire, mais on dit que le pain y diminue bien fort ; c'est pourquoi il est à craindre que nous ne la gardions pas longtemps si Dieu ne nous aide. Le cardinal Bagny, qui étoit de nos amis, et fort affectionné aux François, est mort à Rome. G. de la Brosse, qui avoit ici le Jardin du Roi au faubourg de St-Victor, est mort le samedi dernier jour d'août. Il avait un flux de ventre d'avoir trop mangé de melons et trop bu de vin ; pour ce dernier ce n'étoit point tant sa faute que sa coutume ; il se

6

plaignoit d'une grande puanteur interne, avoit la fièvre, et
son flux de ventre étoit dysentérique, en ce qu'il faisoit du
sang : *vide peritiam hominis*, et voyez combien il étoit grand
personnage au métier dont il se mêloit. Il se fit frotter tout
le corps d'huile de scarabé quatre jours durant, le matin,
et avaloit à jeun un grand demi-setier d'eau-de-vie, avec
un peu de quelque huile astringente. Quand il vit que cela ne
lui servoit de rien, il se fit préparer un émétique, qu'il prit
le vendredi au soir dans l'opération duquel il mourut le lendemain matin : *sic impuram vomuit animam impurus ille nebulo, in necandis hominibus exercitatissimus.* Comme on lui
parla ce même vendredi d'être saigné, il répondit que c'étoit
le remède des pédants sanguinaires (il nous faisoit l'honneur
de nous appeler ainsi), et qu'il aimoit mieux mourir que
d'être saigné : aussi a-t-il fait. Le diable le saignera en l'autre monde, comme mérite un fourbe, un athée, un imposteur, un homicide et bourreau public, tel qu'il étoit ; qui
même en mourant n'a eu non plus de sentiment de Dieu
qu'un pourceau, duquel il imitoit la vie, et s'en donnoit le
nom. Comme un jour il montroit sa maison à des dames,
quand il vint à la chapelle du logis, il leur dit : *Voilà le
saloir où l'on mettra le pourceau quand il sera mort*, en se
montrant ; et se nommoit assez souvent *pourceau d'Épicure*,
combien qu'Épicure valût bien mieux que lui, *quem scri-
bunt Galenus et Seneca fuisse vitæ sanctissimæ et continentis-
simæ. Epicurus non coluit Christum, quia non novit : Brossæus
non coluit, quem noverat, etc. Sed satis hæc, imò plusquam satis
de illo nebulone* (1). Nous ne savons pas encore qui aura sa place.
Il y a ici un livre nouveau fort curieux, intitulé : *Nicolai
Fabricii Peirescii Vita, auctore Petro Gassendo, præposito*

(1) Cette explosion de sarcasmes contre Guy de La Brosse, médecin
ordinaire de Louis XIII, est tout-à-fait injuste. C'est à ce médecin, très
habile, très érudit d'ailleurs, que l'on doit l'établissement actuel du Jardin des Plantes ; il en obtint les lettres patentes en 1626, et il en fut
nommé intendant. Mais le motif secret de la diatribe de Gui Patin n'est

ecclesiæ Diniensis. Feu M. de Peiresc, conseiller au parle=
ment d'Aix en Provence, étoit un grand personnage : l'auteur l'est pareillement. M. Gassendi est un des honnêtes et
des plus savants hommes qui soient aujourd'hui en France.
Donnez-en avis à M. Camusat, et lui faites s'il vous plaît mes
recommandations. Le livre est in-quarto, du prix d'un écu.
Le petit duc de Mantoue est mort ; voilà la race des Nevers de
Gonzague éteinte. Le roi et Son Éminence sont à Amiens.
M. de Longueville, qui est malade, partit d'ici samedi dernier pour s'en aller à Bourbon. On fait ici le procès à M. de
Guise. Mais je ne me souviens pas que je vous suis importun
par ma trop longue lettre. Je vous baise les mains, à madame
Belin et à MM. vos frères, avec intention d'être toute ma
vie, etc.

De Paris, ce 4 de septembre 1641.

LETTRE LI. — *Au même.*

Je vous dois réponse il y a longtemps ; mais les fréquentes
visites qu'il m'a fallu faire à la campagne, à cause que la
plupart de nos bourgeois sont aux champs pour leurs vendan-
ges, m'a empêché de m'acquitter de mon devoir. Premièrement donc je vous remercie, et vous prie aussi de remercier
Vasculum, medone plenum, id est hydromelite, M. Camusat, de
la peine qu'il a prise de m'écrire les mémoires que m'avez
envoyés ; je lui fais réponse par un petit mot que je vous prie
de lui faire tenir. Je suis malheureux que je n'aie pas été
céans quand M. votre fils y est venu : si je savois où il est

pas difficile à découvrir : La Brosse, dans sa dernière maladie, refusa
de se faire saigner ; il n'avait pas foi aux *pédants sanguinaires.* Ce Guy
de La Brosse est-il l'auteur du *Traité contre la médisance,* Paris, 1623 ?
L'à-propos serait curieux ; en tout cas, c'est la victime qui disputerait
contre son bourreau. (R. P.)

logé, je l'aurois visité; il faut nécessairement que j'attende
son retour. Vos deux vers de Matthæus Pàris sont bien gentils;
je suis bien aise de les savoir, je vous en remercie. Pour les
deux vers de Pie V, il y a longtemps que je les sais bien;
mais en voici une réponse faite par M. Cachet, médecin de
Lorraine, *centuria* 3, *epigr.* 59.

Papa Pius quintus moritur, res mira tot inter
Sanctos, tantum nomine quinque pios.

Le successeur de la Brosse n'est pas encore arrêté : on dit
néanmoins que M. Bonnard en aura la meilleure part pour
son fils, qui est premier valet de chambre du roi. On dit aussi
que M. des Noyers, en qualité de surintendant des bâti-
ments du roi, y veut avoir sa part et en disposer en faveur
de quelqu'un de ses amis. Pour votre M. le Fèvre, on l'appelle ici *l'égorgeur de rate ;* mais je pense que M. de Souvray
ne fera rien là pour lui. J'ai lu tout entière la vie de M. de
Peiresc, c'est un agréable livre; j'ai seulement regret qu'il y
ait trois ou quatre sortes de choses là-dedans où je n'entends
rien, du prix des monnoies, du prix de l'or contre l'argent,
de la marine, de l'astrologie, *de motu solis vel terræ, secundùm
Copernicum.* Les Espagnols sont toujours devant Aire, avec
apparence qu'ils la reprendront. Le sieur de Saint-Preuil est
prisonnier dans la citadelle d'Amiens : un habile homme m'a
dit aujourd'hui qu'il y a de l'apparence qu'on ne lui coupera
pas la tête. La cour est encore à Amiens : on dit que le roi
sera ici dans huit jours, et Son Éminence huit jours après.
L'archevêque de Bordeaux et son frère le marquis de Sourdis
sont disgraciés. La reine-mère (1) est dorénavant à Cologne.
Comme elle repassoit par la Hollande en venant d'Angleterre,
son confesseur y est mort dans le vaisseau, qui étoit le père
Souffran, *de genere loyolitico.* S'il étoit le dernier de sa ca-

(1) Marie de Médicis.

bale, ce seroit un beau déblai. Le pape fait tout de bon la guerre au duc de Parme. On parle ici d'une ligue du roi d'Angleterre et du roi de Danemark contre l'empereur pour l'obliger à restituer le Palatinat aux petits palatins ; cela nous aideroit bien à entretenir la guerre en Allemagne et à faire tête au roi de Hongrie. Il me semble que voilà tout ce qu'il y a ici de nouveau. Je vous baise les mains et à madame votre femme pour être toute ma vie, etc.

De Paris, ce 12 d'octobre 1641.

LETTRE LII. — *Au même.*

J'ai enfin vu votre fils, qui est un beau garçon, bien fait. Pour le traité d'Arnaldus Villanovanus, je lui ai rendu, parce qu'il est de lettre gothique, laquelle je ne puis lire : je vous en remercie néanmoins, comme aussi du Manuel de M. le Tartier. Je vous prie de me mander à votre loisir qui étoit ce personnage : *an Medicus fuerit Trecensis?* Quand il est mort, s'il a laissé des enfants, si vous l'avez connu, etc., bref, quelques mémoires de sa vie comme si je lui voulois donner un éloge. J'ai délivré à M. votre fils réponse pour vous et pour M. Camusat, pour vous les faire tenir dans son paquet. Je l'ai prié de me venir voir souvent, quand il en aura le loisir, et lui ai donné pour lire un beau livre françois; quand il l'aura lu, je lui en baillerai un autre, et l'entretiendrai ainsi jusqu'au bout. Si je suis si heureux de trouver quelque occasion où je le puisse servir, je ferai qu'il connoîtra combien j'honore le père qui l'a fait naître, et je vous prie de n'en pas douter. Nous avons ici pour livres qui viennent de Hollande, *Hugonis Grotii, Annotationes in Evangelia*, en un volume in-folio, que l'on veut vendre six écus en blanc, et un *Jo : Gerardus Vossius, de Idolatria,* en 2 volumes in-4° que l'on fait cinq écus. J'ai offert vingt-quatre livres du Grotius et du

Vossius, et néanmoins je ne les ai pas encore. M. de Saumaise est en Bourgogne ; il nous viendra bientôt de lui ex Hollandia, *liber, de primatu Petri*, et d'autres du même auteur ensuite. Nous avons ici de Lyon, *Observationum chirurgicarum, centurias quinque*, en 1 gros volume in-4° de belle édition ; le livre est fort bon : je l'ai il y a longtemps d'impression d'Allemagne. Nous avons aussi d'Hollande un in-folio, avec quelques cartes et figures en taille-douce, qui est l'Histoire de la principauté d'Orange et de ses princes, jusqu'à présent, qui est un livre d'une pistole en blanc. Un cordelier a aussi traduit les Relations du cardinal de Bentivolio d'italien en françois, et en a fait un in-quarto qu'il a dédié à M. des Noyers. M. Riolan l'anatomiste fut hier taillé de la pierre, on lui en tira deux : il n'y a qu'un an qu'on lui en tira encore une. Le roi est à Compiègne ; on dit que sa présence seroit bien nécessaire en Lorraine, où le duc Charles prend la qualité de lieutenant-général de l'empereur deçà le Rhin. M. de Saint-Preuil est toujours dans la citadelle d'Amiens. Il y a ici de nouveaux députés de Catalogne, qui viennent de prier le roi d'aller en personne prendre possession de leur pays ; je pense qu'il n'en fera rien. Le pape, *delirus et capularis senex*, continue la guerre au duc de Parme, qui est protégé par le duc de Florence son beau-frère : *Quis tandem finis belli, quæ meta malorum*, tout cela est incertain : *unum habeto certissimum* que je suis et serai toute ma vie, etc.

De Paris, ce 25 d'octobre 1641.

LETTRE LIII. — *Au même.*

Je vous remercie de votre belle lettre, et de ce qu'elle contient touchant M. le Tartier. M. de Bourbon m'a ici dit qu'il quitta Troyes, et s'en alla à Sedan, où il est mort huguenot.

Je voudrois bien avoir le distique entier qui étoit au tableau des deux frères : je vous prie de tâcher de vous en souvenir ; je ne refuse pas aussi les mémoires que vous m'offrez dudit médecin. Je n'ai jamais vu ses Promenades printanières, je vous prie de me mander où elles ont été imprimées. Pour sa médicologie, c'est dommage qu'elle n'est parfaite. Si Dieu nous donnoit la paix, et que les imprimeurs en voulussent imprimer quelque chose, on en pourroit extraire quelques-uns des meilleurs chapitres et en faire un bon petit livre ; mais il faudroit un peu en réformer le langage, pour le rendre plus propre en ce siècle, où plusieurs se mêlent de réformer le langage, et pas un ses mœurs : *de moribus ultima fiet quæstio*. Pour ce que vous me mandez de F. Licetus, je l'ai vu : M. Naudé, mon bon ami, me l'a envoyé de Rome, et plusieurs autres livres. Des œuvres de Licetus il y en a plusieurs tomes in-quarto, impression d'Italie, et quatre in-folio : on n'a rien imprimé de lui à Paris, qu'un petit in-octavo qui n'est pas grand'chose. M. votre fils m'est recommandé, *in cujus facie et moribus candidi facilè video carissimum parentem*, de l'amitié duquel je me tiens bien heureux ; et pour parler avec M. Mentel lorsqu'il parle de moi, *cujus in me amore non vulgari glorior et pene superbio*. Si M. Sorel a fait imprimer ses Thèses, je souhaite fort d'en avoir. Je crois qu'avez donné ma lettre à M. Camusat, *quem ni grave tibi sit, meo nomine salutabis*. Je lui ai écrit *quid esset medo* : mais depuis ce temps-là, j'ai trouvé que Sennertus même en a parlé en ses institutions, *ubi de vinis medicatis, melicrato*, etc. Voici ce qu'il en dit :

Inter mulsæ genera quæ ætatem ferre possunt hodie notissimus est potus ille, quem Medonem vulgò nominant ac præstantissimus quidem in Lituania paratur. Sumunt partem unam mellis, et partes octo aquæ, vel etiam plures, etc. Ad fermentasionem promovendam, et fervorem conciliandum, alii in sacculo, in vas suspendunt semen sinapi, alii feces cerevisiæ addunt, et ut diutius duret, flores lupuli salictarii adjiciunt, etc. Je vous prie de lui communiquer encore ces lignes, avec mes recommandations (1).

Le colonel Gassion est ici, de retour de Flandre : on l'a fait revenir pour l'envoyer en la comté de Roussillon ; M. le prince, qui y est, revient en cour ; le maréchal de Brézé s'en va en Catalogne. M. le maréchal de Guiche, qui est encore en Flandre, sera bientôt ici : c'est signe qu'Aire ne tiendra plus guère, et qu'elle sera bientôt rendue aux Espagnols. Le prince de Monaco a vendu et livré sa ville au roi, où il a fait entrer nos troupes, qui ont coupé la gorge à six cents Espagnols qui y étoient en garnison. Cette ville est entre Nice et Antibes : elle nous donne grand pouvoir sur la mer contre les Espagnols, et principalement sur ceux de Gênes. On donne à ce prince en récompense de sa ville un cordon bleu, on le fait duc et pair de France, on lui donne en Provence autant de revenu que sa ville lui valoit, avec quelque argent comptant. Toute la cour est à Saint-Germain et à Ruel : Son Eminence *valet pancratice ; Rex verò non ita firmiter.* L'archevêché de Reims est donné à l'évêque de Chartres, et son évêché est donné à M. l'Escot, docteur de Sorbonne et professeur du roi, qui étoit déjà abbé de deux bonnes abbayes, chanoine de Notre-Dame, *et quod omnium longè optimum*, il étoit confesseur de Son Éminence. Je vous baise les mains, et à madame votre femme, et suis, etc.

De Paris, ce 5 décembre 1641.

LETTRE LIV. — *Au même.*

Je suis si peu curieux que je n'ai pas vu le buveur d'eau tant qu'il a été ici ; plusieurs l'ont vu qui l'ont admiré, mais il ne fait pas tout ce qu'il dit. Il y a bien quelque chose d'é-

___

(1) On se sert encore dans le Nord de cette boisson, qui, bien préparée, ne laisse pas d'acquérir, par la fermentation, une certaine force aidant à la digestion. (R. P.)

trange et d'extraordinaire en son estomac ; mais M. Guillemeau, qui a eu la curiosité de le voir, m'a dit que c'étoit un
imposteur, qui promettoit tout autrement qu'il ne faisoit. Je
ne vous en saurois dire autre particularité. Sénèque, en ses
épîtres, raconte qu'il ne pouvoit regarder des fous : *Ipse enim,
inquit, aversissimus sum ab istis prodigiis : si quando fatuo de-
lectari volo, non est mihi longè quærendus, video me et rideo.*
Je suis naturellement de l'humeur de ce grand homme. Excusez-moi si je ne vous dis rien davantage de ce Maltois. Le roi
est en personne au camp devant Perpignan ; M. le cardinal
est encore à Narbonne, au lit, malade de son bras, où est
Juif depuis trois semaines ; l'air de Narbonne est fort corrompu. Dès qu'il aura assez de force, il en sortira, *ut transeat ad locum salubriorem et aerem puriorem.* Pline même a
décrit l'air de Narbonne, *lib.* 26, *Hist. naturalis, cap.* 1, quand
il a appelé *carbunculum peculiare Narbonensis provinciæ malum.* Beaucoup de gens qui ont plus d'intérêt à sa conservation que le commun, disent toujours qu'il va en amendant,
sed non ego credulus illis : je sais bien que le mal est fort grand,
et que le personnage est fort affoibli. *Utinam pristinæ resti-
tuatur valetudini,* s'il est nécessaire au bien de l'État ; mais je
pense qu'il fait bien chaud en ce pays-là, *ea ipsa hora qua
scribo.* Je vous baise très humblement les mains, à mademoiselle votre femme, à MM. vos frères, à M. Camusat et M. Allen, et suis, etc.

De Paris, ce 24 de mai 1642.

LETTRE LV. — *Au même.*

Comme je pensois à vous faire réponse, M. votre frère est
ici tombé malade ; il a eu quelques accès d'une tierce qui
n'est pas encore bien réglée, laquelle néanmoins le sera si
la nuit prochaine elle revient, *stata periodo.* Comme quoi
qu'elle fasse, j'espère que nous en aurons raison, soit qu'elle

vienne ou non. Il a été saigné quatre fois, et a pris quelques lavements qui l'ont fort soulagé ; j'ai pressé les saignées au commencement, *metu suffocationis quæ à nimia plethora videbatur periculum minari.* Quand il sera tout-à-fait guéri, nous solliciterons votre procès. Je ne crois ni ne croirai, ni en possession, ni en sorciers, ni en miracles, que je ne les voie et les discerne. Je crois tout ce qui est dans le Nouveau-Testament, comme article de foi, mais je ne donnerai pas telle autorité à toute la légende des moines, *fabulosis et commentitiis narrationibus Loyolitarum*, qui, dans leurs romans qu'ils nous envoient des Indes, disent des choses aussi impertinentes et aussi peu vraies que les fables d'Esope. Vous diriez que ces gens-là ne travaillent qu'à infatuer le monde ; il est vrai que si nous étions tous bien sages, ces maîtres pharisiens du christianisme seroient en danger de bientôt mourir de faim. *Credo in Deum Christum crucifixum, etc., de minimis non curat prætor* (1). Le mensonge est une chose horrible et indigne tout-à-fait d'un honnête homme ; mais c'est encore pis que tout cela, quand il est employé et mêlé dans les affaires de la religion, *Christus ipse, qui veritas est, non indiget mendacio.*

(1) Quand **Bayle** dit que chez Gui Patin le *symbole de la foi* n'est pas chargé de beaucoup d'articles, il aurait dû s'expliquer davantage. Cependant on voit que la profession de foi faite ici par notre auteur est très orthodoxe. Non, certes, il n'était pas

« De l'incrédulité fanatique sectaire ; »

mais il s'élève avec sa vigueur ordinaire, avec son bon sens passionné contre les préjugés, les mensonges, les impostures, les fraudes pieuses, les miracles convenus, les pratiques superstitieuses, les guérisons surnaturelles, que des gens ignorants et intéressés propageaient depuis des siècles. De tout temps la masse aveugle, le peuple bétail, pris dans tous les rangs, au lieu de suivre des pasteurs éclairés, vertueux, se laissa conduire, diriger par des fourbes et des hypocrites dont le masque est empreint d'un caractère religieux. C'est sans doute à de tels hommes que Massillon adressait ces belles paroles : « Soyons respectables, et nous serons respectés ; honorons notre ministère, et il sera honoré. (R. P.)

Je ne saurois goûter les puantes faussetés que les moines dé-
bitent par le monde pour autoriser leur cabale, et m'étonne
fort, *imo serio irascor*, de ce qu'ils ont tant de crédit. *Noc-
turnos lemures, portentaque Thessala, suaviter rideo, sed tacitus.
Vide franciscanum, Georgii Buchanani sub finem : videbis opus
mirabile, ut sunt omnia admiranda illius hominis.* MM. de Cinq-
Marc, de Thou et Chavagnac sont encore de delà, et ne sais
s'ils seront si heureux d'être ici amenés. Son Eminence est
encore à Tarascon, *nondum confirmata valetudine.* Le roi vient,
ce dit-on, à Fontainebleau ; mais néanmoins on ne dit pas encore qu'il soit sorti de Lyon. La reine-mère était encore à Cologne le 3 de ce mois. Pour Monsieur, frère du roi, *sunt turbatæ
res suæ :* son traité n'est pas encore achevé. Je vous baise très
humblement les mains, à madame Belin et à M. votre frère,
et serai toute ma vie, etc.

De Paris, ce 18 de juillet 1642.

LETTRE LVI. — *Au même.*

En continuant mes devoirs en votre endroit, je vous assu-
rerai par la présente que M. votre frère va toujours de mieux
en mieux ; l'accès de samedi après-midi fut fort tolérable au
prix des autres, et bien plus court : lui-même l'avoue franchement, et se contente fort de notre procédé. Hier, qui fut
dimanche, il fut repurgé, *levi et benigno medicamento, à quo
mira dejecit*, et surtout un grand plein bassin de bile jaune,
crassé, épaisse et visqueuse, au grand contentement du malade et du médecin. Sa fièvre étant devenue dorénavant simple tierce, son accès sera aujourd'hui après-midi ; mais j'espère qu'il sera bien léger, et que nous irons toujours en amendant jusqu'à la fin. Dès qu'il y aura quelque autre changement, qui sera, j'espère, dans deux ou trois jours, je vous
en donnerai avis. Votre M. le Fèvre, qui a pris son empirique
à Rome, nous a laissé ici de la pratique avant que de partir ;

il a conseillé à une femme phthisique, qui avoit un flux de
ventre, de prendre de la thériaque pour lui apaiser ce flux;
elle en a pris quatre fois; elle a achevé de brûler son luminaire avec grandes douleurs. M. Moreau en a consulté ce matin avec moi : elle n'a pas oublié de maudire son docteur thé-
riacal. Voilà comment les charlatans nous donnent bien de la
pratique malgré eux. On dit qu'il a bien emporté de l'argent
de deçà, je le veux bien, *per me sint omnia protinus alba:* j'aimerois mieux moins gagner, et savoir mieux faire mon métier,
n'être point charlatan, etc. Mais qu'y ferions-nous, *necesse est
hæreses esse, ut veritas manifestetur. De rebus aulicis nihil novi.*
La cour est à Fontainebleau, comme aussi M. le chancelier,
qui de là s'en va à Lyon. On dit que le prince d'Orange a envoyé au roi pour obtenir quelque chose en faveur de M. de
Bouillon : ce sont affaires de princes, *de quibus Deus ipse vi-
debit.* Je vous baise les mains, à madame votre femme et à
M. votre frère, pour être toute ma vie, etc.

De Paris, ce lundi 28 juillet 1642.

LETTRE LVII. — *Au même.*

C'est en continuant pour vous donner toujours assurance
que je fais ce que je puis à la maladie de M. votre frère : il
est fort mal le jour de son accès, qui combien qu'il diminue
et en longueur, et en la grandeur des symptômes, ne laisse
pas de l'incommoder et de l'embarrasser bien fort, à cause de
la foiblesse dans laquelle l'ont réduit les accès très violents
qu'il a eus par ci-devant. Son dernier accès fut lundi, 28 de
ce mois; il dura huit heures. Le mardi 29, qui fut hier, il fut
purgé d'un petit médicament qui fit merveilles *pro natura
sua.* Hier au soir il étoit en bon état : ce matin il a pris un
lavement, pour tant plus déboucher son ventre, qui est extrêmement désempli depuis douze jours. Il a vidé une si
grande quantité de glaires bilieuses, jaunes, verdâtres et

noirâtres , que je m'étonne combien qu'il ait été fort mal ,
qu'il n'en 'ait encore été pis, voire même qu'il n'en ait crevé.
Il est vrai qu'il a eu sept ou huit accès extrêmement rudes:
il a été saigné huit fois, et il ne lui a été tiré que du sang très
corrompu. J'espère qu'à ce soir il aura plus doux qu'il n'a
point encore eu, et que dorénavant tout ira de mieux en
mieux ; je vous en donnerai avis, Dieu aidant. Toute la cour
est à Fontainebleau ; M. le chancelier y étoit allé saluer le
roi, pour aller de là à Lyon y faire le procès aux prisonniers
d'État, *in quibus potissimum lugeo Franc. Thuanum clarissimi
viri filium ;* mais on dit que son voyage est différé : *utinam ad
salutem Thuani, cujus parenti et indefesso in scribenda historia
labori plurimùm debent omnes quotquot Musas amant , atque
bonarum litterarum suavitati incumbunt.* Votre procès est sur
le bureau ; je le recommandai hier à M. du Laurens. Je vous
baise les mains, à madame Belin, et à M. votre frère, comme
aussi à MM. Camusat et Allen , avec dessein d'être toute ma
vie , etc.

De Paris, ce mercredi matin 30 de juillet 1643.

LETTRE LVIII. — *Au même.*

Je vous dirai en continuant que M. votre frère eut hier son
accès, qui dura huit bonnes heures , avec frisson et vomisse-
ment dans le commencement, et sueur à la fin : je le vis
hors de son accès , *in perfecta* ἀπυρεξία. Il m'a avoué que cet
accès lui a été beaucoup plus supportable que tous ceux de
par ci-devant. Je lui ai promis, et j'espère qu'il sera vrai, que
dorénavant tous ses accès diminueront à vue d'œil. Il doit
avoir son accès demain à huit heures du matin; afin de diminuer la matière qui le fomente, je l'ai purgé aujourd'hui avec
casse, séné et sirop de roses pâles : *quali medicamento incre-
dibile est quot et quanta dejecerit antehac.* Selon l'état auquel
il sera, j'espère que je ne perdrai aucune occasion de vous en

donner avis. Les jésuites sont brouillés à Rome; on dit que le pape leur a ôté tous leurs priviléges, et qu'il veut les réduire à petit pied : *fiat*, *fiat*. On dit que M. le chancelier né bougera d'ici, et qu'on amènera les prisonniers au parlement, afin de leur faire ici leur procès. Le général Lamboy est ici prisonnier dans le bois de Vincennes. On imprime à Lyon l'Hippocrate de Foësius, sur la copie d'Allemagne ; ce qui est fort à propos, car on n'en trouve plus ici pour de l'argent : c'est le même libraire qui a imprimé in-quarto les cinq Centuries d'Observations chirurgicales de Gulielmus Fabricius Hildanus. C'est le même qui a imprimé les œuvres de Zacutus Lusitanus, en deux volumes in-folio, lesquelles sont en onze tomes in-octavo d'impression d'Amsterdam, que j'ai céans tous onze. Ce Zacutus est mort le 21 de janvier dernier. Croyez que je n'épargnerai ni omettrai chose quelconque pour la guérison de M. votre frère. Je vous baise les mains, *totique familiæ*, et suis, etc.

De Paris, ce jeudi 31 de juillet 1641.

LETTRE LIX. — *Au même.*

J'ai reçu la vôtre dont je vous remercie. Je vous assure que M. votre frère est réduit pour le présent à une fièvre tierce purement intermittente, de laquelle l'accès ne dura pas hier plus de trois heures; il est vrai que son ventre et son estomac pâtissent fort, parce, outre son flux qui continue, il vomit presque toute la journée. Aujourd'hui matin, qui est son jour d'intermission, il a pris un breuvage fait de rhubarbe et de séné, *ad majorem biliosi humoris intus coerciti excretionem promovendam, ne amplius in posterum serviat, et nova symptomata producat.* J'espère bien mieux dorénavant de sa santé, que je n'ai encore fait par ci-devant; il n'y a que ces vomissements qui me laissent du doute. Il doit avoir son accès demain à trois heures du matin ; j'espère qu'il sera bien supportable, principalement si le remède d'aujourd'hui fait ce qu'il doit. Il est tout converti, et est bien délibéré d'avoir grand soin de sa santé à l'avenir. Sa médecine qu'il a prise aujourd'hui opère fort bien ; il a vidé par en bas (il ne vomit guère que le jour de la fièvre quantité de bile jaune et verdâtre assez épaisse); je pense que toute cette impureté descend de son mésentère, qui est la partie dans laquelle est contenue et se croupit toute la cause conjointe des accès de la fièvre tierce, *ex sententia nostri Fernelii, quam puto esse verissimam* (1). Le roi est encore à Fontainebleau. On dit que M. le prince s'en va en Bourgogne, et de là en Languedoc. On imprime à Lyon en deux volumes in-fol. toutes les œuvres de Zacutus Lusitanus. Je vous baise les mains, et suis, etc.

De Paris, ce lundi à midi, 4 d'août 1642.

LETTRE LX. — *Au même.*

Je dois réponse à deux des vôtres, auxquelles je satisferai par ordre. M. le Fèvre se peut bien vanter d'avoir guéri M. de Bordeaux, car il n'y a ici guère de gens qui le disent, et encore moins qui le croient : il a, tant il est ignorant en notre dogmatique, ordonné de la thériaque en des flux de ventre chyleux et à des phthisiques, qui m'ont bien fait courir : j'estimerai toujours heureux notre parti, si nous n'avons jamais de plus savants adversaires que lui. Il ne savoit ce qu'il faisoit à M. de Bordeaux, et il a été en ce coup-là plus heureux que sage, et son malade n'en est réchappé que *fati ope, non medici*, qui n'en fût pas mort quand on l'eût saigné jusqu'à une poêlette, comme les médecins lui demandoient; et M. le Fèvre même le tenoit pour moribond dans le jour suivant. Pour Zacutus, c'étoit un médecin, Portugais de nation,

(1) Quelle doctrine! si celle de notre époque n'est pas meilleure, au moins guérissons-nous mieux les fièvres intermittentes, grâce au quinquina. (R. P.)

juif de religion, qui est mort à Amsterdam le 21 de janvier
dernier. J'ai céans de lui douze volumes in-octavo, qui contiennent une explication de tous les exemples et de toutes les
histoires médicinales qui se lisent dans Hippocrate, dans
Galien, dans Avicenne, *et aliis medicinæ scriptoribus*, qu'il
y a réduites en ordre et appropriées chacune en son rang
des maux de tête, de la poitrine, du ventre, etc., et en ce
dessein sont employés les six premiers volumes : le septième
est, *de praxi medica admiranda;* les autres contiennent *In-
troitum ad praxim Pharmacopæam*, et une méthode particulière telle quelle. Huguetan, libraire de Lyon, fait imprimer
tout cela ensemble, en deux volumes in-folio, dont le premier est en vente, tandis que le second s'achève. L'auteur est
louable pour le dessein qu'il a eu de servir au public, et encore plus pour la peine qu'il a pris de ramasser tant d'exemples épars çà et là ; mais il parle latin comme un Espagnol,
et est trop avicenniste et trop dans l'abus des drogues et de
la prétendue doctrine des Arabes. Je n'ai point encore vu
celui qui est imprimé; je pense qu'il nous viendra de Lyon,
mais je ne sais ce qu'il nous coûtera : je pourrai alors vous
en donner avis. Pour votre dernière, je suis bien aise que
M. votre frère soit heureusement arrivé à Troyes ; mais je
pense que son chemin l'a un peu empiré, car il me semble qu'il étoit mieux quand il partit d'ici que vous ne me
mandez. J'espère pourtant qu'il en sortira heureusement et
bientôt, étant tombé entre des mains si favorables et si justes
que sont les vôtres; et surtout je crois que sans le faire saigner,
il n'aura besoin que d'être purgé de doux et bénins remèdes,
ce que je tiens déjà pour tout fait. Pour le Capucin de M. du
Moulin, c'est un petit livret françois, imprimé à Sedan l'an
passé, que j'ai vu quelquefois ici; je ne crois pas qu'il soit
malaisé d'en trouver un. Il est éveillé et plein de facéties,
qui sont presque naturelles à l'auteur, duquel je ne fais
point peu d'estime. Pour l'Hippocrate de Foësius, il ne faut
pas douter qu'il sera fort bon quand il sera achevé à Lyon,

et que vous n'en sauriez avoir de meilleur; mais un tel encore que celui-là sera longtemps à rouler sur la presse, et sera meilleur que tous les vieux. Il y a cinq Centuries de Fabricius Hildanus, dont la quatrième et la cinquième sont les meilleures qui ont été imprimées premièrement in-quarto; les deux premiers que vous n'avez pas sont in-octavo comme votre troisième; mais tout cela qui vous manque est fort rare, vous aurez bien plus tôt fait de les acheter de l'impression de Lyon, in-quarto, toutes ensemble; l'édition en est fort belle. Le roi est à Chantilly. La reine est à St-Germain avec les petits princes. Son Éminence est encore à Tarascon, d'où l'on dit qu'il sortira bientôt pour venir à Valence ou à Lyon. Perpignan n'est pas encore pris; on dit que ce sera pour le mois qui vient. Je vous baise les mains, à madame Belin, MM. vos frères, MM. Camusat et Allen, pour être toute ma vie, etc.

De Paris, ce 25 d'août 1642.

LETTRE LXI. — *Au même.*

J'ai reçu la vôtre, datée du 1er de mars, au même temps que je pensois à vous écrire, et ressentant moi-même quelque ennui de l'intermission de nos lettres. Je vous remercie donc de la vôtre, et vous prie de me traiter plus familièrement et avec moins de compliments. Vous m'alléguez des sujets esquels je reconnois vous avoir de l'obligation, et non pas vous à moi; je me tiendrois bien heureux si je vous pouvois rendre quelque service ou à quelqu'un des vôtres. J'ai juste raison de me plaindre de mademoiselle Belin, qui nous a toujours allégué son procès, et qui n'a pas voulu nous donner une heure de sa présence pour un pauvre dîner; mais j'excuse ses affaires, et aussi le grand désir qu'elle avoit de s'en retourner, et de vous porter les bonnes nouvelles de son procès. Pour les nouvelles du temps, elles sont *inter spem et me-*

tum: Le roi fut assez mal la semaine passée; mais, grâce à Dieu, il est bien maintenant. Le sol pour livre est révoqué. M. le duc d'Enghien est nommé général pour le roi en son armée de Picardie. Pour le cardinal, il est passé; il est en plomb l'éminent personnage, et même, de plus, on peut dire de lui ce que l'on dit autrefois d'un plus habile homme que lui, savoir, d'Alexandre-le-Grand : *etiam mortuus imperat*, puisqu'on suit encore ses ordres et ses conseils. Mais il faut avoir patience : *cœlum et terra transibunt*, et toute sa mémoire aussi. Il n'y a rien de nouveau en notre Faculté, sinon le catalogue que M. de la Vigne a fait imprimer depuis qu'il est doyen : si vous n'en avez un, je suis tout prêt de vous l'envoyer, avec un livret que l'on imprime de M. Duval, et qui sera fait devant la fin du mois. Il nous vient un nouveau livre de Lyon, intitulé *Paralipomena D. Sennerti :* il a été imprimé in-4° en Allemagne par ci-devant. C'est une rétractation de quelques opinions qu'il a tenues en ses grandes œuvres. Je vous en voue un quand il sera ici; il y en a en chemin, j'en ai vu quelques feuilles. On imprime aussi à Lyon un commentaire sur les épidémies d'Hippocrate, d'un auteur nommé P. Phrygius, qui est un auteur de Pavie encore vivant. Je vous baise les mains et à mademoiselle Belin, MM. vos frères, MM. Camusat et Allen, et suis, etc.

De Paris, ce 6 de mars 1643.

LETTRE LXII. — *Au même.*

Entre autres choses, je vous dirai que le roi Louis XIII mourut hier à Saint-Germain, entre deux et trois. La reine-mère et le nouveau petit roi, Louis XIV, doivent arriver ce soir au Louvre. La reine-mère est régente sans aucune contradiction. Je tâcherai de vous faire part de ce qui arrivera de nouveau par ci-après. J'ai céans le Capucin du P. du Moulin à vous envoyer, ce que je ferai à la première commodité, avec quelques autres pièces. J'ai vu ici madame Langlois bien malade d'une fièvre tierce, qui a de rudes accès : c'est une femme fort bilieuse et assez délicate ; j'espère néanmoins que Dieu me fera la grâce d'en venir à bout, et de vous la renvoyer en meilleur état qu'elle n'est venue. Je ne sais si votre bon ami, M. Corps, a gagné son procès ; j'y ai fait ce que je lui avois promis. Pour les soteriques, ils ne battent plus que d'une aile depuis qu'ils ont perdu M. des Noyers. On les appeloit ici marchands de blé ; ils ont obtenu un arrêt de défense à cet effet : ne voilà pas d'habiles gens ! Pour le *Theologia patrum*, on ne l'aura pas encore sitôt, et c'est grand dommage ; les soteriques sont assez mattés ; il y a néanmoins encore un autre livre contre eux, un peu plus gros que l'*apologie*, et qui part de même main. L'auteur est un bachelier de Sorbonne qui n'a que vingt-cinq ans ; il est intitulé : *Observations importantes*, etc. Quand madame votre sœur s'en retournera, je lui donnerai ce qu'il y aura ici de présent. Le deuxième tome de Zacutus in-f° n'est pas encore achevé ; les deux, bien reliés, coûteront pour le moins six écus, *si bene pono calculum*. Je crois qu'on fera un recueil d'épitaphes contre le cardinal, sa mémoire étant ici fort odieuse et fort décriée. On en a imprimé quelque chose en Flandre, mais il n'y en a pas qui vaille le rondeau de M. Miron, mon bon ami : « Il a passé, il a plié bagage, etc. » Je pense que vous l'avez: Le roi est mort *ex lenta symptomatica et abcessu prægrandi in mesenterio, et aliis penè innumeris symptomatibus gravissimis.* Je vous baise très humblement les mains, à madame Belin, à MM. vos frères, à MM. Camusat et Allen, et suis, etc.

De Paris, ce 15 de mai 1643.

La reine est ici arrivée à quatre heures du soir, accompagnée de plus de dix mille hommes en bonne coche, sans compter tous les cavaliers et les volontaires de Paris qui étoient allés au-devant du petit roi. Le corps du feu roi a été ouvert à dix heures du matin : on y a trouvé quantité de vers morts,

un grand ulcère dans le mésentère, un gros abcès sous le
foie, un autre dans la poitrine, au-dessous du poumon, beaucoup de désordre dans l'estomac, etc. (1).

Ce vendredi, 15 de mai, à dix heures du soir.

LETTRE LXIII. — *Au même.*

Il est vrai que madame votre sœur est difficile et de mœurs
et de santé ; j'espère pourtant venir à bout de son mal. Je vous
écrivis avant-hier en hâte chez elle trois petits mots, selon
qu'elle le désira, combien que je l'assurasse autant qu'il me
fut possible qu'elle guérira. C'est un corps extrêmement bilieux, et chargé, en toutes ses cavités, de beaucoup d'humeurs ; je commence à la purger doucement, *et bellè procedit.*
Des quatre pièces que je veux vous envoyer, la quatrième me
manque, qui est deux opuscules de notre M. Duval, lesquels
sont pourtant imprimés ; mais je ne puis vous dire pourquoi il
ne les distribue pas encore. M. des Roches, chantre de Notre-
Dame, et qui a été un des secrétaires du feu cardinal, nous
donne dix mille écus argent comptant, pour faire rebâtir nos
écoles. Un des nôtres lui a fait un remerciement que vous
trouverez là ; M. Duval lui en a fait aussi une grande épître.
Vous y trouverez tout cela, et autre chose aussi. *Paralipomena
Sennerti, Lugduno tandem ad nos advecta sunt : iis facile carebis,
est enim opus ingenii senescentis.* Lundi, 18 du mois, la reine
et notre petit roi furent au parlement, où elle fut déclarée régente toute pure, et permis à elle de se servir de tel conseil
qu'elle voudra. M. l'évêque de Beauvais s'en va être cardinal ;
il n'est arrivé aucun autre changement, mais il faut attendre. Par provision, on permet à tout le monde de revenir, et
prisonniers et exilés. M. le duc d'Enghien et M. du Hallier ont
défait les Espagnols près de Rocroy, où nous avons gagné dix-

---

(1) Voilà une autopsie bien peu détaillée, et c'est grand dommage ;
mais alors l'anatomie pathologique n'existait pas. (R. P.)

huit canons, tout le bagage, force argent, et trois ou quatre
mille hommes sur la place : voilà un coup du ciel qui semble
approuver la régence de la reine, et qui pourra disposer les
Espagnols à la paix, en les humiliant On dit que Messine
est révoltée en Sicile contre l'Espagnol, et que les Siciliens
veulent avoir un roi de leur pays ; on dit aussi qu'il y a une
révolte à Gaëte, dans le royaume de Naples, contre l'Espagnol. Vous trouverez dans votre paquet des *Observations importantes* pour vous : l'auteur de ces deux pièces est un jeune
homme qui n'eut jamais vingt-sept ans, et qui néanmoins a
eu l'approbation générale, *est popularis meus;* il s'appelle
M. G. Hermant; il est bachelier de Sorbonne et chanoine de
Beauvais. Je vous l'indique parce qu'il le mérite, combien
qu'il n'y ait pas voulu mettre son nom, *propter metum Pha-
risæorum qui sunt Loyolitæ.* Je vous baise les mains, et suis et
à madame Belin, etc.

De Paris, ce samedi 23 mai 1643.

Le dernier accès de madame Langlois a été fort doux, et
n'a point eu de frisson ; elle se porte mieux, Dieu merci. Nous
allons avoir une amnistie perpétuelle, parce que la reine fait
revenir tout le monde. Le garde des sceaux de Châteauneuf a
permission de revenir en telle de ses maisons qu'il voudra.
Adieu, monsieur.

LETTRE LXIV. — *Au même.*

J'ai reçu votre dernière, et pour réponse à icelle, je vous
dirai que madame votre sœur est guérie de sa fièvre. La dernière fois que je l'ai vue, et que je pris congé d'elle, elle me
conta beaucoup de disgrâces qu'elle a reçues en son ménage
par les débauches de son mari; mais de toutes ces plaintes

féminines je n'en fais ni mise ni compte. Je lui ai rendu ce que je pouvois de service de mon métier, et lui ai offert ce que je pourrois en autre occasion. M. Tartel m'a promis de venir prendre céans en quelques jours le petit paquet, auquel rien ne manque, sinon le livre de M. Duval, qui ne sera jamais qu'à peine parfait, parce que ce bonhomme (*qui non procul abest à delirio*) y change ou ajoute de jour en jour quelque chose. Je ne sais si je pourrai avoir une apologie de l'Université pour vous, car je n'en ai pas moi-même, et n'en pouvons avoir qu'à peine, à cause qu'on ne les vend pas, et que c'est le recteur qui les donne, et à qui tant de gens en demandent, qu'il en a distribué plus de six mille ; j'y ferai tout ce que je pourrai. On a dit ici le bruit que les jésuites ont fait à La Flèche. Je crois que vous êtes pleinement informé de la bataille qu'a donnée à Rocroy M. le duc d'Enghien, et de la victoire qu'il a obtenue sur les Espagnols ; on en a ici chanté le *Te Deum*. Les Flamands et les Espagnols naturels, qui sont dans le pays, sont en grand tumulte les uns contre les autres pour la perte de cette bataille. La plupart de ceux qui avoient été emprisonnés ou exilés par l'Eminence commencent à revenir : le président le Cogneux est ici ; on est allé au-devant de M. d'Elbeuf ; le garde des sceaux de Châteauneuf a permission de se retirer en telle de ses maisons des champs qu'il voudra, après une prison de dix ans passés. Madame de Brassac, qui avoit été mise près de la reine par le cardinal, fut hier disgraciée et renvoyée en son pays de Poitou. Madame de Hautefort est de retour. On parle ici du mariage de M. de Nemours, âgé de dix-neuf ans, avec la fille de M. de Vendôme, laquelle en a vingt-cinq passés. Un président de Toulouse nous a envoyé ici quantité d'un livre latin qu'il a fait in-folio, lequel contient l'histoire du roi Louis XIII, *ab anno* 1610 *ad annum* 1629. Mais ce n'est pas fort grand'chose ; joint qu'il est tout à la louange du cardinal défunt, lequel il loue partout où il peut. Cet auteur s'appelle le président de Gramont. Je vous baise les mains, à madame Belin, MM. vos frères et à M. Sorel, et suis, etc.

De Paris, ce 2 de juin 1643.

LETTRE LXV. — *Au même.*

J'ai été tout étonné quand j'ai appris par votre dernière que madame Langlois étoit encore en cette ville, vu que je lui avois dit adieu, et que je l'avois quittée, toute prête à partir comme elle disoit; et le tout, avec très bonne intelligence entre nous deux, ce qui n'étoit pas peu de chose. Du depuis, j'eusse été la revoir, ayant su par vous qu'elle étoit encore ici : mais ayant appris de l'apothicaire qu'elle se plaignoit de moi, disant que je l'avois abandonnée, alors que je pensois être fort bien avec elle, je crus qu'il valoit mieux ne bouger, en attendant qu'elle me fît savoir de ses nouvelles. Sur cela, j'ai aujourd'hui été tout étonné quand j'ai vu entrer dans mon étude la fille de son hôtesse, laquelle m'est venue remercier de sa part, en disant qu'elle partoit demain pour Troyes, avec une pistole qu'elle m'envoyoit : et que quand elle seroit à Troyes, qu'elle me donneroit une plus ample satisfaction. Je lui ai renvoyé sa pistole, et lui ai mandé que j'étois fort content de sa bonne grâce, et que je ne l'avois jamais visitée en attendant aucune récompense d'elle, que vous étiez trop mon ami pour prendre de son argent. Et voilà comme tout s'est passé : je ne sais pas à quel jeu j'ai perdu ses bonnes grâces, mais je vous assure qu'il n'y a pas de ma faute. C'est une femme qui a beaucoup d'esprit, mais elle est trop colère, et voilà tout ce que j'en sais. Je souhaite fort que par ci-après, elle et son mari se remettent en fort bon ménage.

Le Catalogue de M. des Cordes se vend ici; c'est un in-quarto assez gros, que l'on vend quarante-cinq sols : c'est un livre qui ne vous est guère nécessaire, en tant qu'il y a fort peu de livres de médecine, et c'est la sorte dont il y en

a le moins : mais il y en a beaucoup de théologie, et encore
tout autrement d'histoire, car le nombre de ceux-ci semble
presque infini. Le président de Gramont est fort mal content
du débit de son livre, duquel personne n'achète. Le livre de
M. d'Antueil ne va guère mieux : je ne sais si le second viendra, mais j'ai appris que si le cardinal de Richelieu eût vécu,
qu'il y eût eu quatre tomes à cet ouvrage; et que ce cardinal
eût commencé et fini ce 1 mars, ce n'en est plus le temps, il
est passé; il est en plomb, Dieu merci. On dit que M. le duc
d'Enghien assiège Thionville. Les députés pour la paix par-
tiront d'ici le mois qui vient, savoir : MM. de Longueville,
d'Avaut et d'Eméry. On n'a point dit ici aucune autre défaite
que celle de Rocroy. La reine a envoyé mesdames de Brassac et
Dansac : et du depuis, MM. Bouthiliers père et fils ont mandé
à M. de la Meilleraye, qui est en Bretagne, qu'il ait à venir ;
tout le parti cardinal a bien la puce à l'oreille. Je vous baise
les mains, à madame Belin, et à MM. vos frères, MM. Camusat et Allen, et suis, etc.

De Paris, ce vendredi 19 de juin 1643.

Il y a cinq semaines que le chancelier branle, et ne tombe
pas : M. de Bassompierre dit que sa femme est bien heureuse
d'avoir un mari qui branle si longtemps. On dit qu'il est un
peu confirmé depuis deux jours, mais que ce n'est pas pour
longtemps. Je crois que s'il ne tenoit qu'à de l'argent, qu'il
en donneroit beaucoup pour être conservé; car il en a bien
mis dans ses bottes durant la tyrannie du cardinal, mais je
pense que ce mauvais temps est tout passé.

LETTRE LXVI. — *Au même.*

Je viens d'apprendre la mort de la pauvre madame Langlois, dont je suis bien marri : je lui souhaite plus de repos
en l'autre vie qu'elle ne s'en est donné en celle-ci, et comme

je crois qu'elle aura : je pense qu'elle est cause de sa perte,
par l'inquiétude de son esprit. Pour ce que je l'ai vue ici, je
vous prie de n'en point parler ; elle ne me doit rien : il n'a
tenu qu'à moi d'avoir de son argent, puisqu'elle a eu le soin
de m'en envoyer : je voudrois que pour plus grande somme,
la pauvre femme fût au monde, et à son aise, car elle avoit
trois pièces bien engagées, savoir : son foie, son poumon et
sa tête. Thionville est assiégé, mais la prise en est fort incer-
taine. Chose certaine que le P. Caussin est de retour, je le
sais d'homme qui l'a vu, et qui a parlé à lui. La bibliothèque
de M. des Cordes n'est guère propre à un médecin, car c'est
de son métier dont il y a le moins de livres. J'ai vu M. votre
fils ; je vous conseille, sauf néanmoins votre meilleur avis,
de le faire médecin ; c'est à quoi il est le plus propre,
et j'espère qu'il y réussira. Vous jugerez vous-même de sa
disposition, quand vous le verrez ces vacances. Je vous baise
très humblement les mains, et suis, etc.

    De Paris, ce 12 de juillet 1643.

Il n'y a ici rien de nouveau, sinon que M. de Nemours a
épousé mademoiselle de Vendôme, laquelle a six ans plus que
lui. M. de Guise est ici de retour : rien autre chose, mais *plura,
imminent.* Je baise les mains à madame Belin, et à MM. vos
frères, avec votre permission.

LETTRE LXVII. — *Au même.*

Je ne vous le dirai plus qu'une fois ; je ne souhaite ni n'attends rien pour avoir traité feu madame Langlois, ni M. votre
frère. Je me contente de votre amitié et de vos bonnes grâces,
lesquelles jusqu'ici m'ont bien obligé à davantage, en quoi
je n'ai manqué que de pouvoir ou d'occasion, et jamais de
bonne volonté. Si M. votre fils veut tout de bon embrasser la

médecine, j'espère qu'il y réussira. Dieu lui en fasse la grâce ; j'y ferai ce que je pourrai de mon côté, et s'il me croit, comme j'espère qu'il fera, je tâcherai de contribuer afin qu'il s'en retourne chargé de bonnes dépouilles : j'y tiendrai la main, si j'y suis, afin qu'il ne perde pas son temps, et tâcherai de le mettre dans un bon chemin s'il me veut croire. Quand vous prendrez la peine de lui écrire, exhortez-le qu'il me vienne voir souvent, je ferai de mon côté afin que ces petits voyages ne lui soient point tout-à-fait infructueux. Il n'y a rien ici de nouveau, sinon que la mort du pauvre marquis de Gèvres devant Thionville, avec les blessures de MM. Gassion et Dandelot ; mais on dit que la ville sera bientôt à nous, et que les Espagnols ne la sauraient secourir à temps. *In republica litteraria nihil novi :* on achève ici les Opuscules de feu M. de Baillou, qui sont des traités *de Calculo, adversus Fernelium ; de rheumatismo ; de sedimento urinarum*, etc. On ne parle ici que de harangues funèbres, qui ne sont la plupart que flatteries et impertinences. *In hoc, posita est infelicitas nostra*, qu'il faut que nous soyons toujours gouvernés par quelque prêtre, ou moine, ou étranger. M. le cardinal Mazarin est le grand des grands, et a près de la reine plus de crédit que pas un. Combien il pourra durer, je n'en sais rien : *metas nec tempora pono*, car il y a ici beaucoup de gens qui disent qu'il veut imiter le marquis d'Ancre : mais, pour moi, je me contente du présent, *non est nostrum scire momenta neque tempora.* Le pape a fait quinze nouveaux cardinaux italiens, où il confisque des charges pour cinq cent mille écus, qui seront employés à faire la guerre au duc de Parme : la plupart de ces nouveaux élus étaient de ses valets et ses domestiques ; et les voilà aujourd'hui *Romani proceres, rerum domini :* ou plutôt, comme dit Scaliger en ses Épîtres : *unâ Vaticanâ pluviâ tanquam fungi nati.* On a ici imprimé, et se vend publiquement, en deux volumes in-octavo, le recueil des pièces de Saint-Germain contre la défunte éminence ; on l'a aussi imprimé à Rouen in-quarto ; nous l'aurons dans huit jours. Je vous baise très humblement les mains, à madame Belin, et à MM. vos frères ; et suis, etc.

De Paris, ce 12 d'août 1643.

LETTRE LXVIII. — *Au même.*

Je viens de trouver une des vôtres, écrite il y a neuf mois, à laquelle je ne pense pas avoir fait réponse : cette seconde vous en servira, puisqu'ainsi est qu'elle n'a pas été tout-à-fait perdue. Pour le Capucin que vous y demandiez, je crois que vous l'avez reçu. Pour le gazetier (1), jamais son nez ne fut accommodé comme je l'ai accommodé, le 14 d'août de l'an passé, aux requêtes de l'hôtel en présence de quatre mille personnes. Ce qui m'en fâche, c'est que *habet frontem mere-tricis, nescit erubescere.* On n'a jamais vu une application si heureuse que celle de S. Jérôme, *epistola* 100 *ad Bonasium* contre ce *nebulo et blatero :* car voilà les deux mots dont il me fit procès, qui est néanmoins une qualité qu'il s'est acquise par arrêt solennellement donné en l'audience. Je n'avais rien écrit de mon plaidoyer, et parlai sur-le-champ par cœur près de sept quarts d'heure : j'avois depuis commencé à le réduire par écrit, mais tant d'autres empêchements me sont intervenus, que j'ai été obligé de l'abandonner ; je n'en ai que trois pages d'écrites, et il y en aura plus de quinze. Pour l'épître qui est au commencement du Sennertus, je vous en enverrai à part ; je l'ai fait imprimer in-quarto pour en donner à une infinité de gens qui m'en demandoient. Le bonhomme de Bourbon m'a aussi régalé de six vers sur ce sujet, dont je vous ferai part. M. G. Naudé a fait imprimer ici, il y a environ quinze ans, un livret intitulé : *Avis pour dresser une bibliothèque,* etc., et rien de plus. Il est aujourd'hui bibliothécaire du Mazarin, qui a acheté vingt-deux mille livres la bibliothèque de M. des

---

(1) Théophraste Renaudot.

Cordes, qui se montre à ceux qui la veulent voir. Pour les lentilles, *ad promovendam eruptionem variolarum*, je leur baise les mains, comme aussi à tous les modernes qui l'ont écrit; je ne crois pas même que le gaïac soit sudorifique, à proprement parler, vu qu'il ne fait suer qu'autant que l'on couvre fort et que l'on chauffe les malades. Si j'ai jamais du loisir, je remettrai ces difficultés au traité que j'en ai commencé, mais il n'est guère avancé. Je vous baise très humblement les mains, et suis, etc.

De Paris, ce 12 d'août 1643.

LETTRE LXIX. — *Au même.*

J'ai donné à M. Sorel l'épître que vous désiriez : voilà aussi que je vous envoie les derniers vers de M. de Bourbon. Pour mon plaidoyer, je n'ai garde de vous l'envoyer, je n'y ai rien fait depuis un an; j'ai toujours eu depuis ce temps-là trop d'occupations, et en ai encore : j'ai pourtant bonne espérance de l'accommoder quelque jour, et de l'achever, et de le faire voir à mes amis, *in quorum meliori ordine ducis familiam :* il n'y aura que la mort qui m'empêchera de ce faire; mais pour le présent je suis si fort embarrassé, que je n'ai pas le loisir de me tourner : il me faut donner le bonnet un de ces jours, et faire d'autre latin pour celui qui suit, comme c'est la coutume : il me faut aussi présider à mon rang l'hiver qui vient, et néanmoins je n'ai pas encore commencé ma thèse, outre que nous voici en une saison qui ne nous donne pas peu d'affaires, et laquelle à peine me laisse respirer : et ainsi *vel tempus mihi aufertur, aut surripitur, aut excidit.* J'ai céans *Illustrium medicorum vitas H. Castellani :* il n'est point mauvais. M. Moreau n'a pas fait le sien, et ne le fera jamais. Castellanus a fait d'autres petites œuvres qui toutes sont bonnes Pour M. votre fils, *totus est mihi commendatissimus :* et ferai en sa considération ce qui me sera possible. Le sieur de St-

66

Germain est en cette ville, mais je ne sais à quelle condition, et même je doute combien que je n'en aie ouï parler à personne, s'il y a ici grande sûreté pour lui, parce que voilà le temps qui tourne, et la faveur qui change. La reine, au lieu de donner le chapeau de cardinal à M. l'évêque de Beauvais, son ancien serviteur, comme elle avait témoigné vouloir le faire sans qu'il lui ait jamais rien demandé en récompense des services qu'il lui a rendus depuis vingt-cinq ans, lui a envoyé un commandement de se retirer en son évêché : ce qu'il a fait fort content et fort constamment, étant déjà bien las de la cour. L'évêque de Lisieux, M. Cospean, a reçu pareil commandement; et tout cela se fait en vertu de la haute faveur, et ainsi vous voyez que nos maux ne sont pas finis, vu que dès que nous sommes hors d'un, nous retombons dans l'autre.

> ———— Uno avulso, non deficit alter
> Ferreus, et simili mulctatur Gallia monstro.

On imprime à Lyon *Institutiones medicæ G. Hofmanni ;* je ne puis pas encore assurer de leur bonté ; mais l'auteur d'icelles est un grand personnage, et le plus savant qui ait été en Allemagne puis cent ans, *si unum Thomam Erastum excepero.* Je vous baise très humblement les mains, à mademoiselle Belin, à MM. vos frères, à MM. Camusat et Allen, et suis, etc.

De Paris, ce 12 de septembre 1643.

Die fatali infelici Thuano, ante annum pari die, jussu, necato.
Vous trouverez, avec les vers de M. de Bourbon, une requête et un factum du gazetier qui sont d'un étrange galimatias : par ces deux pièces, vous jugerez aisément si ce gazetier est sain d'esprit : *nebulo iste hebdomadarius indiget elleboro, aut acriori medicina, flamma et ferro.*

LETTRE LXX. — *Au même.*

Je sais bien il y a longtemps que je vous dois réponse ; mais j'espère que vous me pardonnerez mon silence : j'ai tant eu d'affaires pour notre Faculté, que je n'en puis encore respirer qu'à peine. Je vous dirai donc pour réponse à votre dernière les vers de M. de Bourbon contre le gazetier sur mon plaidoyer ; les voici :

Non tractat Medicus mutas inglorius artes,
(Hoc tibi nec licuit dicere , magne Mari) :
Hippocratis Schola tota, Patinus et ipse refellit
Orantem summo quem stupuere foro,
Causa fuit tenuis ; tenuis non gloria, quando
Insigni palmam de nebulone tulit.

Je pense que M. votre fils vous aura envoyé quelques exemplaires de mes Thèses ; j'en ai fait faire une seconde édition in-quarto, pour en pouvoir donner à tous ceux qui m'en demandoient : je vous en envoie six, dont vous donnerez les cinq à qui vous voudrez ; par exemple, si vous le trouvez bon, à MM. Sorel, Allen et Camusat ; et vos MM. de Courberon et Grassius, ou mieux, premièrement à M. votre frère le chanoine ; et vous garderez pour vous l'exemplaire auquel j'aurai écrit quelque chose, pag. 3, où tout ce qui est rayé par dessous a été ajouté en cette 2ᵉ édition ; et ce qui est rayé à la 4ᵉ n'a été que transposé. Si vous en désirez d'autres, je vous en enverrai tant qu'il vous plaira, si elles vous plaisent. M. de Saint-Germain a ici toutes ses assurances ; il a prêché quelquefois en diverses églises ; c'est un excellent homme ; mais j'apprends que son histoire ne sera pas sitôt prête , *lentum erit negotium, quia dies adhuc mali sunt.* Donnons-nous patience. M. votre fils me vient voir quelquefois ; il étudie ; j'espère qu'il vous donnera contentement : il a une méchante gratelle qui l'incommode, et laquelle il tâche de guérir. On

imprimé à Lyon une pratique de M. F. Feynes, jadis médecin de Montpellier. On ne fait presque rien ici ; que des livres
de moines, et des romans qui sont de la filouterie, tant pour
le spirituel que pour le temporel. M. Grotius, ambassadeur de
Suède, fait ici imprimer 3 volumes de Commentaires *in Vetus
Testamentum*, approuvés de la Sorbonne, combien qu'il soit
apparemment Arménien ; ils seront achevés dans deux mois.
M. Richer, notre collègue, âgé de trente-quatre ans (je pense
que vous vous souvenez de l'avoir vu) ; *di : 24. Januarii pene-
travit ad plures, ex diarrhea purulenta ab ulcere mesenterii,
cum febre lenta*, etc. Je vous baise très humblement les mains,
et à madame Belin, et suis de tout mon cœur, etc.

· De Paris, ce 20 de février 1644.

LETTRE LXXI. — *Au même.*

Je vous remercie de l'honneur que me faites par votre dernière : je suis bien aise qu'ayez trouvé ma thèse belle : elle a
en-deçà tant d'applaudissement, qu'en voilà tantôt deux mille
exemplaires de distribués : car il ne m'en reste pas encore un
cent. *Rancidulo ore loqui*, qui est dans Martial, est proprement
parler Renaud, comme font les ladres de Provence, et croit
qu'il ne se peut guère autrement expliquer en latin. Un grand
et solennel arrêt de la cour donné à l'audience publique, après
les plaidoyers de cinq avocats, et quatre jours de plaidoiries,
a renversé toutes les prétentions du gazetier, et a aussi abattu
son bureau où il exerçoit une juiverie horrible, et mille autres
infâmes métiers. L'arrêt sera imprimé avec les plaidoyers des
avocats, mais ce ne sera que pour après Pâques : dès qu'il y
en aura d'imprimés, je vous en ferai tenir quelque exemplaire. Je ne me souviens pas d'avoir par ci-devant reçu de
vous des vers du chancelier de l'Hôpital *in Capellanum et
Castellanum Medicos :* ce premier étoit fort savant ; il étoit
docteur de notre Faculté ; il fut fait après Fernel premier mé-

decin du roi Henri II, et mourut l'an 1569. M. de Thou a
remarqué sa mort comme d'un habile homme : il avoit doc-
tement travaillé sur Celse, ce travail *infeliciter periit*. M. Cas-
telan étoit docteur d'Avignon, natif d'Arles en Provence,
propre frère de la mère de maître André du Laurens, qui a
fait cette belle anatomie, et qui est mort l'an 1609, premier
médecin du roi Henri IV. M. J. Chapelain fut aussi premier
médecin des rois François II et Charles IX. Je sais bien qu'*inter epistolas Mich. Hospitali*, pag. 380, il y a des vers sur la
mort de ces deux grands hommes, qui commencent ainsi :

Divisi patria longa regione locorum, etc.

Si les vôtres commencent ainsi, ne vous en mettez pas en
peine, puisque je les ai. M. votre fils apprend assez bien, et
espère que vous en aurez contentement; il ne va pas vite,
mais il sera mûr et sage. Les jésuites ont ici ému un gros
orage contre M. A. Arnauld, mais j'espère qu'il s'apaisera à
leur confusion. On dit que le pape est en enfance. M. de Vendôme se voyant ici persécuté fortement, est sorti du royaume,
et s'est retiré en lieu de sûreté pour sa personne. Je vous
baise les mains, à madame votre femme, à M. votre frère, et
suis, etc.

De Paris, ce 14 de mars 1644.

LETTRE LXXII. — *Au même.*

Je dois réponse à vos deux dernières. Le gazetier ne pouvoit pas se contenter dans la médecine, qu'il n'a jamais exercée, ayant toujours tâché de faire quelque autre métier pour
gagner sa vie, comme de maître d'école, d'écrivain, de pédant, de surveillant dans le huguenotisme, de gazetier, d'u-
surier, de chimiste, etc. Le métier qu'il a le moins fait est la
médecine, qu'il ne saura jamais; c'est un fanfaron et un *arde-*

lio, duquel le caquet a été rabaissé par cet arrêt, que nous n'avons pas tant obtenu par notre puissance que par la justice et bonté de notre cause, laquelle étoit fondée sur une police nécessaire en une si grande ville contre l'irruption de tant de barbares qui eussent ici exercé l'écorcherie au lieu d'y faire la médecine. Notre apothicaire n'a pas encore ouï parler de M. Bareton. Ce petit garçon-là n'a guère soin de ses affaires ni de son honneur; si cela se peut faire aisément, vous m'obligerez d'en dire encore quelques mots, à la charge qu'une autre fois je serai plus sage, et que je pratiquerai plus exactement ce bon mot de l'Apocalypse : *Qui sordescit sordescat adhuc :* il a été bien et fidèlement servi; il s'en devroit souvenir. Vous m'avez fort obligé dè distribuer mes thèses, dont on me demande si grande quantité de toutes parts, que j'en ai donné plus de cinq cents depuis un mois; si vous en désirez d'autres, vous n'en manquerez pas. Il y a longtemps que je n'ai pas vu M. votre fils; je ne sais à quel jeu j'ai perdu ses bonnes grâces; il ne doit pas s'étranger de moi, vu le dessein et l'envie que j'ai de le servir. M. le duc d'Orléans est devant Gravelines ; le roi et la reine sont à Ruel pour y prendre l'air, où , après avoir été quelque temps, ils iront à Fontainebleau. Madame la comtesse de Soissons est ici fort malade. Il n'y a rien de nouveau en notre Faculté; nous avons dessein de faire imprimer quelque chose, dont je vous ferai part en son temps, et qui fera secouer les oreilles à quelqu'un. Pour les loyolistes, *pestem hanc longe latèque serpentem, etiam invitis Diis, à finibus vestris procul arceat Deus Optimus maximus.* Je vous baise très humblement les mains et à tous nos amis de delà, pour être toute ma vie, etc.

De Paris, ce 9 de juin 1644.

LETTRE LXXIII. — *Au même.*

Je dois réponse à vos deux lettres que j'ai reçues bien près l'une de l'autre. Pour la première, je vous dirai que M. Bareton• n'a pas encore contenté son apothicaire. Je suis bien marri de vous donner tant de peine; mais néanmoins *nisi grave sit, gratissimum mihi facies si iterùm compelles hominem, meo nomine eâque de causâ aurem iterum ei vulseris.* Vous m'avez fort obligé de donner de ma thèse à M. Comper; je vous prie de n'en pas manquer, afin de la bien distribuer comme vous faites. Un médecin de Dordrecht, en Hollande, nommé J. Beverovicius, *multis aliis libris editis clarus*, a mis en lumière un livre intitulé *Medicæ quæstiones epistolicæ*, dans lequel il a fait insérer madite thèse, tant il l'a trouvée belle; mais il n'y a mis que la deuxième édition: j'ai grand regret qu'il n'ait eu la troisième, laquelle est tout autrement meilleure. Je reçois tous les jours des applaudissements et des actions de grâces, et même de petits présents pour icelle. Je n'en ai pas encore un cent de reste de la troisième édition; et si j'en fais une quatrième, j'ai quelque chose de fort bon à y ajouter. Si cela arrive, je vous en enverrai aussitôt. Le bonhomme la Framboisière m'a autrefois envoyé quelques thèses de Reims, mais celui-ci ne m'en envoie point; j'aurai pourtant soin d'avoir celles du fils de M. Comper par une autre voie. Je ne sais qui vous a dit que j'avois dessein de faire imprimer quelque chose, il est pourtant vrai; mais la misère du temps, d'une part, et de l'autre, la tyrannie du siècle m'en empêchent. En attendant un meilleur temps, mes écrits mûriront, *nonumque prementur in annum*, et peut être que dans ce délai ils amenderont.

Quant à votre seconde, *nihil aliud quidquam audivi de filio illo fugitivo*; s'il vient jusqu'à moi à force de courir, je lui ferai bien sa leçon, et tâcherai de faire qu'il s'en retourne; sinon, je vous donnerai avis de ce que j'aurai appris de son petit fait. Donnez-vous en attendant patience : c'est la coutume des bons pères, et presque l'ordinaire, qu'ils aient de mauvais enfants, tout au moins désobéissants. Les jésuites sont ici en très mauvais prédicament; ils ont augmenté le nombre de leurs ennemis et de leurs malveillants, pour avoir si scandaleusement et si malignement impugné le livre de M. A. Arnauld (1), qui triomphe par-dessus tout le loyolitisme. Le P. Caussin a fait une apologie pour eux, mais ce n'est que du jargon; il n'entre point dans les difficultés. Celui qui fit l'an passé quatre livres pour l'Université, et qui n'est qu'un jeune homme de vingt-cinq ans, bachelier de Sorbonne, les a convaincus sans ressource et les a réduits à de simples paroles, et rien de plus ; un autre carabin du P. Ignace, nommé le P. Moine, a aussi écrit pour 'eux, mais il a fait encore pire que le P. Caussin : *uterque mera fecerunt mapalia.* Les Espagnols tiennent Lérida étroitement assiégée en Catalogne ; mais on dit ici qu'en récompense nous prendrons Gravelines : ainsi soit-il. Les troisièmes tomes des commentaires de M. Grotius, *in Vetus Testamentum*, sont achevés d'imprimer in-folio ; ils seront en vente dans quinze jours, comme aussi un nouveau volume in-folio contenant divers opuscules de M. de Balzac ; il n'y a rien autre chose que je sache ici de nouveau. Je vous baise les mains, à madame votre femme et à MM. vos frères, et suis, etc.

De Paris, ce 21 de juillet 1644.

LETTRE LXXIV. — *Au même.*

Je vous dirai que nous avons perdu le bon M. de Bourbon ; il est mort d'une fièvre continue le 7 de ce mois, *ex supressa arthritide, anno ætatis* 70. J'en ai tel regret que je ne me sens point ; je ne connus jamais un si bon et un si savant homme. M. votre fils m'est venu voir deux fois depuis peu ; j'ai grand' peur qu'il n'ait par ci-devant guère bien employé son temps,.

(1) Celui de la *fréquente communion.* (R. P.)

parce que je ne le trouve guère avancé par l'examen que je
lui en ai fait. Sur quoi je prendrai la hardiesse de vous proposer un avis, qui me sembleroit fort bon en cette occasion,
qui seroit que vous le rappelassiez devers vous, à Troyes, au
plus tôt, puisque toutes les leçons sont finies ; où le tenant
court près de vous, il étudieroit tout autrement et profite-
roit bien davantage qu'il ne fera ici, où j'ai peur qu'il ne se
débauche. Nos leçons et les actes de notre école ne recommencent qu'à la Saint-Martin d'hiver ; vous le pouvez tenir
près de vous près de trois mois entiers, vu que c'est assez qu'il
soit ici le 15 novembre. Voilà mon opinion qui ne sera peut-
être pas la vôtre : *eam tamen qualiscumque sit, œqui bonique
consulito.* Au moins s'il étoit auprès de vous, il pourroit apprendre beaucoup de bien, et s'exempter de la débauche
mieux qu'il ne fera ici. M. Bareton ne satisfait pas à son apothicaire ; je crois bien qu'il faudra enfin que je le paie, car
je lui en ai répondu. Ce n'est pas que je fasse fort grand état
de la somme ; je suis seulement en peine s'il m'en saura gré,
et s'il voudra bien que je fasse cela pour lui. La reine d'Angleterre est en Bretagne, et vient ici à la cour pour retraite
durant la persécution du parlement d'Angleterre contre son
mari. Il y a ici un livre nouveau qui est fort curieux, c'est
un traité de toutes les bibliothèques du monde, en deux
volumes in-8°, et principalement de celles de France, où il y
a de grandes particularités (1). Les troisièmes tomes de commentaires, *in Vetus Testamentum* de M. Grotius, sont achevés ;
on les vendra dans huit jours. On réimprime ici in-4°, *Opuscula moralia et politica* d'Augustinus Niphus, qui a été un excellent homme ; cela avoit autrefois été imprimé en italien,
mais il étoit très rare, combien que très bon. Il y a ici de
nouveau une apologie pour la doctrine de feu M. l'abbé de
Saint-Cyran contre les libelles diffamatoires que les jésuites
ont fait courir depuis quelques mois contre lui. La cause de
leur haine est double contre ce grand homme : la première

(1) Il s'agit sans doute ici du *Traité des plus belles bibliothèques,* par
le P. Louis Jacob. Paris, 1644. In-8°. (R. P.)

est qu'il était plus savant et plus homme de bien qu'eux; la deuxième est qu'il est le vrai, légitime et seul Petrus Aurelius, qui les a si bien étrillés sans qu'ils pussent découvrir qui en étoit l'auteur (1). *Inde patet execrandam illam Loyolæ gentem, iræ capacissimam et ultionis avidissimam atque appetentissimam esse. Dii meliora!* Je vous baise les mains, à madame Belin et à MM. vos frères, à MM. Camusat et Allen, et suis, etc.

De Paris, ce 8 d'août 1644.

LETTRE LXXV. — *Au même.*

Je sais bien que votre fils vous met en peine, il m'y met aussi. Vous avez peur qu'il ne perde son temps à Troyes; s'il n'a envie de le bien employer, il le perdra ici tout autrement. Il m'a vu depuis peu, je l'ai fort exhorté à bien faire, et me l'a promis, comme je crois qu'il fera; mais il me semble que vos exhortations seraient bien plus puissantes que les miennes, votre présence seroit très capable de le retenir; vous pourriez le mener avec vous tant aux champs qu'à la ville, et cela lui aideroit fort à le dépayser, car il ne l'est pas encore tout-à-fait. Pour moi, je suis encore dans mon premier avis, qui est qu'il s'en aille à Troyes pour y demeurer près de vous et y étudier tout ce temps-là; vous en êtes le maître et le père,

(1) Quand Gui Patin écrivit cette lettre, il y avait à peine un an que l'abbé de Saint-Cyran (Jean Duvergier de Hauranne) n'existait plus, étant mort le 11 octobre 1643. Saint-Cyran composa, avec son neveu Barcos, le *Petrus Aurelius,* gros in-folio qui parut en 1635, sans nom d'auteur. Ce qu'il y a de remarquable, c'est que l'assemblée du clergé fit réimprimer cet ouvrage à ses frais, en 1641, puis en 1646. Mais par l'influence toute-puissante des jésuites, cet esprit du clergé changea tellement, qu'on fit supprimer autant que possible les exemplaires de cet ouvrage, et un éloge de l'auteur, fait par Godeau, évêque de Grasse. C'est dans le *Petrus Aurelius* qu'on trouve cette phrase souvent citée par Gui Patin, dans laquelle l'auteur dit des jésuites : *Omnium adulatores et omnium inimici.* « Les flatteurs de tout le monde et les ennemis de tout le monde. » (R. P.)

c'est à vous à conclure sur ce que je vous ai proposé. Pour
votre quatrain latin qui commence par ces mots: *Dicite quid
faciam*, je vous prie de me mander qui en est l'auteur et où
je le pourrai trouver. Quand M. votre fils sera ici de retour
pour la Saint-Martin d'hiver, il y sera encore assez tôt; et ne
devez pas craindre, ce me semble, que son jeune frère le débauche; au contraire, il me semble que cela les pourra tous
deux retenir davantage à cause de votre présence, et les porter à bien. Néanmoins pensez-y deux fois, et n'en faites que
ce que vous en penserez le meilleur; pour moi je tiendrai celui-là le meilleur des avis, que vous choisirez en cette matière
qui est douteuse, et qui n'est pas hors de soupçon tant de part
que d'autre. Pour le livre que vous citez de Scaliger, *De subti-
litate ex adversis capienda*, il n'est pas de lui, mais de Cardan
même, qui le fit pour se consoler de la mort de son fils qui avoit
été pendu à Milan pour avoir empoisonné sa femme. S'il se
fait ici quelque chose sur la mort du bon M. de Bourbon, je
vous en ferai part. L'apologie de M. de Saint-Cyran est en lumière, qui est une pièce très bien faite et fort hautement
louée. Toute la médisance loyolitique ne peut que mordre sur
la mémoire de ce grand personnage, mais elle ne la peut en-
tamer. Petrus Aurelius vivra à jamais, *et quamdiu erunt homines*, il fera honneur à ce grand homme, *ne tanti laboris
mercedem acciperet in vita sua, qui de sola æterna cogi-
tabat*. Pour M. Bareton, je vous remercie de votre bon avis,
je parlerai à son apothicaire. Je vous donne le bonjour, et
suis, etc.

De Paris, ce 21 d'août 1644.

LETTRE LXXVI. — *Au même.*

Je vous donne assurance que M. votre fils fait une bonne
partie de ce qu'il peut pour vous contenter et moi aussi en ce
que nous pouvons souhaiter de lui; je l'ai exhorté à continuer

sérieusement, comme je crois qu'il fera ; Dieu lui en fasse la
grâce ! Je vous envoie les parties de l'apothicaire de M. Bareton avec un petit mot qu'il m'a délivré ; je vous prie d'en
faire ce que jugerez à propos, afin de sortir de cette affaire, le
tout néanmoins sans vous en donner beaucoup de peine, et
en gardant la bienséance vers eux, puisque vous êtes leur médecin. Il y a apparence que ces gens-là n'ont guère d'honneur
d'avoir si peu de soin de ne pas payer une dette de cette nature. Le roi et la reine sont à Fontainebleau avec toute la
cour. La reine d'Angleterre est aux bains de Bourbon avec
deux des nôtres, savoir, MM. Chartier et de Pois ; et mademoiselle de Longueville y est allée aussi depuis huit jours avec
M. Bruyer. Les affaires du roi d'Angleterre sont en très mauvais état contre le parlement de son royaume. Le prince
d'Orange a pris le Sas de Gand, et le duc d'Enghien a pris
Philisbourg. Tarragone n'est pas encore prise, ni le pape fait.
Les cardinaux se battent rudement pour faire valoir leur parti.
M. de Saumaise va quitter la Hollande, et s'en vient demeurer
à Paris moyennant six mille livres de pension annuelle à
prendre sur l'élection. Il a depuis peu fait imprimer un livret
de *Coma*, à Leyde ; on nous en promet dans peu de jours, aussi
bien que plusieurs autres qui sont en chemin. M. Arnauld
continue de triompher, malgré tous les efforts *de la noire et
forte machine qui étend ses bras jusqu'à la Chine.* Je vous baise
les mains, et suis, etc.

De Paris, ce 20 de septembre 1644.

_____

LETTRE LXXVII. — *Au même.*

Je vous remercie de tout mon cœur de tant de peine que je
vous donne pour M .... ; cet homme n'a guère de courage ; je
n'ai pourtant regret en toute cette affaire qu'à la peine que
vous en avez prise. Nous avons enfin un pape qui est Jo.-Bapt.
Pamphilius, neveu d'un cardinal Hieron. Pamphilius, sous

Clément VIII. Il a pris le nom d'Innocent X, et dit qu'il espère de mettre la paix en l'Europe, et qu'il ne veut demander à Dieu que cette grâce. Il a soixante-douze ans, mais il est vigoureux ; il n'est pas savant ni homme de lettres, mais grand homme dans les affaires, dans les négociations et dans les intérêts des princes ; comme ayant été dans de grands emplois perpétuellement depuis près de cinquante ans. Il a bâtards et bâtardes. Il a deux cardinaux qui le gouvernent, savoir, Spada et Pancirol, qui sont les deux ennemis jurés du cardinal Mazarin, qui a un tel regret de cette promotion qu'il en a pensé être malade bien fort, en ayant eu un accès de fièvre qui a duré cinquante-cinq heures, et pour lequel il a été saigné deux fois ; il est à Fontainebleau avec le roi, la reine et toute la cour, où M. de Nemours a reçu commandement de se retirer. Il est gendre de M. de Vendôme. M. le maréchal de Vitri est mort à six lieues d'ici d'une fièvre continue. Le pape d'aujourd'hui a été dataire du cardinal Barberin, *in legatione Gallica et Hispanica*, puis nonce à Naples, puis en Espagne. Il est un des plus habiles hommes du conclave, bien résolu, et qui entend des mieux les affaires. Le bon cardinal Bentivoglio est mort avant l'élection. Il y en a plusieurs autres malades, entre autres le cardinal Lugo, jésuite. M. de Saumaise quitte la Hollande et s'en vient demeurer à Paris, moyennant six mille livres par an qu'on lui assigne sur un fonds assuré. *Institutiones Medicæ Gasp. Hofmanni Lutetiæ excuduntur ;* elles sont à moitié faites ; ce sera un excellent livre. La reine d'Angleterre est aux bains de Bourbon, avec MM. Chartier et de Pois, nos confrères. On vend ici les trois livres des Commentaires de M. Grotius, *in Vetus Testamentum*, in-folio, 21 livres reliés. Je vous baise les mains, et suis, etc.

De Paris, ce 1er d'octobre 1644.

LETTRE LXXVIII. — *Au même.*

Il me déplaît fort de l'affaire de M....; j'ai empêché que l'apothicaire ne continuât de le poursuivre, et ai pris la hardiesse d'écrire un petit mot à M. son père, lequel je prie d'y donner ordre, et que je vous prie de lui présenter de ma part, afin de finir ce petit différend. Depuis la mort du bon cardinal Bentivoglio, *nullus obiit ex purpuratis Patribus.* Il y a dix places vacantes ; le pape n'a point encore fait de promotion , mais il a fait libéralité et largesse à tous ses anciens serviteurs , et a obligé de fort bonne grâce tous ceux à qui il a donné les offices qui vaquoient ; et entre autres, *adscivit sibi in comitem laboris, et in quem majores sui Pontificatûs curas deponere meditatur,* le cardinal Pancirol, qui a été nonce en Espagne, qui étoit le grand et presque perpétuel agent du feu pape Urbain VIII. Ce Pancirol est homme de grand esprit, de grande intrigue, que le pape a fait loger dans son palais propre, et qui est fils d'un tailleur de Rome. M. de Saumaise est encore en Hollande. On dit qu'il sera ici fort persécuté des jésuites quand il y sera. Il a perdu deux de ses enfants depuis trois mois de la petite vérole , et entre autres une grande fille. Son livre *Epistola de Cæsarie virorum et mulierum coma* est arrivé, aussi bien que *Polyander, de coma,* qui a écrit pour la même cause ; *sed de utroque nihil ausim affirmare,* vu qu'ils sont encore chez le relieur : *nihil tamen nisi magnificum sentio de priore, ut par est.* Je n'ai jamais vu *Speculum Jesuiticum,* duquel vous m'écrivez ; je vous prie de me mander s'il est grand et où il a été imprimé. *Habes filium studiosum et bonæ indolis, qui frugem spero, faciet.* Toute la cour est ici de retour. Le cardinal Mazarin est guéri de sa double tierce, que lui a causée (*tant qu'une cause externe peut agir*) la grande puissance que le cardinal Pancirol a aujourd'hui, lequel est ennemi juré et irréconciliable du Mazarin, qui l'a voulu autrefois ruiner dans l'esprit du feu pape. La reine d'Angleterre sera ici dans le quinze du mois prochain. *Rumor est, sed adhuc obscurus et dubius*, que la reine d'Espagne est morte. Je vous baise les mains, à madame Belin, et à MM. vos frères, et suis, etc.

De Paris, ce 29 d'octobre 1644.

LETTRE LXXIX. — *Au même.*

Je viens de recevoir un paquet de lettres par la poste du Languedoc, de M. votre fils qui porte les armes; avec un autre paquet enfermé dans ma lettre, qu'il me prie d'envoyer à Troyes, à M. Corps, comme je fais : peut-être que dans ce paquet il y en a quelques unes pour vous. Il me mande dans sa lettre, qu'il a laissé les livres que je lui avois prêtés à un certain qu'il me mande; j'irai et les reprendrai si on me les rend : quoi qu'il en soit, ne vous en mettez point en peine et ne m'écrivez plus de m'en rendre le prix. J'ai reçu par M. Coquelé la somme qu'avez ordonnée, dont je vous remercie. Le livre de M. Rivière est le plus malheureux ouvrage que j'aie jamais vu; il n'est ni philologue, ni philosophe, ni médecin. Tout son livre n'enseigne rien que la charlatanerie, laquelle n'est que trop en crédit au monde : *quam tamen insulsus et imperitus ille conscribillator quasi sepultam suscitare, et ex Orco in lucem revocare velle videtur. Dii meliora!* Je n'en veux ni à l'homme, ni à sa Faculté de Montpellier : mais je ne saurois plus sincèrement et plus candidement juger de son livre, qui est plein de fadaises *De Salmasio nihil prorsus novi, nisi quod dicitur languere atque tabescere.* Je n'ai point encore vu M. Vautier depuis son exaltation : il y a bien des choses à dire là-dessus, qui pourront être dites et sues de tout le monde quelque jour. Il est médecin du premier ministre de l'État, et on le fait premier médecin du roi : il a été douze ans prisonnier du père, et aujourd'hui il est maître de la santé du fils, etc. : tout cela est fleur de notre politique, *quae magis spectat ad fæcem Romuli quam ad* πολιτεία *Platonis.* On dit que les quatre jésuites sont réduits à trois, et que le P. Ignace en

a enlèvé un en son ciel, comme Jupiter fit Ganymède : j'ai
peur qu'ils ne l'aient fait assommer quelque part. Je n'en sais
rien de nouveau. J'ai déjà ouï parler de cette comète par lettres de Provence : *sed audivi tantum*. On imprime ici un nouveau livre de Gasp. Hofmannus, intitulé : *De Medicamentis
Officinalibus, tam simplicibus quàm compositis, libri duo :* c'est
un très docte livre, et d'un auteur très résolu et très judicieux.
On l'imprime sur le manuscrit de l'auteur qu'il a ici envoyé :
il sera fait à la fin du mois d'août; il est ennemi juré des ignorants et des charlatans. Le roi, la reine, le Mazarin et toute
la cour sont à Chantilly, et de là iront à Compiègne pour quelque temps. Je vous baise les mains, et suis, etc.

De Paris, ce 10 de mai 1646.

On a mis ici à la Bastille M. le comte de Montrésor, accusé
d'intelligence avec madame de Chevreuse. Il y a dans le Châtelet, prisonnier depuis trois jours, un gentilhomme italien,
domestique de Mazarin, accusé et trouvé chargé de fausse
monnaie, savoir, de pistoles. Nous avons ici le père Vignon
fort malade : il est le plus âgé de toute notre Faculté, combien qu'il ne soit pas l'ancien.

LETTRE LXXX. — *Au même.*

Je sais bien que je vous dois réponse il y a longtemps, et
vous prie de m'excuser si je n'ai pu m'en acquitter : les occupations de notre métier en sont cause. Combien que j'aime
fort la vie sédentaire, à ne me point éloigner de Paris, à
cause de mes livres, il m'a fallu néanmoins faire cet été trois
voyages presque bien malgré moi, dont le premier a été en
Beauce, par delà Pithiviers : le deuxième a été dans Orléans
même, et le troisième en Normandie : si je ne me connoissois bien, je dirois de moi ce qu'un ancien chirurgien de
Paris disoit de lui-même : *Qu'il étoit persécuté de trop de pra-*

tique, parce qu'il étoit trop habile homme (1). Ces voyages me sont aussi déplaisants qu'ils ont été nécessaires à ceux pour qui je les ai faits, et m'ont extrêmement incommodé d'ailleurs. Je souhaite que M. votre fils soit bientôt de retour de Montpellier, avec joie et contentement de part et d'autre. On nous a dit de delà que M. Durant écrit quelque chose contre nous : mais il n'est pas à craindre s'il ne fait mieux que M. Courtaud, qui ne mérite pas réponse, joint que ce M. Durant, *non melius audi : Curtaudo*. On dit ici que nous aurons Lérida bientôt. Je n'ai reçu depuis onze mois ni lettres ni nouvelles de mon frère; j'ai peur qu'il ne lui soit arrivé quelque chose. Si je ne reçois le livre de M. de Saumaise, *De primatu Petri*, pendant la Toussaint, je ne m'y attendrai plus : j'en ferai relier un, et vous l'enverrai : je n'ai insensiblement que trop attendu. On achève ici le livre de Gasp. Hofmannus : *De medicamentis Officinalibus* Ce sera un in-quarto de près de cent feuilles : dès qu'il sera achevé, je pourrai bien vous envoyer le Salmasius avec celui-là, et quelque autre petite chose. On ne fait ici rien de nouveau : le nouvel impôt que l'on veut mettre sur le papier a morfondu tous nos libraires. Si ceux de Montpellier font par-ci quelque chose qui vaille, on pourra leur répondre : sinon, je pense que nous en demeurerons là avec notre arrêt de l'an 1644, contre lequel ils ont présenté requête au conseil, y étant portés par M. Vautier : laquelle requête a été cassée par M. le chancelier, qui leur dit que notre arrêt n'étoit qu'une nouvelle confirmation de nos anciens droits et priviléges, que c'étoit un arrêt donné parties ouïes; après cinq audiences publiques, qu'à tels arrêts il n'y avoit point de requête civile, et qu'il en falloit demeurer là. Autrefois les médecins étrangers voulant avoir de l'emploi se disoient chimistes, Spagiriques, Paracelsistes, se vantoient de guérir les grandes maladies sans saigner, d'avoir de grands secrets contre toute sorte de maux, etc.;

(1) Très peu le disent, et beaucoup le pensent. (R. P.)

mais aujourd'hui nous voyons ici des étrangers très ignorants et purs charlatans qui n'ont point de honte, et disent effrontément *qu'ils sont médecins de la Faculté de Montpellier*. J'en ai vu quatre ou cinq qui n'y ont non plus été que je suis à Rome, qui ne savent ce qu'ils font, *artem quam profitentur non intelligentes*, qui pour des remèdes ont les juleps cordiaux, les apozèmes et autres bagatelles, *ut habeant faventes pharmacopœos*, l'antimoine, qu'ils disent mieux entendre que nous; mais néanmoins ils ne guérissent rien, ils se décrient eux-mêmes, et font tort à l'école dont ils se renomment, et de l'heure que je vous parle, il n'y en pas un en crédit, et ne passent dans l'esprit de nos malades que pour ce qu'ils sont. Pardonnez à un si mauvais entretien. Je vous baise les mains, à madame Belin, à MM. vos frères, à MM. Camusat et Allen, et suis, etc.

De Paris, ce 12 de septembre 1646.

M. le duc d'Enghien est devant Dunkerque, M. le maréchal de Turenne devant Hailbron, M. de la Meilleraye est en Italie; on espère que Lérida sera à nous dans ce mois, le comte de Harcourt ayant reçu trois mille hommes de renfort.

LETTRE LXXXI. — *Au même.*

Pour réponse à la vôtre du 5 du présent mois, je vous dirai, premièrement, que je vous remercie de tout mon cœur de l'honneur que vous m'avez fait de m'écrire, et de vous souvenir de moi en votre voyage. Je vous prie de me faire part des deux traités de M. Courtaud, puisqu'en avez plusieurs exemplaires; je n'ai jamais vu le *Ranchinographia :* pour l'autre, je n'en ai eu que la vue par emprunt, et serai bien aise d'en être par ci-après le propriétaire par votre libéralité. Vous m'obligez pareillement bien fort de me promettre des thèses de médecine, au rang desquelles je souhaite d'y voir les vôtres mêmes, que

je me mettrai en bon lieu avec beaucoup d'autres, et vous en
promets des nôtres en récompense, si vous en êtes curieux.
Pour le nombre des exemplaires des deux livres de M. Courtaud, il sera tel qu'il vous plaira. Nous n'avons point peur de
deçà, de ce que M. Durant eût pu faire, ni ne craignons
point ce que fera M. Courtaud, c'est un homme qui est en colère d'avoir perdu son procès, *plenis spumat vindemia labris;*
il dit des injures de trop mauvaise sorte à ses juges et à ses
parties, encore n'a-t-il rien fait que par l'organe d'autrui, *et
impulsis nebulonis hebdomadarii, omnium bipedum nequissimi,
et mendacissimi et maledicentissimi.* Je vous aurai néanmoins
obligation si vous me faites le bien de me faire voir ce qui
viendra de nouveau de lui. Cette dispute, qui finira quelque
jour par d'autres moyens que par des libelles satiriques et
injurieux, n'empêchera que je ne sois toujours en bonne intelligence avec vous et avec M. votre père, mon bon ami, auquel je fais présent du livre de M. Hofmannus, que l'auteur
même m'a fait l'honneur de me dédier. J'ai encore céans
quelque chose de lui, dont je vous ferai part quand il sera
imprimé. Je me recommande à vos bonnes grâces, à M. votre
père, à M. Sorel le médecin, et à toute votre famille, avec dessein d'être toute ma vie, etc.

De Paris, ce 8 d'octobre 1646.

LETTRE LXXXII. — *Au même.*

Depuis que j'écrivis la semaine passée à M. votre fils, pour
réponse à celle qu'il m'avoit envoyée après son retour de
Montpellier, par laquelle voie je vous envoyai aussi le livre
nouveau de Gaspard Hofmannus, *De Medicamentis officinalibus,* j'ai reçu céans, en mon absence, un paquet de la poste
qui vient de Catalogne, du camp de Lérida; c'est M. votre second fils qui m'écrit, et qui me prie d'intercéder pour lui envers vous. Je vous envoie ses deux lettres, afin que vous sa-

chiez par icelles l'état entier de ses affaires, et que vous en
fassiez ce qu'il vous plaira. Le roi, la reine, le Mazarin et
toute la cour sont ici de retour de Fontainebleau. On n'attend
plus, pour couronner les exploits militaires de cette année,
que de bonnes nouvelles de Lérida et de Dunkerque ; encore
dit-on que M. le duc d'Enghien entra hier dans ce dernier, et
que nous aurons l'autre le mois qui vient. Je ne sais si par
ci-devant je vous ai envoyé les trois pièces qui ont été faites à
l'occasion de M. Courtaud : la première et la troisième sont
d'une même main, et ne sont pas assez sérieuses pour être
pièces de défense et démonstratives ; mais celle qui porte le
titre de *Diffibulation* vaut quelque chose de bon ; M. Courtaud
en dira ce qu'il pourra, mais il y a là-dedans quelques articles qu'il ne peut réfuter. S'il répond quelque autre chose
que des injures ou des solécismes, on parlera à lui, sinon son
libelle sera méprisé. Je pense bien que ceux de Montpellier
tâcheront de faire autre chose, mais ils ressemblent à la
France durant la Ligue, *non habent hominem*, ils n'ont pour le
présent personne chez eux. Si M. Ranchin eût encore vécu,
ils n'eussent point donné cette vilaine et honteuse intervention au gazetier ; ils ont tenté la voie du privé conseil pour y
faire revoir notre arrêt : M. le chancelier a cassé leur requête,
et leur a dit que tels arrêts d'audience et de police n'étoient
point sujets à révision, que ce n'étoit qu'une continuation de
nos anciens priviléges, etc. Ils disent pour s'excuser qu'ils
n'ont pas donné d'intervention au gazetier, qu'ils agissent
donc contre lui comme contre un faussaire. Ils auroient besoin d'avoir un L. Joubert parmi eux encore, ou quelque autre
habile homme. Il y en a de leur école dans les provinces,
mais ils n'entreprendront point leur défense. Ceux de Rouen
disent dans un grand *factum* imprimé, il y a deux ans, contre
un docteur de Montpellier, qu'ils ont l'obligation à ceux de
Paris de leur avoir enseigné leur art, *idque gratis*, mais qu'ils
n'en ont aucune à ceux de Montpellier qui, pour toute marchandise, leur ont donné du parchemin, et ont pris leur ar-

gent. Mais c'est assez de cette querelle : si quelque chose s'en
imprime par ci-après, je pourrai bien vous en faire part. Pour
la harangue de M. Courtaud, on n'en peut avoir ici pour de
l'argent; j'en espère quelques exemplaires par votre moyen,
et vous en serai obligé toute ma vie. Je vous baise les mains,
à madame votre femme, à M. votre fils, à MM. vos frères, à
M. Sorel, M. Allen, M. Camusat, et suis, etc.

De Paris, ce 12 d'octobre 1646.

Nous avons perdu le pauvre M. Duval, notre collègue,
âgé de soixante-sept ans.

LETTRE LXXXIII. — *Au même.*

Je vous remercie de la vôtre dernière, et de votre bonne volonté. Je suis bien aise qu'ayez reçu le livre de M. Hoffmann,
dans lequel il y a quantité de bonnes choses. Je ne vous réponds rien sur ce que vous m'alléguez de Montpellier, il y en
a trop à dire ; ce qui a été imprimé par ci-devant y a satisfait.
Ceux de Montpellier ne laissent point d'être mécontents, en
quoi ils ressemblent à ceux qui ont perdu leur procès, à qui
on permet de pester et de jurer contre leurs juges et leurs parties. Je m'étonne qu'ils aient tant de droit et si peu de raison :
ils devroient choisir un autre avocat que M. Courtaud, qui
étalât mieux leur fait, sans injure et sans solécismes. Pour
moi, je les lui pardonne, croyant qu'il n'avoit autre chose à
dire. Nous ne craignons pas ce qu'ils pourront faire par ci-
après; les rieurs ne sont pas de leur côté. Son écrit est si chétif, qu'il s'est rendu ridicule, comme la cause qu'il a entrepris de défendre. Ceux de Montpellier ressemblent à ceux qui
pensent à être nobles, et ne le sont point : ils ne peuvent prouver leur prétendu droit, faute de bons titres ; ils n'ont rien en
leur école que de belles prétentions, comme les gentilshom-
mes du Maine quand ils marient leurs filles. Nous savons bien

le fond et le tréfond de leur pouvoir, *suam quoque infirmitatem optime intelligunt;* mais ce qu'ils en font est pour entretenir chalandise, et continuer de débiter *per fas modo, etiam per nefas,* leur parchemin : *nequid dicam gravius.* La plupart des docteurs de Montpellier qui font bien dans la campagne doivent leur institution à nos écoles et aux bons livres qui en sont sortis, et ne doivent rien à Montpellier, où ils ont laissé leur argent. Mais c'est assez pour ce coup : *Disertus esse possem, si contra ista dicerem.* Nous avons copie de leurs priviléges tels qu'ils les ont produits au procès ; c'est une fort belle chose. Nous ne craignons non plus M. Vautier que la lune craint les loups; il ne nous sauroit faire de mal, nous le connoissons trop bien. Ôtez deux médecins du roi, il n'y en a point ici de Montpellier qui y pratiquent. Il est vrai qu'il y a quelques charlatans qui en prennent le titre, qui tuent, à force d'antimoine et de thériaque, ceux qui sont si malheureux de tomber entre leurs mains, et font opprobre à l'école de Montpellier, laquelle se vante de tant de miracles que l'expérience rend invisibles. Mais je retiens, si on fait contre nous quelque chose qui mérite; vous verrez un livre plein de raisons, et dont même nous avons le privilége de M. le chancelier ; et jusque là je ne vous entretiendrai plus de cette affaire. Je répondrois fort aisément à tous les points de votre lettre, mais il faudroit un livre tout entier; il vaut mieux attendre qu'il soit imprimé. Cette controverse n'empêchera pas, si vous voulez, que nous ne soyons bons amis; mais nous ne céderons jamais à Montpellier en aucun point, ni d'antiquité, ni de célébrité, ni de grands personnages, de bons auteurs, ou bonne méthode. M. votre fils, qui en vient fraîchement, sait bien comment tout y est chétif et délabré. L'arrêt contre E. Renaudot n'est pas le premier que nous avons eu de cette nature; et quand ils oseront comparoître, nous en aurons encore d'autres. Nous ne craignons ni les guenillons de la fortune ni les haillons de la faveur. Notre faculté dit hardiment de soi-même ce que la vertu dans Claudien : *Divitiis animosa suis.*

I.   9

Nous sommes fondés sur le Saint-Esprit et la nécessité (1).
Je vous baise les mains, et suis, etc.

De Paris, ce 24 d'octobre 1646.

LETTRE LXXXIV. — A M. B. fils, D. M.

Je vous remercie de vos thèses et de vos livres ; j'ai vu vos
cardinales et les ai données à imprimer ; on y travaille à présent. Maintenant que vous êtes de retour, gardez bien de perdre
votre temps ; ne laissez passer aucun jour sans étudier pour le
moins huit heures ; lisez soigneusement la Pathologie de Fernel et les quatre premiers livres de sa méthode générale ; ajou-
tez-y la pratique de J. Hollier, avec les Enarrations de M. L.
Duret, et même lisez les Coaques d'Hippocrate, avec les commentaires du même Duret, et les Aphorismes d'Hippocrate,
avec les commentaires de Galien, de Hollier et de Heurnius.
Les meilleures chirurgies sont celles de J. Tagault et de Gour-
melin ; et faut qu'un médecin sache ces deux livres, *ne ob-
strepentem sibi habeat, et rebus suis parum faventem, maleferia-
tam et superbe ignaram chirurgorum gentem.* Il y a trois traités
dans Galien que vous devez choisir, et y lire souvent quelque
chose, savoir : *De locis affectis ; de morborum et symptomatum causis et differentiis,* et ses livres de la méthode. Vous ferez fort bien d'y ajouter ce qu'il a écrit de commentaires sur
les épidémies d'Hippocrate. Si vous désirez autre pharmacie
que la méthode de Fernel, lisez Renodeus ; mais ne vous laissez point emporter au courant de tant de promesses que font
les antidotaires qui sont destitués de l'expérience. Néanmoins
il faut savoir quelque chose des compositions, de peur que les
apothicaires, *artis nostræ scandala et opprobria,* ne puissent

(1) Si c'est là de l'orgueil, il est au moins très légitime. Oui, notre art
a ses racines dans le cœur humain, dans les besoins, dans les infirmités
de l'homme et dans les nécessités sociales. (R. P.)

prendre barre sur vous. *Summum artis nostræ præsidium, est venæ sectio, cujus vires insignes et penè divinas facultates perdiscere poteris, ex Fernelii Methodi generalis, lib.* 2, *integro*, et des trois petits traités qu'en a écrits Galien. Ne perdez point de temps à lire tant de modernes qui n'ont fait des livres de notre art que faute de pratique et pour avoir trop de loisir; surtout fuyez les livres de chimie, *in quorum lectione oleum et operam perdes*. Excusez le zèle avec lequel je vous parle si franchement; il est vrai que j'ai tort, puisque vous avez M. votre père qui peut en tout temps vous donner de meilleurs conseils que moi. Quand il se fera ici de bonnes thèses, je vous en ferai part en récompense de celles que m'avez envoyées, desquelles derechef je vous rends grâce, avec dessein d'être toute ma vie, etc.

De Paris, ce 24 d'octobre 1646.

LETTRE LXXXV. — *Au même.*

Je dois réponse à quatre des vôtres, que j'ai attendu de vous faire, quand je vous enverrais les thèses que vous avez désiré que je fisse imprimer de deçà pour vous, lesquelles enfin j'ai délivrées toutes reliées à M. Tartel, le samedi 15 de décembre. J'ai grand regret de la mort de M. Nissole; mais il n'y a point de remède : *contra vim mortis non est medicamen in hortis*. Je me console de la mort d'autrui en m'accoutumant à mourir, puisqu'enfin faudra-t-il que nous y passions tous :

Omnia transibunt, nos ibimus, ibitis, ibunt,
Ignari, gnari, conditione pari.

Je prie Dieu qu'il renvoie la santé à M. votre père, que je tiens un des meilleurs amis que j'aie en ce monde, et je vous prie de l'en assurer; et afin que par ci-après il n'y ait entre nous deux aucun refroidissement, dites-lui, s'il vous plaît, que j'abandonne entièrement tout l'intérêt de la cause du gazetier et des professeurs de Montpellier, et que je donne tout cela à son amitié, ayant dessein de ne lui en parler jamais. Je vous remercie de l'honneur que m'avez fait de me vouloir dédier votre thèse ; combien que je ne mérite rien de pareil, je l'ai néanmoins acceptée à cause de vous et de votre bonne volonté, et afin que M. votre père sache que je veux être son ami (même quand il ne le voudroit point) à cause de sa vertu et de sa générosité : *quo solo nomine*, je l'en prie derechef. J'ai fait imprimer l'épître depuis l'impression des thèses, et ai fait accommoder le tout au moins mal que j'ai pu. Les armes en taille-douce n'eussent fait qu'embarrasser et enchérir l'impression. Je ne veux d'autres armes que la grâce de Dieu et votre bonne affection. *Absit mihi gloriari nisi in cruce Domini.* Je choisis singulièrement l'honneur de la connoissance et de l'amitié de M. votre père, et la vôtre aussi ; je vous prie de me les conserver toutes deux, et je vous promets que je ferai de mon côté tout ce que je pourrai pour les mériter.

J'ai grand regret que je n'ai eu l'honneur de voir M. Maillet ; ses affaires l'ont empêché de venir céans. J'ai cherché le logis où il étoit caché, mais je ne l'ai pu trouver : je vous prie de lui témoigner que je suis bien marri que je ne l'ai vu et entretenu. Maudits soient les partisans et les maltôtiers qui m'ont privé du bonheur et du contentement que j'eusse eu de le connoître. Vous m'obligerez particulièrement de lui faire mes très humbles recommandations. J'ai par la même voie de M. Maillet reçu une affiche d'un médecin de Lyon, nommé Meyssonnier ; j'ai céans cette affiche il y a longtemps, et il y a encore plus longtemps que je connois le compagnon : *vix dicam verbo :* c'est un fou glorieux et presque maniaque. Il a ici demeuré quelque temps ; je l'ai vu et ai lu de ses livres ; je sais bien de quel bois il se chauffe à Lyon. Ne perdez point votre temps à rien lire de lui. Ne lisez qu'Hippocrate, Galien, Aristote, Fernel, Hollier, Duret, Sylvius, Riolan, Tagault, Joubert, et fort peu d'autres, *in quibus Hofmannus ipse dux regit examen.* Je fais ici imprimer un autre livre de lui, dont je vous ferai présent dans un mois ou environ, comme l'auteur lui-même me l'a envoyé. Lisez les bonnes thèses de notre école ; voyez ce que vous en avez, afin que je vous envoie des meilleures si vous n'en avez point (1). Tandis que vous avez un

(1) Il est certain que, parmi ces thèses plus ou moins modernes, on en trouve de très remarquables, mais il en est aussi beaucoup d'insignifiantes, de bizarres et même de scandaleuses. On connaît encore celle du dévot Ph. Hecquet, *An ut virginitatis, sic virilitatis, certa indicia?* Aff. ; celle de Thomas d'Ongléé, mort il y a quinze ans dans sa quatre-vingt-onzième année. Cette thèse avait pour titre français : *De l'abus des lavements.* Elle fit du bruit non seulement à cause du sujet, mais par l'à-propos et l'originalité de l'épigraphe :

Est modus in rebus, sunt certi denique fines,
Quos ultra, citraque nequit consistere RECTUM.

Il faut aussi remarquer la célèbre thèse de A. Louis, devant être soutenue sous sa présidence le 3 décembre 1754, lorsqu'un arrêt du parlement y mit obstacle et à bon droit, car il est difficile d'être plus obscène dans un sujet scientifique : *De partium externarum generationi inservientium in mulieribus, naturali, vitiosa et morbosa dispositione,* etc., etc.

Ce qui donnait parfois une certaine chaleur aux argumentations *quodlibetaires,* c'est qu'à côté de la salle où se passaient les examens, il y en avait une autre où l'on servait du vin, des rafraichissements, et, selon l'usage, aux dépens des récipiendaires. Or, quoique les thèses fussent toujours dédiées *Virgini deiparæ et sancto luvæ,* etc., la dignité du lieu fut quelquefois méconnue par l'effet de copieuses libations. C'est alors que les jeunes docteurs, les têtes chaudes, les imaginations vives, les hommes à saillies, à vives réparties, attisaient le feu de la dispute. Une thèse avait pour sujet, en 1787, *An inter edendum ostrea, meri potus ?* Négat. Corvisart, qui fut depuis premier médecin de Napoléon, ayant, pendant la dispute, largement bu et mangé, entra brusquement dans la salle où se passait l'examen ; il tenait à sa main un verre plein rase-bord d'excellent chablis ; il l'avala d'un trait, puis il dit : *Sic argumentabor contra conclusionem,* piquant à-propos qui fit éclater de rire la docte assemblée et trémousser les vieilles perruques qui en faisaient partie. (R. P.)

peu de loisir, lisez tout ce qu'a écrit Thomas Erastus, et principalement, *De occultis pharmacorum potestatibus*, et ses 4 tomes *Adversus novam medicinam Paracelsi*. Lisez aussi tous les jours les Aphorismes, le Pronostic, le Prorrhétic, les Epidémies ou les Coaques d'Hippocrate. Sur les Aphorismes ne prenez en tout que trois commentateurs, savoir : Heurnius, Hollier et Galien. Ménagez bien votre temps tous les jours, et prenez garde que de toute sorte de choses, le temps en est très précieux. *Nulla dies abeas quin linea ducta supersit*. Mais je me retiens de vous en dire davantage, *cùm habeas monitorem domesticum, eumque optimum*. Au reste, M. Tartel m'a rendu quinze livres pour vos thèses, savoir : neuf livres pour l'impression de la thèse, deux livres pour l'épître que vous avez ainsi voulu de votre grâce, et quatre livres pour la reliure ; tout cela a été fait un peu à la hâte ; si elles viennent à vous manquer, nous en ferons faire une autre édition plus belle. Je vous baise les mains, et suis, etc.

De Paris, ce 17 de décembre 1646.

LETTRE LXXXVI — *Au même.*

Votre lettre m'a fort réjoui, et suis bien aise qu'ayez reçu ma dernière de laquelle j'étois en peine. Je vous envoie donc, puisque vous l'avez agréable, un livre, *de morbis hereditariis* de M. Lionnet, avec un petit *libelle*, que l'on a fait ici courir pour censure, et pour réponse à ce premier ; j'y ajoute aussi un livre nouveau de feu M. Duval, touchant les plantes, dans lequel vous trouverez de fort bonnes choses, et principalement dans le *Traité des plantes purgatives ;* vous y trouverez aussi quelques thèses de médecine, et entre autres la cardinale, à laquelle je présiderai jeudi prochain, Dieu aidant : je la soumets à votre censure, et serai bien aise d'en avoir votre jugement.

Pour réponse à celle de M. votre père, que j'ai différée jus-

qu'à présent pour les divers empêchements que j'ai eus, et
entre autres, de mes leçons et de mon anatomie, je vous prie
de lui dire que pour le livre d'Érastus, je l'en remercie ; j'ai
tout ce qu'il a fait en médecine : j'ai aussi un petit traité qui
est huguenot. Cet auteur a été un très grand personnage, et
le premier homme de son temps : faites état de tout ce que
vous trouverez de lui, et lisez particulièrement les quatre
tomes qu'il a écrits contre Paracelse. Un jeune médecin ne
saurait mieux employer ses heures de loisir : *liber est-aureus,
et optimæ frugis plenissimus.* Je lui envoie aussi le *Salmasius
de primatu Petri* pour lui et pour ses amis : je le prie de le
bien envelopper, afin qu'il ne soit pas gâté ; et quand lui et
eux en auront fait, il me le renverra par voie sûre, s'il lui
plaît. Pour M. votre frère le soldat, je ne pense pas qu'il me
vienne voir, il m'a trompé trop fort pour m'y fier autrefois :
mais s'il vient, je lui ferai un sermon, puisque nous sommes
en carême. Au reste, je vous prie de dire à M. votre père que
malgré Paris et Montpellier et toutes leurs prétentions, *de
quibus nihil, mihi curæ*, je serai toute ma vie et de toute mon
affection son serviteur et son ami, quand même il ne le voudroit point. Je vous baise les mains, à madame Belin, à
M. Sorel, M. Allen, et suis de tout mon cœur, etc.

De Paris, ce 9 de mars 1647.

LETTRE LXXXVII. — A M. B. père, D. M.

Gardez le livre de M. de Saumaise tant qu'il vous plaira, et
même, si vous l'avez agréable, gardez-le pour toujours ; ce me
sera honneur si vous le voulez mettre dans votre bibliothèque.
Sinon faites-en tout à loisir, et vous me le renverrez quand
il vous plaira, pourvu qu'il soit bien enveloppé et par voie
sûre. Pour votre rhumatisme, nous allons entrer dans une
saison qui en dissipera les restes. Dieu aidant ; à quoi ma
thèse est bien propre, vu que l'eau fait à ce mal tout autre-

ment que le vin. Je sais bien que M. Mégard est mort. Je vous
félicite sur la charge d'ancien de votre collége et souhaite que
vous y soyez aussi longtemps que M. Seguin a été ici, qui a
aujourd'hui huitante-deux ans, et qui est notre ancien il y a
quinze ans. Dieu veuille bien déliver madame Belin de sa jau‑
nisse, à laquelle, *post saltem semel missum sanguinem, ex basi-
lica dextra*, je ne sais pas de meilleur remède que le séné et le
sirop de roses pâles, *in decoct. rad. taraxar. cichorii Sylv.
graminis, ex lege ut subinde repetatur.* Mais j'ai tort de me
mêler de vous indiquer des remèdes; je me rends semblable
à celui qui *noctuas Athenas; dicam tantum hoc unum*, la rhubarbe m'y semble trop chaude. M. le président de Courberin
vous peut assurer du favorable jugement que j'obtins le
15 mars contre les apothicaires au parquet de MM. les gens
du roi, où les compagnons furent étrillés tout du long. Tout
le palais les bafoua et se moqua d'eux; ils prétendoient des
réparations contre moi pour ce que j'avois dit de leurs boîtes,
de leur thériaque et confection d'alkermès, *quam campegius
dæmoniacam, nuncupavit, Rondeletius perniciosam et venenatam.*
Leur bézoard y fut si bien secoué, qu'il ne demeura que
poudre et cendre, comme l'a dit M. Hofmann, *in suis Parali-
pom.*, cap. 36. Je ne pris point d'avocat; je me défendis moi-
mème, fort au gré de mes juges aussi bien que de mes auditeurs. *Dimissi et refecti fuere tanquam ignari nebulones,
boni illi viri pharmacopei parisienses.* Ce procès ne m'a fait
qu'honneur et a fait connoître ma thèse, que tout le monde
demande. Ces coïons d'apothicaires ont trop pris de pouvoir
sur l'honneur de la médecine; il est grand temps de les rabattre, ou jamais on n'en viendra à bout. Je vous baise les
mains, à M. votre fils, à MM. vos frères, à M. Sorel, et suis de
tout mon cœur, etc.

De Paris, ce 24 d'avril 1647.

LETTRE LXXXVIII. — *Au même.*

Il y a longtemps que je vous dois réponse ; mes leçons publiques m'en ont empêché jusqu'à présent ; maintenant je m'en acquitte, et le tout, s'il vous plaît, sous vos bonnes grâces. J'ai reçu des mains de M. Gallien, conseiller de votre ville, le Salmasius bien conditionné, dont je vous remercie ; vous pouviez le garder plus longtemps. Quand M. de Blampignon s'en retournera, je lui donnerai de mes dernières thèses à vous rendre. Mon plaidoyer contre le gazetier n'est pas écrit, depuis cinq ans passés je n'en ai eu aucun loisir ; je le fis sur-le-champ, sans l'avoir médité et sans en avoir jamais écrit une ligne. Deux avocats qui venoient de plaider contre moi, l'un au nom du gazetier et l'autre au nom de G. la Brosse, me mirent en humeur de faire mieux qu'eux et de dire de meilleures choses. L'un ni l'autre ne purent prouver que *nebulo et blatero* fussent termes injurieux ; ils me donnèrent si beau champ, que leurs foibles raisons servirent à me justifier aussi bien que toute l'éloquence du monde, et mon innocence me fit obtenir si favorable audience, que j'eus tout l'auditoire de tous les juges pour moi : *et censorem, et curiam, et quirites.* Depuis ce temps-là j'avois commencé à l'écrire et en suis environ à la moitié ; j'ai bonne envie de l'achever, mais le loisir me manque ; je m'en vais travailler à quelque chose contre la cabale des apothicaires, afin de l'avoir tout prêt pour le faire imprimer si jamais ils m'attaquent, et puis je travaillerai à une méthode particulière, *in gratiam neophytorum,* en laquelle seront réfutés le bézoard, les eaux cordiales, la corne de licorne, la thériaque, les confections de hyacinthe et d'alkermès, les fragments précieux, et autres bagatelles arabesques, *quæ sunt meræ nugæ, solis ditandis pharmacopæis idoneæ ;* et pour cela il me faut trois ou quatre ans de loisir, outre que je prends soin particulier des études de mon fils aîné, que je veux présenter à l'examen le carême prochain, *de quibus singulis fa-*

ventem Deum expectamus. Quelqu'un avoit écrit un livret du parti de M. Arnauld, De saint Pierre et saint Paul. Après beaucoup de bruit et grande poursuite de loyolites, on a vu ici produite, sourdement néanmoins, une censure de l'inquisition de Rome contre ledit livre. Les juges de l'inquisition sont des moines ignorants et des jésuites pour leur cabale; il a ici couru contre cette censure des remarques par lesquelles est fort bien prouvé et démontré que ce décret de l'inquisition n'est de nulle valeur en France. Ces notes furent condamnées au Châtelet par le lieutenant civil sur le mémoire et l'ordre qui lui fut envoyé par M. le chancelier, qui fait ce que veulent les jésuites. Le nonce, là-dessus, fit publier en quelques églises, où les curés étoient loyolites, ce premier décret de l'inquisition. La cour, avertie de ce désordre, après avoir ouï M. Talon pour le procureur général, a cassé tout ce qui s'étoit fait au Châtelet, a fait défense au nonce de rien faire imprimer ni publier ici de l'inquisition romaine, qui n'ait auparavant été vérifié en parlement, etc. On dit que la remontrance de M. Talon et l'arrêt aussi s'imprimeront; si cela est, je tâcherai de vous en envoyer. On a imprimé ici ma thèse pour la troisième fois; tout le parlement et tout Paris se moquent des apothicaires et de leur imprudente impudence avec laquelle ils m'ont voulu attaquer; il n'est pas jusqu'à notre doyen qui n'ait voulu mettre trois grandes pages de mon plaidoyer dans son doyenné, *in commentariis facultatis*, comme M. Duval y mit il y a cinq ans mon affaire contre le gazetier. On n'a rien fait contre le livre de M. de Saumaise, *de Primatu Petri*, qui est autant que condamné, *quia auctorem habet calvinistam*, ni contre deux autres livres que nous avons de lui in-8° contre feu M. Grotius : *de Eucharistia et transsubstantiatione*. On ne les censure point, d'autant qu'ils sont autant et pis que censurés, puisqu'ils sont huguenots; mais personne n'en attaque l'auteur, qui se défend si bien, que même le père Petau, *doctissimus Loyolitarum*, ne produit rien contre lui, combien qu'il y ait longtemps qu'on l'attende. M. Blondel, ministre de

Charenton, a mis en lumière, il y a environ dix ans, un gros in-folio *De la primauté de l'Église*, contre Baronius, Duperron et autres. Ce livre est admiré ici comme un grand et horrible travail, mais on n'y a pas répondu : un évêque m'a dit autrefois qu'on ne répondoit point à ces livres-là, parce qu'ils ne se pouvoient réfuter. Le même Blondel a mis au jour depuis trois mois, imprimé en Hollande, un petit livret in-8° de dix feuilles d'impression contre la papesse Jeanne où il montre qu'elle ne fut jamais. Je ne sais pas ce qu'en diront les directeurs de Charenton, qui lui paient sa pension de ministre; mais il est certain que ce Blondel est un homme qui cherche maître ou parti en matière de religion, qu'il n'est pas si fort huguenot que les autres ministres, qu'il est papiste en quelque chose; il hante fort en Sorbonne; il est historiographe de France, et est suspect aux siens propres. Feu MM. Casaubon et Grotius ont autrefois été de même. Il n'y a rien de nouveau en nos écoles, sinon que nous avons perdu cette année deux de nos docteurs, savoir : M. Béraut, âgé de soixante-trois ans, et M. Erbaud, vieux huguenot âgé de huitante-trois ans. M. Thevart s'en va faire imprimer un troisième tome des Conseils de M. de Baillou; M. Riolan, *ad multa se accingit*, savoir, à l'impression de son Anthropographie latine, in-folio, *quarta parte adauctam*, à mettre tout en un tome in-quarto comme le Perdulcis, les œuvres de feu M. son père, augmentées de divers traités; à faire un autre tome d'Opuscules françois, dont il est l'auteur, où il y en aura un qui fera bien du bruit; on commencera l'hiver prochain à imprimer. Nous attendons le mois prochain un nouveau livre de M. de Saumaise, qui sera, *de Anno Climacterico, adversus vanitates astrologorum*. Ses amis l'attendent ici à la Saint-Remi; on dit qu'il y doit passer l'hiver, et qu'après avoir vu ses amis il veut consulter des messieurs de la Bibliothèque du roi pour travailler sur le Nouveau Testament après Heinsius et Grotius. Il est plus mal que jamais avec D. Heinsius, et c'est pourquoi il veut nous donner ce livre, comme il l'a promis en son traité, *De Calculo*, pag. 62. Je voudrois qu'il

nous eût donné avec cela son Pline et son Dioscoride, et
soixante observations qu'il a faites sur Pline, *et ipse mihi re-
tulit*. Mais tout est à craindre, d'autant qu'il est usé, cassé,
sec et goutteux, *et prope sexagenarius : opto tamen nestoreos
annos in reipublicæ litterariæ commodum*. Mon second fils, âgé
de quatorze ans et trois mois, répondit le mois passé de toute
la philosophie grecque et latine, publiquement, où nous
eûmes pour auditeurs un nombre infini d'honnêtes gens. A
la fin de son acte il passa maître ès-arts, *magna exultatione
totius Academiæ*. Je le remets dans ses humanités pour un
an, et puis je le ferai étudier en droit, afin qu'il puisse quelque
jour me défendre si les apothicaires *aut similes alii nebulones*
entreprennent encore de m'attaquer. J'ai bien des amis qui
veulent me faire croire qu'ils lui donneront de l'emploi et de
l'audience. Mes deux autres petits étudient, *et omnes educabo
in eam spem ut tibi tuisque pro virili inserviant*. M. de Balzac
nous a ici donné tout de nouveau deux volumes de lettres
choisies, qui font en tout six tomes de lettres, outre son *Prince*
et ses *Œuvres diverses in-quarto*. Pour votre autre lettre que
m'a délivrée M. de Blampignon, je vous promets que je le servirai *tuo suoque nomine pro virili*. Il m'a donné un mémoire des
livres que désirez recouvrer ici; je vous promets que j'en aurai
soin. Les Consultations de R. Solenander sont fort rares (1) : je
n'ai jamais trouvé ce livre à vendre qu'une fois. Je ne sais ce que
vous entendez par *Penæ et Lobelii stirpium adversaria nova :
pars prima folio*. Est-ce que vous avez l'autre volume intitulé
Observationes? Tout le reste qui vous manque se pourra trouver
avec le temps. Je vous baise très humblement les mains, à
madame Belin, à M. votre fils aîné, à MM. vos frères, à M. Sorel, à MM. Camusat, Allen et Gallien, et suis pour toute ma
vie, etc.

De Paris, ce 18 d'août 1647.

(1) *Consiliorum medicinalium sectiones quinque*, Francfort, 1596,
ou Hanoviæ, 1609, in-fol.

J'avois écrit cette lettre en intention de la donner à M. de
Blampignon, qui m'avoit promis de revenir; faute de quoi,
je vous l'envoie par le messager. Il n'y a rien ici de nouveau,
sinon que l'on a mis en la Bastille M. de Fontrailles, celui qui
se sauva de Narbonne lorsqu'on y prit MM. de Cinq-Mars et
de Thou; on dit néanmoins que ce dernier fait n'est point capital. On va faire à Grenoble le procès au maréchal de la
Motte Houdancourt. On dit que la reine ira au Palais la semaine prochaine pour y vérifier des offices nouveaux : *Dii
meliora!* Je vous donne le bonjour, etc.

De Paris, ce 22 d'août 1647.

LETTRE LXXXIX. — *Au même.*

Je vous dirai, pour réponse à la vôtre, que j'ai vu le libelle
diffamatoire des apothicaires de Tours, pour lequel il y a eu
ici procès que les médecins ont gagné, et le livret supprimé,
et les apothicaires condamnés à l'amende. Le livre de M. Blondel : *De la primauté de l'Église*, est un gros in-folio assez
cher, fort beau et fort curieux. Celui qu'il a fait contre la
papesse Jeanne n'est qu'un petit in-octavo fort embrouillé.
On nous promet autre chose de lui. On ne fait que commencer la nouvelle édition de l'Anthropographie latine de M. Riolan; elle sera in-folio, augmentée de la moitié. Pour le catalogue des livres que vous désirez, je n'en ai encore recouvré
qu'un, savoir, *Laurentius*, *de Crisibus*. Il en pourra venir
d'autres par ci-après. *Observationes de Lobel et Pœna* sont bien
plus rares qu'*Adversaria* J'ai aussi ce dernier, mais l'autre me
manque. J'ai vu tous les livres qu'il vous a plu m'indiquer
touchant les pharmaciens, et vous en remercie; je prends
un autre chemin. Je veux faire une méthode particulière, laquelle instruira les jeunes médecins, et détruira l'arabisme
des pharmaciens. Je pourrai faire aussi un petit livret en

françois, sans avoir besoin de tout ce que dessus, ayant un autre dessein bien plus aisé (1). Je verrai à cela dans un an, vu que j'ai en main autre chose qui me presse. *Si vires et otium dederit Deus*, je pourrai leur donner occasion de se souvenir de moi. Je vous prie d'assurer M. de Blampignon que je suis son serviteur, que j'ai reçu sa lettre, et que je le remercie de tout ce qu'il m'a écrit. Nous n'avons rien ici de nouveau, ôtez deux tomes de Lettres choisies de M. de Balzac, et le premier tome d'une géographie latine du père Briet, in-quarto, lequel ne contient que *Generales prænotiones geographiæ, Insulas Britannicas, Hispaniam et Galliam*. Le second tome contiendra le reste de l'Europe, et le troisième les trois autres parties du monde. *Miserrima temporum nostrorum conditio atque calamitas publica, impediunt quominus Bibliopolæ nostri majora melioraque non audeant*. Dans l'hiver prochain je vous enverrai quelques livres pour M. votre fils aîné, auquel je baise les mains, comme à vous et à madame Belin, et à tout ce qui vous appartient, et suis de toute mon affection, etc.

De Paris, ce 4 de novembre 1647.

LETTRE XC. — *Au même.*

Il y a longtemps que j'ai dessein de vous écrire, et votre lettre que je viens de recevoir m'a fait rentrer en diligence dans mon devoir. Excusez, s'il vous plaît, si par ci-devant je ne vous ai écrit; j'ai eu soin d'instruire mon fils pour son examen de carême, après lequel il a été reçu bachelier; mais il ne répondra que l'hiver qui vient; j'ai voulu aussi qu'il fît le paranymphe de nos écoles, à quoi, Dieu merci, il a réussi, tant en la composition qu'à la récitation de la grande

---

(1) Rien de ce que promet ici Gui Patin n'a été fait ni imprimé que je sache.   (R. P.)

harangue, qui a duré plus d'une heure et demie, et de six
autres petites. Elles pourront être imprimées, et en ce cas-là
je ne manquerai pas de vous en envoyer; j'ai encore eu un
troisième empêchement, qui a été de mener la brigue de
M. de Mortigni, qui avait répondu sous moi l'an passé; maintenant, Dieu merci, je suis un peu dégagé, puisque tout cela
est passé. On imprime ici un traité de *Hofmannus, de Anima
et ejus facultatibus, quatenus Medicus illas considerat* (1), et un
troisième tome des Conseils de M. de Baillou. M. Guillemeau
a ici présidé, le carême passé, à une thèse qui a été fort bien
reçue : je vous envoie quatre exemplaires, pour vous,
MM. Sorel, Blampignon et Barat; on l'imprime aussi en
françois, avec quelques observations sur la fin ; mais cela
n'est pas achevé. Nous avons perdu cette année deux de nos
anciens, savoir, le bonhomme M. Seguin et M. de la Vigne.
Le dernier en valait dix autres : *quiescant in pace.* Votre
M. Henry est un Lyonnois fort entendu à beaucoup de
choses, je ne sais ce qu'il alloit faire à Troyes. Vous savez
bien la disgrace de M. d'Esmery, surintendant des finances.
Le parlement est ici bien animé, mais je ne sais s'il aura
assez de pouvoir d'effectuer tout ce qu'il entreprend. Dieu
lui en fasse la grace. Je vous baise les mains, à M. votre fils;
à MM. Camusat, Allen, Blampignon, Sorel et Barat; et
je suis de tout mon cœur, quand même vous ne le voudriez
pas, etc.

De Paris, ce 11 de Juillet 1648.

(1) Il ne faut pas confondre Gaspard Hoffmann, né à Gotha le 9 novembre 1572, mort à Nuremberg le 3 novembre 1648; avec le célèbre
Frédéric Hoffmann. Cependant le premier ne manqua ni de savoir ni de
réputation. Harvey vint exprès le trouver pour lui faire part de sa
grande découverte, mais ce fut inutilement. Il a beaucoup écrit et sur
toutes sortes de sujets; en voici une preuve : *Relatio historica judicii.
acti in Campis Elysiis, coram Rhadamantem contra Galenum.* Nuremberg, 1642, in-12. Aujourd'hui il n'y a plus de lecteurs pour cet auteur. (R. P.)

LETTRE XCI. — *Au même*.

Je vous dirai pour réponse à la vôtre, de laquelle je vous remercie bien fort, que les paranymphes de mon fils ne sont pas imprimés ; mais ils ne le seront jamais que vous n'en ayez des premiers ; j'ai ici tant d'affaires que je n'ai pas eu loisir d'y penser, et votre lettre m'en a fait souvenir. On imprime la table du troisième des Conseils de M. de Baillou ; ce livre me déplaît pour le fatras qu'il y a, tiré des Arabes et de la pharmacie de ce temps-là ; mais néanmoins il y a de fort bonnes choses. Quand vous l'aurez, si vous en voulez profiter, n'en lisez que l'index qui sera à la fin ; il est fait de telle sorte qu'il vous représentera tout ce qu'il y a de bon en tout l'œuvre, et que vous n'aurez pas de regret du temps qu'y aurez employé. On imprime ici un traité *de Anima, et ejus facultatibus, quatenus medicus illas considerat*, de M. Hofmann : je vous en ferai part dès qu'il sera fait. Je suis bien aise qu'ayez vu, lu et approuvé la thèse de M. Guillemeau : mais n'est-ce pas celle que je vous ai envoyée ? Je suis tout-à-fait de votre sentiment sur la méthode et sur les remèdes simples, *sint pauca, sed bona ac selecta, et de quibus majores nostri fecere periculum*. On imprime en Hollande un traité nouveau de M. Vossius, *de Disciplinis*, et un autre de même que l'on imprime, *de Historiis Græcis et Latinis*. Cet auteur est un des habiles hommes qui soient aujourd'hui sur terre. On a imprimé depuis peu au même pays un livre nouveau in-octavo sous ce titre, *Les jésuites sur l'échafaud*. L'auteur en est un jésuite révolté et retourné, nommé le père Jarrige, lequel dépouilla la casaque du père Ignace l'an passé à la Rochelle. Il accuse et convainc par exemples et circonstances requises là-dedans, les sociétaires de faire de la fausse monnoie, et débaucher des femmes à la confession, d'avoir des garces en leurs maisons habillées en valets, de pédérastie, et autres crimes pendables. Si quelqu'un de vos marchands a intelligence en Hollande, faites-en venir hardiment, car l'habile cabale fera ce qu'elle pourra pour le supprimer; combien que je croie bien fort que cela n'empêchera pas qu'il ne devienne commun (1). Il y a en Flandre grosse querelle des médecins contre les apothicaires, avec des requêtes imprimées de part et d'autre, au roi d'Espagne. Si les médecins veulent,

(1. On a pu accuser les jésuites d'intrigue, d'hypocrisie, de souplesse, d'un esprit d'orgueil et de domination ; de s'être emparés de la conscience des rois, de faire servir la religion au succès de leurs desseins souvent très mondains ; d'avoir brisé, opprimé tout ce qui leur faisait ombrage, notamment les jansénistes, forcés de *boire jusqu'à la lie*, comme le disait Letellier, le *calice de l'indignation de la société;* on a pu les accuser de probabilisme, de restrictions mentales, de doctrines assez relâchées, accusations plus ou moins fondées ; mais leurs mœurs furent toujours pures et sans reproches, quoique religieux non cloîtrés. D'Alembert, qui certes les aimait peu, en fait tout exprès la remarque. Lorsqu'ils furent expulsés en 1763, on n'articula contre eux aucun grief de ce genre. Le père Lemoine, qui, dans sa *Dévotion aisée,* veut, en faveur des dames, *joncher de roses et border de jasmin* le chemin du paradis, était un homme de mœurs pures. Sanchez n'a jamais éveillé la médisance sous ce rapport. On a dit d'Escobar, aussi austère dans sa conduite que relâché dans sa morale, qu'il achetait le ciel bien cher pour lui-même et le donnait à bon marché aux autres. Qui a jamais pensé à médire du père Bourdaloue, et cependant on a dit de lui que s'il *surfaisait dans la chaire, il rabattait dans le confessionnal.* Qui ne connaît ces vers de Despréaux :

> Si Bourdaloue, un peu sévère,
> Nous dit : Craignez la volupté;
> Escobar, lui dit-on, mon père,
> Nous la permet pour la santé.

Or, comment Gui Patin, doué d'esprit et de sens, a-t-il pu s'en rapporter à un homme sans conscience et sans foi, à un jésuite *révolté* et *retourné,* comme il le dit? un peu de prudence et de méfiance, il nous semble, n'eût pas été de trop. Mais la haine ne raisonne pas, ou raisonne mal. Aux yeux de certaines gens, le jésuite est une espèce à part de l'humanité ; le christianisme de Loyola n'est pas le même que le christianisme de Jésus, etc. Pascal n'a jamais été jusque là. (R. P.)

ils auront bientôt ruiné ces fricasseurs d'Arabie. Je ne doute point que n'ayez reçu la déclaration du roi, que le parlement a fait et publié depuis trois jours. Ils ont envie de faire encore bien mieux l'hiver prochain après la Saint-Martin. Le roi est encore à St-Germain, *undè dicitur rediturus intra octiduum.* Je vous baise les mains, à madame Belin, à MM. vos frères, à M. Sorel, à MM. Camusat et Allen : et suis de tout mon àme, et à M. votre fils, etc.

De Paris, ce 28 d'octobre 1648.

LETTRE XCII. — *A. M. B. fils D. M.*

Je vous ai beaucoup d'obligation, et à M. votre père, du soin que vous avez de moi : depuis trois mois je n'ai vu qu'une de vos lettres, savoir, celle du dixième de mars; il faut que les deux autres aient été égarées. Je vous remercie néanmoins du souvenir et de la bonne volonté qu'avez pour votre serviteur. Je pense qu'il ne sera pas besoin que nous empêchions nos amis, vu que l'on nous fait espérer que dans peu de jours nous jouirons de la paix que MM. nos députés ont accordée depuis trois jours à Ruel, avec les députés de la reine; elle n'est pas encore ratifiée ni publiée, pour quelques instances qu'y font à l'encontre MM. les généraux que nous avons ici, ou au moins quelques uns d'entre eux, qui semblent être malcontents de cette paix : mais je pense qu'il faudra qu'ils en passent par là. Vous savez le naturel des princes, ils aiment mieux la guerre que la paix, et c'est à nous tout le contraire; nous ne saurions ni ne devons faire la guerre, la paix ne nous étant pas seulement utile, mais nécessaire aussi. Si Dieu nous donne cette paix bientôt, j'espère de vous écrire plus amplement; je la souhaite de tout mon cœur, comme aussi que M. votre père soit bientôt quitte de sa paralysie, pour laquelle, en cette saison trop humide, il faut le saigner hardiment du bras qui n'est pas du côté malade, et

même un peu du bras malade, *sine ullo metu ;* puis le purger
plusieurs fois de séné, de sirop de roses pâles, de fleur de
pêcher, et même d'un peu de diaphénic. *Sed noctuas Athenas mittere ne videar, sileo, et nihil definio.* Nous avons ici
perdu un des plus grands hommes qui aient jamais été en
notre profession, savoir, le bonhomme M. Nicolas Pietre,
notre ancien, âgé de huitante ans, lequel mourut ici le 27
de février, *ex hydrope pulmonis. Quiescat in pace !* Il a fait
autrefois honneur à notre profession et à notre compagnie,
et moi en particulier lui ai de très grandes obligations. Je
vous baise les mains, et à M. votre père, à MM. vos oncles,
à MM. Sorel, Camusat, Allen, et suis de toute mon affection, etc.

De Paris, ce 14 de mars 1649.

LETTRE XCIII. — *Au même.*

Je vous remercie de votre dernière, comme aussi M. votre
père de l'offre qu'il me fait de sa maison : je pense que nous
ne bougerons d'ici, et que Dieu touchera le cœur de la reine,
afin qu'elle nous donne bientôt la paix, laquelle lui est aussi
avantageuse qu'à nous-mêmes, vu que si la guerre dure plus
longtemps, elle y perd autant que pas un, en ruinant le
royaume qu'elle doit conserver tout entier au roi son fils, qui
est notre maître, et contre lequel Paris n'a pas pris les armes,
ains s'est seulement défendu contre ceux qui vouloient empêcher qu'il n'y vînt du pain. Nous désirons ici le roi et la
reine aussi ; mais il est vrai que le peuple et les bourgeois
haïssent horriblement le Mazarin, et ne pensent pas qu'il puisse
jamais revenir ici avec sûreté, et je crois, s'il est bien conseillé,
qu'il ne l'entreprendra pas. Pour mon particulier, il ne m'en
chaut, celui-là ou un autre, vu que peut-être après lui il en
viendra un autre qui sera encore pire et plus grand larron ;
cela nous obligeroit de dire comme ce bonhomme de jadis :

Antigonium refodio. On a ici merveilleusement écrit sur la cause de la guerre et contre ce bateleur et comédien politique. On fait ici un recueil de bonnes pièces qui sera gros (1). Nos députés sont encore à Saint-Germain, comme aussi ceux des princes et seigneurs nos généraux, avec ceux du parlement de Rouen et celui de M. de Longueville. Notre paix est bien plus aisée à faire que la leur, vu qu'ils ne sont pas si aisés à contenter que nous, et qu'ils veulent absolument que le ministre d'État italien détale de la France. Dieu leur fasse la grâce de s'acquitter bientôt de leur commission, et de s'accorder aussi pour le commun bien de la France : *sive remaneat fungus ille vaticanus, sive excedat.* Je supplie très humblement M. votre père de ne se plus servir de pilules cochées, ains plutôt de se purger avec une infusion de trois drachmes de séné, et une once de sirop de roses pâles ; que si ce remède lui est trop foible, qu'il y ajoute une dragme de diaphénic, ou de diaprunis solutif ; que s'il ne se peut purger qu'avec des pilules, qu'il en fasse faire exprès avec aloès, poudre de séné et sirop de roses pâles. Les lavements lui seront fort bons, *si paretur ex decocto emollientium, in quo bullierint senæ orientalis* iij ƺ. *cum mellis communis* iij ƺ. Je n'en voudrois point de plus âcres ni de meilleurs, *faciat periculum.* Mais je le prie surtout qu'il se fasse saigner au plus tôt *ex brachio sano, propter intemperiem viscerum, et fluxum hemorroïdalem, etc.; quod si fecerit, haud dubiè non pænitebit.* Laissons la dispute pour les écoles ; mais je pense que la paralysie de M. votre père se fait *à sero bilioso,* et vous verrez par la saignée qu'il a de mauvais sang dans les reins. Je lui baise les mains de toute mon affection, comme aussi à vous et à tous nos amis de delà, et suis, etc.

De Paris, le samedi, 27 de mars 1649.

Il y a aujourd'hui un mois que nous perdîmes un homme incomparable *et planè Roscium in arte suâ,* savoir, M. Piètre,

(1) Les Mazarinades.

notre ancien : *nulla ferent talem sæcula futura virum*. Il avoit
huitante ans. Je prie Dieu qu'il renvoie bientôt la santé à
M. votre père, et à nous la paix, avec le retour du roi à Paris,
ou s'il n'y revient, *vivat, valeat, et hostes vincat*. Les Espagnols et les Hollandois s'offrent de venir ici à notre secours
contre Mazarin; mais Dieu nous garde de telle accointance et
de telle milice; une bonne paix vaudra mieux que tout cela.

LETTRE XCIV. — *Au même.*

Il ne s'est passé jour que je n'aie eu envie de vous écrire,
depuis que Dieu nous a donné la paix; mais j'ai tant d'affaires
de deçà et tant de malades à visiter, que jusqu'ici je n'ai encore pu m'acquitter de ce devoir. Enfin, je m'y prépare pour
vous dire que, malgré Mazarin, nous avons fait bonne chère
trois mois durant, et mangé de la viande tout le carême sans
offenser Dieu; ensuite de cela, que la paix nous est avantageuse en plusieurs façons, et particulièrement en ce que la
déclaration du mois d'octobre passé subsiste tout entière,
car pour l'article des prêts au denier douze, c'est une bagatelle. Les partisans sont perdus, et peuvent bien dire avec
Virgile :

Funditus occidimus, nec habet fortuna regressum.

Mais, me direz-vous, le Mazarin n'est pas sorti du royaume,
comme vous prétendiez. Cela est vrai; mais donnez-vous patience et un peu de temps :

Grata superveniet quæ non sperabitur hora.

Les princes qui l'ont retenu ne veulent pas le laisser aller, afin
de le manger eux-mêmes quelque jour. M. le duc d'Orléans
et sa femme, le prince de Condé, sa femme et sa mère, sont
ici; le roi même y viendra quand il voudra. L'Anatomie latine, in-folio, de M. Riolan est achevée. C'est un livre d'une

pistole, étant relié de veau. Nous attendons ici, dans le mois
prochain, *Vitam et philosophiam Epicuri*, en trois volumes
in-folio, avec les commentaires de M. Gassendi, professeur
royal, qui est un très grand homme. Je crois que vous savez
bien que le bonhomme M. G. Hofmann, notre bon ami, est
mort à Altorf l'an passé, le troisième de novembre, et que
nous avons perdu notre ancien maître, M. Nicolas Piètre, le
27 de février. Voilà deux grands luminaires éteints pour notre
profession. M. le maréchal de la Meilleraye n'est plus surintendant des finances, sa place n'est pas encore donnée. M. Servien, notre unique plénipotentiaire à Munster, est arrivé à
Saint-Germain. L'archiduc Léopold assiège Ypres en Flandre.
On dit que M. le comte de Harcourt s'en va pour y commander notre armée. Les Huguenots ont fait grand bruit, le
jour de Pâques fleuries, à Montauban. Il y a encore du bruit
à Bordeaux. Les Anglois ont créé septante-huit directeurs qui
auront soin de conserver la liberté publique, et ont coupé des
têtes à plusieurs grands d'Écosse; ils se vont apprêter à faire
la guerre à l'Irlande et l'Écosse. Le roi d'Espagne a perdu
tout-à-fait l'esprit. Je voudrois bien que M. votre père fût
guéri; je le prie de se purger souvent. Je lui baise les mains, à
vous, à madame votre mère, à M. Sorel, à MM. vos oncles,
Camusat et Allen, et suis, etc.

De Paris, ce samedi 17 d'avril 1649.

LETTRE XCV. — *Au même.*

Je vous fais réponse tant par inclination que par obligation, pour vous remercier du soin que vous avez de me donner de vos nouvelles et de celles de M. votre père, auquel je
souhaite de tout mon cœur longue et heureuse vie, comme à
mon meilleur ami. Pour notre paix, je vous prie de croire
qu'elle est bonne, bien faite, avantageuse et bien stable, et
je vous assure que la reine est bien fort détrompée de tous les

abus qui l'avoient induite et portée à bloquer Paris: elle n'est pas prête à recommencer ; il lui en coûte plus qu'à pas un ; elle sait fort bien le danger dans lequel elle s'étoit mise, et n'y reviendra jamais. Le Mazarin est son malheur et son démon, et le nôtre par conséquent ; je ne l'aime non plus que le diable, et le tiens pour ce qu'il est, *merus nebulo*, un pur faquin, un pantalon à rouge bonnet, un bateleur à longue robe ; et néanmoins je vous dirai que, vu l'état auquel sont les affaires à la cour et chez la reine, quand le parlement aurait pu chasser Mazarin, nous n'en serions pas du tout mieux, et n'aurions jamais que du mal en France, jusqu'à ce que M. le prince de Condé, qui est un dangereux compagnon, ait changé d'esprit et se soit mûri. C'est lui seul qui est cause de tout ce qui s'y est fait de mal : il avoit donné sa parole au parlement, et puis, les abandonnant, il a pris le parti contraire pour de l'argent, au lieu d'étouffer un fripon d'étranger, et de travailler pour l'honneur et pour le bonheur de la France. Ceux qui font courir le bruit que l'on recommencera la guerre contre Paris ne savent pas comment vont les affaires ; outre que la reine n'en a point d'envie, ce ne seroit point son plus court. J'entends bien ici quelques uns qui le disent, *sed nesciunt quid dicunt.* Les uns sont partisans, les autres ont prêté aux partisans, et tous parlent pour leur intérêt. Les autres ont du blé à vendre, qui voudroient qu'on l'achetât bien cher, et qu'on en fît grande provision, et ainsi des autres. Le roi et la reine sont à Compiègne. L'archiduc Léopold bat Ypres de près. Le Mazarin et son capitaine des gardes, M. le Prince, se doivent aboucher à la Fère avec le comte de Pigneranda, plénipotentiaire d'Espagne pour la paix générale, de laquelle tous deux ont besoin. M. le duc d'Orléans est à Blois. Il y a grand bruit à Bordeaux et en Provence aussi. On croit aussi qu'il y en aura en Languedoc, où on va tenir les États. Il y a quelque constellation en rigueur contre les têtes couronnées. Les États du royaume de Suède assemblés ont déclaré à leur reine qu'ils vouloient dorénavant

vivre en république, et qu'ils lui faisoient défense de se marier.
M. Saumaise écrit pour le feu roi d'Angleterre contre ceux qui
lui ont coupé la tête. Le grand Gérardus Jo. Vossius, le plus
savant homme de toute la Hollande, est mort depuis peu à
Amsterdam. Je vous envoie du latin qui a été fait sur la paix,
je vous prie d'en donner un exemplaire à M. Camusat, avec
més très humbles baisements de mains. Il mourut hier ici un
conseiller de la cour, nommé M. Renaut, en la première des
enquêtes. Je vous baise les mains, à M. et à madame Belin,
à MM. vos oncles, à M. Allen, et suis, etc.

De Paris, ce 8 de mai 1649.

LETTRE XCVI. — *Au même.*

Pour réponse à la vôtre, je vous dirai que ceux de Bordeaux
qui assiégeoient Libourne y ont eu du pis, et que M. d'Epernon les a dissipés, et néanmoins on dit que la reine a envoyé
un nouveau commandement d'abattre les fortifications de
cette place, afin de mettre la paix partout. Le roi, la reine,
le Mazarin, sont à Compiègne; on dit qu'ils s'en vont à Amiens,
en prendre le gouvernement pour le Mazarin sur le maréchal
de Chaunes, qui ne le veut pas rendre autrement, et qui
veut tâcher d'attraper aussi les autres places de cette province. M. le Prince est à Chantilly. Toutes les troupes ont
passé la rivière de Saône et entrent dans le pays ennemi. Les
Suisses grondent bien fort qu'ils ne reçoivent aucun argent.
Il y a du bruit en Hollande pour un envoyé d'Angleterre
nommé Ladislas, qui a été massacré à table par des Anglois,
d'autant qu'il avoit été un des juges de leur feu roi. Le jeune et
nouveau roi d'Angleterre, par ci-devant prince de Galles,
et le prince d'Orange son beau-frère, sont soupçonnés d'avoir
fait faire ce massacre qui déplaît aux Hollandois. L'Angleterre est tout-à-fait réduite en république. Gérardus Jo.
Vossius, le plus savant homme de Hollande, *si demas Sal-*

masium, est mort à Amsterdam depuis six semaines ; j'ai céans quinze volumes de sa façon (1). Il y est mort aussi un fort savant ministre, nommé Spanheim ; c'est celui qui a autrefois écrit *le Soldat suédois* et *Dubia Evangelica*, en quatre vol. in-quarto. On dit ici que le roi d'Espagne est mort le 17 de mai, à Madrid ; mais je ne sais plus qu'en croire, vu qu'on l'a dit plusieurs fois. Je vous prie de faire mes recommandations très humbles à M. votre père, lequel j'exhorte de penser à sa santé, et de se purger souvent avec séné et sirop de roses pâles, du vieux *in decocto portulacæ;* et même de se faire saigner quelquefois, tantôt d'un bras, tantôt de l'autre, *ut liberetur à tam importuno hospite*, comme aussi de ne boire que du vin vieux, et de le fort tremper. J'ai lu tout le livre *des Jésuites sur l'échafaud ;* je pense que tout cela est vrai, car il n'y a mal imaginable que ces fourbes ne commettent. Ces carabins, sortis de la brayette du P. Ignace, sont aussi méchants que le diable, et néanmoins ces fins pharisiens paroissent réformés comme pets d'apôtres. Depuis la mort de feu M. N. Piètre, notre ancien, qui étoit un homme incomparable, nous avons perdu le vieux père Vignon, de nonante-deux ans, et un jeune, nommé Crespin, de vingt-huit ans. Il n'y a ici aucun livre nouveau que *Anthropographia Riolani*, in-folio, qui est un très excellent livre. Je vous baise les mains, à M. votre père, à madame Belin, à MM. vos deux oncles, à MM. Camusat, Allen et Sorel. Il y a grand désordre à Bordeaux, contre M. d'Épernon, qui a fait tuer par trahison M. de Chambaret, chef du peuple, qui s'est soulevé contre la tyrannie de ce gouverneur. Un avocat du conseil, nommé M. Bautru, est dans un cachot au Châtelet, accusé d'avoir fait un libelle depuis six semaines, dans lequel le prince de Condé et le premier président sont offensés ; plusieurs se mêlent d'intercéder pour lui, et même M. le duc de Beaufort. Je souhaite

(1) La collection de ces ouvrages a été publiée sous le titre de G. J. Vossi *Opera omnia*, Amsterdam, 1695 — 1701, 6 vol. in-fol.

qu'on lui pardonne, *quando quidem tam multis in hunc diem
licuit insanire.* Je vous baise les mains , et suis de toute mon
affection , etc.

De Paris , ce 5 de juin 1649.

Hier au soir M. le Prince arriva ici de Chantilly, presque
inconnu, et sans aucune acclamation. Gaston est encore à la
cour à Compiègne ; on dit qu'ils s'en vont à Amiens. On parle
ici du mariage de la nièce du bateleur avec M. le duc de
Mercœur, lequel est accordé de parole ; les effets s'en pourront ensuivre, *adeo sunt infatuati principes nostri.* Et néanmoins il y a sur ce mariage plus à penser qu'à dire. Lisez le
proverbe dans Erasme : *Aut regem, aut fatuum nasci oportet.*

Hæroum filii noxæ.

LETTRE XCVII. — *A. M. B. fils, D. M.*

Je suis bien aise que M. votre père se trouve mieux : il est
infaillible qu'il se portera mieux dorénavant, *propter mitiora
tempora,* s'il veut un peu s'aider : il faut qu'il continue de
se purger, afin de se décharger tout-à-fait. Quand il voudra
voir le livre du père Jarrige, je l'ai céans, et m'offre de lui
envoyer. Ce père révolté n'a pas tout dit ; il viendra par ci-
après un autre volume du même homme, qui pourra dire
le reste. M. votre père se devroit faire saigner du bras même
du côté de son mal ; nous le faisons faire ici fort souvent, et
nous en trouvons bien : je l'ai fait faire trois fois depuis un
mois, *cum felici successu.* Qu'il ne se hâte point de m'écrire,
il me suffira toujours d'apprendre qu'il soit en bonne santé,
de par vous, ou par autrui. On dit ici que le roi et toute la
cour sont sortis de Compiègne pour aller à Amiens, mais
nous n'avons pas encore lettre qu'ils y soient arrivés. Ceux
de Bordeaux sont en paix et ont mis les armes bas. M. d'É-

pernon y est entré avec 200 chevaux , et y a profité; au moins l'avantage a semblé être de son côté, par la division qui a été entre le peuple et le parlement. Nous avons ici été plus sages et plus heureux : la reine y a envoyé M. de Cominges, lieutenant des gardes, y faire exécuter les articles du traité de paix, à la place de M. d'Argenson, qui avoit tout gâté. Elle a aussi envoyé en Provence M. d'Étampes de Valencey, conseiller d'État, pour pacifier la province, laquelle est toute en armes contre le gouverneur, qui est le comte d'Alez. Aix, Arles et Marseille se sont de nouveau réunies ensemble pour s'opposer aux efforts et aux entreprises de ce tyranneau. Le mariage de M. de Mercœur avec l'aînée mazarine n'est ni fait ni conclu; il pourra pourtant bien se faire, *si principes nostri in tanta quâ hactenus vixerunt socordia, firmiter perseverent.* Il y a ici force procès de banqueroutiers frauduleux, de maltôtiers, partisans et gens d'affaires, *quos genuit quoties voluit fortuna jocari ;* desquels on peut dire ce que Tacite a dit des astrologues : *genus hominum quod in civitate nostra semper vetabitur et sem per retinebitur.* On continue toujours ici de faire des libelles mazarinesques : aussi le temps y est-il fort propre, *difficile est satyram non scribere,* etc. Il y a du bruit en Italie entre le pape et quelques princes, qui l'ont menacé d'y faire venir le Turc ; et cela pourra bien être, qu'il y viendra sans qu'on le mande : les princes de la chrétienté sont assez méchants pour mériter ce fléau : j'ai peur qu'à la fin Dieu ne se lasse d'être chrétien , les voyant si cruellement méchants. Je vous baise les mains, à M. et à madame Belin, et à tous nos amis, et suis, etc.

De Paris, ce samedi 19 juin 1649.

M. le Prince est allé en Bourgogne. Je vous ai écrit celle-ci en hâte, afin que ne fussiez en peine de moi. Je m'en vais partir, bien malgré moi, pour aller vers Fontainebleau, y voir le fils d'un trésorier de l'extraordinaire des guerres, qui y est fort malade ; le père et la mère m'y mènent dans leur carrosse ; c'est sur le chemin de Provins. Adieu, monsieur, etc.

LETTRE XCVIII. — *A. M. B. fils, D. M.*

Je suis fort aise que M. votre père se porte mieux, et souhaite fort que le beau temps achève l'intégrité de sa santé. A ce que je vois, vous avez donc aussi à Troyes des charlatans de longue robe, *et de ordine Melchisedech.* Ce ne sera qu'un feu de paille : il y en a ici de toutes façons ; mais ils ne font point de miracle, ils meurent presque aussitôt qu'ils sont nés : ou la pauvreté et la gueuserie les étouffent, ou les remords de leur conscience pour les homicides qu'ils commettent. Le roi, la reine, Gaston, le Mazarin et toute la cour sont à Compiègne. M. le Prince est encore en Bourgogne. On dit que le Mazarin est allé à St-Quentin traiter avec Pigneranda, pour accorder d'un lieu à faire la paix ; M. de Lionne, secrétaire de la reine, est aussi allé à Bruxelles. Je ne sais si le Mazarin osera bien entreprendre de quitter la reine, vu que cette place lui est si précieuse. Pour la paix, je ne pense pas qu'il la fasse jamais ; il ne mérite pas que Dieu lui fasse cette grâce, joint qu'il n'en a pas l'esprit ; de même, je pense que ce n'est pas son plus court ; je la souhaite néanmoins de tout mon cœur : si elle n'est bonne pour lui, elle le fera aussi bien qu'elle est nécessaire, à toute la France. Samedi dernier de grand matin, un imprimeur nommé Morlet fut ici surpris imprimant un libelle diffamatoire contre la reine, sous ce titre : *La Custode du lit de la reine.* En voici le premier vers (1).

Peuples, n'en doutez plus, il est vrai qu'il la baise, etc.

Il fut mis au Châtelet, et dès le même jour il fut condamné d'être pendu et étranglé. Il en appela à la cour : lundi on

_____
(1) Gui Patin dit avec raison un *libelle diffamatoire;* mais lui-même est-il bien réservé sur ce point délicat ? Sa langue et sa plume

travailla à son procès; hier mardi il fut achevé, et sa sentence confirmée. Quand il fut sorti de la cour du palais, le peuple commença à crier, puis à jeter des pierres, à frapper à coups de bâton et d'épée sur les archers, qui étoient en petit nombre. Ils commencèrent à se défendre, puis à se sauver; le bourreau en fit de même : ainsi fut sauvé ce malheureux, et un autre qui étoit au cul de la charrette, qui devoit avoir le fouet et assister à l'exécution de Morlet. Il y eut un archer de tué, plusieurs fort blessés : *de cæteris Deus providebit.* Le désordre est toujours fort grand en Provence; les députés des États du Languedoc fort mal contents. On dit que la reine a dit de sa propre bouche qu'elle aimoit mieux périr que de rentrer dans Paris; c'est qu'elle n'oseroit y venir sans le Mazarin, qu'elle n'ose abandonner. Si elle n'y vient, il y a bien du monde résolu de s'en passer. Je vous baise les mains, et à tous nos amis, et suis, etc.

De Paris, ce mercredi 21 de juillet 1649.

Nous aurons dans trois mois le beau *Sennertus* de Lyon, en trois volumes in-fol., dans lequel il y aura quelques traités ajoutés par dessus l'édition de Paris; elle y sera fort belle. La Philosophie d'Épicure, avec les commentaires de M. Gassendi, en trois volumes in-folio, est achevée à Lyon; il y en a une balle en chemin qui doit arriver demain ici, et un exemplaire pour moi, que j'attends et avec et sans patience. Le général des jésuites est mort dès le mois passé.

LETTRE XCIX. — *Au même.*

Je voudrois bien que M. votre père fût en si parfaite santé que je la lui souhaite, et en attendant que cela lui pourra

sont elles toujours prudentes? Non, sans doute, et les chefs de la Fronde, ces perpétuels insulteurs de la reine, firent tout leur possible pour tirer bon parti de ces médisances, de ces invectives répétées sur tous les tons et dans toutes les bouches. (R. P.)

arriver aussi avantageusement que je le désire à mon bon
ami, je vous dirai que le roi est ici arrivé le 18 de ce mois,
en compagnie assez médiocre, ayant dans son carrosse la
reine-mère, le duc d'Anjou son frère, Monsieur, Gaston et
sa femme, qui est la duchesse d'Orléans, le prince de Condé,
et quelque autre, avec le Mazarin, contre lequel le peuple
n'a rien dit, tant il est réjoui de voir le roi, qui en étoit
même en son individu royal très fort réjoui pareillement,
tout étonné de tant d'acclamations d'un peuple que l'on
avoit tâché de lui rendre si odieux. On n'a jamais vu à Paris
tant de réjouissances, qui est ce de quoi la reine, qui nous
vouloit affamer il y a six mois, a été fort étonnée, voyant
une si grande bonté du peuple de Paris, si bien que les voilà
revenus, pour tâcher de se remettre sur leurs affaires, qui sont
fort délabrées, et qu'ils ne peuvent réparer hors de Paris,
combien que la reine et le Mazarin aient bien eu de la peine
à se résoudre d'y revenir, tant ce bourreau d'Italien avoit
peur de sa peau. Maintenant, il ne songe plus à nous assiéger, mais plutôt à donner ordre qu'il ne soit assiégé dans
sa maison comme il seroit bientôt s'il grondoit tant soit peu.
Nous sommes désormais assurés qu'il n'ira plus au Palais
faire vérifier de nouveaux impôts ni de nouvelles créations
d'offices. Il y eut hier un an qu'il fit emprisonner deux
très hommes de bien, savoir, MM. du Blancmenil et de
Broussel, après un *Te Deum* que le peuple de Paris lui fit dé-
chanter dès le lendemain bien généreusement; il l'échappa
belle dès ce temps-là, et n'en aura jamais bon marché,
nisi sapiat in posterum. Les troubles d'Aix et de Bordeaux ne
sont pas encore cessés : il est de la justice de la reine et de
son conseil de les apaiser au plus tôt, afin de soulager les
pauvres peuples qui n'ont rien entrepris que de défendre
leur liberté contre la tyrannie de leurs gouverneurs. Les
partisans voudroient bien se servir du retour du roi pour
rétablir leurs affaires et leurs maltôtes, mais ils en sont bien
éloignés; la guerre mazarine les a tout-à-fait achevé de ruiner.

On ne parle pas ici de la paix générale, et je ne sais ce qu'en pourra faire Mazarin. En suite de tant de libelles qui ont été faits durant la guerre contre le Mazarin, il est ici venu de l'Italie un manuscrit qui contient sa vie, qui est toute autre chose que ce que l'on en a dit jusqu'ici : cela pourra s'imprimer quelque jour. J'ai reçu de Lyon depuis peu, *Universam Philosophiam Epicuris*, *cum animadversionibus Petri Gassendi*, en trois volumes in-folio, par présent qu'un médecin de Lyon m'a envoyé : c'est une des belles choses que j'aie jamais vues. Le mois de novembre prochain, le *Sennertus* entier s'y achèvera, en trois beaux volumes in-folio, beau papier et bien corrects, où seront ajoutés deux traités nouveaux du même auteur, *ante hac inediti* : ce sera le plus beau et le plus parfait cours de médecine qui ait encore été vu. J'attends avec impatience dans la St-Remi un manuscrit pathologique de feu M. G. Hofmann, que j'ai acheté bien cher, que je ferai imprimer lorsque nos libraires seront un peu rétablis. L'exécution de la paix d'Allemagne n'est pas encore achevée, mais ils en ont bonne opinion. Mais à propos de vous–même, que faites-vous, à quoi passez-vous le temps, combien d'heures étudiez-vous tous les jours? Quel livre lisez-vous ? *An Fernelium, Riolanum, Duretum, Hollerium? an Galenum et Hippocratem?* Ne lisez point de pratiques que vous ne sachiez fort bien la pathologie, *nisi habeas anatomen in munerato*. Et pour effet, lisez hardiment celle de Riolan, *quæ tota dirigitur ad praxim.* Je vous baise les mains, et à tous nos bons amis, et suis de toute mon affection, etc.

.De Paris, le 27 d'août 1649.

LETTRE C. — *Au même.*

Je me mets en état de faire tout ce que désirez de moi, afin que reconnoissiez que je ne me veux pas épargner en aucune chose qui regarde votre s.rvice. Voilà que j'écris, selon

que le désirez, à M. Charpentier, notre collègue, combien
que je n'aie point de grandes habitudes avec lui et commerce du tout : j'écris néanmoins hardiment, tant pour l'a-
mour de vous et de M. votre père, mon bon et ancien ami,
que d'autant que votre demande est juste, civile et honnête.
Je ne vous saurois dire quel cas M. Charpentier fera de ma
lettre, comme il est un stoïque un peu bourru, et un de
ceux de notre compagnie que je hante le moins; mais parce
qu'il est homme d'honneur et généreux, je ne laisse point
d'en espérer quelque chose. Quoi qu'il en soit, et tout au pis
aller *ut ut sit*, je fais ce qu'avez désiré : *Facio, domine*, disoit Pline à Trajan, *quod voluisti*. Je souhaite qu'il réussisse.

Il y a ici querelle entre le prince de Condé et le Mazarin ;
M. le duc d'Orléans est entre les deux, comme Crassus étoit
à Rome entre César et Pompée : *sola futuri Crassus erat belli
medius mora*. Ce dit Lucain : celui qui aura le duc d'Orléans
de son côté sera le plus fort. M. le Prince demande qu'il
soit chassé, et qu'en sa place la France soit gouvernée par
un conseil de plusieurs grands personnages qui seront choisis
pour cet effet. On parle là-dessus de MM. les premiers présidents,
de Nesmont, d'Avaux, Talon, du maréchal de l'Hôpital, de
Chavigny et autres. Le prince de Condé demande aussi qu'on
fasse le procès à ceux qui n'ont point fait la paix avec l'Espagnol quand ils ont pu la faire avantageuse pour la France,
et que l'on fasse rendre compte à ceux qui ont manié les finances depuis six ans. M. de Longueville est ici arrivé depuis
deux jours, qui vient pour aider à son beau-frère et qui est
ennemi du Mazarin.

Le père Caussin, *popularis vester*, fait ici imprimer un livre
intitulé : *De regno et domo Dei ;* il sera en deux volumes
in-folio. Je vous baise les mains et à M. votre père, à madame
Belin, à MM. Belin et Sorel, vos deux oncles, à MM. Camusat
et Allen, et je serai toute ma vie, etc.

De Paris, le 26 de septembre 1649.

Je n'ai point voulu cacheter la lettre de M. Charpentier, afin que puissiez voir ce que je lui écris à votre sujet ; ce sera à vous de la fermer comme il vous plaira.

LETTRE CI.

Je prends la hardiesse de vous écrire la présente en faveur d'un honnête homme, nommé M. Belin, le père, doyen des médecins de Troyes, pour lequel je vous supplie très humblement, et vous demande une grâce, savoir, qu'il vous plaise vous employer pour lui envers madame la marquise de Laval, près de laquelle vous êtes maintenant, afin que dorénavant et en votre absence, elle veuille et lui plaise se servir de lui, comme elle a fait par ci-devant, pour les malades de sa maison, dont elle a été contente. Un notaire malveillant, de la race des imposteurs et gabeleurs, lui a ôté depuis peu cette pratique, pour la faire donner à un homme qu'il portoit, et duquel on s'est mal trouvé. S'il y peut rentrer par votre recommandation, il vous en sera très obligé, et moi pareillement. Il est homme d'honnenr et savant, et votre compagnon d'école il y a trente ans ; qui vous a même déjà quelque obligation, et vous êtes autrefois employé ici pour lui en quelque procès qu'il avoit. Je crois que vous ne serez point marri de l'avoir obligé ; il est homme de mérite, *vir bonarum artium et bonarum partium*, et bon praticien ; il saigne hardiment, *supra morum suorum popularium*, et est bien éloigné de la forfanterie arabesque et chimique. *Ausim quoque alio et ferè alieno nos eum tibi commendare.* C'est que feu M. son père, qui est mort l'ancien médecin de Troyes, étoit licencié de notre faculté : ainsi vous êtes presque obligé de tâcher de le servir, *ut facies certè si benè te novi : nec profecto passurus es ut alter talem locum ei eripiat.* Je vous en conjure, monsieur, de toute mon âme, et vous promets que je m'en tiendrai obligé à votre bonté toute ma vie. La querelle du prince de Condé

avec le Mazarin continue, sans que l'on sache de quel côté se
rangera M. le duc d'Orléans ; qui fera pencher la balance
et l'emportera. Je vous recommande derechef l'affaire de
M. Belin , et je serai de toute mon âme , etc.

De Paris, ce 26 de septembre 1649.

LETTRE CII. — *M. B. père , D. M.*

Le présent porteur s'en retournant en votre bonne ville de
Troyes, d'où il est natif. et m'ayant fait l'honneur de me
venir dire adieu , m'a donné occasion de vous écrire la présente, qui n'est à autre fin que de m'entretenir toujours en
vos bonnes grâces , de vous assurer de la santé de toute ma
famille. Le 9 du mois prochain, mon fils aîné répondra de son
troisième acte, pour être licencié à la Saint-Jean prochaine,
et pour passer docteur par après quand il plaira à Dieu. Je
reçus hier de Lyon , en quatre tomes in-folio , *Jo. Henrici
Alstedii , Encyclopœdiam universam,* qui est un livre merveilleusement étoffé et enrichi de beaucoup de belles choses. On
imprime quelque part en France, mais en cachette, les Mémoires et Instructions politiques du feu P. Joseph , capucin ,
qui étoit un des secrétaires du cardinal de Richelieu ; ce sera
un in-folio. Nous aurons ici bientôt de Rouen ; en deux vol.
in-folio , les Mémoires de feu M. de Sully , qu'il avoit fait imprimer de son vivant en sa maison, et qui n'ont jamais été
vus que très peu. On achève le *Sennertus* à Lyon ; en trois
volumes in-folio, qui sera augmenté de trois traités nouveaux ;
l'impression en sera belle et bonne. M. J. Waleus, *professor
anatomicus Lugduni Batavorum ,* y est mort depuis quelques
mois , comme aussi a fait M. Veslingius à Padoue, où il étoit
professeur anatomique : il y est mort, le dernier jour d'août,
ex febre continua, maligna, pour laquelle il n'a été saigné que
deux fois en neuf jours , et ainsi est mort rôti. M. Riolan
avoit donné une touche à ces deux hommes pour les obliger

d'écrire contre son dernier livre qui est in-folio; mais la mort, qui les a pris, les en a sauvés de la peine. Il est ici mort un fameux avocat huguenot, nommé M. Héraud (*Desid. Heraldus : ille est qui scripsit olim in Tertullianum et Arnobium*); il avoit querelle contre M. Saumaise, et faisoit imprimer contre lui un volume in-folio, que l'on ne laissera pas d'achever, d'autant qu'il étoit près de sa fin. M. Saumaise fait imprimer à Leyde une Apologie pour le feu roi d'Angleterre, et contre les Anglois qui lui ont tranché la tête. *Libertus Fromendus*, théologien de Louvain, y a fait imprimer depuis peu, *Philosophiam Christianam, de Anima*, qui est un très bon livre. Le roi, la reine, le Mazarin et toute la cour sont ici : le Mazarin demeure toujours caché et comme enfoui dans le Palais-Cardinal. La reine chassa, mardi au soir, madame de Beauvais, laquelle étoit sa première femme de chambre, et qui avoit été par ci-devant dans le grand secret de la cour, et de grand crédit : tous les courtisans en ont été fort étonnés. M. d'Emery, le surintendant rétabli, est malade d'une fièvre quarte, de laquelle M. Vautier se fait fort de le guérir. Ceux de Bordeaux sont bien les maîtres, et par delà : on dit ici que le Mazarin s'en va envoyer six mille hommes de renfort contre eux à M. d'Épernon. Les Périgourdins se remuent pour leurs voisins. Je vous baise les mains, et à tous nos amis, et suis, etc.

De Paris, ce samedi 27 de novembre 1649.

M. Riolan est aujourd'hui l'ancien de notre école, par la mort de M. Toutain. M. le maréchal de la Meilleraye n'est pas mort, comme l'on avoit dit. On imprime ici un livre in-folio latin, de votre compatriote le P. Caussin, intitulé *de Regno et domo Dei*. Le Mazarin a donné pour confesseur au roi un jésuite, nommé le père Paulin, de Blois. *Famianus Strada, autor libri, de bello belgico*, en deux tomes, est mort à Rome le 6 de septembre.

LETTRE CIII. — *Au même.*

Pour réponse à la vôtre du 15 du mois passé, je vous dirai que je suis bien marri de votre longue indisposition ; mais permettez-moi de vous dire que la saignée vous seroit meilleure en ce temps présent, et plus nécessaire qu'au printemps prochain, qui ne sera que dans trois mois. Pour le gaïac, je vous prie de n'en point user du tout : il ne fera que du mal ; il vous échauffera les entrailles, il fondra avec le sang, *augebit morbi causam et-morbum, nec imminuet symptomata ;* il vaut mieux décharger votre tête par dedans, en vous purgeant souvent avec du séné. et du sirop de roses pâles ; y ajoutant même un peu de casse, si vous voulez, en substance; ou plutôt durant l'hiver, une dragme du diapruni solutif, pour tirer par bas une partie de ces sérosités qui restent dans le sang. Portez courts cheveux, et vous faites bien peigner et frotter la tête tous les matins, avec de bonnes frictions bien fortes et bien chaudes sur le cou et sur les épaules. J'ai reçu le livre d'Alstedius que M. Huguetan m'a envoyé, je l'avois déjà vu, et connoissois bien cet auteur, qui est un étrange fatras, dans lequel il y a de bonnes choses. M. Riolan, sur la fin de son ouvrage, a fait *Animadversiones in recentiores anatomicos, in quibus nominatim perstrinxit Walæum et Veslingium.* Il avoit grande espérance que J. Walæus, qui n'avoit pas encore quarante ans, lui'répondroit; mais il est mort à Leyde de l'antimoine même duquel il en avoit tué plusieurs autres. *Veslingium verò, profess. Patavinum responsum adornantem Riolano, mors intercepit.* Il est mort en douze jours d'une fièvre continue, âgé de quarante-huit ans, pour n'avoir été saigné que deux fois fort petites le dernier jour d'août : voilà de nos saignées d'Italie. En ce temps-là, mon fils aîné étoit ici fort malade, mais je l'ai retiré du mauvais pas d'une fièvre continue où il s'étoit malheureusement jeté, *quia adolescentuli semper stultè agunt,* par le moyen de vingt bonnes saignées des bras et des pieds, avec pour le moins une douzaine de bonnes méde cines de casse, séné et sirop de roses pâles., sans m'être servi de bézoard, julep et cordiaux, ni des confections d'alkermès ou de hyacinthe; et néanmoins Dieu me l'a conservé: de telle sorte qu'il n'a point perdu un des actes de son cours (1). *Libertus Fromendus* est un professeur en théologie de Louvain, fort savant personnage, et grand janséniste; il a par ci-devant écrit : *des Méteores;* un livret *de la Comète* de l'an 1618; des commentaires *sur les questions naturelles de Sénèque*, le tout en latin; mais ce dernier livre, *de Anima*, me semble meilleur de tous. Nous n'aurons plus rien de *Fam. Strada.* L'*Histoire du cardinal de Richelieu*, avec des *Réflexions politiques*, s'imprime ici, in-folio, en cachette. La paix de Bordeaux est faite. Je vous baise les mains, et suis, etc.

Ce 16 de janvier 1650.

Il ne s'est encore rien fait qui vaille au parlement; on croit que ni le prince de Condé ni le premier président n'y réussiront point. Le livre de M. Saumaise, pour le feu roi d'Angleterre, intitulé : *Defensio regia pro Carolo I ad Carolum II*, est achevé : il y a deux impressions, l'une in-folio de grosses lettres, et une in-12 en petites, à Leyde, chez M. Elzevir; il y en a en chemin pour Paris. Il en vient aussi un pour moi tout relié à la mode de Hollande, qu'un ami me fait venir. On y va imprimer des épîtres de Grotius, Vossius et autres savants. Je vous baise les mains, à madame Belin, M. votre fils, M. le chanoine, MM. Allen et Camusat. On vend ici fort librement et publiquement les *Mémoires de M. de Sully*, de Rouen, en deux petits vol. in-fol.

____

(1) A l'exagération près d'un traitement aussi violent, la thérapeutique moderne diffère peu de celle de Gui Patin; elle ne ressemble guère, il est vrai, à cette *médicasserie* compliquée des praticiens vulgaires qui rabaisse la science au niveau d'un empirisme routinier. (R. P.)

LETTRE CIV. — *Au même.*

Je souhaite fort d'apprendre que soyez en parfaite santé,
et vous dirai sincèrement après Pline le jeune, à son ami,
Terret me pertinax illa tua valetudo. Purgez-vous souvent jusqu'à parfaite guérison. Je ne manquerai point de vous envoyer
les trois thèses de mon fils, à la première occasion. Il n'y a rien
de fort pressé dans l'*Encyclopedia* de J. H. Alstedius, combien
qu'à tout prendre ce soit un bon livre, et que l'auteur mérite
louange d'avoir fait un si grand et beau recueil. Néanmoins
quand vous en voudrez rire, prenez en main le t. III de l'édition de Lyon, p. 556, et voyez ce qu'il promet, et les louanges
qu'il donne à l'aloès, au tabac, à la térébenthine, au gaïac,
au sassafras, à la squine (*sic loquor cum vulgo*, il faudroit
dire la sine, *est enim sinarum vel sinensium radix. Sinas
primus dixit Ptolemeus, chinenses nemo unquam, præter Bar-
baros*), au rosolis, à l'opium, au bézoard, à l'huile d'olive,
au vinaigre scillitique, à la thériaque et à l'huile de briques;
et aussitôt vous admirerez l'impertinence de ceux qui se mêlent d'un métier qu'ils n'entendent point. Le séné et le sirop
de roses pâles guérissent plus de malades en un jour que
tous ces remèdes n'en peuvent guérir en cent ans : joint que le
bézoard, la thériaque, et la plupart des autres drogues sont
indignes d'être nommées remèdes. Je me souviens bien de
M. de Blampignon ; je vous prie de me permettre que je lui
fasse mes très humbles recommandations. Jean Veslingius (1)
n'ayant fait aucun chapitre des anatomistes en particulier,
n'a point dû faire mention de M. Riolan plutôt que d'un
autre ; mais il l'honoroit fort, ce que j'ai vu par les lettres
mêmes que M. Riolan m'a montrées de lui. Il n'en écrira
plus : il est mort à Padoue, le dernier jour d'août 1649,
étouffé dans son sang, avec une fièvre continue maligne,
pour laquelle il ne fut saigné que trois fois. *Animadversiones
Riolani in recentiores anatomicos*, ne font pas un livre à part :
ce n'est qu'un traité qu'il a ajouté à son œuvre in-fol., qui

(1) *Syntagma anatomica*, Patavii, 1647, in-4, fig.

est un fort bon livre, et que M. votre fils devroit lire tous les
jours d'un bout à l'autre. Je ne me souviens pas de votre
M. le Prévot, qui fait bibliothèque, et ne sais qui il est. Le
beau *Sennertus* est achevé à Lyon ; j'espère que M. Ravaud
m'en enverra bientôt un ; nos libraires ne font rien de deçà,
mirè frigent pro Bellona seviente. Le mardi gras, premier
jour de ce mois, à neuf heures du soir, la reine envoya querir
les sceaux à M. le chancelier, et les rendit le lendemain à
M. de Châteauneuf, à qui on les avoit ôtés dix-sept ans auparavant. Le roi et la reine partirent hier pour la Bourgogne ;
le Mazarin est parti aujourd'hui. Je l'ai vu passer sur le pont
Notre-Dame à dix heures du matin, accompagné de cent
chevaux ; je pense que ce voyage contient quelque mystère
que le temps nous découvrira. Les trois princes sont toujours
en prison, sans ce qu'ils y seront, si ce n'est que la reine les
en tire, pour s'en servir contre un autre parti que l'autorité
de la France pourroit produire. La reine d'Angleterre est
allée à Beauvais s'aboucher avec le roi son fils, qui de là s'en
va à Breda, pour y traiter avec les députés d'Écosse qui s'y
doivent trouver, et lui proposer un nouveau secours qu'ils
veulent lui donner, à cela portés et aidés par le prince de
Suède et le roi de Danemark. M. Saumaise avoit promis à la
reine de Suède d'aller assister à son couronnement, qui se doit
faire au présent mois ; mais il en a été arrêté par la goutte,
à laquelle il est fort sujet. Quantité de beaux esprits la sont
allés voir ; entre autres MM. Descartes, le jeune Heinsius et
Isaac Vossius, qui lui enseignent la langue grecque. La paix
d'Allemagne s'exécute ; cela grossira les troupes de l'archiduc
Léopold et celles de M. de Turenne, dont le parti est tout
formé. Le Mazarin a emmené ses trois nièces ; on croit qu'il
les enverra à Lyon, et que de là il les fera repasser en Italie.
Ceux de Bordeaux s'étant plaints que l'on n'exécutoit point
la paix qu'on leur avoit accordée, on leur a envoyé M. de
Villemotée, pour la faire exécuter. Le parlement de Toulouse
a fait le procès à un maître des requêtes, intendant de Li-

mousin, nommé M. Foulé, lequel a causé plusieurs désordres en la province. Madame de Longueville est en Hollande. On vend ici en cachette un livre in-fol., intitulé *Histoire du ministère du cardinal de Richelieu :* c'est un méchant livre contenant une apologie de la tyrannie de ce cardinal. Il y a un chapitre contre MM. de Marillac; il y en a aussi un contre M. de Chateauneuf; cela pourra le faire condamner et brûler par la main du bourreau. Le bruit avoit couru que l'auteur de ce livre étoit le Père Joseph, le clerc capucin; et étant trouvé trop mal fait, il fut attribué à un M. de Guron, qui fut employé par le cardinal de Richelieu en Italie. Mais enfin on a découvert que le vrai auteur est un supérieur des feuillants, nommé le P. Vialart, parent de M. le chancelier Seguier, lequel barbouilloit ainsi le papier pour flatter le cardinal et attraper un évêché, ce qu'il fit enfin, car il eut l'évêché d'Avranches, et mourut au bout de deux ans, *ante annum ætatis* 50. Voilà un moine que la mort a attrapé. Ce volume va depuis l'an 1624 jusqu'à 35. On a dit qu'il y en a encore une autre partie manuscrite, mais le changement de chancelier pourra en empêcher l'édition. Je vous baise les mains de toute mon âme, à madame votre femme, M. votre fils, MM. Sorel, Camusat, Allen, et vos autres amis, et suis de toute mon affection, etc.

De Paris, ce dimanche 6 de mars 1650.

LETTRE CV. — *M. B. fils, D. M.*

Pour réponse à la vôtre, je vous dirai que je ne sais qui de nos médecins sont à la cour; car M. Baralis étoit ici, près de M. de Chateauneuf, le garde des sceaux, il n'y a que huit jours. M. Conrade est en Pologne, près de la reine; M. de Gorris a vendu à un homme qui m'est inconnu. Je ne sais si MM. Bodineau et Yvelin y pourroient être, vous pourrez vous en enquérir, et, en cas qu'ils y soient, leur parler de moi. Au pis aller vous pourrez aller saluer M. Vautier, premier médecin du roi, mais ne lui parlez point de moi : nos chiens ne courent pas ensemble ; je ne suis ni ne veux être ni docteur antimonial (je sais trop bien que l'antimoine est un poison), ni esclave de sa fortune. *Habeat sibi res suas, per me licet :* je ne lui envie rien de tout ce qu'il a, pas même sa belle fortune, *ne que vellem esse Valterius.* J'apprends ici que Sa Majesté ne sera à Troyes que vingt-quatre heures pour venir à Fontainebleau, et de là à Paris, *nisi Mazarinus cuti suæ timeat.* M. Vautier est officieux et courtois, et si vous avez affaire de lui, je crois que vous l'obtiendrez. Le grand *Sennertus* de Lyon est achevé, lequel m'a été dédié. M. Saumaise n'a rien fait sur le Tertullien que l'in-octavo *de Pallio.* N'eût été sa goutte, il seroit parti pour la Suède : M. Descartes y est mort à Stockholm d'une fièvre chaude le 11 février (1), où il étoit allé saluer la reine, qui est une savante et une dixième muse. Le livre de M. Saumaise pour le feu roi d'Angleterre a été imprimé six fois en latin, en Hollande, tant en petit qu'en grand volume, et en hollandois aussi : on l'imprime ici in-quarto en françois, de la version même de l'auteur. On fait à Lyon une pratique de Médecine d'un professeur de Montpellier, nommé *Franciscus Feyneus* (2); elle sera achevée dans un mois. Je vous baise les mains, et à M. votre père, à qui je souhaite toute sorte de prospérité et bonne santé, et suis, etc.

De Paris, ce 23 d'avril 1650.

Je vous envoie le titre d'un livre que je pourrai faire imprimer ici dans quelques années ; je vous prie de le lire, et de m'en donner votre avis à votre loisir, et celui de M. votre père, et de M. Sorel aussi, à qui je baise les mains de tout mon cœur.

(1) René Descartes, né à La Haye, arrondissement de Loches (Indre-et-Loire), en 1596 ; son corps, transporté en France, a été enterré dans l'église Sainte-Geneviève, à Paris. (R. P.)

(2) F. Feynii, *Medicina practica*, e Biblioth. R. Moreau. Lugduni, 1650, in-4. (R. P.)

LETTRE CVI. — *Au même.*

Je vous fais réponse parmi une infinité d'occupations , qui m'empêchent de deçà , tant pour satisfaire à votre curiosité qu'afin de vous assurer que je suis, Dieu merci et vous, en bonne santé avec toute ma famille. Je vous remercie du soin que vous en avez. Il n'y a rien de nouveau en notre Faculté, sinon que depuis vingt-deux mois, il est mort une douzaine entière de nos compagnons, dont les deux derniers ne sont morts que ce mois d'août, tous deux jeunes. M. Merlet a été jusqu'à la porte, mais il n'a point passé le guichet : il y en a encore deux très malades. On parle fort ici des troupes à cheval du maréchal de Turenne, dont on dit que l'avant-garde est venue jusqu'à la Ferté-Milon, et à Daumartin; c'est ce qui a fait résoudre à MM. de l'Hôtel-de-Ville à faire faire la garde aux portes, comme l'on faisoit durant la guerre de Paris, l'an 1649. Le lundi 29 d'août , de peur qu'il n'arrivât quelque malheur, les trois princes ont été tirés du bois de Vincennes, et ont été conduits par trois cents cavaliers, les uns disent à Loches, d'autres au Havre. La peste est rude et grande à Rouen; elle y a tué quatre mille personnes en moins de quinze jours. La délibération avoit été prise de faire garder les portes, mais elle a été révoquée. Nous n'avons ici rien de certain de Bordeaux, sinon que l'on dit qu'ils se défendent fort bien, et qu'il y a toute assurance que le Mazarin ne les prendra point cette année : au moins c'est ce que je souhaite très ardemment, et beaucoup d'autres de deçà avec moi. Le parlement a fait de deçà quelques assemblées pour Bordeaux, mais cela ne va point généreusement comme il devroit aller : j'ai peur qu'enfin le parlement ne devienne ridicule , pour le grand nombre de partisans de la tyrannie qui sont là-dedans. *Si virtutis vena illa paternæ viveret in nobis*, cela iroit tout autrement. Le duc d'Orléans favorise si fort le Mazarin et son parti, qu'il élude presque tout ce qu'on entreprend ici pour Bordeaux, à son grand déshonneur et à notre malheur; mais je ne sais combien tout cela durera, tout le monde en gronde de deçà. Les trois princes, du jour qu'ils furent tirés de Vincennes, furent menés à Marcoussis, où il y a un fort château, et y sont encore; et tout à l'entour il y a plusieurs troupes qui mangent rudement tout le pays circonvoisin, tandis que le roi a besoin de troupes devant Bordeaux. Voilà une étrange et enragée politique. Pour l'histoire que me demandez par votre seconde, *autorem Petro Bizarro, Sentinate*, je vous donne avis que je ne l'ai jamais eu, ni guère de livres de cette nature; néanmoins à cause de vous, je m'en enquerrai, et si je la puis trouver de quelqu'un de mes amis, je vous promets de vous en gratifier. Je vous baise les mains de toute mon affection, et suis, etc.

De Paris, ce 6 septembre 1650.

LETTRE CVII. — *Au même.*

Il y a bien longtemps que j'ai envie de vous écrire; mais tant d'occupations qui me sont survenues l'une sur l'autre en ont retardé l'effet jusqu'à présent; et commencerai la présente, avec votre permission, par des vœux et des souhaits pour votre santé, et pour la prospérité de toute votre famille, durant l'année présente. Puis, je vous dirai, pour réponse à la vôtre, qu'aujourd'hui j'ai appris par lettre que j'ai reçu de Leyde en Hollande, que cette *Eschole de Salerne* de M. L. Martin y a été imprimée, et que l'on me l'a derechef dédiée par une autre épître (1), qui a été faite par un homme qui s'est dit être fort mon ami et que je lui avois autrefois sauvé la vie, mais je ne sais qui il est. Pour le *Sennertus*, j'ai reçu celui qui m'a été envoyé tout relié de Lyon; cette dernière édition vaut mieux que toutes les autres ensemble, non point de ce qu'elle m'a été dédiée, mais pour toutes les bonnes choses qui y ont été ajoutées, et dont elle est fort enrichie. M. Moreau n'a rien

(1) Voyez la notice sur Gui Patin, p. XXXIII.

fait imprimer; il est vrai qu'il a travaillé sur la seconde partie
qu'il fera imprimer avec la première *si Deus vitam dederit;*
mais il a tant d'affaires qu'il n'a point de loisir de reste. Il a
un autre livre à mettre sur la presse, *de antiquitate et digni-
tate Facultatis Medicæ Parisiensis*, contre le gazetier, et
M. Courtaud, doyen de Montpellier. Cet ouvrage seroit fort
curieux et beau : il est merveilleusement enrichi de belles recherches qui ne se peuvent réfuter : mais M. Moreau n'a guère
de loisir ni guère de santé, et même je vous dirai davantage,
vitæ summa brevis, spem nos vetat inchoare longam. Je prie
Dieu qu'il lui fasse la grâce de ne point mourir qu'il n'ait mis
ces deux livres en lumière. C'est un digne homme, d'une
rare condition, et d'une grande doctrine, *infinitæ lectionis
virum agnosco, sed proh dolor! raræ texturæ, et imbecillæ
valetudinis.* Nous avons ici M. Merlet, extrêmement malade
d'une inflammation de poumon, pour laquelle il a été saigné
seize fois : il eut le mois de juillet dernier une fièvre maligne,
pour laquelle il fut saigné dix-huit fois, âgé de soixante-six
ans. S'il meurt, ce sera une bonne chape-chute, et bien de la
pratique répandue. Il étoit le plus hardi praticien et le plus
employé de Paris.

Pour les chirurgiens-barbiers, ils ne sont reçus qu'avec
notre approbation et examinés qu'en notre présence ; et ne
leur est permis de faire que la chirurgie, point du tout de
pharmacie; surtout ni purgatif ni narcotique aucun, *sine
prescriptione medici.* Si le vôtre donne des pilules narcotiques,
il pourra bien y être attrapé. Cette sorte de poison en a trompé
des plus fins; prenez-y garde, épiez ses actions, et ne lui pardonnez point : *sic quoque habent pharmacopæi sua munia, ab
illis distincta.* Quand chacun fait son métier, les vaches en
sont mieux gardées. Votre lieutenant-général doit régler cela,
à votre requête, pour le bien du public, et empêcher les abus
de l'art, qui est si chatouilleux, *propter metum mortis omnibus
familiarem, tantus amor vitæ.* Saint Augustin a bonne grâce
de dire quelque part : *Nemo vult decepi, nemo vult perturbari,*

nemo vult mori. Le peuple est encore si sot et si ignorant, qu'il a vérifié le dire de Pline : *In hac artium sola evenit, ut unicui-que se medicum profitenti statim credeatur.* Un charlatan qui vante ses secrets est préféré à un homme de bien qui ne se vante de rien : *et in hoc versatur deorum iniquitas.* Ce grain somnifère de votre chirurgien ne seroit-il pas la même chose que ce que donne votre M. le Fèvre, qui en donna au cardinal de Richelieu la veille de sa mort ? Plût à Dieu qu'il lui en eût donné vingt ans plus tôt ! Quoi qu'il en soit, ce n'est pas grand chose qu'un somnifère, c'est un poison qui enfin tuera quelqu'un. Cet insolent barbier ne se doit encore vanter de rien ; il n'a point encore fait tant de miracles que celui-là dans Plaute, qui se vantoit d'avoir guéri *crus fractum Æscu-lapio, Apollini autem brachium.* Nous avons ici tous les chi-rurgiens fort souples, *quia toti pendent à nobis.* La saignée les fait riches ; mais ils sentent bien qu'elle est en nos mains, et leur gain aussi. Ils ne font point d'actes que le doyen de la faculté n'y soit présent, accompagné de deux docteurs, qui a droit d'imposer silence, quand ils s'extravaguent en leurs questions ; ces trois mêmes doivent signer sa réception, au-trement il n'a pas droit d'ouvrir sa boutique. Au reste, ils nous aiment aussi comme leurs patrons ; ils voient comment nous avons traité les apothicaires, et comme nous les avons presque anéantis ; il ne seroit pas malaisé d'en faire de même aux chirurgiens, s'ils n'étoient souples et ne se gouver-noient sagement avec nous. *Pharmacopœi sunt in ordinem cogendi,* et devez faire punir ceux qui s'échapperont par re-quête présentée au juge ordinaire, *ex communi voto omnium medicorum vestri collegii.* Feu M. Galand, ancien avocat, nous vouloit obliger de recevoir un sien neveu, l'an 1632 ; il fut refusé par trente-trois docteurs, et vingt-six le recevoient. Il nous menaça du parlement ; mais quand il nous vit fort ré-solus, il abandonna l'affaire, disant qu'il ne vouloit point avoir pour adversaire le doyen de la Faculté de médecine de Paris ; et là-dessus, je vous avoue que nous ne sommes point

mal voulus au parlement ; notre compagnie est aimée et fa-
vorisée. Le livre du *Médecin charitable* les introduit dans les
maisons, avec un peu de soin des médecins. Insinuez le séné
dans les familles, il ne vous faut qu'un an à ruiner tous les
apothicaires. On tient ici pour charlatans ceux qui donnent
de l'antimoine ou vin émétique ; il y en a quelques uns des
nôtres qui s'en échappent, mais ils en sont haïs et méprisés,
et voudroient que ce fût à recommencer ; la plupart sont
moines froqués ou défroqués, *circulatores et agirtæ*, chimistes,
souffleurs, apothicaires, quelques gens de la cour qui s'y vantent d'avoir des secrets, *et tanquam asini exultant inter si-
mias :* aussi n'y réussissent-ils point, et toute leur faveur ne
dure guère. Et voilà ma réponse à la vôtre : maintenant il
faut que je vous parle de mes affaires. Premièrement, je vous
dirai que notre Faculté m'a fait doyen le cinquième de novembre passé, qui est une charge à laquelle j'avois été élu et
nommé déjà quatre autres fois ; elle est pénible et m'ôte bien
du temps, mais elle est honorable : tous mes compagnons en
sont réjouis, *præter unum alterum Cercopem.* Mais moi je voudrois bien ne le point être, vu que j'ai beaucoup d'autres
affaires qui m'occupent tout entier. Mon fils aîné passa docteur le mois passé ; il présidera jeudi prochain pour payer
sa bien-venue, et puis sera quitte de tout. Je vous envoie sa
thèse de présidence. De plus j'ai acheté une belle maison, où
je demeure depuis trois jours ; c'est dans la place du *Chevalier du Guet*, en belle vue, et hors du bruit ; elle me revient à neuf mille écus. J'ai une belle étude grande et vaste,
où j'espère de faire entrer mes dix mille volumes, en y ajoutant une petite chambre qui y tient de plain-pied (1). Nos
messieurs disent que je suis le mieux logé de Paris. Ma femme
dit que voilà bien du bonheur en une fin d'année : son

_____

(1) J'ai déjà remarqué que, malgré mes recherches, il m'a été impossible d'assigner aujourd'hui la place de cette maison dont Gui Patin
semble si heureux. (R. P.)

mari doyen, son fils aîné docteur (celui-là est son fils), et une belle maison qu'elle souhaitoit fort. Nous avons perdu ; le mois de novembre dernier, M. d'Avaux, notre plénipotentiaire à Munster, par l'antimoine que lui donna M. Vautier, *aliis reclamantibus.* On a fait ici des vers contre l'antimoine, dont six personnes moururent en huit jours, tous remarquables, et même feue madame la princesse douairière en est morte à Châtillon-sur-Loire, en ayant pris trois fois de la main de Guenaut l'aîné, qui est un grand empoisonneur chimique. Ils ont été envoyés dans les maisons par petits paquets ; je vous en envoie une copie de chacun, lisez-les bien et en jugez : on dit qu'ils sont bien faits. Les trois princes sont toujours dans le Havre, et y seront ; le Mazarin est en quelque façon le maître, mais il craint fort : *lupum tenet auribus.* La reine a été mal, maintenant elle est mieux. On parle du sacre du roi après Pâques à Reims. Le Mazarin voudroit bien être hors de Paris, tant il a peur de plusieurs, et même du duc d'Orléans, auquel il ne s'ose fier entièrement, à cause du duc de Beaufort et de M. le coadjuteur qui le gouvernent. Le comte d'Alez a quitté la Provence, et s'est retiré à Alez, qui est dans les Cévennes. Voilà le contentement que l'on a donné au parlement d'Aix, d'avoir ôté ce gouverneur. On a fait ici cinq nouveaux maréchaux de France, MM. de Villequier. la Ferté-Imbaut, d'Hocquincourt, la Ferté-Senneterre, et le comte de Grançay, qui est gouverneur de Gravelines. Je vous baise les mains, à M. votre fils, à madame Belin, à MM. vos frères, à MM. Camusat, Allen, Sorel, et à nos autres amis ; et croyez que je serai toute ma vie, etc.

De Paris, ce 14 de janvier 1651.

LETTRE CVIII. — *Au même.*

Pour réponse à la vôtre, de laquelle je vous remercie, et tous MM. vos collègues pareillement, je vous dirai que vous

ne sauriez manquer de·poursuivre votre barbier donneur de
grains, et qu'enfin vous aurez un arrêt qui le condamnera.
Les attestations dont il se vante ne sont nullement recevables:
si elles sont de malades qui se disent en avoir été soulagés,
elles peuvent être fausses ou mendiées; si elles sont de médecins, ils n'ont point de pouvoir sur vous, *par in parem
non habet imperium*, s'ils ne sont délégués par juges supérieurs et nommés d'office ; comme, par exemple, quand vous
le tiendrez au parlement, s'il fait le méchant et l'impudent
en se défendant, comme font la plupart des charlatans,
MM. de la cour pourroient ordonner que quelques délégués
ou députés de votre Faculté l'interrogeroient, et connoîtroient
de sa capacité, afin de prononcer sur leur rapport. Je me
souviens qu'il y a environ dix ans, qu'un impudent charlatan
nommé Madelin avoit dit à M. le lieutenant civil qu'il prê-
teroit le collet à tous les médecins de Paris, et qu'il s'offroit
de disputer contre eux en sa présence ; M. le lieutenant civil
le prit au mot, et ordonna, pensant bien faire, jour et lieu
(c'étoit chez lui), auquel il seroit examiné par trois de nos
docteurs qui en seroient avertis, en présence dudit lieutenant
civil. J'étois un de ces trois examinateurs, qui tous trois
étions absents quand il nous nomma. Le charlatan me fit
tâter le pouls, me fit offrir de l'argent pour me gagner ;
n'ayant pu en venir à bout par autrui, il crut qu'il y auroit
plus de crédit lui-même; il me vint voir ; mais après m'avoir
trouvé bien constant, *deseruit vadimonium*, et n'alla plus
chez le lieutenant civil. Je ne vis jamais homme si ignorant.
Je lui fis quatre questions afin de le faire parler : *Quid differt
vera pleuritis à notha? Quid differt putredo pestilens à putredine quartanæ? Quot sunt signa veræ dysenteriæ? Quomodo
portulaca necet lumbricos?* Le pauvre diable, *qui nequidem
latinè sciebat*, ne s'étoit jamais trouvé à telle fête, et ne savoit
ce que je voulois dire. Ne doutez point que vous n'ayez notre
intervention toutes et quantes fois qu'il vous plaira; je vous
en assure, en cas qu'en ayez besoin, c'est moi qui vous la

promets, et vous la tiendrai : j'en ai la clef et les bulles en main. Vous ne laisserez point de gagner sans icelles, et néanmoins je vous l'offre si la désirez. Si le compagnon fait mine de se défendre, il ne manquera pas d'être renvoyé devant nous; et ainsi peut-être qu'il vaudroit mieux que nous ne nous déclarassions pas ses parties, afin de pouvoir devenir ses juges ; pensez-y donc ; mais quelque chemin que vous preniez, il perdra son procès. Si vous voulez obtenir notre intervention, que vous aurez facilement, il faudra que vous nous présentiez requête de laquelle je serai porteur et la ferai entériner. Tout cela servira à contenir les autres en leur devoir, tant apothicaires que chirurgiens. Le parlement se remue ici pour tâcher de procurer la liberté des princes ; la reine et le Mazarin éludent ces bons desseins tant qu'ils peuvent. M. le duc d'Orléans est du côté du parlement, *sed frigidè*. On a fait ici des vers contre l'antimoine, dont les chimistes abusent fort; M. d'Avaut en mourut ici le mois de novembre passé, et peu de temps après, madame la princesse la douairière, et plusieurs autres. Je vous en envoie une copie que vous garderez s'il vous plaît, sans nommer de qui vous les avez. Mon fils a présidé, Dieu merci, et est aujourd'hui aussi grand docteur que moi, hormis qu'il n'est pas encore doyen; peut-être qu'il le sera quelque jour. Je vous baise les mains, à madame votre femme, à M. votre fils, à MM. vos frères, à tous MM. vos collègues, et particulièrement, s'il vous plaît, à MM. de Blampignon, de Sorel, que j'ai l'honneur de connoître, comme à MM. Camusat et Allen, et suis de toute mon âme, etc.

De Paris, ce 31 de janvier 1651.

LETTRE CIX. — *Au même.*

Votre lettre m'a réjoui et consolé; j'étois en peine de vous, après un si long silence. Faites ce que vous pourrez pour ranger cet impudent barbier, qui veut regimber, *tanquam mulus,*

cui non est intellectus. Si vous en venez à un procès, j'espère
que notre intervention ne vous manquera point. Si le père ne
se met point à son devoir, vous avez toute raison de refuser le
fils ; nous en avons ainsi usé au gazetier et en sommes venus
à bout. Si ce fils fait l'entendu, avec ses lettres de Montpellier,
dites que vous doutez si ces lettres sont légitimes, s'il n'y a
point eu quelque surprise ou fausseté, que l'on vous en a
donné quelque avis ; et là-dessus, demandez qu'il vous soit
permis de lui faire la même chose que l'on fait à Rouen, à
Dijon, à Bordeaux, à Lyon, à Amiens, Orléans, Nantes,
Rennes et autres bonnes villes, qu'il soit examiné de trois
examens différents, de quinze en quinze jours, par chacun
de vos compagnons, en présence du magistrat ; il sera plus
savant qu'un ange si vous ne le déferrez : cette rigueur apprendra à son père à être sage. Et quand vous le recevrez,
faites-lui signer pour les lois et les droits de votre compagnie,
afin que son père même ait un martel domestique, *nisi ad
meliorem mentem revertatur.* Je sais bien quel auteur c'est que
Joannes B. Verus ; j'ai céans son livre ; il est mort greffier du
parlement de Dijon. Ce Jacobus Carpentarius étoit un furieux
qui fit tuer, à la Saint-Barthélemi, Ramus son ennemi, comme
huguenot, qui ne le fut jamais ; mais Dieu permit en récompense que l'an 1597, après la prise d'Amiens, le fils unique
de Charpentier fût ici rompu tout vif à la Grève : *Vide Thuanum in utroque anno.* Pour ce que vous me dites des oraisons
de P. Ramus et de Bulenger, je ne sais ce que c'est ; *itaque ut
illum videam,* je vous prie de me l'envoyer, je vous en tiendrai
compte. Je vis hier ici un de vos malades, savoir, M. Camusat,
chez madame Doublet sa fille. Je traite aussi un Troyen,
nommé M. Beguin : *apud utrumque sæpius de te egimus.* Je
vous envoie deux décrets que j'ai faits depuis peu, et qui tous
deux ont servi. Je vous baise très humblement les mains, à
M. de Blampignon, et à tous MM. vos collègues, *quibus omnem opem et operam polliceor ;* je me recommande pareillement
aux bonnes grâces de MM. vos frères, MM. Camusat et Allen.

Le père Caussin, *Loyolita popularis vester*, fut avant-hier
enterré ici aux Pères de Saint-Louis, rue de Saint-Antoine.
Ma femme et mes enfants sont aux champs, à trois lieues d'ici,
en une belle maison que j'ai achetée quinze mille livres. Vous
trouverez de rudes plaintes contre les chirurgiens dans les
Epistolarium medicinalium de J. Langius, dès le commencement, *de Epistolis*, 3, 4 et 5. Je vous baise les mains, et suis, etc.

De Paris, ce 5 de juillet 1651.

M. de Beaufort est échappé. M. le Prince s'en va faire son
entrée à Bordeaux ; ils sont tous deux en très étroite intelligence avec M. le duc d'Orléans : *ex quo dolet ipsi reginæ*.
Un Anglois, nommé Jean Milton (1) a répondu à M. Saumaise, *pro populo anglicano*. Je pense que M. Saumaise lui
répondra.

LETTRE CX. — *Au même.*

Si j'ai par ci-devant été longtemps sans vous écrire, je me
persuade pourtant fort aisément que vous n'attribuez ce malheur, ni à manque d'affection de ma part, ni à ma négligence, vu que pour le premier, il m'est impossible d'oublier un
ancien ami de votre mérite ; et pour le second, vous savez
bien que j'ai tant d'affaires, qu'à peine ai-je le loisir de me
coucher pour dormir, et même que je ne dors plus guère,
adeo mihi somnus abiit in desuetudinem; et à tout cela, il n'y a
point d'autre remède que de travailler encore onze mois pour
les affaires de notre Faculté, afin de voir la fin de mon
décanat, et couler doucement tout ce qui nous reste de ce
temps-là. Dieu nous en fasse la grâce ! Je ne vous saurais rien

(1) On reconnaît ici l'illustre poëte, auteur du *Paradis perdu.* Quant
à sa réponse, voici ce qu'en dit Voltaire : « Milton réfuta Saumaise,
mais il le réfuta comme une bête féroce combat un sauvage. » (R. P.)

dire de nouveau, sinon que le roi et la reine sont toujours à
Poitiers. On dit que le prince de Condé a accordé avec le roi
d'Espagne qu'il ne mette les armes bas que jusqu'à la paix
générale, en fournissant audit prince de présent huit cent
mille livres, et quatre cent mille chaque mois. Voilà une
convention laquelle nous fait bien connoître la grande
foiblesse des Espagnols. Nous avons ici un de nos compatriotes, nommé M. Cl. Germain, qui fait imprimer un livre
Orthodoxe, ou de l'abus de l'Antimoine. Nous attendons de Hollande, tous les jours (mais le débordement de la Seine nous
reculera de beaucoup), un beau livre, qui est une seconde édition fort augmentée du livre de M. Vossius le père : *de Historicis Latinis*. L'auteur a été un excellent homme, lequel mourut
il y trois ans. On s'en va imprimer à Leyde le livre de feu
H. Grotius, *de Bello Belgico*, *ab anno* 1557, jusqu'à la trève
de 1608. Ce sera *magnum opus viri maximi*. M. Riolan s'en va
faire bientôt imprimer un livre in-octavo dans lequel seront
contenus divers traités anatomiques, pathologiques de la circulation du sang, etc. Le bonhomme roule toujours, et a l'esprit
aussi vert que s'il n'avait que trente-huit ans. M. Moreau songe
à une nouvelle impression de son Ecole de Salerne. Nous attendons de Padoue, Fortuni Liceti, *et quinto et sexto, et septimo
et octavo quæsitis per epistolam*, in-quarto, avec son livre in-
folio, *de Lucernis antiquorum* (1). J'ai délivré depuis quinze
jours, à un libraire de Lyon qui s'en retournoit d'ici, un

_____

(1) Il s'agit ici de Fortunio Liceti. On sait que sa mère, étant en-
ceinte, et fortement incommodée du mal de mer, le mit au monde
avant terme, dans un état de faiblesse et d'exiguïté telles, qu'on ju-
gea qu'il ne pourrait exister. Mais son père, Joseph Liceti, médecin habile, eut pour lui des soins si multipliés, si minutieux et si bien entendus,
qu'il parvint à le faire vivre, ce qui lui fit donner le nom de *Fortunio*.
Il était né le 3 octobre 1577, dans l'état de Gênes ; il mourut le
17 mai 16 7, et par conséquent octogénaire. Son père fit mettre le fœtus, car il faut se servir de ce nom, jour et nuit dans du coton chaud.
Selon Baillet (*Jugement des Savants*, vi, 136), ce tendre père plaça

beau manuscrit de feu M. G. Hofmann, pour y être imprimé in-quarto ; ce sera un fort bon livre. J'ai été obligé de me servir de cette occasion pour mettre au jour ces beaux ouvrages, les libraires de Paris n'ayant pas la hardiesse de rien mettre sous presse. Voilà ce que je sais de nouveau. Je vous prie de continuer de m'aimer et de croire que je serai toute ma vie, etc.

De Paris, ce 11 de décembre 1651.

Je vous supplie de me permettre que je présente ici mes très humbles baise-mains à MM. Camusat et Allen, nos bons et anciens amis, comme aussi à MM. Blampignon, Maillet, Sorel, et à tous MM. vos collègues. Le Mazarin voudroit bien rentrer en France, mais il n'ose. On croit que le roi quitte Poitiers, et s'en vient passer les fêtes de Noël à Tours. On imprime ici un livre de Balzac, intitulé : *le Socrate chrétien*, dans lequel il se déclare fort contre les jansénistes. Quelque savant de ce parti pourra bien lui river son clou, aussi bien qu'autrefois a fait le père Goulu, feuillant.

LETTRE CXI. — *Au même.*

Je vous assure que votre avocat, M. Simon Piètre, qui est un excellent homme, presse le jugement de votre cause tant qu'il peut : il est diligent et fidèle, et de plus fort habile homme. J'ai trouvé dans le palais le jeune médecin, fils de votre bailli, auquel ayant dit par compliment qu'il eût

son fils dans un four construit à cet effet, chauffé graduellement et modérément, afin d'imiter autant que possible, par cette chaleur artificielle, le travail incubatoire de la nature, à l'imitation des anciens Égyptiens. Mais comment le nourrissait-il ? Voilà ce que malheureusement les historiens ne disent pas (R. P.)

fallu accorder cette affaire, il me témoigna que son père étoit
tout prêt, et qu'il le souhaiteroit fort ; peut-être que vous en
auriez plus d'avantage et de profit, qu'à le poursuivre par
arrêt ; nous en fîmes ainsi il y a vingt ans avec les apothicaires de Paris, qui nous en donnèrent six fois plus que
nous n'eussions pu en avoir par arrêt, et ce par ordre de
nos avocats. Pensez-y ; je n'y ai point d'autre intérêt que le
votre, vous le voyez bien.

Ce qu'a fait M. Cl. Tardy est très peu de chose, et encore moins
ce qu'a fait M. Monte ; *pro Pecquieto* ; car ce n'est qu'une épître.
Sunt ista mera mapalia. M. Riolan fait imprimer la seconde
partie de son *Enchiridium anatomicum et pathologicum*, où il y a
de fort bonnes choses ; et plusieurs petits traités ajoutés, entre
autres une réponse *ad Harveum, ad Gassendum, ad Pecquetum, etc.* Cela ne sauroit être fait que dans six semaines.

Si vous voulez avoir de bons livres d'Italie, demandez
A. *Baccius, de vinis, de thermis et aquis* : ce sont deux petits
volumes in-fol. ; le *Mercurialis* y a été imprimé in-fol. Il y a,
à Rome, *Historia mexicana,* in-fol ; *Lucretius, cum comment.*
J. *Nardii,* in-quarto ; *Julii Cæsaris Benedicti à Guelfalione,
Epistolæ medicinales et Consilia,* en deux volumes in-quarto.
M. du Moustier a quatre harangues à dire contre le Jésuite, *pro
Petro Ramo ;* il veut les prononcer ; et puis les faire imprimer ;
mais il est si empêché que ce ne sera qu'après Pâques. Nous
l'avons fait, à nos assemblées chez le recteur, procureur fiscal
de l'Université ; ce fut moi qui le nommai le premier, où
j'étois *tanquam decanus medicinæ* : cette charge l'occupe
tout entier, et néanmoins tout est prêt. Il a été obligé de
faire trois voyages à Rouen pour obtenir un arrêt qu'ils ont
eu contre les partisans, qui les chicanoient pour les messa-
geries de Normandie. On commence à vendre *le Socrate* de
Balzac : je ne l'ai point encore vu ; mais le libraire m'a dit
qu'il en avoit de réliés. On imprime ici deux volumes, l'un
in-fol., l'autre in-quarto, pour les Loyolites contre Jansenius.

Les jansénistes ne manquent pas de se bien défendre : *faciendi plures libros, nullus est finis.* Je vous baise les mains et suis, etc. -

De Paris, ce lundi 27 de mars 1652.

LETTRE CXII. — *Au même.*

Gardez-vous bien de croire que vos lettres ne m'aient toutes été très agréables. Si je vous ai, ce carême dernier, écrit quelque chose touchant votre barbier, c'est que son fils me faisoit pitié, et qui me disoit que son père étoit tout prêt de faire un accord; ce qui fut heureusement arrivé en cette saison-là ; mais vous et votre compagnie ne l'ayant pas trouvé bon, j'ai aussitôt été de votre avis, duquel je ne m'étois point écarté. Ce n'est point aux barbiers à faire les maîtres ; *medicina est architectonica*, et à l'égard de ces gens-là, nous devons dire après Dieu, *gloriam meam alteri non dabo*. Je crois que vous avez fort bien fait de ne lui rien accorder, combien que ceux qui proposent la paix n'aient pas mauvaise grâce : *speciosi pedes evangelizantium pacem*. Quelque chose qu'il arrive, je vous y servirai de tout mon cœur : tenez-vous-en assuré, et MM. vos collègues aussi; ne cherchez plus d'excuses envers moi pour votre pénultième, puisque n'ai point d'autre dessein que le vôtre, *ad artis quam profitemur dignitatem et gloriam*.

Pour nouvelles de nos écoles, trois de nos compagnons sont morts depuis cinq semaines : le jeune Gamare, qui seul restoit de ce nom, d'une inflammation de poumon; le vieux Lecomte, presque octogénaire, et innocent ; et M. Bret, qui étoit médecin du duc d'Enghien. Il avoit quitté Bordeaux pour venir ici donner ordre à quelques affaires domestiques, à cause de la mort de sa belle-mère; il tomba malade à Orléans, et est mort là auprès, d'une fièvre continue maligne, âgé de trente-huit ans, et laisse huit enfants vivants. S'il n'eût eu

l'ambition de la cour, *adhuc viveret.* C'est folie de penser à
vivre longtemps, et avoir beaucoup de passions déréglées,
ambition, avarice, vengeance, etc. *Bene qui latuit, bene vixit.*
Jamais Martial n'a dit plus vrai pour le lieu de notre mort :

> *Nullo fata loco possis excludere, cùm mors*
> *Venerit, in medio Tibure Sardinia est.*

Nous avons ici deux livres nouveaux de notre métier : l'un
est de *Jo. Riolani, Opuscula Anatomica nova ;* l'autre est un in-
quarto de bonne grosseur, contre l'antimoine, et l'abus de
ceux qui s'en servent. Nous avons aussi tout fraîchement les
beaux panégyriques de M. Ogier, le prédicateur, in-quarto :
ce sont des sermons en l'honneur de quelques saints.

Nous sommes ici *in bello non bello :* car on ne se bat point :
d'un côté le duc de Lorraine, de l'autre côté le maréchal de
Turenne ; à Étampes, l'armée des princes ; et qui pis est, à
Melun..... qui ne s'en va point, *et utinam numquam abeat !*
fût-il bien assommé, le mâtin, comme il mérite ! On a fait
ici les plus belles processions du monde, avec toute sorte de
dévotion, et néanmoins ce vilain *Cometa caudatus* ne s'éva-
nouit point ; puisse-t-il bientôt fondre au soleil, puisqu'il ne
peut être chassé ! Les députés du parlement sont à Melun ;
on attend leur retour et la réponse qu'on leur fera. On a
mené M. de Chateauneuf à la cour, qui a dit qu'il n'iroit
point que..... ne fût hors du royaume. On dit bien toujours
qu'il s'en ira, *sed non ego credulus illis : credat Judæus*
Apelles, non ego.

On parle toujours de la paix, mais on ne la fait point ; on
dit que l'on va joindre ensemble les deux armées de Lorraine
et des princes, et que lorsque toutes les forces seront ramassées, ils entreprendront. Si le roi sort de Melun, on dit qu'il
ira à Sens, ou à Troyes, d'autres disent à Lyon, *est infatua-*
tum consilium Achitophelis et induratum cor Pharaonis : ils ne
savent ce qu'ils font ni ce qu'ils feront. On a ici fait de
grandes processions pour la paix ; mais elle ne vient point,

ni sais quand elle viendra. Je pense que les grands n'en veulent point ; ils font durer la guerre, *ut agnoscantur flagella Dei.* Je vous baise très humblement les mains, à MM. vos confrères, à MM. Camusat et Allen, et à vos autres amis, et suis de tout mon cœur, etc.

De Paris, ce samedi 15 de juin 1652.

LETTRE CXIII. — *Au même.*

Pour réponse à la vôtre dernière, laquelle n'est point datée, je vous dirai que, Dieu merci, moi et toute ma famille sommes ici en bonne santé. Paris est, Dieu merci, en meilleur état qu'il n'étoit depuis que le roi y est rentré, et eussions été toujours bien s'il n'en eût bougé : *sed talis sapientia apud nos non habitat.* Le roi a été au parlement, où il a fait vérifier la déclaration par laquelle les princes de Condé et de Conti sont déclarés criminels de lèse-majesté, avec madame de Longueville leur sœur.

Depuis ce temps-là, M. le garde des sceaux de Chateauneuf a reçu le commandement du roi de se retirer en Berry.

Je suis bien aise qu'ayez vu à Troyes l'aumônier de M. l'évêque d'Autun ; c'est un carme défroqué que nous nommions ici le père Louis Jacob : c'est un bon garçon ; je doute s'il ne continuera plus à nous faire des bibliothèques tous les ans (1). Notre ami M. Naudé est allé en Suède, y être grand et premier bibliothécaire de la reine ; il y est heureusement arrivé, et y a été fort bien reçu de sa maîtresse, dont je suis fort réjoui.

Il y a ici deux hommes fort considérables qui s'y meurent : l'un est M. Talon, avocat général au parlement ; l'autre est le père Petau, jésuite. Tous deux ont désiré de moi quelques visites, que je leur ai données ; mais je ne suis point assez

Voyez la note p. 116.

habile homme pour les guérir : *nec enim tantùm opus est humanæ virtutis. Contrà vim mortis, non est medicamen in hortis.*

Il n'y a rien de nouveau en notre école; sinon que, depuis mon décanat, j'ai laissé mourir huit de nos collègues, savoir : les deux Gamare, Cornuty, P. Yon, Lecomte; G. de Vailly; Breget et Thevenin. Un neuvième a été chassé, savoir, le jeune Chartier, pour n'avoir pas voulu soumettre au jugement de la Faculté son libelle *la Science du plomb sacré des sages ou de l'antimoine*, qu'il n'avoit fait qu'en intention de flatter feu M. Vautier, afin qu'il lui donnât quelque chose. Mais les Provençaux ne donnent rien : aussi n'a-t-il rien eu, et est gueux comme un peintre, tout prêt de mourir en prison pour ses dettes, comme un petit safranier. Depuis deux jours nous avons enterré M. de Montigni, qui répondit sous moi, l'an 1647, à ma thèse *de Sobrietate*. J'en ai un regret que je ne vous puis exprimer; c'étoit un des plus savants garçons de notre école, et est mort à trente-deux ans, le vingt-unième jour d'une fièvre continue maligne. Sa plus grande débauche étoit de trop étudier : *est aliquis morbus per sapientiam mori.* Je vous remercie de vos deux arrêts. M. Piètre, notre avocat, a quitté le palais et s'est fait prêtre, en conséquence de la cure de Saint-Germain-le-Vieil, que notre Faculté lui a conféré en son rang, comme patron lai; il a été préféré à d'autres postulants et compétiteurs, en vertu des obligations que nous avons à ses ancêtres, et entre autres à feu son aïeul Simon Piètre, doyen l'an 1566, lequel mourut en 1584; à son oncle et parrain Simon Piètre, que l'on appelle encore aujourd'hui le grand Piètre, qui mourut l'an 1618; et à feu M. son père, Nicolas Piètre, lequel mourut l'an 1649, durant le blocus de Paris, âgé de huitante ans, l'ancien de notre Faculté, et même à son frère, M. Jean Piètre, qui a été doyen devant moi, qui tous quatre ont été hommes incomparables. Il étoit excellent avocat; et sera aussi bon curé. Si votre barbier ne s'amende, vous ne manquerez pas d'avocat. Le père Théophile Raynaud fait imprimer à Lyon un livre : *Malà è Bonis eccle-*

siæ, male sive captatis : cela sera fort curieux. Nous aurons ici bientôt le premier tome in-folio, de l'*Histoire ecclésiastique* de M. Godeau, évêque de Grasse, *ab Adamo ad Christum*, et à *Christo usque ad quartum sæculum*. On imprime la vie de feu M. Dupui l'aîné, conseiller d'État et gardé de la bibliothèque du roi, faite par M. Rigaut, doyen du parlement de Metz. La duchesse d'Orléans est accouchée d'une fille. On croit que le Mazarin sera ici dans peu de jours ; s'il n'y est déjà *incognito*. Je vous baise les mains, et à tous nos amis ; et suis, etc.

De Paris, le samedi 16 novembre 1652.

M. le Roux, de Troyes, m'a promis de vous délivrer une médaille d'argent, de laquelle je vous fais présent ; et que je vous prie de garder à cause de moi, et au nom de notre ancienne amitié. C'est le jeton que j'ai fait faire ; par ordre de notre Faculté, pour mon décanat. Le présent est chétif et fort petit, mais il part d'une affection toute pure, et d'une amitié autant désintéressée qu'il en fut jamais. Je n'en veux point jurer davantage, étant bien persuadé que vous me croyez aisément et très volontiers. Si vous désirez de ces jetons d'argent pour quelqu'un de nos amis qui en pourroit être curieux, je vous en recouvrerai (1). *Vale, vir optime; et quod facis, amare me perge.*

LETTRE CXIV. — *Au même.*

Je me tiens fort honoré de votre souvenir, et de l'accueil que vous avez fait à mon jeton d'argent ; je vous prie de le garder à cause de moi. Je vous chercherai les deux portraits dont vous m'écrivez. Le père Petau est ici mort le mercredi, 11 de décembre, à onze heures du soir. L'on me mande que M. Saumaise est aussi fort malade à Leyde, et peut-être

(1) Ces jetons ou médailles sont aujourd'hui infiniment rares, j'en ai déjà fait la remarque. (R. P.)

est-il mort; mais néanmoins ils ne se rencontreront point en chemin, après qu'ils auront passé le guichet de la mort, *ubi se via findit in ambas :* le loyolite ira d'un côté, le calviniste de l'autre, et le faut croire ainsi sous peine d'être damné à cinq cents légions de diables. M. Talon, l'avocat général, dure encore : *utinam vir tantus posset perennare!* Notre école n'a jamais approuvé ni reconnu pour sien cet antidotaire que Saint-Jacques fit imprimer de son doyenné : aussi est-il trop chétif et fautif, et tout-à-fait indigne de l'aveu de notre Faculté. Il est vrai que le père Théophile Raynaud est un fort esprit; il a beaucoup écrit, mais d'un style désagréable, barbare et africain; il est pire que celui des Épîtres de l'Epse (*sic*). Ce style est tout-à-fait aujourd'hui hors d'usage, et je m'étonne comment ce père s'en sert : c'est faire provision de marée le vendredi-saint. Le *Margarita philosophica* est un vieux livre assez bon. Je ne sais point de meilleure encyclopédie que celle d'*Alstedius*, en deux volumes in-folio, qui ont été imprimés à Lyon depuis trois ans : c'est un excellent livre.

Il y a quatre évêchés vacants, savoir : Amiens, Carcassonne, Fréjus en Provence, et Montpellier; voilà de quoi faire des créatures au Mazarin, qui est encore devers Sainte-Menehould ; *dicitur tamen hic exoptatissimus atque expectatissimus.* La peste a été si grande à Toulouse, qu'il en est mort bien du monde, entre autres vingt-cinq conseillers du parlement. Les Hollandois sont fort embarrassés de la guerre des Anglois. Je vous baise les mains de toute mon affection, et suis, etc.

De Paris, le lundi 16 décembre 1652.

L'évêché de Poitiers n'est point encore donné; mais on a donné celui de Montpellier au père Favre, cordelier, à qui la reine avait donné, il n'y a pas un an, l'évêché de Glandève. Il meurt ici beaucoup de malades en peu de jours ; ces premiers froids les font encore aller plus vite que les fièvres malignes du mois d'août passé. Je vous supplie de présenter mes très humbles recommandations à MM. Camusat, Allen et Sorel le médecin, votre beau-frère. La Vie de M. Dupui ne sauroit être sitôt achevée, à cause qu'on lui envoie en Lorraine, où il est, toutes les épreuves, et ainsi on n'en sauroit faire qu'une feuille par semaine. On dit ici que le père Cossart, disciple du père Petau, continuera le dessein de son maître, pour sa Théologie des Pères dont nous avons cinq tomes in-folio sous le titre : *de Theologicis dogmatibus.*

LETTRE CXV. — *Au même.*

Pour réponse à la vôtre, je ne refuse pas le bien que vous me voulez faire de *la Princesse charitable*, de M. R. Luyt (cet homme n'a-t-il pas été jésuite?). Pour le père Théophile Raynaud, je sais bien qu'il est à Lyon; je n'ai jamais lu les deux livres de lui que m'indiquez, ni même vu : *Hagiologium Lug-dun. Complectens ea quæ de Sanctis -Lugd. Præsidibus*, et le *Symbola Antoniana.* Obligez-moi de me mander en quel an et en quelle ville ils ont été imprimés, afin que je les fasse chercher. J'ai bien céans un in-douze de lui imprimé à Lyon l'an 1629, intitulé : *Index Sanctorum Lugdunensium*, mais il n'y est point parlé d'*Episcoporum.*

M. votre fils m'est venu voir; je lui ai offert, comme au fils de mon bon ami, tout le service que je pourrois lui rendre. Je vous prie de présenter mes très humbles baise-mains à M. de Blampignon, votre collègue. J'ai céans, depuis six mois, *Historiam Mexicam*, et Nardius, *sur Lucrèce*, et le *Baccius, de thermis.* Ce dernier a fait aussi *de Vinis*, qui est excellent : le vin vaut mieux que l'eau. Il y a deux volumes; *Julii Cæsaris Benedicti à Guelfalione*, savoir : *Consilia* et *Epistolæ*, tous deux in-quarto. Ce même auteur fait encore imprimer quelque chose à Rome.

Le dessein du siége de Bellegarde est rompu; nos troupes sont nécessaires ailleurs. Le second fils du prince de Condé

est mort d'une hydrocéphale à Bordeaux, où il y a de la peste
de nouveau, aussi bien qu'à Toulouse. Le livre *de Lacteis*
Thoracicis, etc., de Bartholin, est imprimé à Londres, et est ici
fort rare. Il n'y a que cinq feuilles de papier; dès que celui que
M. Riolan a fait là-dessus sera imprimé, je vous en enverrai
deux, l'un pour vous, et l'autre pour M. de Blampignon;
peut-être même que l'on réimprimera ici pour y ajouter celui
de Bartholin, duquel on voit deux épîtres *de Circulatione san-*
guinis, à la fin de son Anatomie, in-octavo des deux dernières
éditions de Leyde. Le livre de J. Chartier, *de l'Antimoine*,
est indigne d'être lu. Avez-vous bien eu la patience d'aller
jusqu'au bout sans vous ennuyer ? Celui de M. Cl. Germain
est plus raisonnable. Le Chartier en a été chassé de notre
compagnie, et ne jouit plus de rien; il nous a fait procès pour
cela, mais il est pendu au croc; et n'est pas en état de gagner
ni d'être restitué; c'est un petit safranier, qui ne sait de quel
bois faire flèche, qui a tout mangé son bien, qui n'étoit pas
grand, qui a trente procès contre ses créanciers, et qui n'a
jamais fait ce misérable libelle que pensant flatter Vautier,
que le Mazarin installa à la place de M. Cousinot encore vivant,
pour la somme de vingt mille écus qu'il prit de lui en beaux
louis d'or : lequel Vautier mourut ici le 4 de juillet 1652,
de trois prises d'antimoine, dans une fièvre continue. Ce
Chartier doit ici à tant de monde, qu'il est à la veille d'être
mis en prison. Si vous avez regardé les approbations du livre
de M. Germain, vous y verrez une restriction du Gilla, etc.
Notre Faculté n'a jamais reconnu le *Vinum emeticum* de l'antidotaire. L'antimoine a été condamné comme poison par deux
décrets solennels de la Faculté, tous deux autorisés de la cour
de parlement par arrêt, l'un en 1566 et l'autre l'an 1615 (1).

(1) Il eût été très curieux de connaître la teneur de ces arrêts; mais
la destruction des *Olim* du parlement, en différentes circonstances, ne
l'a pas permis. On ne conçoit pas comment le parlement pouvait prononcer dans de pareilles causes. Aussi le médecin Louis Duret disait-
il dans ce temps-là : *Domini, de parlamento, nihil intelligunt de re*

Il falloit premièrement casser ces deux décrets par trois assemblées tenues'exprès ; on n'a rien fait de tout cela , et ainsi l'antimoine demeure poison, et l'est bien encore par le grand nombre de ceux qu'il a tués ici. Mais aussi faut-il vous avertir qu'il est ici merveilleusement décrédité, et même rend odieux tous ceux qui en ont par ci-devant donné. Tout ce que fait M. J. de Launoi est fort bon ; le scapulaire des carmes n'est qu'une invention de moines , et une momerie, pour attraper *nostra*. Mais, par compensation, nous donnons ici *in extenso* les deux curieux décrets de la Faculté sur ce grand sujet de discussion parmi les médecins de cette époque.

FACULTATIS DE ANTIMONIO CENSURA.

Universi collegii medicinæ Falcultatis conventu habito , super stibii et antimonii judicio et lege ferenda. Sancitum est omnium, qui in medicina claruerun*t* authoritate et rationibus, tum alibi sæpiæ tum apud patro·num regum deductis ipsum stibium , esse deleterium et inter ea simplicia quæ venenata qualitate pollent annumerandum, nec posse quavis præparatione emendari ut intrò citra molestiam possit assumi. Decretum in Scholis medicinæ, tertio calend. august. anno 1566.

Et voicy ce qui se passa en 1615, à la requeste du prévost de Provins :

Die sabathi 5 septembris 1615. Convocati sunt doctores de excubiarum immunitate deliberaturi; item, super libello supplicè ad prætorem urbis agendici, vulgò Provins, à pharmacopolarum custodibus porrecto et ad facultatem ejusdem judicis sententia delato, quo quidem postulabant ut plurima remedia chymica quibus pharmacopolia illius urbis erant referta abrogarentur. Selegit ipsa Facultas magistros N. Petræum, Riolanum, Duchemin, et Brayerium, qui illa remedia explorarent diligenter, referrentque ad Facultatem, etc.

Collegium med. Paris. legitimi congregatum auditâ, etc. Censuit unanimi omnium consensu, ista medicamenta chymica damnanda, pharmacopæis et omnibus aliis interdicenda ; itaque idem collegium omnes judices precatur, ut in eos severé animadvertant qui ejusmodi medicamenta præscribent, administrabunt et venalia exhibebunt. Datum Lutetiæ, 18 die octob. divo lucæ sacrâ, post rem divinam pro more peractam 1615.

(R. P.)

de l'argent, *à mulierculis quas ducent in captivitate*; et tout ce qu'en disent les carmes n'est qu'une vision, et une fable controuvée par gens oiseux.

Le bruit avoit couru du siége de Bellegarde; mais on délibère d'envoyer nos troupes du côté de l'Italie. Calais a été menacé du siége par les Espagnols; on y avoit envoyé deçà quelques troupes et munitions; on dit maintenant que les Espagnols ont changé de dessein, et ont affaire ailleurs.

M. de Belièvre est premier président; M. de Champlastreux, président à mortier, en sa place. Le bonhomme retient les sceaux, mais plusieurs croient qu'il ne les gardera pas longtemps. L'archevêché de Lyon n'est point encore donné; M. de la Meilleraye le demande pour M. l'évêque de Rennes son parent, qui est frère du maréchal de la Motte Houdancourt; mais on croit qu'enfin M. le maréchal de Villeroi l'aura pour son frère l'abbé d'Esnai. La charge de grand aumônier a été donnée au cardinal Antonio, qui s'en va, ce dit-on, ambassadeur à Rome pour nous, en qualité d'extraordinaire; le cardinal Grimaldi demeure ici, n'osant retourner à Rome, de peur du pape et du roi d'Espagne, qui lui en veulent.

On ne dit ici rien de nouveau du prince de Condé, sinon qu'il est à Stenai, et qu'il menace Châlons.

Le conseil, *repugnante senatu*, a nommé deux commissaires pour interroger M. de Croissi-Fouquet, savoir, MM. de Lezdau et de Bezons; le premier est un conseiller d'État, âgé de près de huitante ans, qui a toujours fait tout ce que l'on a voulu de lui, et qui est fort propre à être commissaire; le second n'a jamais été juge, mais seulement, *paucis annis*, avocat général au grand conseil : ce sont des gens qui cherchent à gagner et à avoir de l'emploi, *ad nutum dominantium*. Ils sont allés au bois de Vincennes pour interroger leur prisonnier, qui a refusé de leur répondre, et leur a chanté leurs vérités; d'autres disent qu'il les a appelés bourreaux, et dit d'autres injures, et qu'il répondroit aussitôt au bourreau de Paris, si le roi, qui est son maître, le lui avoit envoyé.

On dit ici que le roi s'en va faire un voyage pour huit jours à Fontainebleau, au bout desquels il reviendra à Paris le 25 d'avril. L'accord des Anglois et des Hollandois n'est point encore fait, on y travaille; ils ont pris un médiateur pour les accorder, qui leur a été donné de la part des Vénitiens; mais plusieurs grandes difficultés s'y sont rencontrées jusqu'à présent, qui en ont empêché la conclusion; on doute encore s'ils se pourront enfin accorder. Le cardinal Barberin, qui est à Rome, a fait mettre sur sa porte les armes d'Espagne, et à fait publier un manifeste dans lequel il invective fort contre le cardinal Mazarin, et entre autres d'avoir vendu aux Espagnols Piombino et Porto-Longone. M. le cardinal de Retz est malade d'un érysipèle à la jambe; on lui a envoyé un médecin de la cour : c'est *Valot, etc.*, à qui il a refusé de montrer son mal, et lui a dit qu'il n'étoit point malade pour lui; que si on vouloit lui envoyer son médecin, ou celui de M. son oncle, qu'il prendroit leur conseil. On dit que le fils de M. de la Meilleraye s'en va épouser une des nièces du Mazarin, et que l'évêque de Rennes aura par le même marché l'archevêché de Lyon; cet évêque est frère du maréchal de la Motte Houdancourt. On dit qu'il vient encore d'Italie deux autres nièces du Mazarin, et un neveu : *nec miror*, puisqu'on le souffre. *Tendunt ad summum fortunæ apicem.*

Depuis ce que dessus est écrit, M. votre fils, demeurant chez un procureur de la cour, nommé M. Lemoine, rue Saint-Victor, m'a envoyé quérir pour le voir; il est malade d'une fièvre tierce, dont les deux premiers accès ont été fort longs et bien rudes : *Præscripsi necessaria.* Je ne manquerai point de le voir tant qu'il aura de besoin; au moins je ferai ce qui me sera possible tant à cause de vous qu'à cause de lui; j'ai seulement regret qu'il soit si fort éloigné de notre quartier.

La fièvre est devenue extrêmement forte, avec un cruel accès : *nec mirum.* C'est un corps tout bilieux et déjà presque atrabilaire. Il a vidé un grand ver par la bouche dans son troisième accès. J'ai pris garde à tout cela, et en aurai soin à

l'avénir ; ne vous en mettez pas en peine. Je l'ai purgé une
petite fois, et avec cause, *et cum prospero successu.* Le roi, la
reine et le Mazarin et toute la cour sont à Fontainebleau,
pour douze jours. On dit que le siége de Bellegarde ne se fera
point cette année faute de troupes, d'autant qu'il en faut envoyer à Pignerol et dans le comté de Roussillon, pour Perpignan, qui autrement va se perdre. Je vous baise les mains,
et à tous nos bons amis, MM. Camusat, Allen, Blampignon,
Sorel, Maillet, Barat, etc., et suis de toute mon âme, etc.

De Paris, le samedi 3 de mai 1653.

LETTRE CXVI. — *Au même.*

J'ai reçu la vôtre, avec le livre de M. Luyt, dont je vous
remercie. M. votre fils est un peu mieux, Dieu merci : il a
eu quelques mauvais symptômes, pour lesquels je l'ai fait
saigner depuis quatre jours deux fois ; on lui a toujours tiré
de très mauvais sang. Il se porte un peu mieux ; ses accès
sont fort diminués ; je le trouve toujours tout gai quand je le
visite.

Le roi est encore à Fontainebleau ; on dit qu'il en reviendra
mardi prochain, et qu'après avoir été ici quelques jours de
repos, ils s'en iront faire un voyage à Compiègne. Le prince
de Condé est encore à Bruxelles ; mais il n'est point content
du peu de séjour qu'on lui offre. On envoie des troupes en
Piémont et en Italie, sous la conduite du maréchal de Hocquincourt ; on dit que le marquis d'Uxel s'en va commander
le siége de Bellegarde. *Romæ fervet negotium jansenistarum et
molinistarum.* On dit qu'avant qu'il soit deux mois, l'affaire
se jugera ; mais je ne sais si ce sera définitivement, ou quelque
arrêt plâtré, comme souvent il s'en donne en ce pays-là. On
imprime à Lyon un volume de plusieurs conclaves, et de
l'histoire d'iceux, depuis plus de deux cents ans ; il y aura
bien là de la fourberie et de la fraude italienne, et de la po-

litique raffinée de ces maîtres passefins là-dedans. J'ai reçu
le présent d'un médecin de Nuremberg, deux volumes in-fol.,
dont l'un est intitulé : *Pharmacopæa Augustana*; l'autre, *Animadversiones in Pharmacopæam Augustanam*; tous deux ne contiennent que des remèdes pharmaceutiques : l'impression en
est fort belle; mais tout ce qu'il y a de bon contenu là-dedans
pourroit tenir en six pages. Je ne m'étonne point si le papier
est bien cher, vu que tant de gens en abusent. Un de nos
jansénistes qui est à Rome, nommé M. de S. Amour, m'a
envoyé un autre présent de même nature, mais il a mieux
rencontré : c'est un in-fol., lequel contient, *Stephani Roderici
Castrensis, Commentaria IV. in librum Hippocratis, deAlimento*;
c'est un fort bon livre, imprimé à Florence l'an 1610. Nous
aurons ici dans le mois prochain une nouvelle traduction du
Quinte-Curce, faite par M. de Vaugelas, in-quarto. M. Saumaise est malade en Hollande. On parle ici d'une trève
de six mois entre les Anglois et les Hollandois, en attendant
qu'ils se pourront accorder. On fait à Rome des assemblées
pour procurer la liberté du cardinal de Retz, auquel les pré-
side un cardinal de Médicis; qui est fort l'ami du prisonnier
et capitalement ennemi du Mazarin : on en parlera quand il
sera achevé.

Je vous prie d'assurer M. de Blampignon que je suis son
très humble serviteur. Je ne sais pourquoi vous me tenez pour
un hydrophobe : je bois un peu de vin, mais le plus sobrement
qu'il m'est possible; néanmoins je vous dirai, *cum Aulu Gellio*,
que si tout le monde en buvoit autant que moi, il seroit
bien plus cher qu'il n'est, vu que j'en bois tout mon soûl;
je dois à cette sobriété que je n'ai point encore besoin de
lunettes, nonobstant mon âge et mes veilles.

On tient que la princesse de Condé mourra du mal qui la
tient, et que le prince son mari épousera mademoiselle d'Orléans, fille du premier lit de M. le duc d'Orléans; sur quoi
l'on dit déjà que la reine en a écrit audit duc père de la dame
pour l'empêcher. Ce mariage seroit un nouveau martel en

tête.pour le Mazarin, aussi bien que la prétendue liberté du cardinal de Retz. On dit ici que le bonhomme M. de Mont-bazon est mort à Cousières près de Touraine, âgé de huitante-deux ans. Je me recommande à vos bonnes grâces, et suis de toute mon affection, etc.

De Paris, ce samedi 10 de mai 1653.

M. votre fils n'eut hier la fièvre que trois heures; il est tout autrement mieux; il aura demain son accès, et lundi il sera repurgé *ad eradicandum fomitem febrilem*.

————

LETTRE CXVII. — *Au même.*

C'est à plusieurs fins que je vous écris derechef: 1° pour vous donner avis que M. votre fils a changé de logis, et qu'il est mieux nourri et plus soigneusement pansé qu'il n'étoit chez M. Le Moine; il est logé avec une blanchisseuse, rue de la Harpe, chez un chapelier, à la Main-fleurie, à la troisième chambre, vis-à-vis de la Gibecière, bien près de l'Arbalestre. 2° Il se porte mieux, Dieu merci; sa fièvre ne sait plus tantôt sur quel pied danser; la dernière a avancé de quatre heures, qui est une marque infaillible d'une certaine diminution; les purgatifs qu'il a pris lui font merveille. Mais comme c'est un corps tout atrabilaire, où il n'y a presque plus de feu, mais beaucoup de charbon et de cendre pareillement, je le purgerai encore; 3° afin que vous sachiez que j'en aurai soin jusqu'au bout; 4° pour vous faire connoître que vos intérêts me tou-chent sensiblement, je vous prie de lui mander et commander comme de vous-même (sans qu'il sache jamais que ceci vienne de ma part) que vous désirez qu'au plus tôt il s'en retourne dans le coche à Troyes; ce changement d'air, tel qu'est le vôtre autrement plus pur, lui servira merveilleusement *ad averrun-candas et delendas reliquias morbi quo ante hac laboravit. Et ad hoc consilium tibi suggerendum me impellit locus ipse non solum suspectus, sed etiam periculosus. Est unum de genere corum locorum quæ œdilem metuunt, et in quibus aër ipse convalescentibus et adolescentulis est plurimum perniciosus.* Je crois que vous m'entendez bien : *sapienti dictum sat est.* Retirez-le près de vous au plus tôt, *ne si diutius hìc moretur, pudendo alio et pernicioso affectu corripiatur.* Voilà le meilleur conseil que je vous puisse donner : faites-en votre profit.

M. le maréchal de Hocquincourt s'en va commander l'armée du roi de neuf mille hommes en Catalogne; M. le maréchal d'Aumont, gouverneur de Boulogne, a refusé d'en aller commander une autre en Savoie pour Pignerol. Les jésuites font ici imprimer deux nouveaux livres in-fol. , contre les jansénistes, qui valent mieux qu'eux. Je me recommande à vos bonnes grâces, à MM. Camusat, Allen, Blampignon, Sorel, Barat, Maillet, et vos autres amis, et suis, etc.

De Paris, ce 24 de mai 1653.

Peut-être que M. votre fils, *allectus aliqua cupidine*, vous alléguera quelque excuse, *aliquam* προφάσιν pour ne pas retourner à Troyes : en ce cas-là faites, si vous le trouvez bon, comme le pape fait aux moines, et le général aux carabins, je dis le général des jésuites, aux carabins et aux argoulois du P. Ignace; mandez-lui que vous voulez être obéi d'une obéissance aveugle, qu'il retourne à Troyes. La raison, que vous n'êtes pas obligé d'alléguer, peut être rejetée sur la dépense, *aut simile quid.* Je me recommande à vos bonnes grâces, et suis de tout mon cœur, etc.

Tous les François qui étoient à Stockholm, chez la reine de Suède, sont étourdis du bateau ; on leur a donné leur congé, pour les folies de Bourdelot, qui y étoit premier médecin. La reine vouloit retenir notre bon ami M. Naudé, qui y étoit bibliothécaire; mais il a lui-même demandé son congé, ne voulant plus longtemps demeurer là tout seul. A quelque chose malheur est bon; j'aime mieux qu'il soit ici que là : tout le nord ne vaut point ce digne personnage. On dit que les

Espagnols ont assiégé Roses ; on voit ici le cardinal Antoni avec son cordon bleu, et dit-on qu'il s'en va bientôt à Rome en qualité de notre ambassadeur extraordinaire.

LETTRE CXVIII. — *Au même.*

Pour réponse à votre dernière, je vous dirai que le roi, la reine, le Mazarin et toute la cour sont à Saint-Germain jusqu'à lundi prochain ; que les Hollandois, en leur dernier combat naval, ont horriblement perdu contre les Anglois, qui sont plus forts et plus méchants qu'eux. Cromwell s'est rendu maître du parlement d'Angleterre, qui étoit sollicité d'entreprendre contre lui, à l'instigation de quelques jésuites déguisés, dont il y a grand nombre en cette île, aussi bien que de gens qui se disent catholiques espagnols, pour être soudoyés du roi d'Espagne : *adeo ut monstro simile didiceri nubique regnare Acifunum*, dit Barclay en son *Euphormion*. Les molinistes se vantent ici qu'il y a une bulle du pape toute nouvelle contre eux ; ce que je ne crois point encore. J'apprends ici que la fièvre a repris à M. votre fils, dont j'ai grand regret : j'ai peur que ce ne soit de trop manger ; en ce cas-là, vous le devez faire jeûner, combien que le jubilé soit passé : *genus hoc dæmoniorum nonnisi jejunio et frequenti purgatione ejicitur*. On dit que l'armée du roi s'en va assiéger Rethel, et que le prince de Condé est encore à Bruxelles, à faire la cour à Fuensaldagne. Ne dira-t-on pas de lui ce que Juvenal a dit quelque part d'Annibal, en pareil cas :

> *Magnus mirandusque cliens sedet ad prætoria regis,*
> *Donec Bithino libeat, vigilare tyranno.*

Les Bordelois sont fort pressés, mais ils espèrent encore du secours des Espagnols et des Anglois. Le Mazarin traite avec le chevalier de Chaulnes pour le gouvernement d'Amiens ; et dès qu'il en sera le maître, il enverra le cardinal de Retz dans la citadelle, où il sera sûrement gardé par de Bar, qui gardoit les princes au Havre de Grâce; et puis après, le roi ira demeurer quelques semaines dans le bois de Vincennes, pour aller à la chasse là alentour. On dit que l'armée du roi, commandée par M. de Turenne, est fort mal contente, et qu'elle n'avance pas faute d'argent; que le prince de Condé s'en va remuer et entrer par la Champagne, et les Espagnols par la Picardie; que Calais est menacé d'un siége, *et alia multa forsan falsissima*. Je me recommande à vos bonnes grâces, à MM. Camusat, Allen, Sorel, et à MM. vos autres collègues, et suis de tout mon cœur, etc.

De Paris, ce samedi 29 de juillet 1653.

LETTRE CXIX. — *Au même.*

Pour faire réponse à trois des vôtres, ce que je n'ai pu faire par ci-devant, empêché particulièrement d'un méchant rhumatisme, qui m'a fort incommodé et embarrassé, je vous dirai que outre M. Naudé, mon bon ami, qui est mort dans Abbeville, d'une fièvre continue, avec assoupissement, le 29 de juillet, nous avons encore perdu le grand et incomparable M. Saumaise (1), qui est mort en deux jours, à Spa, où il étoit avec sa femme à prendre les eaux, âgé de soixante-cinq ans passés. M. le garde des sceaux de Chateauneuf mourut hier au matin à Leuville, à neuf lieues d'ici, âgé de septante-six ans. Toutes ces morts d'honnêtes gens m'étonnent fort, et me causent grande tristesse en l'esprit.

Je sais bien que votre affaire contre Bailli a changé de face; que M. Voisin, gendre de feu M. Talon, l'avocat général, est allé en Auvergne y être intendant, et que vous avez un autre rapporteur, vers lequel je n'ai nulle connoissance; c'est M. votre beau-frère qui me l'a dit. J'espère qu'un barbier ne

---

(1) Claude Saumaise, ou Salmasius, naquit à Sémur (Côte-d'Or) le 15 avril 1588, est mort à Spa le 3 septembre 1653.   (R. P.)

fera point changer l'ordre, ni ne renversera pas les droits des Universités qui sont fondées sur le bien public.

Le roi est à Compiègne, d'où il partira dans quelques jours pour aller à Soissons, et de là à Châlons. Le prince de Condé et le prince de Conti sont fort mal ensemble. On dit que ce dernier vient à Paris le mois prochain pour s'accorder avec le Mazarin, et épouser une de ses nièces ; si cela n'est vrai , il est gaillard. Les Hollandois n'ont pu s'accorder avec les Anglois : ils s'apprêtent de part et d'autre à une nouvelle guerre. On imprime ici un nouveau livre qui sera fort curieux , de M. Riolan , contre Thomas Bartholin , lequel sera achevé vers la Saint-Luc. On imprime à Lyon un livre de médecine fait par un Espagnol, nommé G. Bravo, qui s'est particulièrement employé à réfuter Van-Helmont. Je vous baise les mains , et à tous messieurs nos amis , et suis , etc.

De Paris , ce 27 de septembre 1653.

LETTRE CXX. — *Au même.*

J'ai reçu votre lettre des mains de M. votre frère, qui est en fort bonne disposition ; mais j'ai refusé l'argent qu'il m'a voulu donner de votre part : n'êtes-vous point honteux de m'offrir de l'argent ? Ne savez-vous pas bien que ce métal est incompatible avec l'amitié, et encore une telle que la nôtre? C'est l'argent qui est la perte de l'amitié : *quæ cùm sit res sanctissima, abeat illud metallum cum stibio in perditionem.* Il m'a promis de vous renvoyer votre argent, et je vous remercie de votre bonne affection.

Il est vrai que j'ai céans les œuvres d'Érasme très complètes, deux fois, vu que je les avois déjà, et que je les ai encore trouvées dans la bibliothèque de feu M. Cousinot, premier médecin du roi , qui mourut l'an 1646, que j'ai acheté depuis un an ; si bien que je les ai à vendre en huit tomes, qui comprennent les neufs, reliés en basane verte, et fort bien conditionnés ; ce sont ceux-là que je puis vendre, moyennant cent écus comptant, sans en rien rabattre. Si vous en voulez parler à M. votre prévôt de Troyes, vous me ferez plaisir ; l'impression est de Bâle, telle qu'elle doit être, il n'y eut jamais que celle-là de l'an 1554. Je vous prie de présenter mes très humbles recommandations à M. le lieutenant criminel de Troyes.

On dit que le roi sera ici de retour le 22 de ce mois, et que le prince de Conti a permission de revenir à Paris. Le vieux Théophraste Renaudot (1) mourut ici le mois passé, gueux

(1) Théophraste Renaudot, docteur en médecine de la Faculté de Montpellier, né à Loudun en 1584, mort à Paris le 25 octobre 1653, que Gui Patin appelle le GAZETIER, fonda le premier journal qui ait paru en France, la *Gazette de France*, en 1631, avec le concours du célèbre généalogiste P. d'Hozier. Ce dernier avait une grande correspondance, tant en France qu'à l'étranger ; il était informé de tout ce qui se passait, et communiquait les nouvelles qu'il apprenait à son ami Th. Renaudot, afin d'alimenter la *Gazette*. Renaudot avait en même temps un *Bureau d'adresses* ou de renseignements et de consultations médicales gratuites. Il obtint des lettres patentes qui autorisaient cet établissement ; pour remplir son dessein, il s'associa plusieurs docteurs de la Faculté de Montpellier ou d'autres universités provinciales. La Faculté de médecine de Paris s'opposa à l'enregistrement de ces lettres parce qu'elles choquaient ses droits et ses priviléges ; elle attaqua Renaudot en 1640. Le procès dura longtemps. Renaudot fit intervenir la Faculté de médecine de Montpellier ; mais, par arrêté du parlement des 9 décembre 1643 et 1er mars 1644, il fut défendu, tant à Renaudot qu'aux médecins unis d'intérêts avec lui, de tenir le bureau de consultations et de faire aucun acte de médecin pratiquant en vertu des grades obtenus dans les Facultés autres que celle de Paris. Par ce procès, la publication de la *Gazette* et le parti qu'il prit pour l'antimoine, Renaudot s'était fait de puissants ennemis dans la Faculté de médecine ; et lorsque ses deux fils (Isaac et Eusèbe Renaudot) se présentèrent devant la Faculté de médecine pour prendre leurs degrés, ils éprouvèrent de si grandes difficultés, qu'il fallut un ordre du parlement pour obliger la Faculté à leur conférer le doctorat. Avant de les admettre au serment, on les obligea de désavouer la conduite de leur père, et de promettre qu'ils renonceraient au Bureau d'adresses ; mais on leur

comme un peintre; c'est son fils, le conseiller des monnoies,
qui fait aujourd'hui la Gazette. On a mis prisonnier dans la
Bastille un président de la cour des aides, nommé M. Garnier
de Maurivet. Les ports d'Angleterre et de Hollande sont fermés
pour quarante jours : on croit qu'ils sont assemblés pour
faire un accord ensemble : *quod si contingat*, ils seront les
maîtres de la mer Océane : *supra principes omnes Europœ*.
L'on dit que M. Saumaise a recommandé en mourant à sa
femme qu'elle brûlàt-tous ses papiers, ce qu'elle a fidèlement exécuté. Ah ! quelle perte ! Je me recommande à vos
bonnes grâces, et suis, etc.

    De Paris, ce 12 de novembre 1653.

Voilà un mot de réponse que j'envoie à M. votre fils, lequel
je vous prie d'enfermer dans les vôtres, et même de l'ouvrir, si
vous êtes curieux de voir ce que je lui mande, dont je serai
bien aise, et vous n'en serez pas marri ; *imò, si benè te novi*,
vous m'en saurez quelque gré.

LETTRE CXXI. — *Au même.*

Je vous remercie très humblement de l'honneur que vous
m'avez fait de m'écrire, et de la peine qu'avez pris de recommander l'affaire pour laquelle je vous avois écrit, à M. le prévôt de la maréchaussée. Voilà une lettre que je vous envoie
de M. Mercier mon ami, pour vous en remercier pareillement, et vous supplie de vous employer derechef envers M. le
prévôt, pour obtenir de lui l'envoi des sacs d'information au
greffe de la cour, comme il l'a spécifié dans sa lettre ; et voilà
ce de quoi je vous supplie très humblement.

---

permit de continuer la *Gazette de France*, dont ils avaient le privilége ; ils en furent les rédacteurs jusqu'en 1718. — La collection de la
Gazette de France, de 1631 à 1792, forme 162 vol. in-4°, plus 3 vol.
de tables. (R. P.)

Pour nouvelles de deçà, je vous dirai que M. de Balzac est mort à Angoulême dans les Capucins, le 8 de ce mois, et qu'il a laissé plusieurs ouvrages de morale et de politique à imprimer. Il a donné tout son bien à des hôpitaux (1). M. le prince de Conti est arrivé ce lundi dernier : on dit qu'il sera aujourd'hui au soir fiancé, et marié demain à Martinossi, nièce du Mazarin. Le traité des Anglois et Hollandois est fait tout entièrement ; et a été ici arrêté que l'on reconnoîtra la république d'Angleterre par un ambassadeur que l'on y enverra exprès ; et que le roi d'Angleterre, qui est ici avec le duc d'York son frère, s'en iront en Danemark. On parle ici d'un voyage du roi dans quinze jours à Fontainebleau ; et que de là il pourra bien aller à Châlons, pour faire passer des troupes dans l'Alsace contre le comte de Harcourt, qui, avec Brissac qu'il tient, ne veut pas se remettre à l'obéissance du roi, aux conditions qu'on lui offre. Le prince de Condé a découvert une conspiration dans Stenai, où plusieurs ont été pendus. Je me recommande à vos bonnes grâces, à M. le lieutenant criminel, à MM. de Courberin et Allen, et à tous nos autres amis, et suis, etc.

De Paris, le samedi 21 de février 1654.

LETTRE CXXII. — *Au même.*

Je vous remercie du soin que vous avez de l'affaire de M. Mercier, auquel j'ai tout-à-l'heure envoyé ce que m'avez adressé pour lui. Enfin, la réponse est venue de Montpellier

(1) Aucun biographe ne fait mention de cette circonstance que Balzac mourut aux Capucins. Il ne donna pas tout son bien aux hôpitaux, comme le dit ici notre auteur ; mais il légua douze mille livres, somme considérable alors, à l'hôpital d'Angoulême, où il fut enterré. Les opinions ont beaucoup varié sur le mérite de cet homme de lettres ; mais, d'un accord unanime, on a loué les qualités de son cœur et l'élévation de son âme. Cependant la modestie n'était pas ce qui le distinguait ;

ou d'ailleurs, contre les curieuses recherches de M. Riolan, sous le titre de : *Seconde Apologie de l'Université en médecine de Montpellier*. C'est un livre infâme pour les injures, calomnies, impostures, ignorances et faussetés qu'il contient; je ne vis jamais un si misérable pot-pourri, ni si indigne de gens qui veulent être réputés habiles hommes. Je ne sais qui en est l'auteur, je pense que plusieurs y ont travaillé; mais il y a bien de l'ânerie : *inscitia ubique regnat in probando*. Il dit que nous avons trop de babil chez nos malades, mais aussi y en a-t-il bien dans ce sot et impertinent livre. Quiconque l'a fait n'est point médecin et ne sut jamais le fin du métier. Quelqu'un parloit de le faire saisir et d'en empêcher le débit; j'ai été d'avis contraire, vu que ce livre publie, avec grand avantage de notre Faculté, l'infamie et l'ignorance de ceux dont il entreprend la défense. Ceux de Montpellier n'accroîtront point leur réputation par ce livre-là, qui est très capable de les décréditer encore plus qu'ils ne sont. Si Courtaud ne peut mieux faire à l'avenir, il fera mieux de se reposer, en continuant de chercher le grand secret des philosophes en ses fourneaux; j'entends des chimistes et des faux-monnoyeurs.

Cromwell a découvert dans Londres une conspiration, dont il y en a quatorze d'arrêtés, et entre iceux un médecin huguenot, anabaptiste, qui se disoit ici, il y a quatre ans, médecin de Montpellier, nommé Naudin, fils d'un apothicaire du faubourg Saint-Germain. Nous aurons dans quelque temps plusieurs bons livres qui s'achèvent à Amsterdam : un nouveau livre de Fr. Bacon, *H. Grotii Epistolæ ad Belgas et Germanos*. Vossii, *Thesaurus linguæ latinæ*, in-folio. Thomæ Bartholini, *observationes Anatomicæ*. Diogenes Lærtius, *cum notis Heurnii*.

On dit que l'armée du roi a investi Clermont, et que le roi

aussi le malicieux Bautru disait-il au cardinal de Richelieu : « M. de Balzac est souvent enrhumé; il n'en peut être autrement, car il parle toujours de lui, et il n'en parle jamais que le chapeau à la main. » (R. P.)

ira de Reims à Châlons. On pendit hier à cinq heures, à la porte de Paris, un chimiste qui se disoit gentilhomme provençal, pour fausse monnoie. Il étoit d'Avignon ; il disoit qu'il préparoit son antimoine aux fourneaux où il faisoit de la fausse monnoie : il fut pris en flagrant délit, et a été exalté au bout d'une bûche. Nous aurons dans peu le livre de M. Merlet contre l'antimoine.

On dit ici que le duc de Savoie demande en mariage une des nièces du Mazarin ; je n'ose le croire. On va imprimer ici un livre qui sera in-folio, *la Vie de feu M. d'Epernon*. Ce sera une histoire de cent ans. M. Riolan est malade : il a bien envie de répondre au doyen de Montpellier, et de le manier en chien courtaud, mais il faut guérir auparavant. Quelque autre y répondra encore, mais d'une étrange sorte, afin que la postérité soit instruite de la vérité, et non pas que ce maraud et impertinent livre mérite aucune réponse. Je me recommande à vos bonnes grâces, et suis de tout mon cœur, etc.

De Paris, le samedi 13 juin 1654.

LETTRE CXXIII. — *Au même.*

Je vous remercie de la vôtre, et me réjouis du retour de M. votre fils, qui m'a envoyé des thèses, pour lesquelles je vous remercie et lui aussi. Je vous envoyai, il n'y a pas longtemps, une lettre de M. Mercier, avec un catalogue des œuvres de M. Grotius, de sa part et de la mienne, la réponse de M. Guillèmeau à M. Courtaud, doyen de Montpellier, qui est un fort ignorant homme et bien injurieux : je m'en rapporte au jugement de la postérité, qui en voudra juger sans passion. Les injures ne servent à rien qu'à faire connoître l'impuissance de l'esprit de ceux qui les profèrent, et à montrer qu'ils n'ont guère de raison. Toute sorte de médecins sont rares dans toutes les villes de France, de quelque université qu'ils viennent : Aix, Avignon, Bourges, Cahors, Caen, Bordeaux, Toulouse, Angers, Reims, Valence, etc. ; il n'y a du tout que votre ville de Troyes qui se tienne à l'arrêt de François Ier. Et combien qu'ils soient bien fournis de belles lettres bien bullées, il y a bien des villes où on fait autrement que vous ne faites à Troyes, qui que ce soit qui apporte et présente des lettres de docteur, même de Montpellier; on les examine de nouveau, plus rigoureusement qu'ils n'ont jamais été, et par trois fois de trois mois en trois mois ; et cela ne se fait pas seulement à Bordeaux et Poitiers, où il y a université, mais même à Lyon, à Rouen, à Amiens, à Dijon ; et ceux de Rouen y vont si sévèrement, que bien souvent on les renvoie étudier pour deux ans, et même en ont chassé deux pour toujours depuis cinq ans. Et cette rigueur n'est point sans profit, c'est afin de remédier à l'abus qui s'ensuit de ce que la plupart des petites universités, et même les grandes aussi quelquefois, donnent des lettres de docteur trop aisément à ceux qui leur offrent de l'argent. Je pense que vous pouvez en avoir vu quelques exemples dans la campagne, aux petites villes d'alentour de vous.

On imprime ici contre l'antimoine et contre le gazetier ; on vend celui de M. Merlet ; dans un mois nous aurons celui de M. Perreau et autres qui suivront. Je suis fort de votre avis touchant l'antimoine, qui est ici fort décrié, et que nos gens n'osent plus proposer nulle part. Vous m'avez fort réjoui de l'arrêt contre notre barbier : je suis bien aise qu'il ait été bien châtié.

Cromwell a fait pendre dix hommes pour un jour : on en attend d'autres nouvelles. La reine de Suède a quitté la royauté, elle vient à Spa ; son cousin, le comte palatin, est roi en sa place. Nous n'avons ici rien de nouveau des siéges d'Arras et de Stenai, sinon que l'on dit que le prince de Condé est malade, et qu'il s'est fait mener à Lille. Je vous baise les mains, et suis de toute mon affection, etc.

Le mercredi, 29 de juillet 1654.

Le livre de M. Merlet est bon (1) ; il n'y a rien que de vrai, mais il est trop court et trop sec. Quand on lui a dit cela, il a répondu qu'il n'avoit écrit contre le gazetier que pour montrer ses fautes et ses impostures, qui sont presque innombrables.

LETTRE CXXIV. — *Au même.*

Je vous dois réponse en bien des façons, *multiplici nomine,* mais particulièrement pour le bon accueil et la bonne chère que vous avez faits à mon fils aîné, dont je vous remercie très humblement.

Pour les médecins de Montpéllier, j'en connois deux des trois que vous m'avez nommés : M. Richer de Belleval, presque de tout temps ; M. L. Soliniac, de l'avoir ici vu plusieurs fois, et de ce qu'il a fait chez quelques malades. Je vous conseille de ne jurer de rien : il n'y a pas de quoi s'en fâcher entre nous deux ; je sais même ce que m'en a dit M. de Belleval en particulier et en ami. Ce M. Soliniac est un homme très commun *in arte nostra,* qui a les deux vices de son pays, qui sont les dames Philargirie et Polypharmacie ; du reste, il y en a ici huitante qui le passent, *centum parasanguis :* quelque dépression qu'en ait faite l'auteur de la légende, quel qu'il soit, qui est un libelle purement diffamatoire, et qui par conséquent n'est nullement croyable. Je ne sais pas au vrai qui est l'auteur ; mais je vous puis jurer que ce n'est ni moi ni vous, ni moi non plus que vous. *Si natura negat, facit indignatio versum. Qualemcumque opus est iracundi hominis, et bilem sive rabiem evomentis in collegas non omnino insontes.* Pour M. de Belleval, je le tiens homme d'honneur, mais qui ne se soucie guère du métier, *amplissimè etenim dotatus est*

---

(1) *Remarques sur le livre de l'antimoine, de M. E. Renaudot,* Paris, 1654, in-4°.

iis propter quæ studetur. Quand il est ici pour des affaires au conseil, croyez-moi qu'il ne voit guère de malades ; *adde quod*, etc., que je vous dirai quand j'irai à Troyes. Pour Courtaud, je le connois d'ailleurs, mais principalement par ses écrits, qui ne valent rien ni en latin ni en françois. Pour ses leçons, je vous avertis qu'il n'en fait point, et qu'il n'est point capable d'en faire, ni de voir des malades, étant très ignorant et n'ayant jamais su rien apprendre de ce qui est requis à telles fonctions. Si bien que vous voyez par ce que dessus, que nous sommes en ce jugement-là de fort différents avis : je ne laisse pourtant pas d'être votre serviteur.

Diversum sentire duos de rebus iisdem :
Incolumi licuit semper amicitia.

Pour les apothicaires, quand ils font taxer leurs parties, il devroit plutôt y avoir des médecins que des apothicaires, mais cela dépend des juges, et très souvent M. le lieutenant civil m'y a nommé d'office moi tout seul, *absque ullo collega*, pour épargner à tous les deux partis ; d'autant que je rends cet office gratuitement et de bon cœur à l'honneur que je porte audit seigneur, qui m'en gronde quelquefois, et qui s'en moque assez plaisamment quand je lui vais recommander quelque affaire pour quelqu'un de mes amis : aussi dit-il qu'il ne m'y nommera plus. Pour le fait de médecins ou d'apothicaires, il n'y a point de règlement ; mais la coutume est ici que ce sont toujours des médecins, ou au moins qu'il y en a toujours ; car s'ils étoient seuls (j'entends les apothicaires), ils seraient récusés, en tant que juges et parties ; ordinairement il n'y a que les médecins ; et si la partie demande des médecins, on ne lui en refuse jamais, joint que la plupart de nos juges n'aiment guère cette cherté d'apothicaires.

Pour la Légende, j'avoue avec vous que c'est un libelle diffamatoire, qui n'a jamais dû être fait, et qui est un ouvrage injurieux et vilain, *scriptum in tempore iracundiæ : dignum sanè quod tardipedi deo ustulandum committatur : Annales Volusii, cacata charta.* Ces messieurs qui ont grand tort, et qui sont aujourd'hui honteux de l'avoir fait, au moins plus que les deux tiers, et qui même s'offrent de s'en dédire, devroient être réfutés par raison, et non point par injures de tripier, etc. Ils ont signé que l'antimoine est bon en plusieurs maux, pourvu qu'il soit bien préparé et bien donné à propos. Il en est de même de tous les remèdes, et des poisons même : on donne quelquefois de l'opium par nécessité, combien qu'il soit infailliblement poison ; c'est que nous n'avons pas de meilleur ni plus certain narcotique, mais nous avons bien d'autres et de meilleurs purgatifs que l'antimoine. En conséquence de leur dire, je pourrois jurer que tous les plus dangereux poisons sont bons et utiles remèdes, pourvu qu'ils soient bien préparés et bien donnés, et même le sang d'aspic, le sublimé, etc. Mais c'est le point de les bien préparer et bien remuer ; ce qu'ils n'ont encore pu faire avec leur antimoine, qui est si fort décrié de deçà par les morts qu'il a causées, qu'ils n'osent plus en proposer dans les familles. En attendant, ils ont accusé l'impudence et l'ignorance des barbiers de village de toute la France, et même des villes, aussi bien que des apothicaires, et des gardes qui en ont fortement abusé, et en abusent encore tous les jours, au grand détriment du public. Je vous en fais juge vous-même, *et in verbo tuo, vel sto, vel cado.*

Pour les autres médecins de Montpellier, qui se sont rendus illustres par leurs écrits, ôtez G. Rondelet et L. Joubert, *quorum est admodum mediocris gloria, et qui duntaxat fuerunt proletarii scriptores,* lesquels même j'aurois bien de choses à dire, je n'en connois aucun autre, si vous me les indiquez. *Laurentius enim est potius noster quam Monspeliensis ;* il avoit étudié sept ans à Paris sous L. Duret, qui étoit docteur d'Avignon, pratiquant à Carcassonne, et de là même à la cour par madame la duchesse d'Uzès, laquelle lui fit donner par le bon roi Henri III une place de professeur vacante à Montpellier, à

quoi le roi n'avoit jamais auparavant pourvu : aussi eût-il bien
de la peine d'être reçu à Montpellier, et lui fallut avoir des
arrêts tant du conseil privé que du grand conseil ; nonobstant lesquels ils le menèrent à Toulouse, où il fut enfin reçu
par le crédit de M. le premier président Duranti, et par le
moyen de la composition qu'il fit avec eux. Depuis, il fit
fortune, laquelle ne dura guère. Pour L. Joubert, tout ce
que nous avons de lui n'est qu'un recueil des leçons qu'il
a faites en qualité de professeur, et qui n'ont jamais été imprimées qu'une fois ; j'en dis autant de la pratique de G. Rondelet; pour son *Histoire des poissons*, le président de Thou
dit qu'il n'en est pas l'auteur, mais bien un très savant
évêque de Montpellier du temps d'Henri II, nommé Guillaume Pelicier, qui depuis se fit huguenot, comme étoit Rondelet, et depuis vendit son évêché, et se fit athée. Tout le
reste des écrits des professeurs de Montpellier sont un galimatias de leçons pédantesques ; principalement celles de
Rivière, dans lesquelles il y a bien de la charlatanerie : c'est
un puant marais d'ignorance et d'impostures de l'art. *Unum
excipio Várandeum, laude sua dignum.* Mais quelle comparaison y a-t-il de tous ces gens-là à Fernel, Silvius, L. Duret,
Hollier, Tagault, les deux Piètres ; à Jean Duret, aux deux
Jean Martin, à E. Gourmelen, à Baillou, à Gorreus le père,
que feu M. de Bourbon disoit avoir été aussi savant en grec
que Galien même; aux deux Riolans, à un Guillaume Duval, à feu M. de la Vigne; qui ont été des prodiges de savoir
par leur polymathie et des hommes incomparables dans la
pratique? J'en pourrois nommer cent autres qui sont morts,
et qui méritent des éloges entiers en leur particulier, sans
toucher à ceux qui vivent aujourd'hui, dont le nombre est
toujours grand, et de gens pleins de mérite singulier, sans
que l'antimoine y puisse apporter aucun ombrage (1), etc. Je

(1) C'est toujours cette rivalité jalouse qui a régné depuis des siècles
entre l'école de Paris et celle de Montpellier : le fait est que toutes les

vous remercie de la peine qu'avez eue d'envoyer au-devant
de mon fils; ni lui ni moi ne méritons pas cet honneur; et
vous remercie pareillement de l'honneur que vous m'avez fait
en le recevant si bien et lui faisant si bonne chère. Je pense
qu'il est encore à Angers avec son maître des requêtes; je lui
permets de continuer son voyage jusqu'à Châlons, afin qu'il
ait vu la Champagne; ce sont ses vacances, après cela il fera
retraite, durant laquelle j'espère qu'il étudiera sérieusement.

Le roi est ici; le *Te Deum* a été chanté à Notre-Dame samedi dernier, en présence du roi, de la reine, du cardinal
Mazarin et de bien du peuple. Le cardinal de Retz s'est sauvé
dans un vaisseau de Hambourg, pour de là se sauver avec
plus d'assurance *per mediam Germaniam*, et de là gagner
l'Italie. On dit que notre armée s'en va faire un nouveau
siége, mais on ne sait pas encore quelle ville ce sera : on
parle de Landrecies, ou d'Armentières. Le prince de Condé est
à Valenciennes avec 16,000 hommes, fort loué des Flamands
d'avoir bien fait à la levée du siége d'Arras, et les Espagnols
fort haïs d'avoir pris la fuite, et entre autres l'archiduc
Léopold et Fuensaldagne. On dit que le roi ne fera plus de
voyages cette année, et qu'il ne bougera pas d'ici. *Nil novi
ex Anglia.* Je me recommande à vos bonnes grâces, et suis de
toute mon affection, etc.

De Paris, ce 7 de septembre 1654.

On s'en va enterrer le bonhomme M. de Broussel, conseiller
en la grand'chambre, pour qui on fit des barricades l'an

deux furent célèbres, toutes les deux ont rendu d'éminents services à la
science, mais à des titres différents. Pour assigner les rangs, il faudrait
donc faire un examen comparatif et approfondi de l'histoire scientifique de ces deux écoles, de leurs doctrines, de la marche qu'elles ont
suivie et des résultats obtenus; autrement on reste dans le non-sens,
dans l'absurdité critique ou thuriféraire de l'esprit de secte. Il ne suf-
fit pas de crier anathème, de crier *hosannah;* on doit juger en pleine
connaissance de cause, ce que ne font point les *serfs de l'école* dont ils
ont reçu le diplôme. (R. P.)

1648. Le roi a exilé quelques chanoines, deux grands vicaires
de l'archevêché et deux curés, savoir, de Saint-Jean et de
Médéric ; on en menace encore d'autres. *O tempora ! ô mores !*
Mais patience.

LETTRE CXXV. — *Au même.*

Je vous remercie de la bonne chère que vous avez faite à
mon fils ; il est de présent à Châlons. Laissons là, au nom
de Dieu, les médecins de Montpellier ; qu'ils se défendent
comme ils pourront, je ne vous en écrirai plus, *alienam litem
non facio meam.* Votre beau-frère, M. Gérard, a été ici fort
malade d'une dysenterie cruelle, *quæ adhuc perseverat*, et
n'est point encore hors de danger, *paulò tamen meliùs habet*,
et magna salutis spes affulget. Le pape est mort le 25 de septembre. On ne sait au vrai où peut être le cardinal de Retz.
Le roi est à la Fère, *ubi cardinalis Mazarini* ποδαγρικόν *patitur*.
Je baise les mains à M. votre fils, et le prie de m'excuser si je
ne lui écris ; je le remercie de ses deux lettres latines. Le nouveau professeur de Montpellier est fait ; il me semble qu'on le
nomme M. de Louis ; la femme du gouverneur de Montpellier
l'a fait préférer aux autres contendants, qui s'en sont désistés
pour la peur qu'on leur en a fait. Ce Perreau, dont M. votre
fils m'a envoyé la lettre, étoit un médecin de Tonnerre,
père de M. J. Perreau, dont on imprime ici le livre contre l'antimoine ; il n'y en a plus que six feuilles à faire, mais on ne
trouve point ici d'ouvriers. Pour l'épigramme de six vers
contre l'antimoine triomphant du gazetier, je vous l'envoie,
il a été fait céans dans mon étude, par M. Ozier le prieur.
Nous avons ici plusieurs docteurs qui travaillent sur la controverse de l'antimoine ; un, pour ce poison, qui est payé et
soudoyé par la cabale, et trois, contre. Mais c'est folie d'é-
crire plus, ni pour ni contre ; il est tellement décrié que personne n'en veut entendre parler, s'il est tant soit peu soigneux
de sa santé. On imprime ici la Vie de feu M. d'Épernon, qui

sera quelque chose de fort beau. Je m'en vais être professeur du roi, à la place de M. Riolan, qui me donne sa charge; tout est expédié, je n'en attends que mes lettres qui sont au sceau, et que M. le garde des sceaux m'a promis d'expédier lundi prochain, et dès le lendemain j'en prêterai le serment. Je me recommande à vos bonnes grâces, et suis, etc.

De Paris, ce 10 d'octobre 1654.

LETTRE CXXVI. — *Au même.*

C'est pour répondre à celle que je viens de recevoir de votre part, pour laquelle je vous remercie. On parle ici d'un nouveau libelle pour M. Courtaud contre M. Guillemeau, que je n'ai point encore vu. Je suis las de lire et d'ouïr tant d'injures, *habeat uterque sibi res sua :* j'ai maintenant autre chose qui me presse, savoir, des leçons à faire *pro cathedra regia*, lesquelles j'espère de commencer ce carême, après que j'aurai fait ma harangue d'entrée. Je pense que M. Gérard est guéri ; je l'ai laissé en fort bon état, Dieu merci ; mais il se doit conserver, *et sibi cavere à recidiva.* Le livre de M. Perreau n'est point encore achevé, mais il tend à la fin ; l'auteur me dit hier qu'il n'y avoit plus que trois feuilles, y compris l'indice ; il sera bien étoffé et tout autrement meilleur que celui de M. Merlet. Mon fils aîné est ici de retour ; je vous remercie derechef de la bonne chère que vous lui avez faite. Je vous supplie de faire mes recommandations à M. Maillet, votre collègue, et de savoir de lui en quel an il prit ici les leçons de feu M. Cousinot, *de sanguine ex qualibet corporis parte profluente*, 1632, 33, 34 ou 35; il vous le fera; et je le voudrois bien savoir; c'est lui-même qui me l'a dit céans; mais je ne me souviens pas de l'année qu'il me désigna ; vous me ferez la faveur de me le mander à votre première commodité. Il y a ici un livre nouveau, in-octavo, en latin, imprimé à Orange, intitulé : *Claudii Sarravii, senatoris Paris: Epistolæ :* c'étoit feu M. de Sarrau, conseiller de la cour, huguenot, que l'antimoine tua, il y a trois ans passés. Il y a là-dedans de fort bonnes choses, et entre autres le père Petau y est rudement traité. Tout est ici en repos. La reine de Suède est à Anvers. On ne sait où est le cardinal de Retz : *Papa conservat!* Le père R. Chartier est ici mort d'une apoplexie subite, laquelle le surprit à cheval, et mourut sur-le-champ, âgé de huitante-deux ans ; voilà son Galien grec demeuré, sa famille en est ruinée (1). On a découvert une conspiration à Bordeaux, que ces gens-là faisoient pour se donner à l'Espagnol. Cromwell a une grande armée sur mer ; mais on ne sait point son dessein. *Vale, et me ama.*

. De Paris, ce 21 de novembre 1654.

LETTRE CXXVII. — *Au même.*

Si vos apothicaires demandent que vous ne fassiez point d'ordonnances qu'en latin, c'est qu'ils en savent bien la conséquence ; c'est le vrai moyen de les mettre à la raison, et c'est la raison que les familles soient soulagées, et les malades délivrés de cette dépense effroyable et inutile. Les gens de bien de notre profession doivent un soulagement au public. M. Mathieu, notre collègue, m'a promis de solliciter votre bon droit envers M. du Tillet, chez lequel il m'a dit avoir grand crédit, combien que M. Morisset soit son médecin. Je ferai que l'un et l'autre lui recommanderont.

Matthiae Martinii Lexicum etymologicum est achevé d'im-

(1) Voilà une triste oraison funèbre pour l'illustre René Chartier (né à Vendôme en 1572, mort à Paris le 29 octobre 1654), qui consacra ses travaux, son temps, sa fortune, à élever un véritable monument scientifique dans son édition grecque et latine des œuvres d'Hippocrate et de Galien. Cette édition a été publiée à Paris, 1639 à 1679, 13 vol. in-folio. Les tomes IX, X et XII ont été publiés par les soins des docteurs Blondel et Lemoine. Le docteur J. F. de Villiers est auteur d'une *Lettre sur l'édition grecque et latine des œuvres d'Hippocrate et Galien, publiée par R. Chartier.* Paris, 1779, in-4°.   R. P.)

primer dès l'an passé ; j'en ai vu ici un dès le mois de mars ;
plusieurs marchands y en ont apporté depuis ; on en a vendu
plus de quarante dans la rue Saint-Jacques, depuis six
mois. Il y a deux jeunes libraires qui font grand profit au
trafic de ces livres étrangers, qui en ont fait venir plusieurs ;
mais je n'en ai point acheté (non pas à cause de leur cherté,
combien qu'elle soit grande), d'autant qu'il m'en doit venir
d'ailleurs. Un médecin de Nuremberg m'en a acheté un qu'il
a fait emballer avec d'autres livres qui me viennent par Hambourg ; mais la longueur du chemin m'empêchera de les recevoir bientôt. Un médecin de Metz m'en a promis un qu'il a
fait venir par des marchands de Metz qui trafiquent à Francfort ; j'espère que j'aurai celui-là dans ce mois d'octobre.
M. Ravaud, de Lyon, qui est l'associé de M. Huguetan, m'en
doit pareillement un, qu'il me donnera quand il voudra ;
mais je vous dirois certainement que c'est le meilleur livre de
mon étude, *in eo genere*. Si j'en avois trente j'en serois bientôt remboursé. M. du Clos, de Metz, qui me l'a fait acheter
dans Francfort, m'a mandé qu'il avoit coûté douze florins,
qui reviennent à nos vingt-quatre livres. Je voudrois en avoir
donné trois pistoles et le tenir : *Liber est maximi usus, ac uti-
lissimæ lectionis.* Nos libraires en demandent trente-cinq livres
en blanc ; il est gros comme une rame de papier ; on le peut
relier en deux justes volumes, ou en trois un peu plus petits.
Pour ce qu'en dit M. Huguetan : *per ea quæ nuper attuli, vides
quantum mereatur fidei.* On dit ici fort souvent en proverbe
que : *Tria sunt animantia mendacissima, loyolita, botanista et
chymista ; si tribus istis nebulonibus liceat superaddere quantum,
sit ille bibliopola ; neque non novi animal mendacius ullum.*

Le livre de M. Guillemeau ne tient à rien ; je vous l'enverrai avec la première curiosité qui se rencontrera. Est
*opus tenebricosum cujusdam nebulonis, ex arte lenonia sibi
victum comparantis : ut faciat rem, si non rem, quocumque
modo rem.* Personne n'a rien entendu à son livre, lui-même
ne l'entend point ; néanmoins il n'est pas si sot qu'il n'en ait

encore trouvé un autre plus sot que lui, qui est le petit bon-homme Courtaud d'ici, à qui il a attrapé quelque argent pour ce libelle : c'est un nommé A. Magdelain, *cujus res tota præ miseria ad vestitum redacta est*. Je suis de votre avis touchant le *panis clibanites* (1) de Gal. Il me semble que M. Moreau en a parlé en son école de Salerne (2), que je n'ai pas céans pour le présent. M. Moreau n'a pas achevé la vie de notre bon ami feu M. Naudé; il y a travaillé quelquefois, *dum licet per otium et valetudinem*. Il est fort employé et a fort peu de loisir, outre qu'il a des leçons à faire au Collége royal. Mon fils est à la campagne devers Provins, pour une dame malade, où je n'ai pu aller. Je vous remercie du souvenir que vous avez pour lui. J'ai fait cette semaine une anatomie publique d'une femme de vingt-cinq ans qui faisoit de la fausse monnoie : *fuit infinitus auditorum concursus*. Il y a ici un livre tout nouveau du bonhomme M. Riolan, *Adversus Pecquetum et Pecquetianos*, qui est fort approuvé et bien reçu (3). Tous ceux qui l'ont lu en savent bon gré à M. Riolan, et se moquent des autres, qui y sont accommodés d'une étrange façon.

M. Huguetan a achevé tout nouvellement à Lyon son édition de L. Beyerlinck *Theatrum vitæ humanæ*, en huit tomes; son *Sennertus* sera achevé dans un mois, en deux tomes; il s'en va imprimer la continuation du Baronius, d'un certain père de l'Oratoire, qui est en Italie, nommé *Rimaldus*. Il y aura six volumes in-fol. Cet auteur est fort habile homme; il a travaillé sur les mémoires mêmes du cardinal Baronius. Je me recommande à vos bonnes graces, à M. votre père, à MM. Sorel, Blampignon, Maillet, Barrat, le Grain, et à tous

---

(1) Ce *panis clibanites* était une sorte de pain qui se faisait, chez les anciens, dans des fours portatifs; de χλίβανος, four de campagne.

(R. P.)

(2) *Schola salernitana*, Parisiis, 1672, page 276.

(3) Il n'en a pas été de même de la postérité : l'écrit de Riolan est aujourd'hui tout-à-fait oublié, et le *réservoir du chyle*, cette importante découverte, porte encore le nom de Pecquet. (R. P.)

MM. vos autres confrères, comme aussi à M. Allen, et serai toute ma vie, etc.

De Paris, le samedi 8 d'octobre 1655.

Le siége de Pavie a été levé avec grand désordre et à notre grande perte. On dit que le Mazarin (qui est à la Fère, pour les convois) en est si fâché, qu'il veut envoyer une autre armée en Italie ; qu'il a fait lever le siége de Palamos en Catalogne, afin que ces troupes aillent passer les monts. Nos restes de l'armée se sont retirés dans le Crennois, pour éviter le marquis de Caracène, qui les poursuit avec quinze mille hommes. Le cardinal de Retz est à Florence, où il s'est retiré, tandis que l'on travaille à son procès à Rome, à la poursuite de M. de Lionne, qui y est notre ambassadeur. Cromwell a été fort malade d'une suppression d'urine. La peste est encore fort grande à Leyden et à Amsterdam. On imprime en Angleterre un livre entier *de Vita Erasmi*. Nous avons ici trois de nos médecins bien malades, savoir, MM. Gorris, Allain et Chasles.

Le roi est malade à Fontainebleau ; il a été saigné des bras et du pied ; c'est d'une fièvre continue, qui lui est survenue en suite des eaux de Forges, dont il a par ci-devant usé. Dieu sait à quelle raison faire boire de l'eau de lexive à un jeune prince de dix-sept ans, et dans le bel état de santé dans lequel étoit le roi. Les princes sont malheureux en médecins il y a long-temps ; je souhaite de tout mon cœur que Dieu lui renvoie la santé, et qu'on ne lui donne pas d'antimoine. Notez qu'en toute la cour il n'y a pas un bon médecin, et que celui qui y est en plus grand crédit, *soli famæ studuit, et rei faciendæ*. Le cardinal Mazarin sera bien empêché de cette nouvelle, aussi bien que de faire passer le convoi à Saint-Guilain, car le prince de Condé est là auprès qui leur fait bien de l'empêchement. La duchesse d'Orléans *censebatur gravida : nuperrime abortum passa est, et rejecit molam.* Tenez, s'il vous plaît, ces nouvelles secrètes, *Vale et me ama.*

Tuus ex animo G. P.

LETTRE CXXVIII — *Au même.*

Je sais bien que je vous dois réponse pour cinq lettres, auxquelles je n'ai point fait réponse en leur temps, et pour cause. Pour les apothicaires, je souhaite que vous en veniez bientôt à bout, et n'y en a point meilleur moyen que de se servir du *Médecin charitable*, en introduisant les seringues dans les familles, avec une décoction d'herbes émollientes et du miel commun; faire des bouillons et des tisanes laxatives avec le séné; et purger les autres qui sont plus forts avec casse, séné, sirop de roses pâles et fleurs de pêcher; voilà qui a ruiné ceux de Paris, et qui les empêchera de se relever, et dès qu'ils sentiront leur mal, s'ils sont bien sages, ils vous demanderont pardon. M. Moreau n'a pas achevé la Vie de M. Naudé, faute de loisir; il pense aussi à la seconde partie de son école de Salerne, *si liceat per otium et valetudinem*. Son premier tome est chez M. Blaise, libraire, rue Saint-Jacques. *Flosculi historiarum* est en bon latin; cet auteur travaille à une grande histoire. On imprime à Lyon, in-fol., les œuvres de J. Varandeus; j'en ai ici poursuivi et obtenu le privilége; on parle aussi d'y imprimer le Rondelet; les Institutions de Laz. Rivière y sont achevées, in-quarto. On achève ici les *Mémoires et Négociations* de M. le président Janin, in-fol.; nous avons depuis peu la vie de MM. d'Espernon et du marquis de Guebrian, in-fol. tous deux. On imprime aussi M. de Thou, traduit en françois par J. Duryer. Nous aurons le mois de septembre prochain, *Selecta Jo. Ant. Vander Linden*, in-quarto, qui est un célèbre professeur de Leyden; ce livre sera fort bon. *Guernerus Rolfinck, professor anatomicus jenensis, in Thuringia, vir doctissimus, nuper edidit Anatomiam novam*, in-quarto, que M. Riolan prise fort; nous n'en avons encore que le premier tome, deux autres suivront. *De Vita Erasmi*, je n'ai pu en avoir de nouvelles.

Pour nos apothicaires, ils sont examinés dans leur chambre de communauté, en présence de notre doyen et des pro fesseurs en pharmacie, qui sont deux ; mais ils sont toujours les plus forts, à cause du nombre, *qui nos non terret*. Le miel commun, le séné et le sirop de roses pâles sont les vrais et très certains moyens de les ruiner. Les juges sont trop peu soigneux du bien public, et n'entendent pas assez raison *in illa causa ;* vous pouvez vous faire justice vous-mêmes, comme nous avons fait ; les nôtres n'en peuvent plus, et se voient réduits à devenir épiciers. La pauvreté du peuple et l'incommodité des familles y ont pareillement aidé ; le *Médecin charitable* a ruiné les apothicaires et a fait travailler les jeunes médecins. Voilà le chemin le plus court, sans plaider, à quoi il coûte trop, joint que les juges n'en feront jamais tant que vous en pouvez faire. Pour y attirer le peuple, donnez des médecines aux pauvres aux dépens de votre communauté ; cela ne coûte presque rien ; si vous n'avez point de sirop de roses pâles, il y a moyen de vous en envoyer d'ici, et du séné aussi. Personne ne peut vous empêcher de donner l'aumône et traiter vos malades comme vous vous traitez vous-mêmes chez vous, vos femmes et vos enfants ; le peuple y court comme au feu, et ne vous amusez pas à chicaner leurs examens et leurs maîtrises, d'où il ne proviendroit que des procès qui coûtent trop de peine à poursuivre. , etc.

La peste est grande à Naples et à Rome même ; le courrier qui en étoit attendu la semaine dernière n'en est pas encore arrivé ; ce qu'on attribue à ce mal. La reine de Suède revient d'Italie passer par la France pour s'en retourner en Suède, où l'on dit déjà qu'elle se refera luthérienne.

Le siége de Valenciennes est levé ; M. de la Ferté Senneterre prisonnier avec plusieurs autres ; on dit que le désordre y est grand. M. de Turenne s'est retiré dans le Quesnoi en bon ordre. Le roi, la reine et le Mazarin sont à Soissons. Je me recommande à vos bonnes grâces, et suis de toute mon affection, etc.

De Paris, ce 20 de juillet 1656.

LETTRE CXXIX. — *Au même.*

Je vous rends grâces de votre belle lettre et de tout ce
qu'elle contient. Il a couru ici un bruit que les loyolites
étoient rétablis à Venise, eux-mêmes s'en sont vantés; mais
je n'entends rien en cette affaire. On dit que pour ce rétablissement ils donnent deux cent mille écus; mais ces maîtres
passefins sont trop rusés et trop bon ménagers pour donner,
et les Vénitiens trop sages pour prendre. Les autres disent
que cet argent servira pour chasser les Turcs de Candie; je
ne sais lequel vaut mieux, ou des Turcs en Candie, ou de ces
pharisiens à Venise. J'aimerois autant voir entrer des voleurs
dans ma maison par une porte, tandis que j'en chasserois
quelques autres par la fenêtre. Eh bon Dieu! si on rétablissoit
ces gens-là, qui sont des bourreaux de la chrétienté, dans
Venise, où seroit cette prudente politique de ces messieurs?
Il est vrai qu'il y a un an que nous voulûmes empêcher qu'une
thèse ne fût soutenue, *ergo initio pleuritidis lenior purgatio?*
mais nous perdîmes en nombre; nous ne trouvâmes du bon
parti que trente-trois docteurs; les gens de bien sont pares-
seux : MM. Riolan, Bonnard, Tuloue et Légier n'y purent
venir, empêchés de maladie, d'autres par paresse et trop
peu de courage, ou trop peu de soin de faire valoir la bonne
doctrine et entretenir l'honneur de notre Faculté. Quoi qu'il
en soit, la thèse, très mauvaise et très dangereuse, fut soutenue à leur grand déshonneur; car le président, qui est un
fou et qui sert de marotte à tout le parti antimonial, y fut
horriblement baffoué et maltraité, il y fut même sifflé pour
ses impertinences et mauvaises réponses. La plupart d'entre
eux avouoient que la pratique n'en valoit rien, mais puisque
la thèse étoit imprimée qu'elle pouvoit être disputée; mais
néanmoins plusieurs d'entre eux s'en sont repentis. Un des
nôtres, nommé M. Blondel, a fait un traité tout exprès, *de
Pleuritide*, qu'il s'en va faire imprimer; la préface dudit livre
contiendra toute cette querelle, l'été prochain cela se pourra

voir. Pour le catalogue des thèses que m'avez envoyé, vous m'avez fait grand plaisir; j'aime cette espèce de papier. Je vous prie de m'acheter ce qui suit : les deux *de Lupinus Poincelet*, les deux *de Guido Binet*, les deux *Jo. Garnier*, celle de *Augustinus Catelin*, et de *Lauceltus Phradeus*. Je vous en rendrai de bon cœur ce qu'elles auront coûté, comme aussi celle de *Franciscus Badin*. J'ai toutes les autres, lesquelles sont de notre faculté, et y en a là de très bonnes ; achetez-les toutes pour M. votre fils, si elles sont à bon compte. *Elphantiasis est morbus incurabilis, quia est cancer universalis : cancer particularis est incurabilis, et longè potiori rarior virilis : licet non emendatur tanta intemperies.*

Cette semaine nous a emporté deux grosses têtes : feu M. Riolan mourut lundi dernier, 19 de février, âgé de septante-sept ans moins cinq heures ; il a été enterré dans Saint-Germain, sa paroisse, en grande pompe. Le lendemain, mourut ici la duchesse de Lorraine, *tam ex mœrore quam ex stibio.* M. le chancelier a été fort malade, *sed meliùs habet.* Le parlement, toutes les chambres assemblées, travaillent tous les jours au procès de M. de Chenailles, conseiller de la cour ; il y en a encore pour huit jours : *res ejus pessimo sunt statu positæ.* Je vous baise les mains et à M. votre fils, et suis de toute mon affection, etc.

De Paris, le vendredi 23 de février 1657.

Si vous désirez de nos nouvelles thèses, nous en avons ici quelques unes d'assez bonnes à vous envoyer, et j'en espère quelqu'une pendant Pàques. On imprime ici l'Histoire de feu M. le président de Thou ; il y aura six volumes, on est à la fin du second ; dès que le troisième sera achevé, on les mettra en vente. On dit que le duc d'Orléans viendra bientôt à Paris pour voir le roi, et que le Mazarin s'en va marier une autre de ses nièces, nommée Marie-Anne, au fils aîné du prince François, auquel on rendra la Lorraine. Je doute pourtant si on leur rendra Nanci, en l'état où sont nos affaires.

LETTRE CXXX. — *Au même.*

Je vous rends grâces d'avoir acheté les dix thèses pour moi; je vous en rendrai l'argent quand il vous plaira, et je les recevrai quand il plaira à Dieu. On dit bien que le rétablissement des jésuites est certain dans Venise; mais c'est avec plusieurs conditions, et entre autres qu'ils n'acquerront aucun immeuble, et qu'ils ne confesseront point. Tout cela est encore mystique, comme tous les grands font leurs affaires. La meilleure impression des Epîtres de Casaubon est celle d'Allemagne, depuis trois ans, augmentée d'environ huitante lettres par-dessus celles de Hollande. Ce bonhomme connoissoit bien toutes les fourberies du *nigrum agmen ignatianum.* Madame de Mercœur a pris trois fois de l'antimoine, et la duchesse de Lorraine a pris deux fois d'une certaine drogue stibiale, que le charlatan appelloit de *l'or potable ;* et d'autant qu'elle empira fort, le sieur Valot la fit rudement saigner, *inter stibium et lethum :* d'où vient la grosse querelle qui est aujourd'hui entre lui et le petit le Vignon, qui est pareillement bien étourdi, et qui a dit tout haut que Valot l'avoit tué de l'avoir tant fait saigner; sur quoi j'apprends qu'il court un papier latin imprimé contre ledit Valot. L'autre dit qu'elle est morte de *auro potabili emetico, quod erat stibium fucatum. Claudius accusat Malhos, Catilina Cetegos.* Les grands sont malheureux en médecins; et la plupart des médecins de cour sont ignorants ou charlatans, et bien souvent l'un et l'autre.

Je crois que l'on n'imprimera jamais rien de feu M. Moreau; on n'y a rien trouvé de parfait; son fils ne dit rien à propos de cela, qui même n'en est pas capable. Le traducteur de M. de Thou se nomme J. Duryer; c'est le même qui a traduit *Fam. Strada.* M. de Thou a pris hardiment de la Popelinière, qu'il nommoit aussi de son propre nom, *Lancelotus Vicinus,* Lanclot du Voisin, qui mourut ici l'an 1608, le 9 de janvier, durant le grand hiver, fort vieux, asthmatique, dans sa chaise, devant le feu, au faubourg Saint-Germain, qui est ce que peu de gens savent, et que j'ai appris de bonne part. Il a pris aussi fort hardiment, à ce qu'il a confessé lui-même, de Ubertus Folieta, *qui scripsit de rebus ligurum*; et de G. Buchanan; de *Rerum Scoticarum historia*, qui est un admirable écrivain.

J'ai vu un petit livre en françois, in-quarto, fait par un médecin de Beauvais, nommé Mauger, touchant une fille près de Gisors, laquelle ne mangeoit presque rien, *et vixit*. Mauger même m'a dit que c'étoit une fille fort mélancolique; mais l'on m'a depuis dit qu'elle étoit morte. D'autres miracles je n'en sais point; je ne crois que ceux qui sont dans le Nouveau Testament, et c'est assez pour moi (1). Feu M. Naudé, mon bon ami, disoit que pour n'être point trompé, il ne falloit point ajouter foi aux visions, aux inventions, aux miracles ni aux vénérations de ces gens qui cachent la tête dans un capuchon. *Ad populum phaleras*. Je n'ai point ouï dire que le pénitencier de Notre-Dame ait de telles filles chez soi.

La femme de M. de Harlai, maître des requêtes, est ici morte, *quinto die ab abortu*. Elle étoit propre sœur *eaque dilectissima* de M. le premier président de Belièvre, qui est en grand danger de mourir, *ex febre assidua et vitio pulmonis. Vituli multi circumdederunt illum, aulici medicastri, et alii nebulones.* Les crocheteurs de notre quartier sont mieux traités qu'il n'a pas été : ils se sont mis en état de le saigner plusieurs fois, mais il n'est plus temps; ils ont commencé trop tard : *elapsa erat εὐκαιρία*. Les grands fomentent les charlatans, qui les tuent à la fin. Il prit hier après midi de l'antimoine dans un breuvage purgatif; il a eu une très mauvaise nuit; et ce lundi matin, 12 de mars (pour nous montrer qu'il est entre les mains de gens qui raisonnent fort bien), on lui a fait avaler du laudanum; *quod nihil est aliud quàm opium castratum, vel potius venenum fucatum.* Il a une grande difficulté de respirer; il

---

(1) Voilà qui est positif. Peut-être Gui Patin eût-il fait la réponse du cardinal Bessarion : « Ne me parlez pas des miracles nouveaux, vous me feriez douter des anciens. » (R. P.)

sue et tressué de grand ahan et d'une pure oppression ; il a le poumon ravagé et perdu , *per malignitatem humoris diaphthorum facientis , et per omissam venæ sectionem initio morbi.* Ce remède, hardiment et heureusement réitéré au commencement des maladies , est un des principaux mystères de notre métier, que les charlatans , les chimistes et les empiriques n'entendent point, non plus que de s'abstenir de la purgation en ces commencements.

M. le premier président de Belièvre mourut hier mardi, 12 de mars , à sept heures du soir, âgé de cinquante ans , *ex putrilagine pulmonis , cum febre assidua , quæ invaluit in dies, propter neglectam initio morbi sanguinis missionem , quæ est mysterium , aulicis medicastris ignotum.* Je vous remercie de votre dernière, que je reçus hier, et du mot *asthmá*, qui est une conjecture assez raisonnable , et de vos deux thèses que j'attendrai patiemment. Je suis de tout mon cœur, etc.

De Paris, ce mercredi, 14 de mars 1657.

LETTRE CXXXI. — *Au même.*

Je vous écris la présente à plusieurs fins : premièrement, pour vous remercier des neuf thèses que j'ai reçues de votre grâce , par un honnête homme qui a pris la peine de les apporter céans , mais de malheur je n'y étois point ; si j'y eusse été, je l'aurois remercié de la peine qu'il a prise ; je vous prie de l'en remercier pour moi.

Secondement, je vous dirai que j'ai porté chez M. Gérard le troisième livre de feu M. Guillemeau, avec quelques thèses de notre Faculté, et entre autres, les trois auxquelles mes deux fils ont présidé depuis la Saint-Martin.

Troisièmement, nous avons ici M. Bonnard fort malade, âgé de huitante-trois ans, d'une fluxion sur la poitrine, qu'il a eue foible toute sa vie ; j'ai peur qu'il n'aille bientôt chercher son beau-frère M. Riolan en l'autre monde.

Quatrièmement, M. de Belièvre, premier président, a été fort solennellement enterré dans Saint-Germain-l'Auxerrois, dans la chapelle de sa famille, après le service, auquel assista tout le parlement. La harangue funèbre y fut faite par le sieur Damien, j'entends le père Favre, jadis cordelier, aujourd'hui évêque d'Amiens.

Cinquièmement, le parlement continue de faire le procès à M. de Chenailles; quelques uns d'iceux vont rigoureusement à la mort, les autres ne vont qu'au bannissement perpétuel. On croit ici que le procès ne sera point fini devant les fêtes, vu qu'il y a encore plus de soixante juges qui doivent parler. M. le président de Blancmenil a l'honneur d'y avoir fort bien parlé *in mitiorem sententiam*, et en est fort loué, même de ceux qui vont à la mort.

Sixièmement, *Gabriel Fontanus, medicus aquensis*, a fait un livre tout nouvellement achevé à Lyon, intitulé: *Medicina anti-emetica*, où il a réfuté Van-Helmont, grand imposteur indigne d'être réfuté. L'*Hippocrate* de A. Foësius est achevé à Genève. Quinze jours après Pâques, le roi s'en ira à Amiens. On dit que Saint-Guilain est fort pressé, que le roi de Suède remonte sur sa bête, et que l'empereur a révoqué ses troupes qu'il envoyoit contre nous en Italie, pour résister au Turc qui le veut attaquer. On dit aussi que Cromwell se va faire déclarer et reconnoître roi d'Angleterre. La coqueluche qui a par ci-devant fort régné commence fort à s'apaiser de deçà. Le fils de Dan. Heinsius s'en va faire imprimer trois tomes d'épîtres latines de feu M. son père, *ad Varior*; cela sera bon. On imprime *Gerardi Jo. Vossii Thesaurus linguæ latinæ*, in-folio. Je vous baise les mains, à M. votre fils, à M. Allen, à MM. de Blampignon et Maillet, et suis de toute mon affection, etc.

De Paris, ce 24 de mars 1657.

———

LETTRE CXXXII. — *Au même.*

Il est vrai que, l'an 1625, M. J. de Gorris fit ici soutenir une belle thèse pour la saignée ; laquelle je vous enverrai quand il vous plaira, si elle n'est chez vous : il a dessein de les faire imprimer toutes deux ensemble avec des commentaires ; je voudrois qu'il l'eût fait. Tout le monde déteste ici l'antimoine, avec raison ; et néanmoins Guénaut et le gazetier en ont donné depuis six jours à un nommé du Gué de Bagnols, jadis maître des requètes et grand janséniste, qui mourut le jour même. *O pudor! ô stolidi præceps vesania voti !* Il faut être bien impudent, et ne se guère soucier de la vie des hommes, d'employer ce poison. Je fais leçon à Cambrai trois fois la semaine, *maximo auditorum concursu ;* mais j'espère que pas un d'iceux n'en abusera jamais. Tous les rhumes sont passés , il ne reste ici que la rougeole, où la saignée fait merveilles (1). Le roi est à Compiègne. On dit que Cromwell nous envoie six mille Anglois pour mettre dans notre armée, qui doivent prendre terre à Boulogne. Jo. Rufus Tigurinus étoit de Zurich ; son livre n'est pas grand'chose, prenez-le si on vous le veut donner. Le pape a fait des cardinaux nouveaux , dont il n'y a pas de jésuites. *Quidam scriptor de illo grege* a tâché de réfuter l'*Histoire du concile de Trente* du Fra-Polo Sarpi, mais il n'y a rien fait qui vaille ; c'est un in-folio en italien. Nous sommes à la veille de rompre avec les Hollandois. On achève à Lyon le *Varandæus*, in-folio ; ce sera un bon livre. On commence ici un in-folio qui sera l'*Histoire de la vie du cardinal de Richelieu*, sur les mémoires de madame d'Aiguillon ; ce sera une histoire plâtrée. M. Fr. du Chesne le fils a fait l'*Histoire des chanceliers françois ;* il y aura 1 vol. in-folio, lequel est à moitié fait. Je vous baise les mains, à M. Allen, à M. votre fils, et suis, etc.

De Paris, ce 19 de mai 1657.

---

(1) Hors certains cas particuliers, nous sommes aujourd'hui bien moins hardis ou bien moins imprudents. (R. P.)

LETTRE CXXXIII. — *Au même.*

Je n'ai rien ouï dire des pharisiens de Bayonne ; mais ils mériteroient bien d'être chassés de toute l'Europe ; *sunt enim viri nequissimi, et nebulones pessimi.* Théod. de Bèze les a autrefois nommés *ultimum Satanæ crepitum.* Le roi et la cour sont toujours à la Fère, et notre armée devant Montmédi, que le prince de Condé a tâché de secourir et n'a osé, se voyant empéché par le maréchal de Turenne ; de sorte que, sans un effort des Espagnols, qui pourront bien être repoussés s'ils l'entreprennent, nous pourrons avoir la place dans quinze jours.

MM. le maréchal de Grammont et M. de Lionne ne sont pas encore partis pour aller à Francfort, où se doivent trouver les électeurs pour faire un nouvel empereur ; j'apprends aussi que le jour de l'assemblée desdits électeurs est différé et remis pour quelque temps. Le roi de Suède et de Pologne traitent ensemble d'accord. La paix des Hollandois est faite avec nous par la sage entremise de M. le président de Thou, qui est à la Haye notre ambassadeur. On tient ici le pape bien malade, *propter summam imbecillitatem renum et vesicæ, et omnium viscerum.* On dit que M. le cardinal Antoine se dispose pour s'en aller à Rome, *propter imminentem pontificis obitum.* Deux cardinaux y sont morts depuis peu, savoir : Rapacioli et Bichi : ce dernier étoit l'homme du Mazarin à Rome. J'apprends qu'il court ici quelques écrits et libelles pour le cardinal de Retz contre M. de Marca, archevêque de Toulouse. Je crois que le *Varandæus* (1) est achevé à Lyon. La peste recommence à Rome, et bien plus fort à Gênes. Madame de Lansac est ici morte d'une chute, avec trois plaies à la tête, âgée de soixante-seize ans ; elle avoit été trépanée ; elle avoit été gouvernante du roi lorsqu'il étoit M. le dauphin. Je vous

(1) Varandal (Jean), professeur à Montpellier. Nous y reviendrons plus tard.   (R. P.)

prié de faire assurer M. Pithou de mes très humbles respects,
et que je souhaite tous les jours très ardemment son retour:
Je vous baise les mains et à M. votre fils, à M. Allen, à MM. de
Blampignon, Maillet et Sorel, et suis de toute mon affection, etc.

De Paris, le 30 de juin 1657.

LETTRE CXXXIV. — *Au même.*

Je dois réponse à deux des vôtres, et vous dirai pour la
première que mon fils aîné n'a été qu'à Angers et n'a pas été
jusqu'à Troyes. Je souhaite fort que jamais les nouveaux pharisiens ne mettent pied en votre ville; il est vrai qu'à Bayonne
il y a eu du bruit contre eux; nous savons bien ici qu'il y a eu
du bruit à Châlons. On dit que le roi est à Nanci et que bientôt
il viendra à Châlons, et de là à Compiègne et à Fontainebleau, etc.

Pour votre seconde, je vous donne avis que nous n'exigeons
rien pour la visite des apothicaires. Ce ne sont point les médecins qui donnent jour et heure de ladite visite; cela a été
contesté contre eux en plusieurs rencontres, et même en mon
décanat. Aussi est-ce pourquoi le doyen n'y va jamais; il n'y
a que les professeurs en pharmacie avec leurs adjoints. Pour
ce que je dis contre eux au parlement, je vous assure que je
n'en avois jamais rien écrit; mais d'autant que la Faculté ordonna que cela seroit remarqué dans les registres, je pense
que j'en donnai quelques mémoires à M. Perreau, alors doyen,
afin qu'il les mît dans ses registres, dont je n'ai ni brouillon
ni copie. Je me souviens bien que je parlai contre l'abus de
leurs drogues, et entre autres contre le bézoard, la thériaque
et la confection de hyacinthe et d'alkermès, dont vous trouverez quelque chose de bon dans *les observations* qui sont derrière *la thèse françoise de feu M. Guillemeau*, de l'an 1648,
lesquelles sont curieuses, *et de ma façon;* vous trouverez

là-dedans des raisons de la doctrine ; il y en a aussi dans la *préface du* 29ᵉ *livre de l'Histoire naturelle de Pline*, et dans la préface de Mizaldus, *in suo Alexippo* (1), et *in Erroribus popularibus Primerosii* , et *in Pharmacia Renodei, in Præfationibus utriusque partis.* Si vous m'en eussiez plus tôt averti, je vous aurois cherché quelque chose là-dessus ; ce qui est aisé à faire, pourvu que j'aie du temps. En attendant, je vous baise les mains, et suis de tout mon cœur, etc.

De Paris, le 2 d'octobre 1657.

Voyez Agrippa, *de Utilitate scientiarum;* il a fort bien dépeint les apothicaires et la plupart de leurs fourberies.

LETTRE CXXXV. — *Au même.*

Je vous avertis qu'aux déclamations et oraisons de Mélanchthon il y a six ou sept volumes et autant d'épîtres, sans compter celui qui a été imprimé en Hollande depuis environ

---

(1) Ce Mizaldus n'est autre qu'Antoine Mizauld, médecin, né à Montluçon en 1580. Il mêla la médecine avec l'astrologie; puis, un peu d'intrigue aidant, il parvint à une telle réputation qu'on l'appelait l'*Esculape de la France.* Il finit même par abandonner la médecine pour l'astrologie, la première n'étant, selon lui, qu'une science trop vulgaire. Il mourut à Paris en 1578. Mizauld a beaucoup écrit en latin et en français. On trouve la longue liste de ses ouvrages dans plusieurs biographies, et notamment dans les mémoires de Nicéron (tome **XL**). Parmi ses livres, on remarque le suivant : *Nouvelle invention pour incontinènt juger du naturel d'un chacun par la seule inspection du front et de ses linéaments.* Paris, 1565, in-8°. Cardan avait déjà, en 1558, publié en latin sa *Métaposcopie.* En général, les ouvrages de Mizauld sont savants, mais bizarres, diffus, remplis de notions fausses, de préjugés, d'absurdités. On y trouve cependant des aperçus ingénieux, des idées jetées en germe et que le temps a fait fructifier. Toutefois, pour tirer de ce fatras quelques paillettes d'or, trois choses sont indispensables : beaucoup de discernement, une patience à toute épreuve et une paire de conserves première qualité. (R. P.)

douze ans ; néanmoins, je vous promets de les chercher quand
j'irai au pays latin, où je ne vais guère si je n'ai de grandes
affaires. Je n'y prends jamais de malades, c'est trop loin : *hîc
Seges est ubi Troja fuit*. Je me souviendrai aussi de l'Erastus,
quand il se rencontrera; mais cela est rare. J'ai bien envie de
faire un recueil de tous les ouvrages de ce digne auteur et en
faire un bel in-folio; mais nos libraires n'y veulent point
mordre, c'est la guerre qui empêche tout. Je n'ai jamais vu J.-B.
Silvaticus, *de Morbis simulatis* (1). Celui qui a imprimé le *Varandœus*, à Lyon, s'appelle M. Fourmi. Je vous enverrai bientôt
la thèse de M. de Gorris et celle de M. Guillemeau ; dès que je
les aurai, je les porterai chez M. Gérard. On imprime toutes
les œuvres de Jo. Heurnius, in-folio, à Lyon, ce sera un bon
livre. Il y a ici du *Varandœus*, c'est un gros in-folio. Le même
M. Fourmi a imprimé les *Mémoires du maréchal de Tavanes*,
in-folio; mais il ne les vend qu'en cachette, à cause qu'il n'en
a pu obtenir le privilége pour plusieurs choses bien hardies
qui sont là-dedans, de François Ier, de Henri II et de Catherine de Médicis; et même il est dit là-dedans que Henri IV laissa
revenir les jésuites *pour la peur qu'il avoit de leurs couteaux*.
On imprime ici l'*Histoire du feu cardinal de Richelieu*, en
deux tomes in-folio, et l'Asie du père Briet, in-quarto; un
livre in-folio du père Yves, de Paris, capucin, *de Jure naturali*, et un certain *Gyges Gallus*, in-quarto, d'un autre capucin
nommé le père Zacharie, de Lisieux. M. Vander Linden nous a
donné une nouvelle édition du *A. Corn. Celsus*, chez M. Elzevir,
à Leyden, laquelle est fort nette, en laquelle il a corrigé le
texte en huit cents endroits, en vertu de quelques livres que
je lui avois prêtés ; à cause de quoi il m'a dédié cette nouvelle
édition, tandis que M. J. Rhodius fait la sienne à Padoue in-
quarto; et à la fin nous ne manquerons pas de *A. Corn. Celsus*,
car nous avons ici M. Mentel qui en veut donner un aussi.
Feu M. Moreau avoit la même pensée, et il y en a encore un

---

(1) *De iis qui morbum simulant deprehendendis liber*, Mediolani,
1595, in-4°.

autre en Flandre *qui idem pollicetur, addo verum illud Salo-monis, faciendi plures libros nullus est finis.*

Le roi est encore à Metz; on dit qu'il vient à Nanci, et de là qu'il retournera à Paris. Je vous baise les mains, à M. votre fils, et à MM. nos bons amis Blampignon, Maillet, Barat, Sorel, Allen, etc., et suis de toute mon affection, etc.

De Paris, le 15 d'octobre 1657.

LETTRE CXXXVI. — *Au même.*

Je me souviendrai dans l'occasion de vous acheter ce que je trouverai des Déclamations de Melanchthon, hormis le premier tome, que vous avez. Les Disputes de Thomas Erastus contre Paracelse sont très rares; je suis après à faire imprimer toutes ses œuvres in-folio. Ah! que ce seroit un bon livre! *Auro contra charus* (1); il seroit un des premiers après Fernel. Il y a ici un homme qui marchande avec moi et qui a bien de la peine à y mordre; toute cette difficulté ne vient qu'à cause de la guerre, de la cherté du papier et de la rareté des ouvriers. Je n'ai point vu *Regimen Sanitatis* de *Magninus;* toutes ces vieilles pratiques sont barbares, il n'y en a point une qui vaille celle de Jacques Hollier, *cum Enarrat. Dureti.* On imprime en Hollande bien plus malaisément qu'à Paris, et si on imprime l'Erastus, ce sera à Lyon ou à Genève.

Le roi est ici arrivé le lundi cinquième de novembre avec toute la cour. Le Mazarin se porte bien; il paroît seulement sur son visage qu'il a été un peu malade. Le même jour mourut ici M. d'Elbeuf le père, *ex utroque hydrope, hæpatico et thoracico.* Les Espagnols ont encore chassé les Anglois de Mardik; mais M. de Turenne, qui est là auprès avec notre armée, les a fait retirer; en cette retraite, ils ont perdu environ cinq mille hommes. Le duc de Mantoue a cédé Casal aux Espa-

---

(1) On plutôt *cabus*, mesure hébraïque d'environ trois pintes et demie pour les liquides, et la sixième partie du *satum*, ou demi-boisseau, pour les choses sèches. (R. P.)

gnols, qui, en récompense, lui ont donné Crémone : l'échange
est fait de part et d'autre. Le prince de Conti est ici ; la reine
de Suède est encore à Fontainebleau, où l'on dit qu'elle s'ennuie fort. Le roi de Suède est tout abattu, et le roi de Pologne
rétabli. On dit que le roi s'en retournera à Metz dès le commencement du carême à cause des affaires d'Allemagne. Une
sœur du Mazarin, religieuse en Italie, vient ici pour y être ab-
besse de Poissy à la place d'une tante du cardinal de Retz, laquelle a quatre-vingt-trois ans, et qui la recevra pour sa co-
adjutrice. *Vale, et me ama.*

De Paris, ce 8 de novembre 1657.

Tuus ex animo G. P.

LETTRE CXXXVII. — *Au même.*

Pour réponse à la vôtre, je vous dirai que M. Gérard se
porte mieux, Dieu merci : après avoir été saigné plusieurs fois,
et purgé pareillement, il se trouve quitte de son rhumatisme ;
et quelque temps après, il lui vint une goutte douloureuse aux
deux mains : cela nous obligera de retourner aux grands remèdes, desquels il a été soulagé, et est de l'heure que je vous
parle sans fièvre et sans douleur : *sola remanet imbecillitas
partium quæ ante hæc affectæ fuerunt, nempe manuum et pedum.*
Il en sortira avec le temps, qui est un peu contraire aux con-
valescents. *Frigus, inquit Euripides, convalescentibus et extenua-
tis corporibus inimicissimum.* Le grand Simon Piètre disoit
souvent : *Nervosarum partium tonus difficillime restituitur.*
Mais enfin il en sortira avec le temps, après vingt-trois saignées, plusieurs lavements et quelques médecines. Je lui ai
aujourd'hui conseillé de se reposer, de ne prendre aucun remède que quelques lavements de deux jours l'un, et de se fortifier par une bonne diète.

En suite des coups de poignard que la reine de Suède a fait
donner, *pessimo exemplo,* à son écuyer de Monaldeschi, il a été
réglé qu'elle ne viendroit point à Paris, mais qu'elle ira à
Bourges, où elle demeurera jusqu'à ce qu'elle ait permission

du pape de se retirer dans Avignon. Ira-t-elle en cette Italie de Provence ? *Non puto si sapio, imo si illa sapiat*, de peur de quelque parent du défunt. Vous savez que ces gens-là *sunt ultionis appetentissimi*, et que, *ad instar monachorum*, ils ne pardonnent jamais. Depuis ce massacre, le roi et le Mazarin l'ont été voir.

Le prince de Condé est fort malade à Gand ; il a envoyé quérir notre M. Guénaut, qui est allé *cum bona regis venia*, et partit samedi dernier : *dicitur ex duplici tertiana decumbere, cum metu hydropis*. S'il en meurt, il faudra dire : *Belle âme devant Dieu s'il y croyoit* (1). Heurnius est sous la presse à Lyon in-folio. On ne fait ici rien qui vaille. Je vous baise les mains et à madame votre femme, à MM. Sorel, Blampignon, Maillet, Barat et à M. votre fils, comme aussi à M. Allen, et suis, etc.

De Paris, ce 6 de décembre 1657.

LETTRE CXXXVIII. — *Au même.*

Je sais bien que je dois réponse à deux des vôtres, et voilà que je vais m'en acquitter par la présente. Toutes nos assemblées se font en nos écoles, dans le grand bureau d'en haut, pour les affaires de notre faculté. Par l'autorité que nos statuts nous donnent, *qui sunt edicta principis*, confirmés en parlement ; mais il n'y a que le doyen qui ait le droit de nous assembler : que s'il se présente quelque affaire pressante pour laquelle il ne veuille point assembler, tous les anciens n'y peuvent rien s'ils n'ont un arrêt de la cour qui, pour cette cause particulière, ne casse le statut. Avant que nous eussions nos écoles, il y a trois cents ans, nos assemblées publiques

---

(1) Voilà qui diffère infiniment de la magnifique oraison funèbre de Bossuet. On y lit : « Je n'ai jamais douté des mystères de la religion, quoi qu'on en ait dit. Chrétiens, vous devez l'en croire, et dans l'état où il est, il ne voit plus rien au monde que la vérité... » Mais qui a raison de Gui Patin ou de l'aigle de Meaux ? La vie du prince de Condé rend la réponse très difficile. Il ne mourut que le 11 décembre 1686. (R P.)

se faisoient aux Mathurins, et les particulières se faisoient
chez l'ancien ; mais tout cela fait moins à votre fait. Quand
je vous dis nos statuts, j'entends le roi et le parlement, et cela
de fort longtemps ; car j'ai vu un titre dans notre grand cof-
fre, où sont quantité de nos vieux papiers, qui porte : *Nouvelle confirmation des priviléges de la faculté de médecine de
Paris de l'an* 1132. Le doyen de la faculté est le maître des
écoles ; il a toutes les clefs, quatorze beaux registres, tous les
autres papiers et tout l'argent, dont il rend compte exactement tous les ans : il est *vindex disciplinæ et custos legum.*
Nos statuts l'appellent *caput Facultatis* (1). Et comme vous ne
faites qu'un petit collége, dont les lois ne sont appuyées ni
du prince ni du parlement, ne remuez rien, la chose n'en
vaut pas la peine, ni le jeu la chandelle. Qu'ils fassent leurs
assemblées où ils voudront ; allez-y si vous voulez. Si vous re-
plaidez ici, j'aurois peur que la sentence qu'ils ont eue contre
vous ne fût confirmée par arrêt, d'autant que les grands ne
veulent pas d'assemblées particulières. Tenez votre vieillesse
en repos, et vous moquez de l'agitation d'esprit des méchants.

La reine de Suède est ici pour les ballets, la comédie et la
foire de Saint-Germain. La rivière est si fort débordée, qu'elle
passe et surmonte aujourd'hui le déluge de l'an 1651, *quo
nullum unquam fuerat majus.* M. Vander Linden n'a pas cinquante ans ; il vit à Leyden, où il est professeur à la place de
J. Heurnius.

Toutes les œuvres d'Erastus ensemble feroient un bon livre ; j'avois céans tout cela, je l'ai baillé à un libraire de
Lyon qui m'a promis de les imprimer in-folio ; mais j'apprends qu'il n'a guère hâte. Aussi le temps est-il fort mauvais ; on n'en trouve presque rien ici à vendre. Il y a plu-

---

(1) Ce doyen était en effet le maître de la Faculté ; c'était un dicta-
teur à la tête d'une république assez difficile à gouverner. On le réélisait
tous les deux ans. *Decanus ipse singulis bienniis eligitur* (statut, 51).
Ce mode d'élection du doyen fut adopté en 1566 par la Faculté et suivi
depuis constamment par elle.　　　　　　　　　　(R. P.)

sieurs traités fort rares, et entre autres, ce qu'il a fait contre Paracelse, *de Cometis, de Auro potabili, de Strigibus et lamniis, de Occultis Pharmacorum potestatibus*, etc. Le recueil en seroit fort bon. *Vale et me ama.*

De Paris, ce 27 de février 1658.

Tuus œre et libra. G. P.

LETTRE CXXXIX. — *Au même.*

Pour réponse à votre dernière, je suis bien aise que soyez en meilleur état : la saignée ne pouvoit être que bonne en votre mal, *quatenus fiebat à suppresso sanguine copioso*, et en aviez besoin, *etiam sine febre et sine plethora.* A mesure que vous reprendrez vos forces, purgez-vous quelquefois de casse, de séné, et de sirop de roses pâles de l'an passé : le nouveau fait est encore trop âcre, *posset provocare novum fluxum, quia purgat ad instar scammoniacorum. De vino myrrhato, multa habentur apud J. Gretserum de Cruce*, in-folio; *Sixtinum Amama, in anti-barbaro, mercurialem in variis lectionibus, apud Fonum in Baronium, Grotium, Spanhenium*, etc. Gilbertus Voétius est encore dans Utrecht, où il enseigne, et travaille au troisième tome de ses Disputes; il est homme avare, *idioque multis odiosus*(1). Je n'ai rien vu de lui *adversus Ignatium de Loyola*, mais bien un certain Siméon Lithur; ses thèses *de Insolubilibus S. Scripturæ* sont dans ses deux premiers tomes, *Disputationum Theologiœ;* je ne les ai jamais vues à part.

Les six tomes de Gassendi sont achevés à Lyon; comme aussi les Heurnius en deux petits volumes; il n'y en a point encore ici. L'on dit que le Paracelse est achevé à Genève. J'ai céans *H. Grotius, de Bello Belgico*, in-fol., qui est un fort beau livre. On dit que nous aurons bientôt Gravelines. Le cardinal Mazarin est à Calais; le roi est à Fontainebleau avec la reine, où il se fortifie. Son mal n'a point été fort grand; ce n'a été que *synochus putris ab insolatu :* neuf saignées l'en ont

---

(1) L'ennemi acharné de notre grand Descartes.   (R. P.)

délivré, et n'a pris que le tiers d'une once de vin émétique.
dans un grand verre de casse et de séné ; si bien que le gazetier n'est qu'un babillard et un moqueur, *more suo.* On imprimera quelque chose de cette maladie. Je vous baise les mains
et à M. votre fils, et suis, etc.

De Paris, ce 24 d'août 1658.

Les augustins ont voulu faire les méchants ; le parlement
en a fait mettre treize dans la Conciergerie.

LETTRE CXL. — *Au même.*

Je vous dirai mon avis de vos livres, puisque vous le désirez. L'Athénée de Casaubon est un fort bon livre (1) ; le Drexe-
lius est un fort bon jésuite, et plût à Dieu que tous lui ressem-
blassent ! Heurnius est un auteur classique ; il y a dans Zan-
chus beaucoup de travail et plusieurs mauvaises opinions. *Polyanthea* est bon, aussi bien que *Bodini, Methodus historiæ,* avec
Sebizius, de Acidulis : c'est un savant homme qui a beaucoup
écrit, et n'a rien fait que de bon. Bacon étoit un chancelier
d'Angleterre qui mourut l'an 1626, et qui étoit un grand personnage, esprit curieux et relevé ; tout ce qu'il a fait est bon.
G. Dornavii, *Amphitheatrum sapientiæ sociaticae Joco-fercie* est
un livre fort curieux. Vous pouvez vous passer de tout le reste.

Le bonhomme M. Bonnard mourut le 23 d'octobre, âgé, ou
plutôt accablé de huitante-six ans. Le roi, la reine et toute la
cour sont partis d'ici samedi dernier, 26 de ce mois ; ils s'en
vont à Dijon, de là à Lyon et à Grenoble y chercher de l'argent par diverses inventions. On dit aussi que le roi ira en
Provence et en Languedoc ; même on dit que M. le Tellier,
secrétaire d'État, a dit avant que de partir que le voyage du
roi seroit de six mois. Pour ce que l'on dit du mariage du roi,

---

(1) *Athenaei Deipnosophistarum libri XV, gr. et lat., cum J. Dale-
champii versione : ex recens. et cum notis Is. Casauboni,* Lugduni,
1657, 2 vol. in-folio.   (R. P.)

est mihi magnum mysterium; je ne pense pas que l'on marie le roi et qu'on fasse la paix tandis que la faveur présente durera. Tout est paisible en Angleterre ; le roi de Suède est toujours devant Copenhague, qui n'a pu être secouru jusqu'à présent par les Hollandois faute de bon vent avec lequel les vaisseaux pussent avancer. Il y a ici un livre nouveau intitulé : *Utriusque Indiæ, historia medica et naturalis, fol.* L'auteur en est un certain G. Piso, qui a fait par ci-devant l'*Histoire du Brésil.* Je vous baise les mains et à M. votre fils, et suis de toute mon affection, etc.

De Paris, le lundi 28 d'octobre 1658.

LETTRE CXLI. — *Au même.*

Je suis bien aise d'avoir eu des nouvelles de votre santé, mais j'ai regret à la mort de feu M. votre frère.

> *Omnia transibunt, nos ibimus, ibitis, ibunt,*
> *Ignari, gnari, conditione pari.*

Pour le *Tribunal Medicum*, je l'ai céans ; c'est un Espagnol morgant et barbare, *eo solo laudandus quod amet Hippocratem,* mais son langage me dégoûte et sa pratique arabesque. Je l'ai acheté six livres et six blancs. Le *Chronicum ostentorum per Lycosthenem* est un livre chétif et menteur, mais curieux ; c'est un livre d'humanité et n'en avez que faire. Le roi et toute la cour sont ici. Son Éminence est en colère contre le comte de Harcourt pour quelques paroles qui lui ont été rapportées. L'évêque de Bayeux est mort ; il étoit frère de M. de Servien, surintendant des finances : il est allé marquer les logis en l'autre monde, où il ne voit plus goutte, pour ce cher frère, que l'on dit qu'il mourra bientôt. On dit ici que le roi de Suède a déclaré la guerre aux Hollandois, et que les Anglois, pour s'obliger de faire l'été prochain la guerre en Flandre avec nous aux Espagnols, nous demandent trois villes d'assurance, savoir : le *Havre de Grace, Calais* et *Gravelines.*

N'êtes-vous point d'avis qu'on leur donne? J'aimerois bien
mieux une bonne paix par le mariage du roi avec l'infante
d'Espagne ; ce nous seroit une reine de paix, *fiat*, *fiat*. Nous
attendons ici de Hollande le nouveau *Eusebius Scaligeri*. Il s'est
vendu depuis huit jours un *Primerosius, de Febribus*, in-quarto,
qui ne vaut pas le *Sennertus*. Nous aurons ici bientôt les deux
tomes des Lettres de M. Costar, dédiés à M. de Lamoignon,
premier président, et une nouvelle édition de *Lucrèce*, de
M. de Marolles, qui sera gros et fort augmenté, dédié au même.
J'ai céans le *Gassendi* en six volumes in-folio. Il viendra
bientôt de Genève un fort bon livre, combien que huguenot,
savoir, un recueil de thèses latines de théologie de quatre ministres, qui seront : Pierre du Moulin, Rambours, Capel et
Beaulieu, in-quarto. On imprime en Italie un beau *Cornel.
Celsus*, in-quarto fort corrigé, avec beaucoup de notes critiques, faites par Jo. Rhodius Danus, qui en a fureté toutes
les bibliothèques d'Italie (1). On imprime en Angleterre une
Bible latine, *Diversorum*, en sept volumes in-folio, dont tous
les commentaires ne seront tirés que des écrivains et auteurs
protestants. J'attends de Hollande, *Historia medica et naturalis
Indiæ, Bræsiliæ, etc.* Le père Briet s'en va faire imprimer son
Asie, et par après l'Afrique et l'Amérique en trois tomes in-
quarto, comme il nous a donné son Europe ; il est bon et savant homme, *sed ejus opera sunt centones Loyolitici*. M. le
maréchal de Turenne est ici. Je vous baise les mains et à
M. votre fils, et suis, etc.

De Paris, le 7 de février 1659.

Huit vaisseaux hollandois chargés de marchandises sont
péris sur mer par les vents de la tempête : voilà une grande
perte dont je suis bien marri ; il y avoit aussi des livres, et

(1) Je ne connais pas d'édition de Cel·e par J. Rhodius (né à Copenhague en 1587, mort à Padoue le 14 février 1659) ; mais il a publié *De
Acia Dissertatio ad Cornelii Celsi mentem qua simul universa* FIBULÆ
ratio explicantur, Patavii, 1639, in-4°. — Edente Th. Bartholini,
Hafniæ, 1672, in-4°.   (R. P.)

même il y en avoit un petit paquet pour moi; mais je vou-
rois bien qu'il n'y eût que cela de perdu, personne n'en feroit banqueroute; entre autres, il y avoit un in-quarto latin
de Samuel Maresius intitulé : *Joanna papissa restituta*. Je baise
les mains à MM. de Courberon, Allen, Sorel, Maillet et Barat,
et à madame votre femme.

Ce 8 de février 1659.

LETTRE CXLII. — *Au même*.

Je vous dirai, pour réponse à la vôtre, que personne ne doit
douter de la paix entre France et Espagne; elle est assurément
faite, arrêtée et signée : l'on dit seulement qu'il y reste quelque
chose sur le fait du prince de Condé. L'infante d'Espagne
sera notre reine; on dit qu'elle n'est pas fort belle, mais qu'elle
a beaucoup d'esprit. Je souhaite qu'elle n'en ait que ce qu'il
lui en faut, et pas plus d'ambition que de raison. Pour la publication de la paix, je ne sais quand ce sera : *mysterium est*,
aussi bien que les fruits de ladite paix; personne ne dit quand
le peuple en sera soulagé, quand on ôtera les impôts, et quand
on diminuera les entrées des villes et la taille. Néanmoins,
quoi qu'il en soit, la paix est faite, je vous prie de tenir cela
pour tout assuré.

Le roi passera ici la fête du Saint-Sacrement, et après se re-
tirera au bois de Vincennes, puis après à Fontainebleau. Le
cardinal partira d'ici le 24 de juin pour s'en aller à Bayonne
conférer pour l'exécution du mariage du roi avec *dom Louis
de Haro, ministre d'État d'Espagne;* et, environ deux mois
après, le roi même partira pour aller au-devant de sa future
femme. Le cardinal en a la commission signée du roi, de la
reine, de M. le chancelier, et scellée du grand sceau.

Les augustins ont ici fait force momeries, à la mode des
moines, *ut imperitorum oculis tenebras offenderent,* pour relever la fête d'un certain saint prétendu de leur ordre, cano-

nisé depuis peu, *frere Thomas de Villanova*, archevêque de
Tolède. On a vu ici leur père général en procession solennelle, qui étoit venu de Rome.

Nous avons ici perdu, le 3 de ce mois, le bonhomme
M. Baralis; il est mort à l'âge de Platon, huitante-un ans.
J. Rhodius Danus est mort à Padoue, âgé de soixante-douze
ans; c'est lui qui nous a donné le *Scribonius Largus*, et qui
travailloit au *A. Corn. Celsus.* Il a donné tous ses manuscrits et
ses livres à un jeune homme danois qu'il avoit pensionnaire
en son logis.

Les Anglois se mettent en république ; ils ont effacé la mémoire et ont ôté la statue de *Cromwell.* Voilà de la graine *de
Venise et de Hollande*, laquelle prend racine en cette île jusqu'à ce qu'il vienne quelque *Catilina* qui étouffe la liberté et
se rende maître. Le *Thesaurus linguæ grecæ*, de Henri Étienne,
est un fort bon livre, il vaut bien trente livres. Le *Cardan*
n'est pas encore commencé à Lyon, mais on y imprime le *Baronius.* On a fait à Heidelberg le second et le troisième des
Épîtres de Salmasius ; à Altembourg, un tome d'Épîtres *latines*
de *Gaspar Hofmannus* et de *Thomas Reinesius*, et à Strasbourg
le *Manuali medico practicum Melch. Sebizii.* Tout cela sera
bon. On a depuis peu imprimé en Hollande plusieurs traités,
et entre autres une quatrième édition *Primerosius, de Vulgi
erroribus in medicina* (1), augmentée d'un tiers, et un sien
traité *de Febribus*, qui est bon : *alia mox subsequentur.* Il y a

---

(1) Ce Primerose, quoique d'une famille écossaise, était né en Saintonge. C'est par les libéralités du roi d'Angleterre, Jacques Ier, qu'il put
se faire recevoir médecin. Il exerça sa profession à Bordeaux, puis en
Angleterre, où il mourut. Il attaqua avec acharnement la grande découverte de la circulation du sang. Ses ouvrages, maintenant oubliés, sont
assez nombreux. Les deux principaux sont : *Exercitationes et animadversiones in librum, de motu cordis et circulatione sanguinis , adversus Guillelmum Harvæum.* Londres, 1630, in-4°; Leyde, 1639, in-4°;
puis le *de Vulgi erroribus in medicinâ*, dont les éditions furent multipliées. Il y en a une traduction française par de Rostagny. Lyon, 1689,
in 8°. (R. P.)

aussi un nouveau livre in-folio, *Gal. Pisonis, historia medica et naturalis indiæ.* On y imprime présentement, *Astrologia gallica Joannis Morini, artium mathematic. professoris regii.* Je ne sais si ce livre sera bon, mais cet homme étoit fou ; je l'ai connu particulièrement les trois dernières années de sa vie. On imprime à Genève un recueil de thèses latines de feu *Pierre du Moulin, Rambour, Capel, de Beaulieu,* et autres ministres. Ce livre sera bien curieux, voilà ce que je sais. Je vous baise les mains et à madame Belin, à M. votre fils, à M. Sorel, à M. Allen, et à nos autres amis. *Vale et me ama.*

Datum Parisiis, die lunæ 9 junii 1659.

LETTRE CXLIII. — *Au même.*

Je vous dirai pour nouvelle que le roi fait diligence pour arriver à Bordeaux, où il ne fera que passer pour arriver au plus tôt à Bayonne, d'autant que le roi d'Espagne doit partir le 16 d'août pour venir jusque sur notre frontière. On ne doute point de la paix ni du mariage, mais personne n'en sait les conditions ; néanmoins on dit que l'Alsace nous demeure par ce mariage, et que le roi d'Espagne nous acquitte de ce que nous en devons à l'empereur. Tous les protestants de l'Europe ont grande peur et soupçon de cette paix des deux couronnes ; ils ont peur par ci-après d'être attaqués, et non sans raison ; car si les deux couronnes s'y prenoient de bonne sorte, *ac in id totis viribus incumberent,* on leur feroit bien du mal. Si tous étoient bien unis ensemble, j'avoue bien qu'ils feroient un puissant parti, mais d'ailleurs ils ne s'accorderont jamais pour cet effet ; les Suédois sont trop ennemis des Hollandois, et les Anglois des Danois. Les huguenots de France *vix aliquid possunt, capitis et urbium defectu.* Les protestants d'Allemagne ne seront pas sitôt attaqués, vu que Saxe et Brandebourg *firmiter adhærent imperatori,* que le palatin est des nôtres, et même que l'empereur n'est guère fort et nullement

I.   16

en état pour une telle entreprise; joint qu'il est fort mal content de ce que nous lui ravissons sa prétendue femme et que
nous lui étouffons de grandes espérances. D'ailleurs, l'Angleterre est en un état fort incertain et à la veille d'être fort
brouillée, *præsertim si exoriatur ex regis Caroli cineribus aliquis ultor, vel Cromwellus alter vel novus Catilina.* Les Hollandois sont aussi fort repentants de la paix qu'ils ont faite avec
l'Espagne, *nobis invitis,* à Munster l'an 1647. En voici la
raison : c'est qu'ils ont peur que par notre mariage avec l'infante d'Espagne nous ne nous accordions à leur faire la guerre
et à les priver de leurs biens, de leur liberté et de leur prétendu droit de navigation dans les Indes ; ils ne pourroient, en
ce cas là, guère espérer de services de leurs voisins : les Anglois leur sont ennemis aussi bien que les Suédois et les Por-
tugois. Quoi qu'il en soit, *vitio et exitio humanæ gentis,* la paix
ne sera jamais si universelle que la guerre ne reste en quelque
coin ; il y aura toujours quelque fou ou quelque malheureux
qui fera de la peine aux autres. Même le pape et les jésuites ne manqueront jamais de remuer la guerre contre ces
gens-là, qui ne veulent point croire au purgatoire ni acheter
de leurs indulgences, médailles, grains bénits et autres bijoux
spirituels, *quorum turba hoc satagunt ut in dies dementetur populus, non duntaxat tunicatus ille, sed et alii, quinimo et ipse
principes, cum quibus sincretismum agunt : ducunt etiam in captivitate, mulierculas oneratas peccatis, boni illi patres et falsi
prophetæ, prurientes auribus, etc.* Avez-vous vu tout ce que les
curés de Paris ont fait contre eux depuis peu, et principalement le huitième écrit, lequel sera bientôt suivi d'un neuvième et dixième? Au reste, le mariage du roi avec l'infante
d'Espagne est l'ouvrage des mains et de l'esprit de la reine
qui nous apporte la paix ; elle s'y emploie violemment et généreusement : *sibi videt atque præcavet;* elle prend ses assurances pour le futur, *eoque proximo.* Il y a ici des gens entendus, *æquales apud Ciceronem vocantur periti pragmatici,* qui
croient que la scène changera et que le vieux théâtre sera

renverse *ante annum;* c'est elle seule à qui nous avons l'obligation du bien qui nous en reviendra, et si elle ne s'y fût obstinée, la guerre eût duré plus longtemps que son auteur ne durera, et le roi eût été obligé de chercher femme ailleurs. Il y a grande apparence qu'il en eût pris une qui est à la cour, *de gente gabella;* mais Dieu ne l'a pas voulu. *Non erat in fatis* que le plus puissant prince de l'Europe et le premier roi de la chrétienté se mésalliât si fort; *nec decebat omnium nobilissimum regem tam impuro et ignobili sanguine fœdari;* qui est une rencontre dont tous les honnêtes gens et bons François se doivent fort réjouir, et en savoir grand gré à la reine, laquelle prudemment et généreusement en a empêché le coup, qui autrement en fût arrivé, au moins il y en a toutes les apparences.

Hic habes præsentem rerum nostrarum statum. Quand je saurai d'autres nouvelles, je vous en ferai part. J'attends tous les jours *Manuale Medico practicum Melch. Sebizii*, et *Exemplar amœbeas Casp. Hoffmanni et Thomæ Reinesii.* On achève à Lyon l'*Histoire généal. des ducs de Savoie*, en deux volumes in-folio, avec des tailles-douces; M. Guichenon, fort habile homme, en est l'auteur. *Vale, carum caput, et me ama.*

De Paris, le 6 d'août 1644.

LETTRE CXLIV. — *Au même.*

Je ne sais rien de si certain et si véritable que je voudrois bien vous écrire; néanmoins, je vous fournirai ce que j'en sais présentement. Le roi est encore à Bordeaux, où il attend le cardinal Mazarin, qui y doit arriver, à ce qu'on dit, le 5 de ce mois; on dit qu'après ils iront à Montauban, où les huguenots ont fait les sots; ils y ont pendu leur évêque en effigie. On dit que le roi y en fera pendre quelques uns et y bâtir une citadelle; puis après qu'ils iront à Toulouse, et que, le temps venu, ils iront à Bayonne. On dit que ce sera M. le maréchal de Grammont qui ira en Espagne quérir la reine; mais il court un bruit que le roi d'Espagne est fort malade, et qu'il a fait son testament. On tient que les entrevues sont achevées, et que la conclusion est entièrement faite pour *la paix et le mariage.*

Il y a bien du bruit en Angleterre; divers partis y sont armés, le roi y est entré; il est dans Exeter, comme en re-traite et lieu de sûreté. Il y a été appelé par le parti des pres-bytériens, qui sont les luthériens; mais il y a d'autres partis contraires, *à quibus sibi debet metuere : ardua res est quam sus-cepit;* mais je pense qu'il fallait faire ainsi. *Omnibus magnis in rebus conatus est in laude, eventus in fortuna.* S'il ne se pousse, personne ne le poussera. On attend ici journellement des nou-velles de Londres.

J'ai eu ici entre mes mains le catalogue de la foire de Francfort, de Pâques, dans lequel on nous promet pour celle d'automne deux livres nouveaux, bons et curieux, de mé-decine, savoir : *Thomæ Reinesii, exemplar ad Casp. Hoffma-num, etc.*, in-quarto; l'autre est *Melch. Sebizii, Speculum me-dico-practicum*, in-octavo. Il pourra y en avoir à Paris et à Lyon le mois de novembre prochain. On fait en Hollande un recueil de toutes les œuvres de *Joan. Wierus;* ce sera un in-folio. On y imprime aussi le Rabelais, qui sera de belle impression. *Vive, vale, et me ama.*

De Paris, le mardi 2 de septembre 1659.

LETTRE CXLV. — *Au même.*

Je vous dirai pour nouvelle de la cour que le roi est tou-jours à Bordeaux, que les entrevues seront bientôt finies, et qu'aussitôt le cardinal reviendra trouver le roi à Bordeaux, et M. le maréchal de Grammont partira pour aller en Espagne quérir l'infante, et l'amènera au roi. On dit que tout est ac-cordé, mais que le parti du prince de Condé ne lui est pas

ort avantageux. Madame la maréchale de Guébrian est morte
à Périgueux, en quatre jours ; elle avoit le brevet de dame
d'honneur de la reine future. Elle doit plus de cent mille
écus ; mais la reine lui doit quarante mille pistoles, qu'elle
lui prêta l'an 1649, au siége de Paris. M. le Roi, premier
commis de M. le Tellier, secrétaire d'État, est mort à Amboise. C'est une charge de trente mille livres de rente. Avant-
hier M. d'Aguesseau mourut à Paris, maître des requêtes, du
vin émétique de Beda, sieur des Fougerais, *insignis agyrtæ,
et impudentissimi nebulonis.* Le roi n'ira point à Toulouse ; on
croit néanmoins qu'il ne sera guère ici qu'à la fin de décembre. Je suis bien aise que M. Barat soit échappé de son
mal ; je vous prie de lui faire mes recommandations : je fais
grand état d'honnêtes gens comme lui. *Rari quippè boni :
doleo acriter ac ægrè fero, quod tam multa liceant improbis ac
agyrtis in arte nostra. Henricus Citadinus* est un jeune homme
de Paris, nommé Henri Bourgeois, qui est médecin en quelque petite ville de Bourgogne ; son livre est intitulé : *Henr.
Citadini Paradoxum. Rectè judicasti orthodoxum de natura
sanguinis,* in-octavo. Je ne l'ai point encore, *vidi tantum.* On
imprime ici un in-quarto *J. Gorræi, Opuscula medica* ; cela sera
bon. Un jésuite nommé Lescalopier y fait imprimer un in-
folio qui sont des commentaires *in Ciceronem, de natura Deorum.* On fait en Hollande un nouveau Rabelais, qui sera de
belle édition. J'attends le mois prochain *Melch. Sebizii, Speculum medico-practicum,* in-octavo, et *Exemplar Thomæ Reinesii et Gasp. Hoffmanni,* in-quarto. On imprime à Rome, en
quatre tomes in-folio, le *Ciacconius, de vitis Pontif. Rom. et
Cardinalium,* continué jusqu'en ce temps (1). Il y aura bien là
de la fourberie, car c'est un jésuite qui fait tout. M. Huguetan, de Lyon, a imprimé *Tamburinus in Decalogum,* in-folio :
c'est un livre pire que l'*Apologie pour les casuistes du père*

(1) Alph. Ciacconius, *Vitae et res gestae pontificum romanorum et
cardinalium, ab initio nascentis ecclesiae ad Clementem IX, ex reco-
gnitione August. Oldoini,* Romac, 1677, 4 vol. in-fol. (R. P.)

Pirot, qui a été tant de fois censurée ; il est ici mort depuis d'un cancer sur la langue : *ea parte periit qua peccavérat.* Je vous prie de faire mes très humbles recommandations à M. Copois, le conseiller, qui m'a fait l'honneur de me venir entendre au collège royal. *Te filiumque tuum saluto. Vale.*

De Paris, ce lundi 15 de septembre 1659.

LETTRE CXLVI. — *Au même.*

J'ai tant eu d'affaires depuis un mois, que je n'ai pu vous écrire, ni faire réponse comme j'eusse bien désiré ; même je me souviens que je dois réponse à M. Barat, et néanmoins je ne sais où est sa lettre ; je vous supplie de m'excuser envers lui, et de lui dire que je suis son très humble serviteur, et que je le remercie de l'honneur qu'il m'a fait de m'écrire. Je n'ai point vu *les Provinciales*, in-octavo, je n'en ai qu'ouï parler ; mais je crois qu'il y en a une édition. L'on m'a dit qu'il s'en fera une autre in-quarto, dans laquelle seront toutes les Provinciales et leurs dépendances, toutes les censures des évêques, toutes les lettres des curés de Paris, de Rouen, d'Amiens, etc., la censure de Rome, et encore quelque chose ajouté ; celle-là sera la meilleure de toutes. Donnez-vous un peu de patience ; M. Léonard est un de ceux qui ont des premiers, mais il faut attendre, en jouissant des deux sortes que vous avez, car on en fera encore une autre latine, laquelle sera meilleure et plus ample.

Je n'ai point vu ni rien ouï dire de cette vie d'Erasme, que l'on m'avoit dit qui s'imprimoit en Angleterre, et néanmoins c'étoit un conseiller de la cour qui me l'avoit dit. J'ai vu et lu avec grande joie cette épître de D. Baudius touchant Erasme, il y a plus de trente-huit ans ; cette vie d'Érasme a été imprimée in-4° et puis in-12 ; elle a été aussi mise au-devant des épîtres imprimées à Londres in-fol., l'an 1642 ; elle a été pareillement imprimée avec ses opuscules in-12, depuis quelques années en Hollande, l'an 1642. Une autre vie du même se trouve aussi *apud Melchiorem Adamum, in Vitis Philosoph. Theolog.*, etc. *Germanorum*, et *in Bibliotheca Belgica Valerii Andreæ*, in-4°, et *in Elogiis Auberti Mirœi*, et *in Athenis Belgicis Franc. Sweertii*, in-fol., et *in monumentis ac elogiis illustrium virorum, Marci Zuerii Boxhornii*, in-fol., etc., 1638, et *in Elogiis Theod. Beze*, in-4°. Elle est aussi dans un livre in-8° que j'ai vu, et peut-être que j'ai ; même Cardan l'a tant loué *in suis duodecim genituris*, à qui seul il en a donné une entière, qui est fort belle. *Beatus Renanus, qui fuerat ei amanuensis, et cujus commendatione factus est Canonicus Vesontinus, ejus vitam scripsit : valde etiam laudatur à Zuerio Boxhornio, in sua Hollandia*, page 285. Feu M. P. Bertius, professeur du roi en géographie, qui mourut ici l'an 1629, *ex dysenteria atrabiliaria*. m'a dit lui-même qu'il avoit fait toute la vie d'Erasme, *quam ex omnibus ejus operibus collegerat ;* mais elle n'est pas encore en lumière : je ne sais si ce n'est point celle-là que l'on parle d'imprimer en Angleterre. Il est vrai qu'Érasme étoit bâtard, tant de gens l'ont dit ; lui-même l'avoue au commencement de sa vie. Le premier qui l'a dit, et qui lui a reproché, a été Scaliger le père, de ce qu'il écrivit contre lui, *pro Cicerone*, qui se trouve in-quarto. *Spurius de Erasmo*, ce sont ses mots : *grande hoc secretum didicerat à Monachis ;* mais Erasme mourut en même temps, et Scaliger se repentit de l'avoir fâché et d'avoir écrit contre lui, comme il paraît par une épigramme qui est *inter ejus poëmata*, laquelle finit ainsi :

> *Ille ego, qui insanæ ridebam vulnera mortis,*
> *Condiràque Ætnæa tela trisulca manu :*
> *Ad quodvis stupeo momentum, ac territus adsto,*
> *Maxima quam videam Numina posse mori.*

L'épigramme commence par ces deux vers : *in Heroïbus*, pag. 323 :

> *Tunc etiam moreris ? Ah! quid me linquis Erasme,*
> *Ante meus quàm sit conciliatus amor ?*

Joseph Scaliger s'est plaint de son père maintes fois en sa vie,
de ce qu'il avoit écrit contre Erasme, qui étoit un si grand
personnage. A. Possevin, jésuite, a reproché à Erasme qu'il
étoit bâtard et qu'il avoit été moine; je voudrois bien savoir
si, de tous les carabins qui sont sortis de la brayette du père
Ignace, il n'y en a point quelques uns dont la mère ait été
gaillarde jusqu'à ce point. *Auriculas asini quis non habet?
quasi patres isti de fœtura Loyolœ omnes essent inculpati.*

Les deux chaires vacantes de Montpellier sont adjugées (1),
l'une à un nommé Chicoyneau (2), neveu de feu M. de Belleval,
l'autre au jeune Sauche; deux autres en ont appelé, et en plai-
dent à Toulouse, savoir, Louis et le jeune Scharpe. Le nommé
Châtelain, gendre de Courtaud, qui avoit disputé, s'en est exclu
lui-même. Il tomba malade, envoya quérir un charlatan qui
jouoit sur le théâtre dans Montpellier, et prit de sa main une
dose d'un certain *vinum vitœ, quod post tres horas factum est
illi vinum mortis;* il en mourut trois heures après en vomis-
sant : *erat vinum ex stibio emeticum.* Le roi est à Toulouse;
on dit qu'il s'en va en Provence. On attend le retour d'Espagne de M. le maréchal de Grammont. Le cardinal est guéri de
sa goutte. Il y a grand bruit en Angleterre pour le lord Lambert, qui veut se rendre le maître, et avoir la place de Cromwell. Le second fils du roi d'Espagne est mort. La paix est
accordée, mais elle n'est pas signée; je ne sais si la mort de
ce petit prince n'y apportera pas quelque retardement. Je

---

(1) On doit remarquer que dès cette époque, et même bien avant, les
chaires de la faculté de Montpellier étaient mises au concours, ce qui
n'eut jamais lieu à la faculté de Paris avant la révolution. L'instruction,
dans celle-ci, était d'ailleurs très négligée, et cependant les réceptions
très difficiles. C'était là l'esprit de la corporation, qui n'en acquit pas
moins une grande célébrité. (R. P.)

(2) Michel Chicoyneau, professeur et chancelier de l'école de médecine de Montpellier, né à Blois et mort à Montpellier en 1701, eut
pour fils François Chicoyneau, premier médecin de Louis XV, né à
Montpellier en 1672, mort à Versailles le 13 avril 1751. (R. P.)

vous baise les mains, à madame Belin, à M. votre fils, et
à MM. de Courberon, Allen, Barat, Maillet, Sorel et le Grain,
et suis, etc.

De Paris, ce vendredi 7 novembre 1659:

LETTRE CXLVII. — *Au même.*

J'ai reçu de M. Gérard votre paquet de thèses, que je vous
renvoie à quand il vous plaira tout entier, où tout au plus je
n'en retiendrai que très peu, et ce qu'il vous plaira. Je vous
remercie de votre bonne volonté et affection. Il n'y a point eu
de morts illustres ici depuis M. le maréchal de l'Hôpital.
Mardi dernier y fut pendu et brûlé un prêtre, qui étoit un
méchant fripon; il y en a encore deux autres dans le Châtelet qui ne valent pas mieux, l'un desquels est le curé d'E-
couen, à deux lieues de Saint-Denis; celui-ci est Normand,
l'autre étoit de par-delà Amiens, devers la frontière. Le saint
et sacré célibat des prêtres emplit le monde de putains, de
cocus et de bâtards. La troupe loyolitique a perdu le père de
Lingendes, qui étoit un de leurs prophètes : *at implevit neces-*
sitatem naturæ, præivit ille, sequentur alii. Il y a ici des lettres
du 29 d'avril, lesquelles portent que le roi étoit arrivé à
Bayonne; de là il ira à Saint-Jean-de-Luz et se rendra à l'île
de la Conférence, qui est l'île des Faisans, où se fera l'en-
trevue des deux rois; y puissent-ils faire une bonne paix qui
dure longtemps, *quæ nihil habeat insidiarum!*

Le roi d'Angleterre étoit prêt de retourner à Londres, mais
il y est survenu un puissant empêchement : c'est que le colonel Lambert est sorti de prison et fait un parti contre le
roi; il faut renvoyer et abattre cette nouvelle hydre, qui peut
avoir plusieurs têtes. Le cardinal Mazarin fit chasser d'ici l'an
passé un certain Hollandois nommé *M. de Wicquefort,* qui étoit
ici résident pour l'électeur de Brandebourg; il est en Hol-

lande, où il fait imprimer quatre de ces livres de diverses
choses qui appartiennent à notre histoire : cela fera du bruit.
On dit que *Theses Sedanenses*, qui feront deux gros volumes
in-quarto, seront achevées à Genève, à la Saint-Rémi. On continue le *Cardan* à Lyon. Nous n'avons point encore vu le livre
de M. Sebizius, *Speculum medico-practicum*. M. Vander Linden
en fait une troisième édition de son livre, *de Scriptis Medicis*,
laquelle sera fort augmentée. Nous aurons ici bientôt l'*Histoire du cardinal de Richelieu*, en trois tomes in-folio ; mais le
sieur de Saint-Germain est au guet, pour la réfuter ; ce ne
sera qu'une histoire plâtrée. Je vous baise les mains et à
M. votre fils, et suis de toute mon affection, etc.

De Paris, ce vendredi 7 de mai 1660.

LETTRE CXLVIII. — *Au même.*

J'ai reçu la vôtre, dont je vous remercie, avec le catalogue
des livres, que j'enverrai cette même semaine à M. Vander-
linden afin qu'il en fasse son profit. Quoi qu'il en arrive, je
crois qu'il ne manquera pas de vous en remercier ; il est trop
honnête homme et plein de gratitude. Le livre de M. de la
Chambre sur les aphorismes a été imprimé il y a déjà quatre
ou cinq ans ; mais il n'y en a qu'une partie. Je n'ai point encore vu chez aucun libraire à vendre un livre nouveau du
jésuite Pallavicin, contre l'*Histoire du concile de Trente*, de
Fra-Paolo ; mais il y a des particuliers qui l'ont fait venir
d'Italie : ce sont deux volumes in-folio en italien (1). Ils nous
viendront en latin ; car il y a un jésuite à Rome qui travaille
à cette version, et un autre qui travaille à une nouvelle édition du *Ciacconius, de vitis Pontific. Rom. et cardinalium*, la-

---

(1) *Histoire du Concile de Trente*, par Fra-Paolo Sarpi, trad. de
l'italien, avec des notes par P. F. Le Courayer, Paris, 1751, 3 vol.
in-4°.

quelle aura quatre tomes in-folio. Ne vous étonnez point de ce
que disent les jésuites contre Érasme; ils voudroient avoir tout
renversé et avoir tout changé; leur théologie morale et leur
Escobar en font foi. Ils n'ont jamais bien connu feu M. Grotius, qui a été fort mon ami, et qui les connoissoit bien. Peut-
être qu'il avoit envie de se servir d'eux en ce qu'il avoit dessein de faire, s'il fût ici arrivé sain et sauf de son voyage de
Suède. Il n'y a rien à espérer de feu M. Moreau. Son fils
pense à autre chose; il dit qu'il veut achever la Vie de feu
M. Naudé, mais je crois qu'il n'en fera rien; il est professeur
du roi et travaille tant qu'il peut. Il y en a qui disent que
notre roi devoit être marié le 20 de mai, et que tôt après tout
le monde reviendra de deçà. Le roi d'Angleterre s'en va être
rétabli. M. Thomas Bartholin m'a écrit de Copenhague, capitale de Danemark, d'où il me mande qu'il y fait imprimer
quatre livres nouveaux, que je recevrai de sa part en leur
temps. M. Sam. Bochart, ministre de Caen très savant, s'en
va faire imprimer son grand livre, qui est entièrement achevé,
de *Animantibus sacræ Scripturæ* (1); et puis après il fera imprimer son *Phaleg*, augmenté, duquel on ne trouve plus
d'exemplaires. M. Bartholin ne savoit pas que feu M. Riolan
fût mort; je lui avois mandé, mais il n'avoit pas reçu ma
lettre. Gaspard Barthius est mort depuis peu à Leipsick.
Un médecin suisse m'a envoyé par présent un livre in-quarto
qu'il a fait : *de Apoplexia*. Son frère, qui est mon auditeur,
me l'a rendu. On achève en Angleterre une belle Bible toute
latine, en sept tomes in-folio : *cum commentariis variorum.*
Vale, et me ama.

De Paris, le lundi 24 de mai 1660.

(1) Une édition nouvelle de ce livre a été publiée sous ce titre : *Hiero-*
zoicon, sive de animalibus sacræ scripturæ, recensuit, suas notas
adjecit E. F. C. Rosenmuller, Lipsiæ, 1793—1796, 3 vol. in-4°.

LETTRE CXLIX. — *Au même.*

En attendant qu'il nous vienne quelque chose de certain de la cour, touchant la fin des conférences que les deux ministres avoient recommencées, touchant l'arrivée du roi d'Espagne sur la frontière et touchant le mariage du roi, je vous dirai que j'ai marié mon fils aîné, depuis deux jours, à une belle fille, qui est sortie d'honnêtes gens et d'une famille dont j'ai été le médecin depuis vingt-cinq ans; elle est belle, elle est riche : *utinam cætera consentiant! Est non anceps et dubia conjugiorum alea.* Vous savez ce qu'en a dit Pierre Charon en sa *Sagesse*, livre divin.

Le roi d'Angleterre s'approche pour s'en aller prendre possession de son royaume, qu'il n'a reconquis que par sa patience, et quelque peu d'intelligence assez foible qu'il avoit de delà; mais plutôt par la mauvaise intelligence qui étoit dans toute l'Angleterre, parmi tant de partis différents, tant pour leurs intérêts particuliers que pour la diversité de religion, *quæ illic passim dominatur.* J'ai vu ici lettre qui portoit que l'on alloit faire le procès à la mémoire d'Olivier Cromwell; qu'il seroit déterré, ses os brûlés, et les cendres jetées au vent. Lambert, qui est prisonnier, est en grand danger d'être puni de mort, *pro regia cæde. Unum pro multis dabitur caput.* Voilà un étrange changement et d'horribles revers de fortune. J'attends tous les jours des nouvelles de M. Sebizius, touchant sa *Nouvelle méthode particulière*, imprimée à Strasbourg, et des nouvelles de Genève, touchant les deux tomes du recueil qu'ils font des *Thèses huguenotes de Sedan*, qui sera un ouvrage bien curieux. Je vous baise les mains, à M. votre fils, à MM. de Courberon, Allen, Sorel, Barat, Maillet, Blampignon, et autres collègues, et suis, etc.

De Paris, le 2 de juin 1660.

LETTRE CL. — *Au même.*

Je dois réponse à deux des vôtres, dont la seconde me fut hier rendue par M. votre fils. Cet avocat de Rouen est un fou, *dignus vinculis Hippocratis*. Je ne sais rien du Rabelais, pas même s'il est commencé, car je n'en apprends rien ; on m'en avoit autrefois assuré, mais je n'en vois point d'effet. Je n'apprends rien de la Vie de M. Naudé ; je pense qu'elle ne s'imprimera point, car elle n'est point achevée. Pour le traité *de Serpentibus*, de Gesner, je n'en puis traiter si je n'ai quelqu'un qui aille à Francfort ; mais nos libraires n'y trafiquent point ; peut-être que dorénavant il en viendra quelqu'un de deçà.

Il est mort un honnête homme de libraire à Lyon, nommé M. Devenet ; le public y fait une grande perte : il s'en alloit imprimer toutes les œuvres d'Érasme, en sept volumes in-folio, que nous eussions eus à bon compte. On a imprimé à Amsterdam, depuis peu, toutes les œuvres de Jo. Wicerus, in-quarto, et un Commentaire d'un certain malheureux chimiste nommé *William Davisson. In Ideam Philosophicam Medicinæ Petri Severini, Dani*, etc. Tout cela ne vaut rien. Il se disoit autrefois ici *docteur en médecine de la Faculté d'Aberdeen en Écosse*, se vantoit d'avoir des secrets contre la vérole. Vautier lui promettoit quelque chose ; mais néanmoins, de peur de mourir ici de faim, il s'en alla en Pologne, et fit bien : sa femme étoit assez belle, et gagnoit plus que lui. *Theses sedanenses* de Pierre du Moulin et autres ministres, sont achevées à Genève, nous en attendons ici. Le père Fr. Vavassor, jésuite, s'en va faire imprimer in-folio un Commentaire *sur Job*, et le père Briet, son *Asie ;* nous avons une Histoire de la ville d'Autun, in-quarto. J'attends bientôt le *S. Georgius Cappadox, miles cataphractus*, du père Théophile Raynaud, de Lyon, et l'*Histoire de Savoie*, de M. de Guichenon. M. de J. Launoy fait ici imprimer son livre contre la Madeleine de Provence, qui sera fort augmenté, et un autre livre contre les prétendus

priviléges des moines, pour s'exempter de l'autorité des évêques. Le troisième tome des œuvres de feu M. Rivet, qui est
des Contróverses, est achevé en Hollande. *Vale, et me ama.*

De Paris, le mercredi 25 d'août 1660.

Tuus ex animo, G. P.

LETTRE CLI. — *Au même.*

Je vous remercie de la vôtre, et suis bien aise qu'ayez reçu la
Vie de Galien, faite par le père Ph. Labbe; c'est un bon homme
autant qu'un jésuite peut être : *totus est in libris.* Je lui en ai
prêté deux cents en ma vie, qui n'étoient pas en leur bibliothèque. Il est tout bon israélite : *non inveni tantam fidem in
Israël.* Virgile, qui étoit un grand platonicien, *admittebat
animam mundi quæ regebat omnia :*

> *Spiritus intus alit, totamque infusa per artus
> Mens agitat molem, et magno se corpore miscet.*

Depuis que les platoniciens ont perdu leur crédit, les financiers ont cru que l'âme du monde étoit de l'argent, qui remue
tout et parfait tout (1). Les jésuites sont venus depuis, *inter
quos pragmatici callidiores agnoverunt Spiritum quendam Loyoliticum, qui sese per omnia inserit atque insinuat.* En l'an 1605,
quand Barclay composa son *Euphormion*, cet esprit avoit
passé la mer et revenoit d'Angleterre, *indeque exorta est conspi-
ratio sulphurea : tunc ubique regnabat Acignius;* mais trois de
ses suppôts y furent pendus : *Greban, Oldrome* et *Gamet*, qui
était un méchant garnement. Ensuite le père Coton lui fit
avoir du crédit en France, qui n'y a traîné que d'une aile,
jusqu'à la minorité de Louis XIII, et même ils ne firent pas

---

(1) Il n'y a rien de changé aujourd'hui; cette âme des financiers a
plus de puissance que jamais : *ut olim, nunc hodie.* (R. P.)

si bien leurs affaires qu'ils pensoient sous Marie de Médicis, sinon au mauvais traitement qu'ils firent au pauvre père Barmés, bénédictin, qu'ils firent étouffer en Flandre, où Dieu permit depuis que la même dame y mourut dans un cabaret, l'an 1642, non sans divers et plusieurs regrets. Après la mort de Louis XIII, ils se sont un peu fait valoir davantage, par le moyen du pape (au moulin duquel ils font venir de l'eau), et de la bulle qu'ils ont obtenue contre les jansénistes. Le Mazarin ne les aime point; néanmoins ils ne laissent pas de gagner quelque chose quelquefois, *quoniam habent dominum cancellarium faventem.* Ces Pères passefins sont fort bons ménagers, ils font profit de tout : gardez-vous bien que leur cheval, qui n'est point tout-à-fait de bois, n'attrape et ne surprenne votre Troie. Je ne sais rien de nouveau de ce Rabelais de Hollande, mais je suis bien aise qu'il soit imprimé : dès qu'il y en aura ici, j'en demanderai un à M. Vander Linden. Je n'ai encore rien reçu de M. Bartholin. M. J. Delaunoy a achevé sa seconde édition de sa Madeleine, pour prouver qu'elle n'est jamais venue en Provence : comme de fait, elle n'y vint jamais. L'édition de toutes ses œuvres in-folio viendra quelque jour ; il a plusieurs traités tout prêts qui n'ont jamais vu le jour. Les vers de mon Carolus n'étaient point achevés d'imprimer quand M. votre fils est parti d'ici.

Son Éminence se porte mieux de sa goutte. Le roi d'Angleterre demande que la reine sa mère retourne à Londres ; le comte de Soissons partira bientôt pour y aller faire son ambassade extraordinaire. Le pauvre Scarron, le patron des vers burlesques, est ici mort ; il étoit tout estropié des gouttes et de débauches : son père étoit conseiller de la grande Chambre, que l'on nommoit *Scarron l'Apôtre.* Nous avons ici de nouveau la *Réponse de feu M. de Saumaise à Milton*, in-quarto imprimé à Dijon : *opus post humanum.* J'attends de Genève *Theses sedanenses*, en deux tomes in-quarto, que j'ai bien envie de voir, et de Lyon, le *Saint Georgius Cappadox*, du père Théophile Raynaud. Il y a aussi une Histoire de France la-

tine du père de Bussiers, jésuite, en trois volumes in-douze.
On l'attend ici le mois prochain, et les deux tomes du *Paulus*
Zacchias, Quæstiones medico-legales, etc.; l'*Histoire généal.*
des ducs de Savoie en deux volumes in-folio, par M. de Guichenon. *Vale, et me ama.*

De Paris, le mardi 12 d'octobre 1660.

Tuus ex animo, G. P.

LETTRE CLII. — *A M. B. père, D. M.*

Combien que j'ai peu de loisir, je ne lairrois point de vous
écrire fort souvent, puisque mes chétives lettres vous sont
si agréables, si j'avois de la matière propre à vous mander.
Nous avons ici la rivière fort grosse; et néanmoins nous
attendons des livres de Hollande qui n'avancent guère; ils
sont demeurés à Rouen, avec l'équipage d'un ambassadeur de
Hollande, d'où ils ne peuvent partir, d'autant que les bateaux
ne peuvent remonter. Enfin, avez-vous donc votre Rabelais?
personne n'en sait rien ici; et si on l'imprime en Hollande, il
faut que ce soit en quelque lieu secret et en cachette. J'en
attends avec grande impatience un livre curieux chez Blaeu,
qui est : *Réplique de M. de Girac, pour M. de Balzac, contre*
M. Costar; et le Costar est mort depuis six mois, archidiacre
du Mans. J'en espère un autre pareillement intitulé : *Erudi-*
torum virorum Exempla, qui sera infailliblement beau. On
dit que la grande bible latine est achevée en Angleterre : elle
sera en huit volumes, et aura les commentaires des plus savants protestants, tels qu'ont été Calvin et Bèze, Petus, Martir,
Grotius; même il y aura quelques catholiques, et entre
autres Masius, etc. On ne l'a faite que pour l'opposer à notre
Biblia Maxima, du père G. le Jay, laquelle contient dix volumes in-folio, et ne se débite guère bien. On a depuis peu
achevé à Francfort une *Histoire de Malte*, in-folio en latin;

elle est en chemin pour moi. Je pense que ceux de Genève ont achevé leurs *Theses Sedanenses*, en deux tomes in-quarto; et le livre d'un des ministres de Charenton nommé Daillé, *de Confessione auriculari*. On y imprime aussi, d'un médecin fameux de Padoue qui est mort depuis peu, *Consilia Benedicti Sylvatici*. Ils s'y apprêtent pour y imprimer toutes les œuvres de Calvin, in-folio, en deux tomes. On parle aussi de tout l'Érasme, à Rotterdam, que l'on réduiroit en sept tomes, par le retranchement des versions qu'il a faites.

J'apprends que l'on imprime en Hollande quelques œuvres nouvelles de Grotius, et entre autres quelques épîtres latines. On y achève aussi de *Ger. Jo. Vossius* un beau livre qui sera cher et précieux, aussi bien que bon et utile : *Etymologicon linguæ latinæ ;* ce livre est un autre *Thesaurus linguæ latinæ* de Rob. Estienne, et un autre *Etymologicum Martinii.* M. Huguetan a achevé à Lyon son *Pauli Zacchiæ, Questiones medico-legales*, en deux tomes in-folio ; ce livre sera fort commode dans une bibliothèque, car il contiendra quantité de diverses choses dont nous avons quelquefois besoin d'être éclairés. On imprime en Flandre l'*Histoire du cardinal de Richelieu*, en trois tomes in-quarto. C'est celle qui se vend ici chez Bertien, en trois volumes in-folio, cinquante livres. Les États de Hollande ont promis au roi, à la sollicitation de M. le président de Thou, notre ambassadeur, que l'on n'imprimera rien en tout leur pays des affaires qui nous concernent, sans le consentement dudit ambassadeur. *Purpuratus noster nondum planè emisit : adhuc autem eum vexant dolores podagrici.* On dit que le roi d'Angleterre ne veut point de sa nièce; on parle pour lui de l'infante de Portugal, dont le parti seroit avantageux, à cause que le roi de Portugal son frère est foible, délicat et malsain ; même il pourroit défendre le Portugal contre les Espagnols, tant par le moyen de Dunkerque qu'il tient, que du secours qu'il pourroit envoyer en Portugal ; car le malheur pour eux, nous les avons abandonnés dans notre

I.

traité de paix générale. *Alia non suppetunt quæ scribam. Vive, vale et me ama.*

De Paris, ce 25 de décembre 1669.

LETTRE CLÍÍI. — *Au même* (1).

Je vous remercie de la vôtre et de celle de M. Camusat, auquel j'envoie une réponse qui le mettra plus en peine qu'en repos. Je suis bien informé de son mérite et vous ai grande obligation de me commettre à votre honneur, avec lequel il y a bien à profiter. Je baise les mains à M. Allen. J'ai céans le livre du père Celot *de Hierarchia et hierarchiis.* On l'examine en Sorbonne; il sera censuré en brief. Il est vrai que M. Sau-maise a écrit aussi divers traités *de Regionib. suburbicariis,* que j'ai, aussi bien que tout ce que je vous ai mandé, à votre service. On imprime encore à présent plusieurs traités de lui, tels que sont *de Primatu Petri, Arnobius cum notitiis, de Mannâ et saccharo, de Eucharistiâ veterum, de Usuris Justiniani, etc.* Nous avons ici un petit livre nouveau du père Petau contre lui, intitulé : *Dissertationum ecclesiasticarum libri duo;* cela l'obligera à une réponse. Pour le Pepagonum d'Hippocrate, ce ne fut jamais l'antimoine, mais quelque drogue qui nous est aujourd'hui autant inconnue que plusieurs autres de ce temps-là, et même son elleborisme.

Je vous promets le traité de Jamot là-dessus. Notre Faculté n'a rien fait en quoi elle se soit oubliée, mais bien négligée, comme la bonne dame fait souvent. Nos anciens avoient travaillé à l'Antidotaire; les papiers en étoient toujours en dépôt entre les mains du doyen. Harduin de Saint-Jacques, étant parvenu à cette charge, les ramassa et les fit

---

(1) Cette lettre est imprimée ici pour la première fois; quoique sans date, on peut la rapporter à l'année 1657 ou 1658.   (R. P.)

imprimer, *ut aucuparetur gratiam pharmacopolorum*, sous un simple consentement de la Faculté, laquelle fut tout étonnée de voir en ce livre, *pro thesauro carbones, pro luce tenebras, pro remedio venenum.* Plusieurs en grondèrent et parlèrent de faire réformer cela, mais on n'en fit rien ; si bien que tout en est demeuré là et en ce cas, *tolerat quæ non probat.* Il en sera néanmoins parlé quelque jour, mais je ne puis pas encore vous dire sitôt quand ce sera. Quand je donnai le bonnet, il y a deux ans, j'en parlai amplement en un discours exprès et publiquement, et qui fut fort approuvé. Les sieurs Saint-Jacques sont des charlatans, fauteurs et valets de charlatans, *ne dicam pejus.* Je vous envoie une lettre de M. Sorel, qu'il m'a adressée. Je vous baise très humblement les mains, à madame Belin, à MM. vos frères, pour être toute ma vie, monsieur, votre très humble, etc.

Nous avons ici des ambassadeurs du Portugal et des députés de Catalogne. M. de Vendôme s'est sauvé en Angleterre ; on agit ici contre lui. On tient ici que les Suédois s'accordent en Allemagne avec l'empereur en la diète de Ratisbonne, *et hæc in nostros fabricatur machina muros.* On parle aussi de faire l'été prochain une forte guerre en la Franche-Comté, que nous attaquerons puissamment. Le duc Charles est ici, *sed nondum compositis rebus*, et même, à ce qu'on dit, malcontent.

LETTRE CLIV. — *A monsieur Garnier, D. M.* (1).

Si vous avez été en peine de mes nouvelles, aussi l'ai-je bien été des vôtres. C'est une des incommodités que m'apporte le changement de maison que M. votre frère a fait, car depuis ce temps-là nous ne le voyons plus. Le livre de M. Hof-

(1) Garnier, médecin à Lyon. Peu de lettres lui ont été écrites par Gui Patin. (R. P.)

mann, *de Medicamentis officinalibus*, est fort bon. M. Riolan,
qui est son ennemi, dit que sa préface au lecteur vaut cent écus
d'or : il y a là dedans cinquante chapitres qui ne se peuvent
payer. Tout le premier livre vaut de l'or, hormis quand il dit
que le séné est venteux. C'est un abrégé excellent de toutes
les botaniques et de tous les antidotaires qui ont été imprimés
depuis cent ans. Quand vous aurez la thèse de M. Guillau-
meau, mandez-moi ce que vous en pensez; elle a bien plu de
deçà, et les apothicaires en ont bien grondé, mais ils n'ont
osé mordre.

Nous avons perdu le mois passé le bon M. de la Vigne. Le
cardinal de Sainte-Cécile est mort à Rome : on dit tout haut
que c'est *ex immodica venere*. La reine avoit fait arrêter ici
MM. du Broussel et de Blancmesnil; mais enfin elle a consenti
à leur élargissement, sans quoi l'État étoit en danger. Je suis
de toute mon affection votre, etc.

De Paris, le 24 septembre 1648.

LETTRE CLV. — *Au même.*

Il y a longtemps que je pense à vous et que j'attends de vos
nouvelles. Je vous écrivis deux fois l'année passée, et vous
envoyai quelques thèses, mais je ne sais si elles vous auront
été rendues. Notre Faculté n'est guère changée, sinon qu'il
en est mort plusieurs depuis deux ans, et entre autre M. Piètre, qui a été un homme incomparable. Son fils est aujour-
d'hui doyen de la Faculté. Vous avez bien su toute notre
guerre, et comment le parti mazarin a été obligé de revenir à un accord au bout de six semaines, parce qu'en faisant
autrement, toute la France s'alloit révolter contre sa tyrannie
et prendre le parti de Paris. Le bonhomme Gaspard Hofmannus
est mort à Altorf le 3 de novembre dernier; et depuis deux
mois est mort en Hollande l'un des plus savants hommes

qui y fussent, savoir : *Gerardus Joannes Vossius*, âgé de soixante-douze ans, duquel j'ai céans. quinze volumes imprimés.

Vous savez bien que les Turcs étranglèrent leur grand seigneur l'année passée ; que les Anglais ont coupé la tête à leur roi le 9 février dernier. On dit aussi que le roi d'Espagne est mort, mais il n'est pas encore assuré. Enfin il y a quelque constellation sur les princes souverains. Plût à Dieu qu'elle pût rendre meilleurs ceux qui restent ! leurs pauvres peuples s'en sentiroient. Je ne saurois m'imaginer pour quelle cause vous ne m'avez pas fait l'honneur de m'écrire depuis si longtemps. A l'occasion, je vous enverrai de nos nouveautés de deçà, et entre autres de nos thèses et de celles de nos enfants, qui se souviennent toujours de vous avec joie. Je suis, etc.

De Paris, le 4 juin 1649.

LETTRE CLVI. — *Au même.*

Je viens de recevoir la vôtre qui m'apprend que vous avez reçu celle dont j'étois en peine. Pour des pièces mazarines, n'en attendez pas de moi ; je n'en achète aucune, quoique j'avoue qu'il y en a de bonnes, mais il y en a aussi une infinité de mauvaises. Trois libraires du Palais se disposent à en faire un recueil, où l'on ne mettra que les bonnes. Ceux qui décrient le parti de Paris en parlent avec passion et ignorance ; c'est un mystère que peu de monde comprend. Le Parlement a fait de son mieux, et s'est fort bien défendu du siége mazarin, sur la parole que leur avoit donnée M. le Prince qui a tourné casaque. Les généraux ne vouloient que faire durer la guerre et faire entrer l'Espagnol en France. M. le Prince avoit un autre dessein qui n'a pas réussi. Le siége de Paris ne lui servoit que de prétexte, car qu'est-ce qu'il a fait ? Il a pris Meudon, Charenton, le Bourg-la-Reine, et le tout sans ca-

non. Il n'est mort personne de faim dans Paris, pas même un
mendiant; pas un homme n'y a été tué; cinq mois durant
personne n'y a été pendu ni fouetté. Le Parlement et la ville
sont demeurés dans le respect et le service du roi; et comme
la reine et ceux de Saint-Germain virent la grande union qui
étoit dans Paris et les dangers dont ces émeutes nous mena-
çoient, on tint prudemment une conférence à Saint-Germain
qui établit la paix. Il y en a qui disent que le Mazarin ira dans
la Flandre en qualité de généralissime pour quelque temps;
mais il n'y a point d'apparence qu'il veuille quitter la reine et
qu'il ose si fort se fier à sa bonne fortune, qui le pourroit
abandonner en ce cas-là, vu qu'en son absence quelqu'un se
pourroit présenter qui détromperoit la reine, lui faisant connoître comment ce pantalon de longue robe, ce comédien à
rouge bonnet, est cause de tous nos maux et de la ruine de la
France. Je vous baise les mains, et suis, etc.

De Paris, le 18 juin 1649.

LETTRE CLVII. — Au même.

Je vous remercie de tant de protestations d'amitié que vous
me faites : mes petits présents ne méritent pas de tels remerciements. L'Encyclopédie de J. P. Alstedius est un fort bon livre
composé de plusieurs pièces, contenant toute la philosophie
théorique et pratique. Je connois fort bien cet auteur, qui a
été un homme de grand mérite et que j'estime beaucoup. Les
acigniens sont une race de gens haïs de Dieu et du monde,
qui ont fait dans la chrétienté plus de mal que Luther et Calvin. Ils ont ici depuis peu tant pateliné et flatté le Mazarin,
qu'il a donné pour confesseur au roi leur P. Paulin. Ce sont
des gens qui chassent de haut vent, et, comme a dit Petrus
Aurelius (1) qui les connoissoit, flatteurs de tout le monde et,

(1) Voyez la note t. I, page 117.

eunemis de tout le genre humain. Cette année a été fertile en
morts de savants hommes : Famian Strada est mort à Rome,
Victorio Siri à Venise, Joannes Gerardus Vossius à Amsterdam, M. Nicolas Piètre et M. Hérard (*Desiderius Heraldus*) à
Paris. Toute ma famille est en bonne santé, Dieu merci. Mon
aîné a été fort malade par sa faute, mais il en est échappé.
Mon Carolus étudie en droit : mais j'aimerois bien mieux
qu'il employât son temps à la médecine, où je le trouverois
bien plus propre. Je l'en entretiens souvent, et il en sauroit
bientôt plus que son aîné ; enfin j'aimerois mieux qu'il fût
médecin que légiste, je lui apprendrois beaucoup de fines observations. Je vous remercie de vos fromages de roche, et je
ne vous demande autre présent que vos bonnes grâces, et
suis, etc.

De Paris, le 2 novembre 1649.

LETTRE CLVIII. — *A M. de Tournes, marchand libraire.*

Je me tiens tout glorieux de votre lettre et fort heureux de
votre amitié, laquelle je vous prie de me conserver, et je vous
promets que je ferai tout ce qu'il vous plaira et tout ce que je
pourrai pour votre service. Quand il vous plaira de m'employer pour les livres que je vous ai indiqués à imprimer, je
suis très certain qu'ils seront bons, et que j'ai le moyen d'en
bien aider et procurer le débit. J.-P. Lotichius, ci-devant
médecin, et maintenant historiographe, a fait deux volumes
in-folio, *Rerum Germanicarum*, et peut-être que le troisième
est aussi imprimé ; si vous les avez, envoyez-les moi. Dites-
moi aussi s'il n'a pas fait réimprimer son *Petrone*, in-folio,
fort augmenté, comme il en avoit le dessein il y a déjà longtemps. Ce dernier est un livre excellent, et l'auteur un fort
savant homme. Il avoit eu le dessein de le faire réimprimer
ici avec toutes ses augmentations in-folio; mais je répondis

qu'il étoit impossible, y ayant ici trop de moines, de jésuites et autres gens ennemis des belles-lettres, qui croiroient avoir gagné les pardons s'ils avoient empêché une telle impression.

Pour les manuscrits de G. Hofmann, dont j'ai de quoi faire deux petits volumes in-folio, je vous puis assurer que depuis J. *Fernel* on n'a rien fait de meilleur en médecine. Je ne sais pas ce que vous imprimez à présent ; mais, ôtez la *Bible* ou les *Institutions de Calvin*, je ne me saurois aviser d'un meilleur livre, et vous êtes en lieu d'en faire un grand débit tant en Allemagne qu'en Italie et en France. Je vous prie de saluer de ma part MM. *Diodati* père et fils, et de croire que je suis, monsieur, etc.

De Paris, le 1er avril 1657.

LETTRE CLIX. — *A M. Salins* (1).

Je viens de recevoir la vôtre, que j'ai lue avec grande joie ; car j'y apprends et votre bonne disposition, et que vous me continuez votre affection, *quod anima plaudit*.

Ma grande harangue fut récitée en belle et grande compagnie. J'espère de la faire imprimer quelque jour, mais le temps n'en est point encore venu : *dies mali sunt et durissima tempora*. Vous savez l'aphorisme d'Hippocrate, et de quelle importance il est, Πέπονα φαρμακεύειν ; il faut qu'un médecin s'en souvienne tous les jours comme d'un oracle : aussi est-il. Je vous envoie les deux thèses de mon fils que M. Alain, qui en a été le président, a faites. Il n'y a rien là du nôtre. Il est vrai que le premier combat est du grand Simon Piètre : elle ne laissent point d'être toutes deux vraies. La nôtre, *philosophia inquirit in summum principium, idque remotissimum a sensibus*,

___

(1) J.-B. de Salins le puîné, docteur en médecine à Beaune, mort le 18 février 1710. Je dois cette curieuse lettre, jusqu'à présent inédite, à l'obligeance de M. Boutron-Charlard, mon collègue à l'Académie royale de médecine.   (R. P.)

Monsieur,

Je viens de recevoir la vostre que j'ay leu avec grand joye
car j'y apprends de vostre bonne disposition, et que vous entretenez
vostre affection : *quod ninem petendum.*

Ma grande harangue fut recitée bien de grande compagnie ; j'es-
pere de la faire imprimer quelque jour, mais il la faut refaire elle n'est point achevée nous
dict *mea sunt, et durissime relegata.* Vous sçavez l'aff. d'hist. et de
quelle importance il est *Il credit passion vivit* : il faut qu'un Medi-
... formidant tout le jour ou d'un oracle : aussi est il. Je veux en
envoier à Thespi... mon fils, que Mr Alis, qui a esté le President,
a faict. Il s'y a vieu... du nostre. Il est vray que la potenisle nous bat
avec du grand Sinus Pictav, et ne laissent point d'estre toutes de la
veyes : la nostre philosophice inquirit in hunam primipien, id que
reducti... à Philosebec, quod est summ : elle est Mr Pictav, reducta ad
arthy, et qui est bien plus mobiles, s'attache et s'arreste à ce qu'elle
void : et agnoscit primam informatas primipien actions : quod
satis est M. Diog, ..d reduxit ad summan illam primam qua est principium reductissimum *Medius est felicpolis artifex et methalique negis adhaerit*
... quod attinet proximi : il ... inquirit

Oy a tout fraischement imprimé à Orleans (...) regcom-
... de Valsig... ce qq. d'hist. ... et de billet comme une bonne
pratique historique toute ... et vrayement digne d'estre lu tout les jours
c'est un petit in folio, qu'ilz vend 4 ... il merite d'avoir place
dans vostre estude apres ... Duretot kolta, c'est le meilleur de tous
... que vous flez bien aise de connoistre d'une science nouvelle peut
qui s'est de tout un Espagnol qui a grande raison, et le plus gentile
... dans la bonne pratique.

Vostre tres humble et obeissant
serviteur Gui Patin

De Paris ce Samedi,
27 de Mars, 1655.

quod est forma; celle de M. Pìètre, *redacta ad artem*, et qui
est bien, plus matérielle, s'attache et s'arrête à ce qu'elle voit,
et agnoscit materiam informatam, principium actionis : quod sa-
tis est medico ut recurrit ad formam illam primam , quæ est prin-
cipium remotissimum. Medicus est sensualis, artifex et materia-
lis, magis adhæret iisquæ afficiunt proximum. Philosophus con-
tra, in omnes causas inquirit, imo et omnium primam investigat.

Il y a eu deux Simon Piètre : le Piètre qui vivoit il y a cent
ans, *in cujus decanatu latum est decretum adversus stibium,*
anno 1566, et qui obiit anno 1584, qui a été grand personnage,
le premier de son temps, et fort employé. Il avoit été recteur de
l'Université, et professeur de philosophie au cardinal Lemoine.
Il a laissé plusieurs-enfants : plusieurs filles, dont l'aînée,
Anne Piètre, fut la mère de M. Riolan d'aujourd'hui ; et plusieurs fils, dont il y en a eu un conseiller au Châtelet, deux
avocats, excellents hommes que j'ai connus, deux médecins,
Simon et Nicolas, qui ont été deux hommes incomparables.
Simon, qui a été vraiment *le grand Piètre*, est mort âgé de
cinquante-quatre ans, l'an 1618. C'est de lui dont a parlé
M. Riolan dans la préface de son *Enchiridium Anatomicum*, et
dans sa grande anthropographie au traité *de Circulatione san-*
guinis, page 593, qui, entre autres enfants, a laissé un fils
par ci-devant conseiller au Châtelet, et aujourd'hui procureur du roi en l'Hôtel-de-Ville. Nicolas est mort l'an 1649, le
28 de février, et est père de Jean Piètre d'aujourd'hui, qui est
encore fort savant, mais qui n'a pas les autres vertus de ses
ancêtres ; si bien que Jean Piètre d'aujourd'hui est petit-fils
du premier Simon et neveu du deuxième Simon, et fils de
Nicolas.

Je suis prêt de vous envoyer la *Caroli Guillardi, defensio al-*
tera, et de la délivrer à qui vous voudrez pour vous la faire
tenir. *Liber adversus stibium M.... et Pibreci agressus non pæ-*
nitebit. Le Botallus est un fort bon livre (1), lisez-le attentive-

(1) L. Botalli *de Curatione per sanguinis missionem*, Lugduni,
1377, in-8°. In *Opera medica et chirurgica*, è M. J. Van Horne, Lugduni Bat., 1660, 1 vol. in-8°.   (R. P.)

ment. Il contient de bons secrets du métier, et est fort propre
à notre pratique ordinaire, que vous pourrez bien hardiment
suivre (1). *Chymici impostores non capiunt tales delicias, nec ab
iis capiuntur ; ideo spernendi et relinquendi tanquam nebulones
impuri et fruges consumere nati.*

Ma femme et tous mes enfants vous remercient de votre bon
souvenir, et vous baisent les mains, et à mademoiselle votre
femme, comme aussi moi-même, et à MM. vos père et frères,
à qui je suis très humble serviteur.

J'ai été tôt averti de la mort de M. Guide ; il est mort le 5 de
mars d'une fièvre quarte, *quæ degeneravit in ascitem calidum
et colliquantem.* C'est un pauvre corps, que la fièvre quarte a
grésillé et rôti.

L'*Epitome* de Galien par Lacuna est un fort bon livre.
Le grand Galien tout entier est encore meilleur. Servez-
vous de l'un en attendant l'autre. Pour les lettres latines
bonnes et familières, et non élabourées, Cicéron en est
le premier maître, *quia debent epistolæ ad amicos scribi
stylo facili et illaborato sermone.* Voyez ce qu'en dit Lipse,
in libro Epistolicarum quæstionum. Pline le jeune les a fait
belles et didactiques, mais elles sont fort élabourées et trop
pimpantes : *ideoque sunt odiosæ illis qui Ciceronis nativum
nitorem et simplicitatem non affectatam amplectuntur.* Feu
M. de Bourbon les haïssoit, et disoit que Pline avoit fait
en icelles *pro meretrice non tam ornatam quam fucatam et
calamistratam.* Celles de Casaubon sont familières et bonnes,
principalement *dum scribit ad Thuanum, Scaligerum, Heinsium, Grotium, et alios eruditos.* Scaliger et Érasme méritent
d'être suivis pour règle aujourd'hui. Elles sont très bonnes,
familières, et non élabourées. D. Baudius est bon. Lipse est
excellent pour sa foi, sa modestie, sa probité, sa mémoire, et

(1) C'est là, en effet, où Gui Patin avait puisé ses principes de saigner
dans presque toutes les maladies, et de saigner largement. La règle
souffre trop d'exceptions pour être fondamentale. *In medio tutissimus
ibis*, a dit Boërhaave, et ce conseil de prudence ne sera oublié que par
les ignorants ou les systématiques.　　　　　　　　　　(R. P.)

pour les bons mots des anciens; mais son style ne vaut rien :
ne l'imitez point, *et fuge tanquam scopulum.* Mais il étoit bien
savant et honnête homme. Il dit une raison politique qui lui
fit changer son style comme il voulut changer de religion :
de catholique romain, il fut luthérien, au moins en fit-il la
mine; puis calviniste, enfin catholique romain, et mourut
l'an 1606, entre les bras de Lessius, jésuite, qui l'avoit infatué.

Tantùm religio potuit suadere malorum.

Lisez dans l'*Epitome* de Galien, fait par Lacuna, tout ce qui
y est *de Crisibus*, et en faites un extrait; et puis après n'ap-
prenez rien de cette matière que ce qu'en a écrit Dulaurens,
premier et deuxième *libro de Crisibus.* Pour ce qu'en ont écrit
les astrologues, méprisez-les, cela ne vous doit point arrêter.
Vous ne devez prendre de toute cette affaire que les matières
quod respicit usum medicum et facit ad curationem morborum.
Laissez le reste aux astrologues; n'allez point plus loin sur cette
matière avec J.-C. Claudinus, qui est pourtant un bon auteur.

Votre livre de Marot n'est point mauvais; gardez-le bien et
le cachez de peur que les moines ne vous le dérobent et ne le
brûlent. Mettez-le avec M⁰ François R., *le Catholicon d'Espagne, la République* de Bodin, *les Politiques* de Lipse, *les
Essais* de Montaigne et *la Sagesse* de Charron, *la Doctrine
curieuse* du père Garasse, *la Recherche des Recherches*, etc.;
voilà des livres qui sont capables de prendre le monde par le
nez : j'en excepte les deux derniers, qui sont bons à autre
chose. Ne les négligez point et en faites une petite bibliothèque, laquelle soit *à reductis et extrà insidias monachorum.*

Pour l'écriture d'Érasme, gardez-la, *propter authoris dignitatem.* O l'excellent homme que c'étoit! Buvez un petit à sa
mémoire de ce bon vin de Beaune, *cùm novella uxore*, et je
vous ferai raison dans la première occasion, et lisez ses Colloques une fois l'an, que vous placerez dans la bibliothèque desdits ci-dessus, *cùm ejusdem authoris linguâ et encomio moriæ
atque institutione principis christiani.*

Je vous prie de dire à mademoiselle votre maîtresse que je
l'honore très fort et que je la supplie de me tenir en ses
bonnes grâces. Pour ce qu'elle a baisé ma lettre, je l'en remercie très humblement ; je vous prie, en récompense, de lui
donner un baiser à cause de moi, à la charge qu'au bas de la
première lettre que vous me ferez l'honneur de m'écrire elle
y mettra son nom et son surnom, de sa propre main, et son âge
pareillement, afin que là-dessus je fasse quelque magie aussi
étrange que celle d'Apulée, qui me transportera tout en une
nuit d'ici à Beaune. Vous savez bien que je suis sorcier comme
une vache et fort entendu dans ces transports magiques ;
mais c'est en songeant, et ainsi votre demoiselle sera bien
étonnée de me voir mettre à table avec vous. Bon Dieu !
que nous rirons si cela arrive. En attendant pourtant ne
laissez point de dîner et ne m'attendez point. Mais à propos,
comment se porte cette jeune femme suissesse et son mari,
M. Lescharnier, *nescio sic nominatur...? Sed satis ineptiarum.*
Je vous baise les mains à MM. de Salins père et fils, et suis de
toute mon affection, monsieur, votre très humble, etc.

De Paris, ce samedi 27 mars 1655.

Il n'y a point encore de pape ; on dit que ce sera Sachetti,
Chigi, *pariàm refert mihi perindè est.* On dit que le roi s'en va
bientôt à Fontainebleau. On ne dit rien du prince de Condé,
mais on croit que la France s'en va avoir guerre avec l'Angleterre, notre paix avec Cromwell n'ayant pu être faite. Le
père Adam, jésuite, a aujourd'hui prêché dans Saint-Germain-l'Auxerrois en présence de la reine, où il a déplu à tout
le monde. Il y a fait un panégyrique des vertus de la reine au
lieu de parler du mystère de ce grand jour et d'expliquer
l'Évangile ; mais il n'y a pas de quoi s'étonner, *hoc est loyoliticum.* Petrus Aurelius lui a autrefois très bien reproché ce
vice-là et plusieurs autres, et enfin a conclu, *omnium adulatores,
omnium inimici.* D'autres moines n'oseraient faire qu'en cachette ce que font publiquement ces maîtres passe-fins que

J. Scaliger a gentiment nommés *impudentissimum monachorum pecus.*

L'on imprime à Genève l'*Hippocrate* de A. Foësius, grec et latin, in-folio. Ils espèrent de le faire beau; ils ont de beaux caractères, ils peuvént y mettre de beau papier. Reste d'avoir soin pour la correction, ce qui leur est aisé. On y imprime aussi les œuvres de ce méchant fripon de Paracelse : *o tempora!* On a achevé d'imprimer tout fraîchement un volume in-folio pour la deuxième fois, augmenté par dessus la première de beaucoup de bonnes choses. C'est un excellent livre intitulé : *Matthiæ Martini Lexicum etymologicum, philologicum, sacrum*, à Francfort. Ce livre vaut quatre fois mieux que le Calepin de Passerat, *qui nihil aliud pene habet quàm verba; et le* lexicum *plura habet res quàm verba.*

M. Ravaud, de Lyon, m'a mandé qu'il m'en faisoit venir un. Si vous en désirez en retrouver un, je pense que vous le pourrez obtenir par la même voie. On imprime aussi à Amsterdam *Joannis Gerardi Vossii Thesaurus linguæ latinæ*, in-folio. Ce sera un excellent ouvrage, *et magni viri magnum opus.* On nous promet aussi du même pays un volume d'Épîtres latines du grand et incomparable M. Saumaise, qui a été l'honneur et la gloire de votre province de Bourgogne; je serois ravi de voir cela et autre chose qu'on nous promet. On a tout fraîchement imprimé à Orléans (on en trouve ici) un commentaire de *F. Valesius* sur les *Épidémies d'Hippocrate.* C'est un excellent livre, une bonne pratique hippocratique toute pure, et un livre digne d'être lu tous les jours. C'est un petit infolio que l'on vend 4 livres en blanc; il mérite d'avoir place dans notre étude après Fernel, Duret et Hollier. C'est le meilleur de tous les modernes que vous serez bien aise de consulter dans votre nouvelle pratique. C'est de tous les Espagnols celui qui a le mieux raisonné et le plus généralement réussi dans la bonne pratique.

LETTRES

A

CHARLES SPON,

DOCTEUR EN MÉDECINE A LYON.

NOTICE

SUR

CHARLES ET JACQUES SPON (1).

Le nombre des éditions qui ont paru des *Lettres de Gui Patin* est une marque si certaine du goût que le public y a trouvé, qu'il est inutile de prévenir le lecteur sur le mérite de celles-ci. Elles ont été écrites à Charles Spon, aussi célèbre par la profondeur de son érudition que par son habileté dans la pratique de la médecine qu'il exerçoit à Lyon. Une conformité d'inclinations, de sentiments, de profession et de génie pour la critique, avoit uni ces deux savants, et leur commerce littéraire n'a été interrompu que par la mort du premier (2).

Ces sujets de liaison étroite entre deux hommes de ce carac-

(1) Nous réimprimons cette notice de la première édition, à cause des éclaircissements qu'elle renferme. Cette édition fut publiée en Hollande par le docteur Nicolas Mahudel, en 1718.   (R. P.)

(2) La famille Spon était originaire d'Ulm, en Bavière : Charles Spon, l'ami de Gui Patin, naquit à Lyon, le 25 décembre 1609; il y

tère ne pouvoient produire que des ouvertures de cœur très sincères dans les lettres qu'ils s'écrivoient : aussi remarquera-t-on dans celles-ci plus de sel, plus d'ingénuité, des jugemients historiques plus libres sur la vie, sur les mœurs et sur les ouvrages de quantité d'auteurs; plus de faits anecdotes (*sic*), touchant les événements d'une minorité, touchant les familles et les personnes qui se sont distinguées par quelque endroit, et pour le moins autant de bons mots que dans celles qu'on a déjà vues.

Jacques Spon, si connu par ses recherches sur l'antiquité, fils de Charles, auquel elles sont écrites, en faisoit tant de cas, qu'il les conservoit soigneusement; et c'est immédiatement de lui qu'un homme du pays de Vaud, où il est mort, les a eues et a permis qu'on les imprimât, les regardant comme nécessaires pour remplir les vides qui paroissent dans le recueil de celles qui ont été mises en dernier lieu en trois tomes. Il eût été à souhaiter qu'on eût pu joindre à celles-ci les réponses de M. Spon. Il faut espérer que quelque occasion favorable nous en procurera la découverte (1).

---

exerça la médecine avec distinction. Son fils dit que quand on le venait chercher pour deux malades, l'un pauvre et l'autre riche, il n'hésitait jamais à aller voir le premier, attendu que le riche avait autant de médecins qu'il en voulait. Il publia divers ouvrages, et notamment les Aphorismes et les Pronostics d'Hippocrate, sous le nom heureux de *Sibylla medica*, livre qui fut dédié à Gui Patin. Il mourut le 21 février 1684, douze ans après son illustre ami.   (R. P.)

(1) Ce Jacques Spon dont il est question ici, fils de Charles, naquit à Lyon en 1647. Quoiqu'il fût docteur en médecine, il s'adonna à la science de l'antiquité. S'étant réuni à un gentilhomme anglais, nommé Vehler, il parcourut la Dalmatie, la Grèce, une partie de la Turquie, etc., et la *Relation* de son voyage est encore très estimée. Comme il était protestant, on le persécuta en France, et il se retira en Suisse; mais dénué de tout, accablé par la misère, il entra à l'hôpital de Vevaÿ, où il mourut le 25 septembre 1685, l'année même de la révocation de l'édit de Nantes.

Les vœux de l'auteur de cette notice n'ont point été exaucés. Les réponses de Charles Spon, ainsi que celles des autres correspondants de

LETTRE CLX. — A M. Ch. Spon.

J'ai reçu la vôtre du sieur Columbanus, qui est un honnête homme : vous m'avez obligé de m'en donner la connoissance. Je me repose sur votre parole touchant M. Dechamp. Je vous garde des thèses, et ai mis avec icelles un nouveau catalogue des docteurs de notre école qui s'imprime de deux en deux ans, aussitôt qu'il y a un nouveau doyen. J'ai pensé l'être tout de bon ; car on a coutume d'en nommer trois, que l'on met dans un chapeau, *unde qui primus a veteri decano depromitur, ille est decanus.* MM. Perreau, de la Vigne et Patin ont dansé ensemble dans le chapeau. Le sort, qui m'est toujours contraire, et qui jamais ne m'a été favorable, tomba sur M. de la Vigne, qui est un excellent homme et très digne de cet honneur, qui est accompagné d'une très lourde et très pénible charge. Dieu vous fasse la grâce de pouvoir recouvrer vos manuscrits d'Allemagne ! Je m'étonne fort comment on n'envoie point ici le premier tome de *Zacutus,* duquel pas un de nos libraires n'a encore rien reçu. Pour la *Framboisière* (1), je puis bien vous donner un bon avis, c'est que j'ai céans la copie toute revue et corrigée, que l'auteur même, qui étoit fort mon ami, m'a laissée avant que de mourir, le tout écrit de sa propre main. Si celui qui le fait réimprimer y veut penser, je la lui enverrai : il pourra en obtenir un privilége, et le tout ne lui coûtera que quelques copies, qu'il me donnera, et une couple pour vous, pour votre peine. Prenez la peine de voir s'il est encore assez temps. Pour le *Commentaire sur les épidémies d'Hippocrate,* j'ai grande envie de le voir. Vos libraires de Lyon, qui cherchent à imprimer quelque chose qui se débite aisément, devroient imprimer *la Sagesse* de Charron ou les *Col-*

Gui Patin, sont décidément perdues, ce qu'on doit à jamais regretter. L'indifférence et l'incurie des héritiers de l'illustre auteur des lettres sont véritablement inconcevables et impardonnables.   , (R. P.)

(1) OEuvres de N. Abr. Delaframboisière, Lyon, 1644, in-fol. (R. P.)

loques d'Érasme, in-octavo, comme autrefois a fait Gryphe :
ou bien plutôt ses épîtres, qui sont un bon in-folio, très bon,
mais très rare, et en récompense très nécessaire, *corruptissi-
mis hisce temporibus*. Mais je ne sais s'ils ne craindroient pas
les loyolites, qui voient plus clair qu'Argus, *qui totus oculeus
fuisse perhibetur*. M. G. Duval, notre ancien doyen, fait ici imprimer quelque chose, *de Scriptis Medicis*, qui est une bagatelle
de l'autre monde, *cui subjunget orationem publice habitam de
numero quaternario*, à cause des quatre licenciés de notre
dernière licence. Cette harangue ne sera pas mauvaise. *Dabo
operam ne careas*, comme de toute autre chose qui viendra à
ma connoissance.

Je vous prie de me mander qui est M. Meyssonier (1), médecin de Lyon, qui a été ici quelque temps : je n'ai qu'un petit
in-quarto de lui *de Doctrina febrium*. J'apprends qu'il a fait
quelque autre chose ; s'il se peut recouvrer facilement, je vous
en prie, combien que je n'ai pas fort bonne opinion et des
livres et de l'auteur. Je vous prie de vous souvenir de l'an de
la mort de Dalechamp. On attend que M. Dupleix soit venu
de Gascogne pour mettre en vente son troisième tome de
l'Histoire romaine, in-folio, lequel ira depuis la bataille de
Pharsale jusqu'à Charlemagne. M. l'évêque de Belley est tout
de nouveau piqué, particulièrement contre les loyolites. Cette
nouvelle querelle fera naître de nouveaux livres, j'en attends
de bons de sa part; car il fait tout autrement mieux que de
coutume quand il est en colère. On dit qu'on a imprimé à
Lyon quelque chose sur la mort de Cinq-Mars et de Thou,
cujus manibus bene precor. Je vous prie de me faire la faveur
que j'en aie deux exemplaires, s'il y a moyen, et m'obligerez
d'être toute ma vie, monsieur, votre très humble, etc.

De Paris, le 24 novembre 1642.

(1) Lazare Meyssonier, né à Mâcon en 1602, mort à Lyon en 1672.
(R. P.)

LETTRE CLXI. — *Au même.*

Il .y a longtemps que je dois réponse à votre dernière, laquelle est datée du 30 décembre de l'an passé, et qui m'a été apportée céans en mon absence, parce que vous y faites mention d'un paquet que vous m'envoyez. Pour l'exécution de M. de Thou, je l'ai céans de Lyon, et a été aussi imprimée à Paris. J'ai aussi un traité de votre M. Meyssonier, qui est in-quarto, de l'an 1641 : *Nova et arcana doctrina febrium*, etc., s'il est én votre paquet, il n'importe ; j'aime mieux l'avoir deux fois que point du tout. Je vous remercie de la description que vous m'avez faite du personnage. Comme vous êtes bon, vous n'en dites pas encore tout le mal que vous en savez, et que je devine aisément de ce que j'ai vu de lui. Pour l'avenir, je souhaite qu'il ne fasse rien imprimer autre chose, s'il n'est mieux que par ci-devant : il s'est déjà assez acquis d'honneur, je lui conseillerois volontiers d'en demeurer là. Je vous prie de vous souvenir de tout ce qu'a fait le Père Labbe, et particulièrement de celle qui est à l'honneur du feu cardinal, intitulé *Mysterium*, comme aussi du *Tabulæ historiæ triumphalis*, etc. Le cordelier de Buchanan est une rare pièce ; je vous prie de ne la pas négliger, si jamais vous la rencontrez ; elle est bonne pour vous et pour moi. Buchanan, qui a été un homme incomparable, a bien accommodé en son latin le prétendu patriarche des capucins, et Florent Chrétien lui a bien rendu son change en françois. Le *franciscanus* est commun en latin ; je l'ai bien en françois, mais il n'est pas à moi : c'est une rare pièce, *et opusculum auro contra charum* (1). J'ai vu en cette ville deux feuilles du Sennertus, que Huguetan imprime à Lyon, in-octavo. On m'a dit qu'il aura environ trente feuilles : je pense que l'édition en est achevée à l'heure que j'écris ceci. Ne vous donnez pas la peine de m'en envoyer,

(1) Voyez la note tome **I**, page 231, en rectifiant le mot *charus* mis pour *charum.*

j'espère que nous n'en manquerons pas : je pense que ce sera
un bon livre. Nos libraires n'ont aucun droit sur ce livre. Pour
nos thèses, bonnes ou mauvaises, il n'en échappe point : j'en
ai céans un paquet pour vous. La première année du cours sera
achevée à Pâques, et alors je les délivrerai à qui vous voudrez.
Pour les deux traités de Gaspard Hofmannus, je les ai vus ici :
ils sont en un petit volume in-douze, avec le portrait de l'auteur,
qui est *septuagenarius*. Ce livre seroit bon à être imprimé. Pour
le livre *Beverovicius* intitulé *Exercitatio in Hipp. aph. de Calculo, ad cl. Salmasium*, etc., je l'ai céans il y a longtemps :
c'est une réponse à M. Saumaise, *in cujus fine leguntur aliquot
epistolæ*, entre lesquelles il y en a une de votre M. Meyssonier
et une aussi de moi. L'auteur est bien de mes amis, qui a mis
là-dedans une de mes épîtres sans que j'en susse rien. Il m'en
avoit aussi envoyé une copie de Hollande que je n'ai pas reçue ; si néanmoins vous en désirez, il y aura moyen de vous
en faire tenir, comme aussi du livre du savant M. Saumaise
Interpretat. Hippocrat. aphorism. de Calculo.

Pour tous les autres livres qui sont sur le catalogue de la
foire de Francfort, je les ai. J'ai fait vos recommandations
à MM. Moreau et Bourdelot. Ici est en vente le troisième
tome de l'Histoire romaine de M. Dupleix depuis huit jours.
Le troisième tome est depuis Jules César jusqu'à Charlemagne ; deux autres restent qu'il fera. Maintenant il travaille
à l'Histoire de M. d'Épernon : c'est l'auteur même qui me l'a
dit. On imprime en Hollande un livre de M. Saumaise : *de
Lingua Hellenistica, adversus Dan. Heinsium.* Samuel Maresius,
ministre françois à Bolduc, a fait tout fraîchement deux livres in-octavo : *Concordia discors et Antichristus revelatus
contra Hugonem Grotium.* Il écrit fort bien ; je les ai vus chez
un ami à qui ils ont été envoyés ; mais je pense qu'il nous en
viendra pour notre argent. Je vous baise très humblement les
mains, et suis, monsieur, votre très humble, etc.

De Paris, ce 5 février 1643.

LETTRE CLXII. — *Au même.*

Je vous donne avis que j'ai reçu votre paquet tant attendu, et votre lettre aussi responsive de celle que je vous avois écrite. J'ai présenté vos deux livrets à M. Moreau, qui vous en remerciera ; il m'a dit que vous lui aviez écrit depuis peu. *La Présence des absents* ne vaut pas le diable, et encore moins que son auteur même ; il ne vaut pas le papier bleu dont il est couvert : c'est un petit in-octavo que le bureau d'adresse vend cinq sols ; dès que vous l'aurez vu, vous en serez dégoûté. Le gazetier est logé chez Guillot le Songeur depuis la mort de son protocole, qui le portoit contre nous ; mais, Dieu merci, il a plié bagage :

> Il est en plomb l'excellent personnage,
> Qui de nos maux a ri plus de vingt ans, etc.

Pour le portrait de M. de Thou dernier mort, je n'en ai pas ouï parler. S'il se fait, *dabo operam ne careas.* Pour celui du père qui a fait cette belle histoire, et qui est mort ici l'an 1617, j'en ai un à votre service in-folio fort approchant du naturel ; j'en recouvrerai bien aisément de son logis. Mais à propos du dernier mort, je vous veux indiquer une chose de lui, laquelle si vous ne savez, vous sera sans doute agréable. *Inter Hugonis Grotii Poëmata*, il y en a un sur la fin intitulé : *Sylva ad Fr. Aug. Thuanum.* C'est un poëme très excellent, plein de très bons avis et de beaux mots fort bien choisis, et entre autres y parlant de la religion, et disant qu'autrefois on n'en faisoit ni métier ni marchandise (1), comme on fait aujourd'hui. Il y a dit ces mots qui valent de l'or : *Cum rudis et simplex, nondum se fecerat artem religio.* Si vous prenez la peine de lire toute la pièce, j'espère qu'elle vous plaira, et que si ce pauvre malheureux eût cru M Grotius, qu'il seroit encore en vie (on a fait

---

(1) Gui Patin n'a certainement pas pris ces expressions à Molière.

(R. P.)

ici en une petite taille-douce le portrait de M. de Cinq-Mars).
M. de Bourdelot se gardera bien d'écrire de la digestion. Il
fait comme font les évêques de France, à ce que dit du Moulin :
il quitte et quittera toujours hardiment la lettre dominicale
pour s'arrêter au nombre d'or. Il a un maître à servir duquel il
apprendra mieux que d'aucun autre l'économie de sa fortune.

Entre autres choses qu'on a faites sur M. le cardinal, on a
fait une bonne rencontre sur M. de Thou. On dit que quand madame de Pontac, sœur du défunt, alla en la chapelle de Sorbonne jeter de l'eau bénite à son Éminence, qu'elle lui dit ce
que dit la sœur du Lazare à Jésus-Christ : *Domine, si fuisses
hic, frater meus non fuisset mortuus.* Et avant que de quitter le
pauvre M. de Thou, *quem lugeo nimium acerbâ morte extinctum,*
je vous dirai que la vraie cause de sa mort est dans l'histoire
de M. son père, *sub. Francisco 2,* tom. I, pag. 743, de l'édition de Genève, le cardinal *qui tunc regnabat,* ayant résolu et
dit en son esprit : *Ton père a mis mon grand-oncle dans son histoire, tu seras dans la mienne.* On a fait de beaux vers latins
dont je vous ferai part si vous ne les avez. Le dernier finit
par là :

> *Vera loqui si vis, discito sæva pati.*

Le roi a été mal il y a quelques jours; mais il est Dieu merci
mieux, hormis que le bon prince amaigrit fort. Il est à souhaiter qu'il nous dure longtemps, car nous n'eûmes jamais
tant affaire de lui. On dit ici que la révocation du sol pour
livre est arrêtée; je ne sais pourtant pas quand elle s'effec-
tuera. Madame de Saint-Georges, gouvernante de Mademoiselle, fille de Monsieur, frère du roi, est ici morte il y a trois
jours. Le roi a fait mener aux Carmélites de Saint-Denis sa
nièce pour y demeurer jusqu'à ce qu'on l'ait pourvue d'une
autre gouvernante. Le roi est en colère contre le comte d'Harcourt à cause qu'il ne veut pas aller commander une armée
cet été en Italie, et aussi à cause de quelque brouillerie qu'il
a eue avec le cardinal Mazarin.

Si jamais vous écrivez à Augsbourg ou en quelque autre
lieu, faites-moi la faveur d'y chercher un petit in-quarto imprimé à Augsbourg l'an 1607, intitulé : *Vita Joannis Vincentii
Pinelli*, *etc.*, qui a été un excellent homme, et duquel il est
souvent parlé dans la vie de M. Peiresc, conseiller de Provence, qui a été faite par M. Gassendi, et qui fut ici imprimée
chez Cramoisy il y a trois ans. Cette dernière est bien plus
ample que celle de *Joan. Vinc. Pinellus*, et contient de belles
particularités dignes de vous. Je vous baise très humblement
les mains, et suis, monsieur, votre très humble, etc.

De Paris, ce 2 de mars 1643.

LETTRE CLXIII. — *Au même.*

Pour réponse à votre dernière, datée du 10 de mars, je vous
remercie premièrement du nouveau paquet qu'avez fait pour
moi, que j'attendrai avec toute sorte de patience. Vous m'avez
bien obligé pour les trois livres que vous m'envoyez. Me voilà
dorénavant bien avant *in œre tuo*. Il faut chercher les moyens
d'en sortir. Pour nos thèses, voilà la première année de notre
cours achevée, et ne se fera aucune thèse en nos écoles qu'au
mois de novembre, qui est à dire dans huit mois d'ici. Vous
ne trouverez pas grand goût à celles de cet hiver dernier; mais
l'hiver prochain elles récompenseront, elles seront toutes de
pratique et de pathologie. Néanmoins je vous dirai, tandis
que nous sommes sur les thèses, que si vous êtes curieux de
cette marchandise, je pourrois bien vous en donner plusieurs,
vu que je les ai toujours conservées tant qu'il m'a été possible, et que j'en ai céans plus de sept cents en bon ordre, et
outre ce un grand nombre de doubles; et pour ce faire, vous
n'auriez qu'à me mander qui sont celles que vous avez par un
catalogue dans lequel vous n'auriez qu'à me marquer le nom
du bachelier sous un tel président, et aussitôt *accingam me ad
opus, ut amico meo satisfeciam.* J'en ai une fois donné un cent

de toutes différentes à un mien ami qui m'en fit démonstration
de grand contentement. Je serai encore bien plus aise de pouvoir vous en donner davantage. J'ai vu ici depuis quatre jours
M. Gassendi et avons tous deux bien parlé de vous. Pour les
huit vers sur la mort du pauvre feu M. de Thou, les voici :

> *Historiam.quisquis vult scribere, scribere veram,*
> *Hunc vetat exilium, magne Thuane, tuum :*
> *Richeliæ stirpis proceres læsisse paterni*
> *Crimen erat calami, quo tibi vita periit :*
> *Sanguine delentur nati monumenta parentis,*
> *Quæ nomen dederant scripta, dedere necem :*
> *Ingeniis tanto est sancita cruore tyrannis;*
> *Vera loqui si vis, discito sæva pati.*

Pour les épîtres d'Erasme, le vendre à ce prix-là, ce n'est
pas marchandise, c'est pure tyrannie : *sed ejus modi lucrioni-
bus bibliopolis nostris quis ponet modum?* J'avoue bien, et le dis
en conscience, que les épîtres d'Erasme sont le meilleur livre
de mon étude, mais néanmoins c'est trop cher. On ne dit rien
ici du portrait de feu M. de Thou; si on en fait, je donnerai
ordre que vous n'en manquiez pas. Il est vrai que les loyolites
sont après à se faire incorporer en l'Université de Paris, et
combien qu'il y ait beaucoup d'opposition, ils espèrent néanmoins d'en venir à bout par le moyen de M. de Noyers; mais
quand ils seront garnis de bons arrêts, il y aura encore de
grandes difficultés en l'exécution. On dit pourtant ici qu'il
n'y a encore rien d'assuré pour eux. Il court ici un livret
plein de grandes et bonnes raisons, pour lesquelles il montre
que cela ne leur doit pas être permis; ils n'y ont pas répondu,
aussi ne le peuvent-ils faire. Si vous n'en avez vu à Lyon, je
m'offre de vous en mettre un dans le paquet des thèses ; il est
intitulé : *Apologie pour l'Université de Paris, contre le discours d'un jésuite, par une personne affectionnée au public,*
1643. Pour l'autre, intitulé : *Alph. de Vargas, de Stratagemat.*, etc., je l'ai céans, et l'ai vu de deux éditions différentes,
savoir, de Hollande et de Genève. On m'a dit que le vrai au-

teur de ce livre est *Gaspar Scioppius* (1) : *nosti hominem*. Le ca-
téchisme des jésuites est dorénavant rare. Joseph Scaliger le
prisoit fort, et désiroit souvent qu'un homme savant en droit
prît la peine de le bien traduire. Pour les observations de
Fernel, c'est une pièce pour laquelle je me suis autrefois bien
mis en peine. *Neque tamen in illius investigatione quidquam
profeci.* Fernel en mourant laissa tous ses papiers et ses livres
à Julian Paulmier, qui avoit été son valet douze ans, et lequel,
deux ans avant sa mort, il avoit fait recevoir de notre compagnie. Ce Paulmier mourut à Caen en Normandie, l'année
1588, et laissa tous ses papiers à un sien neveu, nommé Pierre
Paulmier, qui fut aussi des nôtres, et qui mourut l'an 1610,
chassé de notre école pour avoir fait le livre intitulé : *Lapis
philosophicus dogmaticorum, etc.*, et pour s'être vanté de savoir une préparation chimique de l'or, avec laquelle on pourroit guérir des ladres, et que même il en avoit guéri une la-
dresse (2). Dans les plaidoyers de Sernin, il en est parlé en
un chapitre exprès. Il vouloit secouer notre joug à la juridiction de notre école, touchant sa doctrine, disant que nous
étions ses parties, et par conséquent que nous ne pouvions
pas être ses juges. C'est pour cela que M. Sernin plaida pour
nous, et Paulmier fut condamné d'obéir au décret de notre
école, de laquelle étant chassé, il continua en sa chimie, laquelle l'étouffa, ayant été surpris d'une apoplexie près d'un
fourneau, l'an 1610. M. de Mayerne Turquet, demeurant lors
à Paris, qui est aujourd'hui en Angleterre, acheta ses livres
et ses papiers, et c'est à ce Turquet que nous avons l'obligation d'un livre intitulé : *Enchiridion chirurgico-practicum*,
qui fut imprimé, pour la première fois, il y a plus de vingt
ans, à Genève, et ce manuscrit venait de chez Paulmier. Et ne

(1) Alph. de Vargas, *Relatio ad reges et principes christianos, de
stratagemat : Jesuitarum ad monarchiam orbis terrarum sibi confi-
ciendam* (auctore Gasp. Scioppii), Amst., 1641, in-16.   (R. P.)

(2) Le véritable motif, que ne dit point ici Gui Patin, c'est que le
médecin Paulmier avait employé l'antimoine, crime alors irrémissible.
                                                        (R. P.)

doute point que ce livre ne soit un commencement du dessein que Fernel avoit de nous faire une méthode particulière.
Pour les observations, je n'en ai rien pu découvrir, et crois
qu'il n'y a guère d'autres moyens d'en savoir que par M. de
Mayerne ; et voilà ce peu que j'en sais. Pardonnez cette
digression à un homme qui vous honore, et qui a voulu vous
déclarer tout ce qu'il en savoit. L'*Enchiridion practicum* est
infailliblement de Fernel. Pour le *chirurgicum* il est d'un chirurgien savoyard, nommé Chalumeau, qui a autrefois été imprimé à part, et qui n'approche en rien de la dignité du premier. Nous avons ici un livre tout nouveau venu de Hollande,
de M. A. Rivet : *Apologet. contra Hugonis Grotii votum*. Ce Grotius est malade d'une plaisante maladie. Il prétend avoir des
moyens d'accorder les deux religions contraires qui sont en
France ; mais cela est impossible : *ante gryphæi jungentur
equis*, etc. M. des Roches, âgé d'environ septante ans, qui
étoit un des grands intendants du défunt cardinal de Richelieu, qui est chantre de Notre-Dame, et abbé de plusieurs
bonnes abbayes, se servoit autrefois du gazetier pour médecin, lequel en fut ignominieusement chassé pour lui avoir
donné un purgatif trop violent, *in mediis doloribus arthriti-
cis*, qui en augmentèrent fort : au lieu du gazetier il prit un
de nos médecins, dont il s'est toujours servi depuis. Enfin,
en ayant été heureusement assisté, avec le conseil de quelques uns de nos anciens, il s'est résolu, avant que de mourir,
de faire un coup d'un habile homme, et qui fera parler de
lui, qui est de donner à la Faculté de médecine la somme de
dix mille écus comptant pour la faire rétablir, sans nous demander ni nous obliger à chose aucune. Nous avons accepté
la donation ; elle est passée et ratifiée ; je pense qu'à ce mois
de mai nous y ferons travailler. Je vous prie de me conserver
toujours en vos bonnes grâces, et de croire que je serai toute
ma vie, monsieur, votre, etc.

— De Paris, ce 28 mars 1643.

LETTRE CLXIV. — *Au même.*

Si j'étois aussi éloquent que vous, je vous donnerois en cette réponse de belles paroles ; mais faute d'avoir autrefois fait provision de ces fleurs de réthorique, je me contente de vous dire, en mon patois de Picardie, que je vous ai très grande obligation, et de votre belle lettre, et de votre paquet. J'ai connu en cette ville un prêtre qui est mort fort vieux depuis quatre ans, qui étoit fils de *Gul. Plantius*. Il m'a juré que son père n'avoit rien de Fernel, et que *Julian Paulmier* avoit tout eu. Ce *Paulmier* étoit un Normand qui avoit servi *Fernel* douze ans, et qui en récompense le fit passer docteur. Pour M. Lamy, il ne peut avoir rien eu, vu qu'il est mort fort jeune, l'an 1583, et n'ayant été médecin qu'environ dix ans. Pour celui-là duquel *G. Plantius* se plaint en cette épître, qui pour avoir ici de l'emploi se faisoit appeler le petit Fernel, c'étoit le même Julian Paulmier qui étoit un Normand dessalé, et qui avoit bon appétit, qui se vantoit ici que Fernel en mourant lui avoit commis force secrets, *sed hoc est de patriâ;* car vous savez mieux que moi qu'un homme qui est Normand de nation et médecin de profession a deux puissants degrés pour devenir charlatan. On m'a raconté de lui une plaisante fourberie, entre autres le cidre, *vulgo Pomaceum*, n'étoit pas une chose fort connue à Paris de son temps, où tout le monde buvoit du vin à fort grand marché, *præter abstemios, qui solis aquis gaudebant ;* même du temps de Henri III, on croyoit à Paris que c'étoit une espèce de malédiction aux Normands, ou plutôt de punition de ce qu'ils ne buvoient que du cidre. Ce Normand raffiné, voyant que le peuple ne connoissoit pas cette liqueur, en faisoit venir par bouteilles en cette ville, dans lequel il faisoit tremper du séné ; et ainsi en faisoit des apozèmes laxatifs, et de petites médecines, qu'il vendoit un écu pièce, comme un grand secret ; et par ce moyen devint riche en peu de temps, sur l'opinion que le peuple avoit conçu que tout son fait ne consistoit qu'en secrets que Fernel lui avoit laissés ; sur quoi vous remarquerez aussi que le séné n'étoit pas encore en commun usage, comme il est devenu depuis vingt ans. Le peuple connoissoit alors moins le séné qu'il ne fait aujourd'hui l'agaric.

Pour le jeune *J. Pons*, qui est ici, il est vrai qu'il me vient voir quelquefois ; s'il veut se donner la peine d'étudier, il peut réussir. J'ai vu, entre les opuscules de son grand-père, un traité contre la saignée (1), *nunc alia est ætas, nunc mens*. S'il étoit aujourd'hui parmi nous, il changeroit d'avis, et pour faire mieux il feroit autrement. C'est un excellent homme que M. Grotius pour les bonnes lettres ; nous aurons dans trois mois deux volumes de lui in-folio, qui seront *Annotationes in Vetus Testamentum*, approuvées par des docteurs de Sorbonne, et puis après il nous donnera un autre volume *in Epistolas Pauli, etc.* Dieu lui en fasse la grâce ! Il est grand humaniste, grand poëte grec et latin, grand jurisconsulte, grand politique, mais peut-être mauvais théologien, aussi bien que Théophile Brachet, sieur de la Milletière, qui avoit entrepris avec lui d'accorder les deux religions, que j'estime chose impossible. *Saniorem mentem illis exopto*. Je ne voudrois pas être M. Grotius, car il est trop vieux ; mais je voudrois bien être aussi savant que lui, je tâcherois de ne pas me mettre de ces chimères dans la tête. L'auteur des huit vers sur M. de Thou m'est inconnu ; M. Holman, maître des comptes, me les a donnés, qui est un honnête homme fort savant et qui vaut bien un auteur, avec plus de soixante mille écus qu'il a de bien. Il lit tous les jours Platon et Aristote, et aime les bonnes lettres et les lettrés. M. de Noyers, secrétaire d'État, un des grands ministres de l'État ; et le grand fauteur des Joyolites, fut disgracié le vendredi 10 avril. Le roi, par la bouche du cardinal Mazarin, lui envoya dire qu'il eût à se retirer, dont le bon seigneur fut fort étonné, quelque bonne mine qu'il en ait faite au contraire, car il méditoit de chasser les autres mi-

---

(1) *De nimis licentiosa sanguinis missione qua hodie plerique abutuntur, brevis tractatio*, auct. J. Pons, Lugduni, 1596, in-8°. (R. P.)

nistres et de gouverner le roi lui tout seul. Je vous remercie
de ce que vous m'avez envoyé du père Labbe. Il y a bien du
galimatias dans la tête de cet auteur; peut-être qu'on ramassera toutes ces pièces volantes quelque jour pour en faire un
méchant recueil. Un de nos médecins a fait ici imprimer un
petit traité *de Epicrasi*, qu'il m'a fait l'honneur de me dédier
à cause de notre ancienne connoissance. Je vous l'enverrai
comme une pièce nouvelle, mais non pas fort bonne ni fort
nécessaire.

Je vous prie de me faire savoir qui est M. Falconet qui a
écrit du scorbut (1). On nous a apporté ici de Dijon un in-
folio gros comme un Fernel, intitulé *Maritimi orbis*, etc.
C'est une description de la mer, de ses détroits et passages et
des navigations célèbres qui ont été faites de temps en temps,
avec plusieurs petites cartes en taille-douce. L'auteur est un
avocat de Dijon fort savant, nommé *Cl. B. Morisot*, qui est le
vrai auteur du *Veritatis lacrymæ*, qui se met derrière l'*Euphormion* de Barclay.

Le dimanche 19 de ce mois, trois de nos médecins ont été
appelés à Saint-Germain pour y voir le roi, savoir : MM. de la
Vigne, notre doyen, M. Guénaut l'aîné, et M. R. Moreau, notre
bon ami. A vous dire le vrai, je crois que le pauvre prince se
meurt, et si cela arrive, je souhaite que Dieu lui fasse paix. Je
vous baise très humblement les mains, et suis, monsieur, votre
très humble, etc.

De Paris, ce 21 avril 1643.

LETTRE CLXV. — *Au même.*

J'ai peur de me rendre enfin ridicule en votre endroit, et
importun tout ensemble par mes mauvaises lettres, desquelles
néanmoins vous me faites trop de fête par votre dernière
lettre, ce qui me fait prendre courage de continuer et de vous

(1) *Moyens préservatifs pour la guérison du scorbut*, etc., par André
Falconet; Lyon, 1642, in-8. (R. P.)

dire pour réponse à la vôtre. Je vous trouverai, Dieu aidant, le traité de J. Paulmier, *de Pomaceo*, qui est le nom d'une liqueur avec laquelle ce Normand a gagné 50,000 écus à Paris, d'où il sortit et s'en alla mourir à Caen l'an 1588, ayant pensé être pris dans son étude le jour des barricades, jour qui fit de grandes émotions à Paris. Pour vos médecins qui savent leurrer le peuple, vous n'avez qu'à dire ce que j'ai ouï dire autrefois à un de nos anciens, *in pari casu:* c'étoit un chevalier de Malte qui avoit la petite vérole. Il désiroit surtout de ne pas perdre ce peu qu'il avoit de barbe par ce vilain mal. Un des nôtres, qui est le jeune Cornuty, pour le consoler, lui promit d'un opiat qui lui conserveroit sa barbe, ou, en cas de nécessité, qui lui en feroit venir d'autre. M. Riolan, l'anatomiste, voyant cet opiat, me dit : *hìc et alibi venditur piper*. Ce Cornuty se mêle de leurrer aussi bien que beaucoup d'autres. Son père étoit de Lyon et a encore un frère jésuite. Il y a ici un minime, frère Fredon, qui promet de guérir toute sorte de maladies, et surtout aime à traiter des femmes ; mais il ne réussit ni à l'un ni à l'autre, car il est assez vieux et fort ignorant. « Regis morbus est febris máras-
» modes, ex abscessu prægrandi in mesenterium cum diarrhæa
» serosa, biliosa, saniosa et puris excretione assidua ; quibus
» accedunt vomitus et alimenti et puris interdum. Lumbricos
» etiam non exiguos per os ejecit : subsultus febriles et ri-
» gores inordinati sæpe recurrunt ; adeo ut nihil non metuen-
» dum putem infortunatissimo principi. Ideoque tibi sint sus-
» pectae quæso, quæcumque veri nescia fama, de ejus salute
» καὶ ξερὶ τοῦ ῥαϊσμοῦ, ad aures vestras deferet. eâ ipsâ horâ, quâ
» scribo, pessimè habet ipsâ morbi magnitudine et multorum
» symptomatum syndro, penè cæcus et ἄτονος factus facile
» mihi in animum induco viscera ejus nutritiæ, præsertim
» ventriculum et hepar immedicabili ἀτονία detineri, et quæ
» vix ac ne vix quidem ullo artis nostræ præsidio potest pro-
» curari. » Il y a près de sa majesté six de nos médecins, savoir : M. Bouvard, premier médecin; M. Seguin, qui est à la

reine ; M. Cousinot, qui est à M. le dauphin ; M. Baralis, médecin par quartier ; MM. de la Vigne et Moreau, notre bon ami, qui y sont tous bien empêchés, outre deux autres médecins de cour. Je souhaiterois fort que Dieu leur inspirât de si bons remèdes qu'ils pussent le remettre en parfaite santé, tant à cause de lui et le bien de son royaume que pour l'honneur même de notre profession. *Quod tamen pene* αδυνατον *esse censeo, vel humanæ virtutis.* Si Dieu faisoit quelque fois miracle pour les princes, je voudrois qu'il en fît un pour le roi, qui nous est tant nécessaire ; mais c'est folie de souhaiter, il sait bien ce qu'il nous faut, combien que le plus souvent il ne nous l'envoie point. C'est pourquoi, pratiquant ce précepte de Virgile, je dirai avec la Sibylle :

Desine fata deûm flecti sperare precando.

Pour les deux traités de Prévotius, j'en ai seulement ouï parler, et ne puis vous dire autre chose d'eux, sinon que leur auteur s'est acquis de la réputation, *dum viveret.* Je pense que ces deux pièces ne seront pas mal ensemble. Je voudrois bien que vous tinssiez déjà les Institutions de G. Hofmannus : j'ai fort bonne opinion de ce livre, et encore meilleure opinion de l'auteur même, « quem colo tanquam magnum » sidus Germaniæ, imo forte unicum Phœnicem, vel saltem » principem omnium eruditorum quotquot sunt in Europa. » Omnia legi et perlegi quæ scripsit, præclara sane et laude » digna : in Galeni, de Usu partium ; de Ossibus ; de Thorace ; de » Generatione hominis ; de Formarum origine ; de Ichorib. ; de » Usu cerebri et lienis ; Varias lectiones ; Adversus Erastum et » comitem Montanum de morbis ; de Locis affectis, etc. Sola » est Pathologia quam non vidi. Est quidem vir magnus, sed » nimio laborat contradicendi studio, Galeno præsertim, viro » incomparabili, et supra omnem laudem posito, nimia quo- » que cacoethia et maligno quodam livore, nimium invehitur » in nostrum Fernelium, cujus umbram non assequitur,

» quamvis omnes pene recentiores supercilio quodam peda-
» gico valde despiciat. Fernelium ipsum magni facio, ut par
» est, non quod fuerit popularis meus aut medicus parisien-
» sis, sed eum veneror iisdem de causis, propter quas etiam
» ab ipso Hofmanno coleretur, nisi ægro animo esset ipse Hof-
» mannus in Fernelium : quem ideo monitore puto indigere
» ut in posterum sapiat, quem ante hæc sæpius delirasse
» constat, nullo meo unquam indigebit patrocinio immortalis
» futura Fernelii gloria adversus similes obtrectatores. Si qui
» tamen sint in posterum, imo si Hofmannus ipse monitus
» perseveret, nec a convitio abstineat in Fernelianos manes,
» non deerunt ex schola nostra eximii et egregii patroni Fer-
» neliana doctrina, non solum rivales, sed etiam vindices
» acerrimi, qui, omnium bonorum plausu, Hofmanno suam
» lepram et pervicacem scabiem pulchre defricabunt. Si
» quid peccavit Fernelius, homo fuit; ubi tamen peccavit,
» ibi quoque amplissima venia dignissimum sese exhi-
» buit; hoc ultro fatentibus omnibus etiam optimis et ele-
» gantissimis medicis, quibus matellam præstare nunquam
» dignus erit iste Hofmannus; quem tamen amo ex animo,
» semperque colam, quamdiu intra pellem suam manebit, et
» a Galeno, Fernelio, aliisque eruditis scriptoribus, quorum
» laboribus feliciter fruimur, acutos ungues abstinebit. » J'ai
céans, il y a plus de six mois, le nouveau livre de *J.-E. Nie-*
renbergius, que vous m'indiquez : *ut et alia omnia quæ scripsit :*
c'est un Espagnol qui a fait mal à propos renchérir le papier
aussi bien que beaucoup d'autres; tantôt il écrit superficiel-
lement, comme quand il parle (*unum fit exemplum pro multis*),
in Historia sua naturæ, page 389, de la poule et des œufs; tantôt fort obscurément, comme il a fait partout : *ejusmodi labo-*
ribus facile semper carebit respublica litteraria. Il faut dire de
lui ce qu'un ancien père de l'Église a dit autrefois de Perse,
tenebricoso scriptore. Si non vis intelligi, debes negligi. Il semble
avoir affecté cette obscurité, particulièrement en trois volumes in-octavo que j'ai de lui, savoir : 1° *de Adoratione in*

spiritu et veritate, 2° *de Arte*, et 3° en son *Theopoliticus*.
J'ai pareillement céans le *Bibliotheca pontifica*. Il est de grand
travail, mais il y a là-dedans horriblement de fautes, que je
n'ai remarquées qu'en passant, comme quand il dit que le
cardinal d'Ossat a été maître des requêtes ; quand il confond
Philippe Mornay avec Philippe de Sainte-Aldegonde, et plusieurs autres ; *Magnus erit quos numerare labor*. Je vous baise
les mains, et suis, monsieur, votre très humble, etc.

De Paris, ce 9 mai 1643.

LETTRE CLXVI. — *Au même.*

Après vous avoir très humblement remercié de votre belle
lettre, datée du 2 de ce mois, je commencerai à vous faire
réponse par l'action de grâces que je vous dois pour votre
Phrygius, que j'attendrai en toute dévotion et patience. J'ai
fait ici imprimer depuis peu un livre françois intitulé *Consi-
dérations sur la Sagesse de Charron*. L'auteur en est inconnu,
aut saltem non vult nominari; un temps viendra qu'il parlera.
C'est un in-octavo de trente feuilles : j'en ai mis un dans votre
paquet ; je vous prie de l'avoir pour agréable.

Le roi défunt (1) mourut à Saint-Germain le jeudi, jour de
l'Ascension, à deux heures trois quarts après midi. Il fut ouvert le lendemain sur les dix heures du matin : on lui trouva
le foie tout desséché, comme aussi étoit toute l'habitude du
corps ; un abcès crevé dans le mésentère de la largeur d'un
fond de chapeau, avec quantité de pus épandu dans le *cæ-
cum, colon* et *rectum*, qui en étoient tous gangrenés. Le pus
en étoit un peu verdâtre et fort puant. Il avoit vidé quelques
vers durant sa maladie ; on en trouva encore un grand dans
son ventricule (2), avec cinq petits qui s'y étaient engendrés

(1) Louis XIII.
(2) L'estomac.

depuis peu par le lait, avec horrible quantité de sucre qu'il a pris durant sa maladie, *reclamantibus licet ac repugnantibus medicis*, auxquels il n'a presque point cru en toute cette dernière maladie. Il avoit aussi les deux poumons adhérents aux côtes, et un abcès dans le gauche, avec beaucoup de sérosité dans la poitrine. Voilà tout ce qui s'en est dit, et dont tout habile homme peut mourir. M. Bouvard n'est plus rien : il a de réserve une bonne pension, et est retiré chez lui avec soixante-dix ans qu'il a sur la tête. M. Cousinot, son gendre, est premier médecin du roi, et a suivi la fortune de son maître, M. le Dauphin. J'ai grand désir de voir les Institutions du G. Hofmannus ; tâchez de les faire mettre sur la presse bientôt après que vous les aurez reçues. Pour le *Palmarius* (1), *de Pomaceo*, je ne l'oublierai point quand il se trouvera : il n'est pas mauvais. Le *P. A. Canonherius, de admirabilibus vini virtutibus*, un chétif ouvrage, aussi bien que tout ce qu'il a fait sur les *Aphorismes d'Hippocrate*, en deux volumes in-quarto fort gros. Il semble que ces méchants et misérables écrivains ne brouillent du papier que pour fournir les beurrières, et comme dit Martial :

Ne toga cordylis, ne penula desit olivis.

Un chanoine de Limoges, nommé M. de Cordes, qui avoit une fort grande bibliothèque, et qui se connoissoit fort bien en livres, est ici mort depuis six mois. Il a ordonné par testament que sa bibliothèque fût vendue tout à un : quelques marchands se sont présentés, et entre autres le cardinal Mazarin, qui en offre 19,000 livres. On en imprime le catalogue, *in quo sunt pauci libri medici.* Un président de Toulouse, nommé M. B. de Gramond, est ici ; il a fait *Historia Galliæ, ab excessu Henrici Quarti*, imprimée à Toulouse, qui

(1) *De vino et pomaceo, libri* II, Paris, 1588. Il y a une traduction par l'auteur même, Caen, 1589, in-8°. (R. P.)

ne va que depuis l'an 1610 jusqu'en l'an 1628; mais on n'en fait point ici d'état et n'a aucun débit. Il a dit au commencement, en parlant de l'histoire de feu M. le président de Thou, et en s'y comparant en quelque façon : *Thuanus plura, ego majora.* Mais le bon seigneur n'a que faire de craindre le coup, il ne viendra pas jusqu'à lui : il n'approche en rien de M. de Thou ; son latin n'est guère bon, il flatte fort les jésuites. Il n'y a pas un éloge qui vaille ; il y a peu de particularités, et n'est guère autre chose que le Mercure françois assez mal tourné. «Cum primum animum ad scribendum appulit, id » sibi negotii credidit solum dari, Richelio ut placerent, quas » fecisset fabulas; » car il a loué ce tyran mort partout où il a pu. Mais il n'est plus temps, la mort les a trompés tous deux : l'un est passé, l'autre est venu trop tard. Madame de Biassac eut son congé de la reine il y a environ dix jours, et madame de Lansac eut le sien il n'y en a que trois. On a ôté le gouvernement de la Bastille à M. du Tremblay, frère du père Joseph, capucin, et a été donné à M. de Saint-Ange, maître d'hôtel de la reine. On a ôté la charge de surintendant des finances à M. Bouthilier, et a été donnée à MM. de Bailleul et d'Avaux. Ce premier étoit chancelier de la reine président au mortier (*sic*). Ce second est frère du président de Mesmes ; il a été par ci-devant ambassadeur à Venise, en Pologne et en Suède, depuis à Hambourg, et qui est même un des députés que la reine envoie pour traiter de la paix générale : c'est un excellent homme, plein d'honneur et de mérite. Tout le monde croyoit ici que la reine donneroit les sceaux à M. le président de Bailleul, qu'elle aime fort il y a longtemps ; mais il y a apparence qu'il n'est pas réservé pour cela, puisqu'elle l'a fait être surintendant; à cause de quoi on croit ici que le chancelier, qui branle bien fort, sera un de ces premiers jours désappointé, et que les sceaux seront rendus à M. de Châteauneuf, qu'elle a tiré de prison d'Angoulème, où il étoit il y a dix ans passés. C'est un homme d'exécution, qui n'épargnera pas toute la séquelle et la troupe cardinalesque, à laquelle les gens de bien espèrent que l'on fera bientôt rendre gorge de tant d'or et d'argent qu'ils ont pillé et volé *per fas et nefas*, sous le gouvernement de cet homme, dont les poëtes de ce temps faisoient rimer le nom à demi-dieu. Ce n'est pas d'aujourd'hui qu'il est de ces flatteurs poétastres et rimailleurs qui, par leurs flatteries, gâtent et corrompent les esprits de nos princes et de ceux qui les gouvernent (1). Vous en verrez une très belle remarque dans l'histoire de M. le président de Thou, sur la fin de Henri II, en ces mots : « Nec inter postrema cor-» rupti sæculi testimonia recensebantur poetæ Galli, quorum » proventu regnum Henrici abundavit, qui ingenio suo abusi » per fædas adulationes ambitiosæ fæmina blandiebantur, ju-» ventute interim corrupta, etc. »

On dit que tous les princes sont en état de traiter de la paix universelle, hormis l'Espagnol, qui ne veut pas admettre les ambassadeurs du roi de Portugal, *de qua contentione Deus ipse viderit*. Nous avons une reine régente très libérale et qui ne refuse rien. On dit ici que depuis un mois elle a donné la valeur de six millions. Je souhaite qu'il lui en prenne mieux

---

(1) Gui Patin a raison, ce n'est pas d'aujourd'hui qu'on voit de pareilles bassesses. Mais ce ne sont pas toujours des *poétastres*, des rimailleurs qui s'en rendent coupables à beaucoup près. Martial n'a-t-il pas loué Domitien ? Horace et Virgile n'ont-ils pas exalté les vertus d'Auguste, qui abandonna si lâchement Cicéron à son assassin ? Corneille n'a-t-il pas dédié une de ses pièces à Montauron, véritable Turcaret, etc.? Quel est le roi, le prince, le dominateur, le puissant, le riche, le savant, l'homme tant soit peu élevé sur l'échelle sociale, qui n'a ses flatteurs, ses dévoués, ses admirateurs, courbés, génuflexibles et l'encensoir à la main ? Ceci est dans le cœur humain, dans notre faiblesse, dans nos préoccupations besoigneuses. Quelques hommes d'une nature privilégiée font seuls exception, mais *rari nantes*, et cela doit être, *in gurgite vasto* des intérêts et des passions. Napoléon, qui sut si habilement se servir des hommes, ne s'y trompait pas. J'ai cité ailleurs un mot de lui prouvant le cas qu'il en faisait : « Les hommes sont des pourceaux » qui se nourrissent d'or ; eh bien ! je leur jette de l'or pour les attirer et » les mener où je veux. »   (R. P.)

qu'à la feue reine-mère, laquelle, au commencement de sa
régence, donna prodigieusement à tous les grands, la plupart
desquels l'abandonnèrent quand elle n'eut plus rien à leur
fourrer. Elle a affaire à d'étranges gens, qui sont des courtisans. *Utinam bene illi cadat, et omnia ejus consilia sint fortu-
natissima, et ex voto bonorum!*

La reine, en continuant son dessein, a pratiqué un proverbe
grec, qui enseigne qu'il faut tuer les louveteaux après qu'on
a tué les loups : *Stultus qui, occiso patre, sinit vivere liberos.*
Elle a ôté la charge de surintendant des finances à M. Bouthilier, il y a plusieurs jours, et depuis deux jours elle a ôté
la charge de secrétaire d'État à M. de Chavigny, son fils. On
a aussi mandé au sieur de la Meilleraye, grand maître de l'artillerie, qu'il ait à venir en cour. Je pense que c'est pour lui
ôter le gouvernement de Bretagne ; il a outre cela de belles
charges, et encore bien de l'argent caché, selon la doctrine
de son cher prototype, qui ne faisoit la guerre et ne brouil-
loit tout que pour avoir de l'argent. Mais à propos de ce docteur à bonnet rouge, je veux vous faire part des vers latins
qui me furent hier donnés sur sa mort :

> *Qui patribus populoque, et carnem rosit et ossa,*
> *Quàm meritò carnem rosus et ossa perit!*

Je pense aussi que vous vous souvenez bien comme il revint
de Tarascon à Paris dans une machine, avec laquelle, comme
par le moyen d'un pont, il se faisoit entrer dans des maisons,
et comme on disoit aussi que son dessein étoit de devenir pape,
ou au moins patriarche en France, voici d'assez bons vers sur
sa machine et sur son pontificat :

> *Cum foribus spretis, media in tabulata domorum*
> *Richelio placuit scandere ponte novo :*
> *Aut hæc in nostros fabricata est machina muros,*
> *Aut aliquid, dixit Gallia, triste latet.*
> *An ego, venit ad hoc post tot molimina, dixi*
> *Quo sese posset dicere pontificem.*

Le garde des sceaux, de Châteauneuf, est à une lieue d'ici en sa belle maison de Montrouge, où on croit qu'il n'attend que l'heure d'être rappelé pour reprendre les sceaux. Le chancelier d'aujourd'hui est toujours en branle, et on ne croit pas qu'il dure longtemps, combien qu'on dise qu'il ait reçu quelques bonnes paroles de la reine qui semblent le confirmer. Excusez ma prolixité, c'est qu'il ne m'ennuie pas de parler avec vous, *adeo suave est tanto amico colloqui.* Je vous baise les mains très humblement, et suis, monsieur, votre, etc.

De Paris, ce 19 juin 1643.

LETTRE CLXVII. — *Au même.*

Je vous envoie deux livres pour l'Université, en suite de l'*Apologie*, que vous m'avez mandé avoir autrefois vue à Lyon; ces deux derniers sont excellents, et de la même main que le premier, qui est de M. G. Hermant, etc., âgé de vingt-six ans, *quem hîc omnes mirantur et suspiciunt* (1). Les plus savants de deçà admirent l'esprit de ce personnage, et même l'évêque de Belley, *qui est mihi amicissimus,* ne le peut assez louer : j'espère que vous y prendrez plus de plaisir qu'aux kyrielles de M. Duval. Il n'y a rien de nouveau à la cour, que M. de Nemours, âgé de dix-neuf ans, a épousé mademoiselle de Vendôme, qui en a plus de vingt-cinq; que Thionville est assiégée et pressée par le duc d'Enghien; et que M. de Guise est ici arrivé depuis trois jours, que l'on dit être marié; qu'il y a bien du trouble en Angleterre, et que tous les princes d'Italie ont fait des protestations contre le pape, etc. *Sævit toto Mars impius orbe.* C'est le levain et la graine du cardinal de Richelieu. On n'a pas encore ôté les sceaux à M. le chancelier : *adhuc pendet dubius, sed nescio quamdiu pendebit.* M. de Bassompierre dit

---

(1) Godefroi Hermant, né à Beauvais le 6 février 1617, recteur de l'université de Paris, chanoine de l'église cathédrale de Beauvais. Il mourut dans cette ville le 11 juillet 1690.　　　　(R. P.)

que madame la chancelière est une femme bienheureuse, qu'il y a plus de six semaines que son mari branle, qui néanmoins ne s'en lasse pas.

Depuis ce que dessus, j'ai reçu votre belle lettre du 7 de ce mois, *de quâ in universum gratias ago.* C'est donc un chirurgien à qui j'ai donné votre petit paquet, qui n'est guère gros ; je tâcherai d'en faire un meilleur une autre fois.

> *Nunc te marmoreum pro tempore fecimus : at tu*
> *Si fœtura gregem suppleverit aureus esto.*

Pour le livre du chanoine de Montpellier, il est bien chez celui qui l'a imprimé. Cet auteur s'est tard avisé ; il ressemble au président Gramond de Toulouse. Ces gascons orientaux ne sont pas assez fins : ils font provision de marée le vendredi-saint. Si ce Gariel s'appelle Pierre, il peut être chanoine de Saint-Pierre à Montpellier, qui fait espérer aux curieux, il y a longtemps, un livre des évêques de Montpellier, où il promet d'instruire le public d'un excellent évêque qui y vivoit il y a huitante ans, nommé *Guillelmus Pelicerius*, qui a été un homme incomparable en savoir, qui résigna son évêché à son neveu, *quique, puriorum religionem amplexus*, fit un petit mariage de conscience avec une femme, de laquelle il eut plusieurs enfants, auxquels tous il avoit soin de faire donner de beaux et illustres noms, comme Phœbus, Hyacinthe, Diane, Minerve, etc. Vous verrez son éloge *in illustribus sancti Marthani.* C'est lui que M. de Thou, *Hist.*, tome premier, fait auteur du livre : *Histoire des Poissons*, auquel Rondelet n'a prêté que son nom (1). Il avoit été ambassadeur pour le roi à

_____

(1) Le livre dont il s'agit, *de Piscibus marinis, libri XVIII, in quibus vivæ pscium imagines expressæ sunt. Lugduni,* 1554, in-fol., est bien de Rondelet. L'auteur reconnaît, dans sa préface, devoir beaucoup aux encouragements de G. Pelicier, mais rien ne justifie l'assertion de M. de Thou. *L'Histoire entière des poissons,* de G. Rondelet, Lyon 1558, in-4°, aurait été traduite, suivant certains biographes, par L. Joubert, et suivant d'autres par J. Desmoulins.   (R. P,)

Venise, du temps de François Ier. Si un malheureux apothi
caire ne l'eût tué d'un quiproquo, il nous eût donné un
beau Pline, *in quo elucidando*, il avoit travaillé longtemps
avec de bons manuscrits qu'il avoit apportés de Venise. Tous
ses livres et ses écrits étoient dans la bibliothèque du cardinal
de Joyeuse, qui à peine sut-il jamais lire et écrire. Depuis sa
mort tout a été dévolu aux jésuites, qui en feront leur profit
quelque jour, et qui sont trop fins pour s'en vanter. Il y
avoit entre autres six grands Plines, tous annotés. Ce M. Chanoine feroit bien mieux de louer dignement ce grand homme,
que de s'amuser à louer le cardinal; mais, Dieu soit loué, il
est en plomb. On dit ici que M. de Noyers revient en grâce
et à la cour, *multis præstantior unus*, tel qu'étoit le médecin
d'Homère. Je vous baise les mains, etc.

De Paris, ce 14 juillet 1643.

LETTRE CLXVIII. — *Au même.*

Le petit paquet qu'avez reçu ne mérite pas vos remerciements, je suis bien marri qu'il ne vaut mieux. Des *Considé-
rations sur la Sagesse de Charron*, le vrai auteur, qui n'aime pas
d'être connu, est M. P. Chanet, médecin de La Rochelle. J'ai
eu le livre manuscrit entre mes mains fort longtemps pour en
avoir le privilége. Les imprimeurs, au lieu de P. C., qui seroit
Pierre Chanet, ont failli en mettant P. G. Il est âgé d'environ
quarante ans; il est fort savant, sanguin, mélancolique, qui a
fort voyagé; il est fils d'un ministre de Marans, qui est encore
vivant. Il est de la religion de son père, qui médite autre
chose; il est ici fort loué; on dit qu'il écrit presque aussi bien
que Balzac.

On a mis ici au jour deux petits livrets qui sont rares et
précieux en leur sorte, dont l'un est *la Rome ridicule*, du sieur
de Saint-Amant, et l'autre est *Clarissimorum virorum Antonii,*

et *Loisellorum patris ac filii vita.* Le cardinal de Richelieu est étrangement sanglé dans ce petit livre : l'un étoit avocat en parlement, et l'autre étoit conseiller de la grande chambre. On fait ici plusieurs harangues funèbres, mais tout cela est indigne de vous. Quand je vois ce galimatias si laudatif de diverses personnes mortes, je me souviens de ce beau passage de saint Augustin : *Cruciantur ubi sunt, laudantur ubi non sunt* (1). Les livres qui furent faits l'an 1606 et l'an 1607 contre le pape Paul V pour la défense des Vénitiens ont fait plus de tort à la papauté que les armes des Vénitiens n'eussent pu y faire, si notre grand roi Henri IV ne s'en fût heureusement mêlé et n'en eût fait faire l'accord par son autorité. Voyez ce qu'en a dit Barclay en son *Euphormion, parte* 2.

Je ne puis attendre de nos imprimeurs rien de bon. *Sunt enim mera aucupia crumenarum, et impuri lucriones, solo reipublicæ literariæ incommodo nati.* Les bons Estiennes, Plantins, Vincens et Gryphes sont morts : *Vixque superest alius qui tantorum heroum semen suscitare dignus sit.* Je vous prie de pardonner à ma liberté. Je vous baise très humblement les mains, et, après vous avoir derechef remercié de tous vos beaux présents, je vous prie de croire que je suis et serai toute ma vie, monsieur, votre très humble, etc.

De Paris, ce 17 août 1643.

LETTRE CLXIX. — *Au même.*

Vous m'avez fort obligé de m'envoyer celle en l'attente de laquelle j'étois bien fort, pour tout ce que vous m'y avez appris. Le *Rappel des Juifs* m'a été donné depuis huit jours; je vous en fais un transport et vous le donne de bon cœur. Il n'y

(1) « Ballons poussés aveuglément par la main du sort, nous faisons deux ou trois bonds : les uns sur du marbre, les autres sur du fumier; puis nous sommes anéantis pour jamais. » (Voltaire.)

a nom d'imprimeur ni d'auteur; c'est néanmoins Morel qui l'a
imprimé. L'auteur, à ce que j'apprends, est un gentilhomme
gascon de la religion, nommé Is. de la Peyrerè, qui a encore un
autre livre à faire imprimer, par lequel il veut prouver qu'Adam
n'a pas été le premier homme du monde, même par autorité
de saint Paul. Paracelse même a fait un traité, *de Hominibus
non Adamicis* (1). Mais il me semble que toutes ces matières
sont bien difficiles et bien conjecturales. J'ai vu en cette ville
un homme qui disoit qu'au-dessus de la lune il y avoit un
nouveau monde où étoient de nouveaux hommes, nouvelles
forêts et de nouvelles mers aussi bien qu'en celui-ci. J'en ai
vu un autre qui disoit que l'Amérique, *et tota illa terra Aus-
tralis nobis incognita*, étoit un nouveau monde qui n'étoit pas
de la création d'Adam, et que Jésus-Christ n'étoit pas venu
pour le salut de ceux-là. Voilà d'étrangers gens, des gazetiers
de l'autre monde fort semblables à nos prédicateurs, qui
s'échappent souvent et nous disent merveilles d'un pays où
jamais ils ne furent et où ils n'iront jamais. Toutes ces pensées extravagantes sont vraiment *ideæ Platonis imaginariis
suffultæ chimeris*, et qui n'ont guère d'autre fondement que
la légèreté du cerveau de leurs auteurs. La Peyrere hante ici
chez M. le Prince, et est, à ce que j'apprends, grand ami de
M. Bourdelot. M. Saumaise est ici. Je ne puis m'empêcher
d'admirer la grandeur de l'esprit de ce grand personnage, qui
sait tout et qui entend tout, et auquel j'ai grandissime obligation en particulier pour l'affection qu'il m'a témoignée. J'ai
mis dans votre paquet, que j'ai commencé, quelques petites
curiosités de ce pays qui ne sont rien au prix de ce que je vous
dois : aussi ne sont-elles qu'une marque de ma reconnoissance, et non pas des moyens de m'acquitter de ce que je vous
dois. Je n'y mets aucunes harangues funèbres qui se sont ici
imprimées; je ne vous tiens pas curieux de ces pièces, qui sont

(1) Dans la longue liste des ouvrages et des opuscules de Paracelse,
je n'ai point trouvé celui dont parle ici Gui Patin.   (R. P.)

purement *mendacia officiosa* pour la plupart. Je vous remercie du rapport que m'avez envoyé fort beau de la damoiselle phthisique ; la pauvre femme n'avoit garde d'en échapper ; elle a fait son purgatoire en ce monde, comme font ceux qui y ont de mauvaises femmes. En tout son fait, *omnia erant summa putredinis, et tabis, quæ sunt viæ ad mortem.* Je n'ai jamais plus grand plaisir que de lire vos lettres et de vous écrire ; c'est pourquoi je vous prie de ne pas trouver mauvais si j'ai bien de la peine de cesser, *et tollere manum de tabula*, quand je suis en train de vous écrire : *adeo suave est cum absenti amico suavissimo agere, et amicè colloqui.*

Pour les affaires de deçà, je vous dirai que la reine est ici reconnue tellement souveraine que tout tremble *ad ejus nutum.* Le cardinal Mazarin *supremum potentiæ locum occupat*, et par la jalousie qu'il a eue d'un compagnon qui le voulut contrôler, il a fait chasser du conseil de la reine et de Paris l'évêque de Beauvais, et l'a fait renvoyer en son évêché, huit jours après avoir eu le crédit de faire arrêter et envoyer prisonnier dans le bois de Vincennes le duc de Beaufort, second fils de M. de Vendôme. Il y en a quantité d'autres qui tremblent et qui n'attendent que l'heure d'un commandement, auquel il faudra obéir sur-le-champ.

Le sieur de Saint-Germain, aumônier de la reine-mère, qui avoit autrefois tant écrit contre la feue éminence, est ici. Il a une belle histoire à faire imprimer, que j'aimerois mieux qui fût imprimée à Anvers qu'à Paris, vu qu'il y auroit en ce pays-là plus de liberté et de vérité. Il n'y a ici que poltronnerie, flatterie, vanité et mensonge. La reine lui avoit donné toute assurance de venir ici pour y solliciter quelques affaires qu'il y avoit ; mais j'ai peur que les ennemis qu'il y a n'aient assez de pouvoir de l'empêcher de retourner en Flandres en son bénéfice de six mille livres de rente, que le feu cardinal infant lui avoit donné, et qu'ils ne le fassent retenir ici malgré lui.

Le cardinal et M. le Prince ont tout le crédit du conseil. Le

pauvre Gaston y est *nudum et inane nomen sine vi et potentiâ.*
La reine a fait commandement à tous les évêques qui sont
ici qu'ils eussent à se retirer chacun en son évêché.

M. Servien, secrétaire d'État, autrefois étoit estimé pour
s'en aller être ambassadeur à Rome; on l'envoie à la paix générale d'Allemagne avec M. d'Avaux, et M. de Saint-Chaumont est envoyé en sa place à Rome. Tous les évêques se sont
retirés d'ici au nombre de soixante-deux. J'ai ce matin acheté
dans la rue Saint-Jacques un in-folio tout nouvellement imprimé à Lyon, chez Prost : c'est le commentaire d'un jésuite
nommé *Fr. Matthæus Fernandez in quatuor libros Meteorgrum
Aristotelis.* C'est un chétif et misérable livre. L'auteur traite
là-dedans de beaucoup de matières où il n'entend rien du
tout. Je vous baise les mains, et suis de tout mon cœur, monsieur, votre très humble, etc.

De Paris, ce 14 septembre 1643.

LETTRE CLXX. — *Au même.*

Le titre du livre intitulé : *Du rappel des Juifs,* qui vous
semble scandaleux, n'est pas ce que vous pensez; il entend
par là le rappel des Juifs à l'Église, etc., et y conte de fort
belles chansons qui vous feront pitié quand vous les verrez.
Il y a néanmoins aussi quelque chose de bon. *Sunt bona, sunt
quædam mediocria, sunt mala multa, etc.*

M. Saumaise est encore ici; on parle de l'y arrêter et retenir tout-à-fait, moyennant quelque grosse pension, à quoi
lui peut servir extrêmement la faveur de M. le président
Bailleul, surintendant des finances, qui est son grand et intime ami; il n'y a pourtant encore rien d'arrêté. Il ne m'importe où il aille, pourvu qu'il soit bien et que ses œuvres
soient imprimées. Les pensions ne sont jamais guère soigneusement payées de deçà, à qui que ce soit; le savant Casaubon-

pensa en mourir de faim à Paris, sous Henri IV, sur quoi vous voyez une si belle épître contre les financiers, *in Epistolis Josephi Scaligeri, viri incomparabilis.* C'est l'épître cinquante-huit; elle est de l'an 1601. D'un autre côté, il est haï en Hollande par les amis de Daniel Heinsius, auquel il a été préféré, *publico decreto;* joint que mademoiselle sa femme voudroit bien n'y pas retourner, et aimeroit tout autrement demeurer ici. Pour moi, *ubinam sit, nihil moror, modo ei bene sit, modo vivat et valeat.* Je ne sais ce que c'est *pulvis nabathinus ad albuginem oculorum. Nabathæa* est une province de l'Afrique. M. Grotius, en louant Scaliger, a dit :

> *Sæva tenet chartas Nabathæi munera cœli,* etc.

par où il entend le papier. *Fr. Feyneus* étoit un professeur de Montpellier qui a eu grande réputation, qui vivoit vers l'an 1564. Vous m'en direz davantage quand il vous plaira.

Le duc d'Enghien étoit ici revenu quelques jours après la prise de Thionville; mais il a été obligé de s'y en retourner, pour contenir son armée dans le devoir et aider à M. de Guebrian contre l'armée bavaroise qui le menaçoit. L'armée du parlement d'Angleterre a eu de l'avantage sur le roi, qui a perdu quatre mille hommes, et les troupes du pape ont été mal menées par le duc de Parme. M. l'abbé de Saint-Cyran, très docte et très excellent personnage, mourut ici d'apoplexie, dimanche 11 de ce mois, âgé de soixante six ans. Il a toujours été cru être le vrai *Petrus Aurelius* (1). Il étoit aimé et révéré de tous les gens de bien de deçà, et surtout de la Sorbonne. Le père Caussin, que la feue éminence avoit fait exiler, est ici qui fait imprimer sa *Cour sainte*, en cinq tomes in-8°, et un volume in-folio, avec beaucoup de changements de ce qui a été par ci-devant.

J'ai autrefois ouï dire que les jésuites de Lyon vendoient en

---

(1) Il était, en effet, le véritable auteur de ce livre dirigé contre les jésuites. Voyez ce qui en a été dit pag. 117, à la note.　　　(R. P.)

leur maison, à tous venants, une certaine confection purga-
tive, comme une espèce de lénitif des boutiques, huit sols
l'once; qu'ils en vendoient si grande quantité que les apothicaires de Lyon en étoient mal contents, en tant que cela les
empêchoit de débiter leur lénitif et leur catholicon, et que
quelques médecins s'en plaignoient aussi, sur ce que divers
malades prenoient et usoient de ce remède à contre-temps et
fort mal à propos. Je vous prie de me mander ce que vous
savez de cela; si ces bons pères continuent ce trafic, ce que
c'est que cette drogue, combien ils la vendent, et savoir si
les apothicaires ou médecins de Lyon n'ont jamais fait aucune
plainte contre eux là-dessus. J'ai vu aujourd'hui M. Saumaise. O l'excellent et incomparable personnage! Il m'a
dit que *pulvis nabathinus* est une poudre faite *ex saccharo nabeth*, qui est une espèce de sucre duquel il est souvent parlé
dans les Arabes, et que ce mot de Nabeth peut venir de Na-
bathœa, qui est en l'Arabie pétreuse, et qu'il en a parlé dans
son livre *de Manna et saccharo*. Il m'a aussi appris que *M. Samuel Petit*, professeur à Nîmes, étoit mort de trop étudier.
Cette mort m'a fort touché; j'ai céans quelques bons livres de
lui. Il y a longtemps qu'il travaille sur le *Josèphe* grec et latin
à y faire des notes, et m'a dit que l'ouvrage en étoit tout
achevé, qu'il seroit imprimé. *Pulvis nabathinus* sera quelque
poudre détersive *ad albuginem*, comme quelques médecins se
servent aujourd'hui du sucre candi en telle maladie des yeux.
Hic laboramus penuria novitatis. C'est pourquoi je finis en vous
suppliant très humblement de croire que je suis et serai de
tout mon cœur, et toute ma vie, monsieur, votre très humble, etc.

De Paris, ce 26 d'octobre 1643.

LÉTTRE CLXXI. — *Au même.*

Le bon M. Saumaise est parti le 4 de ce mois pour Hollande : *utinam felici cursu naviget !* C'est le grand bien de la république littéraire qu'il soit là, afin qu'il nous y fasse imprimer tant de beaux livres qu'il a tout prêts. Tandis qu'il est en chemin, je l'accompagne de mes vœux, comme fit Horace le bon Virgile, qui s'en alloit d'Italie à Athènes : *Navis quœ tibi creditum debes Salmasium, finibus Atticis reddas incolumem, precor, et serves animœ dimidium meœ.* On lui a offert ici des pensions, mais je pense qu'il a fort bien fait de ne pas s'y attendre : si Casaubon s'en est autrefois plaint, ce seroit bien pis maintenant. Les financiers étoient des saints en ce temps-là au prix de ceux d'aujourd'hui, quoi qu'en dise Joseph Scaliger en ses épîtres, *Epistola* 58, que je pense vous avoir indiquée par ci-devant. Je pense que le *Zuccharum Nabeth* des Arabes est quelque espèce de sucre qui ne se voit point de-deçà. Nous verrons ce qu'en dira M. Saumaise en son traité. J'eus le bonheur de consulter ici pour votre ancien ministre, et presque le pape de toute la réformation, M. du Moulin : je fus tout réjoui de voir ce bonhomme encore gai à son âge. Ce fut M. Guénaut le jeune qui m'y mena : il est fort âgé, *sed cruda viro, viridisque senectus.* M. du Moulin revient des eaux de Saint-Myon, où il s'est gouverné, à ce que j'apprends, par le conseil d'un médecin de Lyon, nommé M. le Gras. Dieu le conserve, puisque, par son bon conseil, il nous a conservé un si digne personnage.

Je ne croirai ni homme ni femme démoniaque, si je ne les vois, mais je me doute qu'il n'en est guère. La démonomanie de Loudun a été une des fourberies du cardinal (et plût à Dieu qu'il n'eût fait que celle-là !) pour faire brûler un pauvre prêtre qui valoit mieux que lui, nommé Urb Grandier, qui avoit autrefois écrit un libelle diffamatoire, intitulé *la Cordonnière*, duquel ce prélat se trouva fort offensé, et qui est le premier qui fut jamais fait contre lui. Pour celle de Louviers, je tiens pour certain que c'est encore quelque autre sottise : *sed nondum liquet de specie, quamvis certo mihi constet de genere*. Vous ne voyez que prêtres et moines s'en mêler sous ombre de l'Évangile ; mais tout ce qu'ils en font est à cause de la fillette qui est au bout, et qui les fait enrager. Ce qui me fait soupçonner que toute cette prétendue diablerie ne provient que de l'artifice des moines, c'est que ce diable ne se montre ou ne se fait entendre qu'aux pays où il est trop de moines. Il ne se voit rien de pareil en Angleterre, en Hollande ni en Allemagne. Il a fait autrefois quelque bruit à Rome ; mais le pape d'aujourd'hui, qui est un fin et rusé politique, y a tant apporté de précaution et tant de règles, que si le diable d'enfer a peur de ses exorcismes et de son eau bénite, ce diable supposé n'a pas moins peur du barisel et du bourreau de Rome. Pour les auteurs qui en ont traité, il me semble que le mieux de tous ç'a été *Joannes Wierus, libri de præstigiis dæmonum*. Il est en latin et en françois(1) ; mais la meilleure édition est latine, in-quarto. Voyez ce que dit M. de Thou, de Marthe Brossier, l'an 1599, et le cardinal d'Ossat en ses belles lettres. Il me semble qu'entre les dialogues de *Vanini*, il y en a *de Dæmoniacis ;* au moins en est-il parlé quelque part, et y en a de fort bonnes choses. Il s'est autrefois ici fait un petit traité touchant cette Marthe Brossier, par un de nos médecins (c'étoit le grand Piètre Maître Simon (2), qui mourut l'an 1618). Votre célèbre ministre *de quo supra*, M. du Moulin, a dit que nos moines ne savoient faire que ce miracle, de chasser ces prétendus diables ; c'est en son livre de l'accomplissement des prophéties. La *Démonomanie des sorciers*, de J. Bodin, ne vaut rien du tout : il n'y croyoit point lui-même ; il ne fit ce livre qu'afin qu'on crût qu'il y croyoit, d'autant que pour quelques opinions un

---

(1) *Cinq livres de l'imposture et tromperie des diables, des enchantements et sorcelleries*, pris du latin de J. Wier, par J. Grevin, Paris, 1567, in-8°.   (R. P.)

(2) *Discours véritable sur le fait de Marthe Broissier, de Romorantin, prétendue démoniaque;* par P. M., docteur en médecine (Simon Piètre, sous le nom de Michel Marescot), Paris, 1599.   (R. P.)

peu libres, il fut soupçonné d'athéisme, puisqu'il favorisa
les huguenots. Depuis il se fit ligueur de peur de perdre son
office, et enfin mourut de la peste à Laon, où il étoit procureur du roi, juif et non chrétien. Il croyoit que celui qui avoit
passé soixante ans ne pouvoit mourir de ce mal, et lui-même
en mourut l'an 1596. Pline avoit eu la même opinion. Il y a
aussi quelque chose de gaillard de cette démonomanie dans le
baron de Fenœste, I™ ou II⁵ partie, où se lisent des vers qui
commencent ainsi :

> Notre curé la baille belle
> Aux huguenots de la Rochelle, etc.

Et néanmoins il y a encore de bonnes choses à dire sur cette
matière qui n'ont pas été dites. Voyez le II⁵ tome des *Diverses leçons* de Louis Guyon, sieur de la Nauche, où il parle
de certaines filles de Rome en grand nombre, qui furent rudement fessées par commandement du pape Paul IV, *et cætera
quæ memoriæ non succurunt.*

Pour le docteur Meyssonier, longtemps il y a que je le connois, et son mérite particulier pour la réconnoissance duquel
je lui souhaite de bon cœur une place aux petites maisons,
qu'il mérite fort bien; ou bien, comme disoit cet avocat de
Nîmes d'un mineur débauché qui plaidoit contre son tuteur :
Je demande qu'il soit fait moine, vu qu'il s'amendera là dedans ou qu'il n'amendera jamais ailleurs. Il y eut autrefois
un pendard d'Italien qui osa bien faire des vers contre Marc
Antoine Muret; mais, parce qu'il y avoit des fautes, ce grand
homme ne daigna lui faire réponse; il envoya seulement ce
distique à ce Bressan pour lui faire peur :

> *Brixia, vestrates quæ condunt carmina vates,
> Non sunt nostrates tergere digna nates.*

J'en dis de même des écrits de Meyssonier. Quand il tomboit
entre les mains de Joseph Scaliger quelque ridicule pièce, il
la déchiroit et disoit ces mots de mépris : *Charta ad spurcos*

usus asservanda. Je souhaite au père Fabry *meliorem mentem.*
Mais encore pourquoi lui en vouloit tant le père Fabry? que
lui a-t-il fait? Scaliger ne peut-il pas dire à ces gens ce que
dit Catulle aux poëtes de son temps qui faisoient de mauvais
vers contre lui :

> *Quid feci ego, quidve sum locutus?*
> *Cur me tot malis perderent libellis.*

. Il faut maintenant que je vous dise quelque chose du pays
de deçà. La reine continue d'être libérale et de prier Dieu, *ut
moris est devoto fœmineo sexui;* le cardinal Mazarin *est summus
nostrarum rerum præfectus.*

On dit ici qu'il court un procès-verbal de l'exécution faite
à Lyon le 12 de septembre l'an passé; que c'est une pièce latine, bien faite, intitulée : *Litis Lugdunensis interpunctio.* J'en
ai seulement ouï parler, mais je n'ai encore vu personne qui
l'ai vue. Si vous en savez quelque chose, faites-moi le bien de
m'en avertir. On m'a dit que le rouge ministre y est dépeint
de vives couleurs. J'oubliois à vous dire que, touchant les dé-
moniaques, vous pouvez voir un livre in-4° imprimé à Genève l'an 1612, intitulé : *Jac. Fontani Aquensis professoris
regii opera omnia, in quatuor partes distincta.* Il y en a là-
dedans un petit traité pag. 532 : *Lenius Lenucius in Lib. de
occultis naturæ miraculis.* Il sera encore meilleur de voir ce
qu'en a écrit et dit M. Riolan, le père en son commentaire *in
Libros Fernelii, de abditis rerum causis,* et principalement en
ce beau chapitre qui est intitulé : *de Spiritibus, quorum guber-
naculis tradunt mundum administrari.* Aussi prendrez-vous
grand plaisir de lire le petit livret que M. Duncan, médecin
de Saumur, écrivit il y a sept ou huit ans sur le fait des religieuses de Loudun (1). Ce livret a toujours été fort rare et ne

(1) *Traité de la mélancolie, savoir si elle est la cause des effets que
l'on remarque dans les possédées de Loudun,* tiré des réflexions de M. de
la Mesnardière, sur le discours de M. Duncan, La Flèche, 1635, in-4.

(R. P.)

s'est jamais vendu. J'en ai pourtant un céans, lequel je vous offre, comme aussi tout ce que dessus. *Jacobus Carpentarius*, qui fut autrefois recteur de l'Université et professeur du roi, puis docteur et doyen de notre compagnie, et qui mourut l'an 1574, a fait aussi un commentaire *in Alcinorum Platonis; in quo multa habentur de dæmonibus*. Il y suit particulièrement la piste et les opinions de Fernel, qui, en ce cas-là, a été grand platonicien, et qui a bien plus fort cru que moi en la démonomanie. Un certain *P. Thyræus*, Allemand, a beaucoup écrit sur cette marchandise (1); mais il n'y a rien qui vaille sur tout ce qu'il a fait. Mart. Delrio en a fait aussi un volume tout plein, in-folio, intitulé : *Disquisitiones magicæ*, qui est un livre tout plein de sottises. Je pense qu'il n'a écrit ce livre que pour faire savoir à la postérité qu'il étoit fort savant en diablerie. *Andræas Cesalpinus* a fait aussi un traité intitulé : *Investigatio dæmonum peripatetica*, qui est un petit in-quarto, de Venise (1593); mais il y a de bonnes choses dans un in-octavo intitulé : *Raguse jus de divinatione*, pour un certain miracle prétendu par quelques moines d'Italie, et le tout de la diablerie. Je vous prie de m'excuser de ma longueur et de mon importunité, et vous baise très humblement les mains, avec dessein d'être toute ma vie, monsieur, votre très humble, etc.

De Paris, ce 16 novembre 1643.

LETTRE CLXXII. — *Au même.*

J'ai reçu votre belle et bonne lettre, datée du 25 novembre, par laquelle vous m'avez extrêmement obligé, sur le fait principalement de M. Dalechamps, duquel j'honore fort la mémoire. Je confesse lui avoir grande obligation : il m'a aidé autrefois en la lecture de Pline, et ai appris quelque chose en son *Histoire des Plantes*. Vous me mandez qu'il est mort l'an 1588,

(1) *De obsessis a spiritibus hominibus liber*, Coloniæ, 1598, 2 vol. in-4.   (R. P.)

et ainsi l'ai-je trouvé marqué en mes mémoires; je ne sais de qui je l'avois, car M. de Cahaignes, médecin de Caen, qui a fait *Elogia illustrium Cadomensium*, n'a pas remarqué ladite année, combien qu'il lui ait donné un éloge, mais assez stérile; j'espère de lui en donner quelque jour un plus ample, et de bon cœur, où je ferai mention de l'obligation que je vous ai pour la peine que vous avez prise de m'envoyer son épitaphe, afin que la postérité vous en sache gré. Pour la relation de M. de Thou, on m'a dit qu'il y en a deux différentes, toutes deux imprimées à Lyon. Si cela est, je recommande le tout à votre diligence. J'aurai soin, en récompense, de tout ce qui se fera de deçà. J'amasse toutes les thèses, et rien ne m'échappera. Pour le sieur Meyssonier, vous m'obligerez fort de m'envoyer ses opuscules, et encore plus de me mander, en ami et en secret, ce que vous pensez du personnage, *quem puto non admodum sapere.* J'ai vu ici un placard de lui, contenant quelques règles prétendues de santé, *quo nihil vidi miserabilius, cujus auctorem hic serio egisse, non puto si sapio.* Je ne le tiens pas plus sage que ce fanfaron dans Plaute, *qui crus fractum obligaverat Esculapio.* Et depuis ma dernière, par laquelle je vous avois mandé que j'ai vu le sieur le Columbanus, rien n'est ici arrivé que la mort de M. le cardinal de Richelieu, le jeudi à midi, 4 de décembre. *In dissecto cadavere, deprehensus est abscessus insignis in parte infima thoracis, a quo mirum in modum premebatur diaphragma.* Il n'a été que six jours malade durant lesquels il a eu beaucoup de foiblesse : *argumentum puris intus latentis certissimum, præsertim in corpore extenuatissimo et emaciatissimo.* Tout le sang qu'on lui a tiré étoit très pourri, sans aucune fibre, avec une sérosité laiteuse. *Ejusmodi serum* γαλαχλωδες *sanguini supernatans, indicium est in febribus certissimæ malignitatis*(1). Le qua-

---

(1) Ces détails, malheureusement peu étendus, sur la maladie, sur la mort et l'*autopsie cadavérique* du cardinal de Richelieu sont d'autant plus dignes d'intérêt qu'on ne les trouve nulle part que dans cette lettre de Gui Patin. (R. P.)

trième jour de sa maladie, *desperantibus medicis*, on lui amena
une femme qui lui fit avaler de la fiente de cheval dans du
vin blanc, et trois heures après, un charlatan, qui lui donna
une pilule de laudanum : *et hæc omnia frustra : contra vim
mortis non est medicamen in hortis.* Il étoit revenu de Ruel
à Paris en intention de n'en sortir de tout l'hiver ; car il avoit
cela de commun avec les grands princes, il ne faisoit qu'aller
et venir, *stare loco nesciebat ;* mais la mort qu'il portoit en son
sein l'a empêché d'aller plus loin, et a vérifié ce distique de
Martial en mourant ici :

> *Nullo fata loco possis excludere, cùm mors*
> *Venerit, in medio Tibure Sardinia est.*

Le roi a laissé toutes les affaires en l'état qu'elles étoient, et
les mêmes officiers ; mais je crois que cela ne durera pas :
ubi nova adfuerint, plura tibi scribam, comme aussi de ce
qui se fera sur sa mort. Il sera enterré en Sorbonne. On m'a
dit aujourd'hui que M. Citois, son médecin, se meurt aussi
d'une fièvre continue. Vous avez à Lyon un certain père
Labbe qui a fait plusieurs épitaphes et inscriptions, et même
quelquefois avec beaucoup de flatteries. Si tout ce qu'il a fait
se pouvoit trouver, je le destinerois volontiers, mais principalement celle qu'il a faite à feu M. le cardinal, où il l'appelle
un grand mystère, *mysterium es,* etc. Je vous prie de vous en
souvenir, et de vous charger encore de cette commission,
pour laquelle je vous aurai très grande obligation. Je voudrois
bien pouvoir recouvrer un livre que je n'ai jamais pu voir,
que cite M. A. Duchesne dans son ouvrage : *Historiæ Fran-
corum scriptores,* pag. 112, sous ce titre : *Tabulæ historicæ,
triomphales et funerales Henrici IV, cognomento magni, Gallia-
rum et Navarræ regis. Auctore Petro Cornu in suprema Curia
Delphinatus regio senatore, Lugduni sumptibus Horatii Car-
feron,* 1615, in-folio.

Vous m'obligerez fort si j'en puis avoir quelque nouvelle.
L'an 1567, il a été imprimé à Génève, in-quarto, le *Cor-*

délier, où *Franciscanus*, de *Buchanan*, en vers françois, dont l'auteur est *Florent Chrétien*. Si jamais vous en découvrez une copie, je vous prie de ne la pas laisser aller; je voudrois l'avoir et qu'il m'eût coûté grand'chose. Quand vous vous souviendrez de la mort du cardinal de Richelieu, lisez attentivement le chapitre quatorze d'Isaïe, et repassez en votre mémoire les belles choses qu'il a faites en sa vie. Adieu, monsieur, etc.

A Paris, le 12 décembre 1643.

LETTRE CLXXIII. — *Au même.*

Vendredi, 11 de ce mois, j'ai donné au coche de Lyon un petit paquet de livres pour vous, port payé, dans lequel vous trouverez le traité de Marthe Brossier, qui est proprement de maître Simon Piètre; mais il passa sous le nom de M. Marescot, le bonhomme, qui étoit son beau-père.

J'ai vu pareillement le livre *de Plantis, à Sanctis*, etc.; duquel s'est servi notre maître Guillaume Duval, en sa *Fourberie des saints médecins*, que je vous envoyai in-quarto il y a quelques mois (1). Il y a ici du bruit à la cour pour une querelle qui a été entre M. de Guise et M. de Coligny, qui est fils de M. le maréchal de Châtillon : ils se sont battus en duel, dans la place Royale, et se sont blessés l'un l'autre, mais pas un d'eux n'en mourra; chacun d'eux est blessé en trois endroits, mais légèrement et sans danger de mort. Un intendant des finances, chez lequel j'ai aujourd'hui dîné, m'a dit que M. le surintendant, qui est le président de Bailleul, veut obliger M. Saumaise en ami (je sais bien qu'il l'aime fort), et qu'il veut trouver les moyens de le faire revenir en France et

---

(1) *Historia monogramma, sive pictura linearis sanctorum medicorum et medicarum in expeditum redacta breviardium; adjecta est series nova, sive auctarium de sanctis, præsertim Galliæ, qui ægris opitulantur certosque percurant morbos,* Parisiis, 1643, in-4. (R. P.)

de l'arrêter à Paris à bonne enseigne : *quod utinam fiat !* et
c'est pourquoi beaucoup de gens disent à Paris que M. Saumaise reviendra ici l'été prochain. Je souhaiterois volontiers
qu'il ne revînt pas de deçà qu'il n'eût fait imprimer à Leyde
tout ce qu'il a de prêt, en ce qui regarde la religion; d'autant
qu'il n'en aura jamais ici guère de liberté, vu que nous
sommes ici tous obsédés et entourés de moines et de moineaux,
de tout plumage; *qui per fas et nefas veritatem in injustitia
detinent.* Le sieur Dupleix, qui est en sa maison, à Condom
en Gascogne, et qui travaille à achever l'histoire du dernier
roi depuis dix ans, a ici envoyé son fils pour recevoir des
mémoires du duc d'Orléans, de M. le Prince, et du cardinal
Mazarin, et quelques uns de moi aussi, touchant la mort du
cardinal de Richelieu et du roi Louis XIII. J'ai peur que sur
cette grande diversité de mémoires qui partent de mains et
d'intentions différentes, il ne fasse rien qui vaille, et qu'il ne
se fasse autant d'ennemis à cette seconde partie qu'il a fait
à la première. Il aura lui-même bien de la peine à accorder
tous les mémoires, tant faux que vrais, qui lui seront délivrés
de la part de ces princes, qui voudront tous être crus et être
mis dans l'histoire selon leur caprice ou le degré du crédit
qu'ils auront, et ainsi ce sera une belle pièce que cette histoire écrite *ad libidinem dominantium.* Si vous prenez la peine
de lire ma thèse, je vous prie de considérer le nez et les
mœurs du gazetier, *ubi actum est de morbis nasi.* Je vous baise
bien humblement les mains, et suis, monsieur, votre très
humble, etc.

De Paris, le 24 de décembre 1643.

LETTRE CLXXIV. — *Au même.*

Le paquet que je vous ai envoyé ne mérite pas vos remerciements; il ne peut être en votre endroit qu'une marque de
ma reconnoissance; et comme j'ai grande envie de m'acquit-

ter de tout ce que je vous dois, voilà pourquoi, *non est quod mihi gratias agas, quam longè plura tibi debeam.* A mesure que j'aurai le moyen et l'occasion de faire mieux et davantage, *toto animo totisque viribus perficiam.* Pour ma thèse, à ce que je reconnois par la vôtre, elle a bien été aussi reçue à Lyon qu'à Paris. Les douze cents de mon bachelier ont été distribuées ici en quinze jours, de sorte qu'il m'en a fallu faire une nouvelle édition, à laquelle j'ai changé et ajouté simplement quelques mots sans grand dessein; j'eusse bien pu y en ajouter d'autres, mais je garde de ces poussées pour quelque autre fois, de peur que cela ne paroisse trop affecté. On en a fait ici beaucoup plus d'état que je ne mérite. Il est vrai que Pline et Sénèque m'ont bien servi; mais je n'en ai pris que le moins que j'ai pu, de peur de trop moraliser. J'ai dessein de faire et de rédiger par ordre toutes les preuves et les autorités de chaque mot de ma thèse, ce que je ferai dès que j'en aurai le loisir; mais ce ne peut être qu'après Pâques, à cause des empêchements que notre école nous fournit de jour en jour, et nous fournira jusqu'en ce temps-là; et néanmoins je tâcherai de vous répondre en bref en l'attendant, sur ce que vous m'en avez proposé. L'opinion de nos anciens que j'ai vue et pratiquée, et le commun sentiment de nos écoles, est que la fièvre de la petite-vérole, *nil est aliud quam synochus summi putris a multa materiâ crassâ et sordidâ, in qua et ex qua papulæ emergunt tamquam symptomata morbi magnitudinem et cacoethiam adaugentia,* et qu'il ne faut traiter comme une fièvre continue. *Habita semper ratione excellentis et sordidæ illius putredinis, a qua pendet morbi malitia et tot symptomatum quæ ab ea emergunt.* Sans nous arrêter à l'opinion des Arabes, de Fernel, ni de Mercurialis, de chacune desquelles j'ai dit un mot, c'est chose certaine qu'Hippocrate et Galien n'ont jamais vu cette maladie. Il y a bien dans iceux quelques papules et quelques taches; mais il n'y en a en aucun endroit *talis congeries symptomatum qualis est in nostris variolis.* Bref, là comme ailleurs, *multa sunt similia, paucissima sunt eadem, imò nulla*. Je tiens l'opinion des Arabes fausse : *quod sit à sanguine menstruo*, parce qu'en ce cas-là nul n'en seroit exempt. Or, est-il que plusieurs ne l'ont jamais eue; et j'en ai vu en ma vie une infinité, et ceux qui n'ont jamais mangé de bouillie en sont beaucoup plus exempts. Je crois que c'est une des raisons qui m'en a exempté; feu ma mère ne m'ayant jamais nourri que de ses mamelles; la bouillie étant un aliment grossier qui fait beaucoup de colle et d'obstruction dans l'estomac et dans le ventre, et qui fournit beaucoup de disposition à une maladie de pourriture. Mes enfants n'y ont point été sujets aussi, *quia eos a pulticulæ usu subtractos volui, etiam invitis nutricibus, et interdum reclamantibus;* mais j'en ai été le maître, *idque prospero successu* (1).

Balneum aquæ egelidæ est *bain d'eau tiède*, duquel je me suis quelquefois servi. M. Bouvard m'a dit, il y a plus de dix-huit ans, qu'il s'en étoit heureusement servi autrefois, en plusieurs et même en sa fille, laquelle est aujourd'hui femme de M. Cousinot, premier médecin du roi. Pline a dit quelque part : *fontes egelidos* pour *tepidos*. Je ne sais si ce mot est équivoque, mais je l'ai toujours vu prendre *pro tepido* : en ce sens il est usurpé par Suétone, par A. Cornélius Celsus et autres. « Catullus ver vocavit egelidum propter tepiditatem ; nunc » ver egelidum, nunc est mollissimus annus. — Lapidem be- » zoard, pauci habeo, est figmentum pharmacopolorum cre- » dulos ægros ludentium. » Il ne faut être ni chrétien, ni philosophe, ni médecin pour ordonner cette bagatelle, *quæ nulla fulcitur autoritate, nulla ratione, nullo experimento.* Pour les deux eaux distillées, « si retineant naturam suæ herbæ, sunt » calidæ, ideoque noxia in variolis, in quibus summa semper » adest intemperies, et profunda putredo; saltem habent in

(1) On voit que depuis longtemps la bouillie, si prodiguée pour nourriture aux petits enfants, était regardée comme un aliment indigeste et grossier. Tout ce qui a été dit depuis à cet égard dans le xviiie siècle n'a été que la paraphrase plus ou moins diffuse de l'opinion de Gui Patin.   (R. P.)

» sc quoddam empyreuma, agris et nativo calori inimicum.
» Decoctum lentium est astringens, tantum abest ut possit ju-
» vare eruptionem variolarum, quæ solis evacuantibus perfi-
» citur, verbi gratia vena sectione et catharsi tempore et loco
» celebratis. Adde quod nullum esse puto in rerum natura
» præsidium, quod proprie et per se variolas intro foris
» expellat. Confect, alkermes et de hyacintho plurimum ca-
» lent alieno calore et extraneo, quo jam abundant corpora
» eorum qui variolis laborant, et a quo calore extraneo suf-
» focatur, atque strangulatur calor nativus tunc infirmus
» propter putredinem, et naturæ conatum. Sunt arabica re-
» media; arabum inventa neutiquam cardiaca; ea sola sunt
» cardiaca quæ sanguinem et spiritus cordi subministrant :
» sola alimenta illud præstant, ergo sola alimenta sunt car-
» diaca. Imo ex balneorum. In Hippocratis de ratione victus in
» acutis; aqua non roborat, quia non nutrit (1), etc. Genversa
» est tumor pedum, qui olim Romæ apparuit, et postea eva-
» nuit. » Ce que vous appelez le fourchon à Lyon est *phleg-
mone carbunculosa*, qu'on appelle ici le fourchet, qui vient
assez souvent aux mains, mais je ne l'ai jamais vu aux pieds.
« Pedes pulmonei tumidi, frequentissimum symptoma in hy-
» drope pulmonis. Plautus pulmoneos pedes, dixit tumidos;
» sicut Plinius pulmonea quadam poma vocata ait, I. Polide
» tumentio. Vide Jos. Scalig. Explor., p. 44, édit. Leyden. Cor
» lienosum, » est de Plaute, « et de melancholicis qui pal-
» pitatione cordis sunt obnoxii. Per uretram intelligimus
» ductum urinæ, quem inepti quidam magicis artibus frustra
» alligant atque subjiciunt ; cum sit merum vitium læsæ ima-
» ginationis. » Montaigne en a parlé en ses *Essais*, et s'en est
moqué sagement. Le peuple, qui est sot et impertinent, croit
des merveilles sur ce qu'on dit de cheviller, de nouer l'aiguil-
lette, etc. *Quæ omnia rideo. Per dracunculos intelligo vermi-
culos pedibus præditos, qui nascuntur in venis, auctore. Galeno;*

---

(1) Il est impossible de raisonner avec plus de savoir et d'expérience
sur la vraie méthode de guérir la variole.   (R. P.)

cujus locum alias indicabo. M. de Baillou a fort parlé en ses épidémies d'une certaine toux à laquelle sont sujets les petits enfants, que les Parisiens appellent une quinte, *quod quinta quaque hora fere videatur recurrere.* Un de mes petits garçons, âgé de trois mois, ayant été mal à propos porté dans la rue durant le grand froid par sa nourrice, en prit un tel rhume et une telle toux, que cinq semaines durant il en pensa étouffer. Quand la toux lui prenoit, c'était un accès à supporter de demi-heure ou de trois quarts d'heure, en toussant perpétuellement sans aucun relâche : il me sembloit à toute heure qu'il s'en alloit étouffer. Deux saignées et force lavements le garantirent : il est aujourd'hui un des plus forts de mes cinq petits garçons, *sine ulla noxa pulmonis.* Ce mal est ici assez commun, je l'ai vu mille fois : *sit a decubitu serosi tenuis et crudi humoris in pulmonem defluentis atque depluentis tum a cerebro, tum a venis thoraciis, quæ feruntur ad X diem.* La saignée, les lavements, la bonne mamelle, l'abstinence de la bouillie, et les tenir chaudement en sont les grands remèdes. Peut-être que ce mal (1) n'est pas commun à Lyon. Dieu en préserve vos petits, quand il vous en aura donné : c'est un cruel mal pour les enfants et pour les parents qui les aiment. Le mot de πανάγρα est du bon Érasme en ses épîtres, où il se plaint que la goutte ne le tient plus seulement aux pieds et aux mains, mais aussi par tout le corps. *Artes Dardaniæ sunt artes magicæ.* Cette façon de parler est tirée de Columella, qui a dit ces mots : « Quod si nulla valet medicina repellere » pestem Dardaniæ, veniant artes.» Joint que « Dardanias » inter artes magiæ principes annumerabatur, ab apulejo » in apologia pro se. »

Voilà ce que je sais sur vos questions, je souhaite que ces miennes réponses vous puissent contenter. Pour ma thèse, je ne la tiens pas si bonne que vous la faites, c'est que vous me voulez flatter ; mais au moins elle est divertissante. En l'édition qui est in-quarto j'y ai ajouté, page 3, *paulo post me-*

(1) Connu aujourd'hui sous le nom de *coqueluche.*   (R. P.)

dium, un petit mot du scorbut, *de quo multi scripserunt*. A la quatrième page j'y ai transposé une ligne, en parlant du nez du gazetier ; page 5, *paulo post medium*, après ce mot *heroes*, j'y ai ajouté une ligne et demie, laquelle est tirée d'Aristote, problème premier, section trentième, où il est parlé de Lysander, général d'armée des Lacédémoniens, qui étoit un grand esprit d'homme, mais un grand fourbe, et duquel on pourroit tirer de beaux parallèles avec le cardinal de Richelieu : « Qui » fuit empiricus in arte regnandi, hoc unum satagebat, ut » nimirum posset per fas et nefas ditescere, nec tam exercebat » artem regendi, quam fallendi homines. » Page 6, *paulo post medium*, j'y ai ajouté un mot de la fièvre quarte, qui est d'Aulu-Gelle, *in noctib. Atticis lib.* 17, *cap.* 12, j'y ai cité le mot de Phavorin exprès, qui étoit un brave Gaulois en la cour de l'empereur Adrien : « De quo multa leguntur apud » Diog. Laertium passim et apud Philistratum, de vitis sophis- » tarum, plura scripserat, quam Plutarchus, eaque optima. » Page 7, *paulo ante finem*, j'y ai ajouté un passage de la mort, qui est tiré de Sénèque : « In Consol. ad Marcian. Multa alia » succurrebant, quæ facilè potuissent subjungi, à quibus ta- » men data operâ abstinui, ne nimius viderer, et ut cum » Julio Scaligero Cæsare dicam, merè intempestus. »

J'ai su, au bout de huit jours, la nouvelle de la mort de M. Petit, dont je suis fort dolent : ces gens-là ne devroient jamais mourir. Vous me mandez qu'il est mort le 12 de décembre, et on m'a mandé de Montpellier le 22 ; auquel dois-je croire ? est-ce qu'il y a distinction *in stilo novo et veteri ? Si placet, solve nodum. Habeo jamdudum exemplar obscurorum virorum, quorum auctor est Joannes Reuchlinus dictus Capnio*, qui a été un excellent homme, et grand ami d'Erasme, et duquel il a fait un chapitre exprès dans ses colloques. Mais mon livre est d'impression d'Allemagne, de Bâle ou de Strasbourg : « Ante annos 60 Levinum Warmerum nunquam vidi » neque Stokeri praxim auream : cætera habeo. Populari » vestro Meyssonier meliorem mentem exopto : ne tandem » fiat consors ad Vincula divi Petri, aut saltem indigeat vin-

» culis Hippocratis et veratro ad saniorem mentem recupe-
» randam. »

Notre nombre est diminué d'un Pierre Richer, qui est ici mort
de la même maladie que le dernier roi, le 24 de janvier. Vous
trouverez son nom dans la quatrième page du catalogue de
M. G. Duval. M. Richer étoit un habile homme, savant et bon
médecin, combien qu'il n'eût que vingt-quatre ans. Le livre
des *Professeurs du roi,* par M. Duval, n'est pas encore achevé.
Il sera curieux, *sed eris opus verè pedagogicum.* On ne fait ici
que des livres de forfanterie et de dévotion monacale. Le
pape a augmenté son collége de deux suppôts, savoir d'un
jésuite qui s'appelle Lugo, et d'un chevalier de Malte, qui
est le commandeur de Valencey, qui est frère aîné de celui qui
est aujourd'hui archevêque de Reims. Les Suédois et le Dan-
nemark sont ensemble en grosse guerre. On a mis aujourd'hui
dans la Bastille deux prisonniers qui ont, à ce que porte le
bruit commun, conspiré quelque chose contre le cardinal
Mazarin. Je vous souhaite bonne et heureuse année et à toute
votre famille, et vous prie de croire que je suis de cœur et
d'affection, monsieur, votre très humble, etc.

De Paris, ce 18 de janvier 1644.

LETTRE CLXXV. — *Au même.*

J'ai peur que vous ne vous moquiez de moi, quand vous
me dites que mes lettres sont pleines de termes obligeants.
Il est vrai que je ne manque pas de bonne volonté, j'en suis
tout plein; mais en récompense, je n'ai guère de rhétorique,
je dis les choses grossièrement et comme je les entends, à la
mode des soldats de Pompée, *qui scapham vocabant scapham* (1).
Pour ma thèse, elle ne mérite pas toutes vos louanges, lesquelles j'attribue à votre bonne volonté, *et amori in me tuo.*

(1) Il en donne même de fréquentes preuves.   (R. P.)

Pour les points éclaircis, Dieu soit loué si vous en êtes content ; mais je veux croire que vous les saviez mieux que moi.

« De papulis, modo criticè, modo symptomaticè erumpen- » tibus, idem tecum sentio, dùm pravum... victum variola- » rum causis annumero, nec ipsum aerem excludo, sed longè » minus potentem agnosco. » Je tiens la bouillie pour mauvais aliment, tant à cause de la farine, qui n'est pas souvent assez bonne, qu'à cause du lait de vache, qui n'approche que de loin de la bonté de celui de la mamelle, qui est tiré tout frais, tout nouveau, tout chaud et tout spiritueux par l'enfant, au lieu que celui de vache est extrêmement foible en comparaison ; joint que c'est un aliment visqueux, grossier, qui fait de la colle dans l'estomac d'un enfant, et force obstructions dans son ventre. Les anciens Grecs n'ont point connu la petite-vérole. *Hoc babeo indubitatum atque certissimum.* Aussi les enfants ne mangeaient-ils pas de bouillie de leur temps : *Et sola mamma utebantur. Jacobus de Partibus,* qui vivoit il y a cent quatre-vingts ans, a écrit que les femmes de son temps péchoient fort en l'éducation de leurs enfants, pour la bouillie qu'elles leur faisoient prendre, faite de lait de vache et de farine, et reprend cette erreur comme toute nouvelle, et qui n'étoit pas en vogue du temps des anciens qui ne l'eussent jamais approuvée. Galien a véritablement parlé de la bouillie; mais il ne paraît pas que les enfants en aient usé de son temps. « Ipsa quoque pulticula constituit dumtaxat partem victus » legis ipsorum infantulorum. Cum qua licet interdum suffi- » cientissima et alia pleraque errata interdum concurrunt. » Tous les bons auteurs qui n'ont pas été médecins, et qui ont parlé de la nourriture des enfants, tels qu'ont été Aristote, Platon, Plutarque, Sénèque, Aulu-Gelle, Erasme et tant d'autres, *nusquàm pulticulæ meminerunt, quasi novissent aut attigissent, aut damnassent.*

Il vaudroit beaucoup mieux accoutumer les enfants à prendre du bouillon avec la cuiller ou humer petit à petit, y ajoutant quelque mie de pain à mesure qu'ils croîtroient,

que de les réduire à ce grossier et visqueux aliment dont les
nourrices de deçà crèvent leurs enfants, et durant qu'ils sont
à la mamelle et après qu'ils sont sevrés. Mes cinq petits garçons n'ont point mangé de bouillie et n'ont été que peu ou
point du tout attaqués de ce mal, et je n'en vois point de plus
mal traités en cela que ceux qu'on rapporte ici qui ont été
nourris aux champs, où les nourrices leur en fourrent jusqu'à
la gorge : aussi leurs véroles sont-elles cruelles et horribles,
et la plupart mortelles. Pour ceux qui n'ont pas mangé de
bouillie et qui ont beaucoup de petite-vérole, elle leur est
venue de quelque autre cause, comme il y en a dix mille. Il
y a de malheureuses femmes qui donnent du vin à leurs enfants encore tout petits ou de la soupe au vin : *in quo mihi
peccare videntur gravissimè ;* joint que *vix ullus est hominum in
cujus educatione, multis etiam modis non deliquerint ipsæ ma-
tres et ancillæ diversis etiam infantiæ momentis atque temporibus.* Les nourrices ne font jamais la bouillie assez claire, et
ne la peuvent faire à cause de la farine : *tantillum salis nil
quidem oberit neque tantillum sacchari, sed ad saporem tantùm.*
Le sel ne peut ni doit y être mis qu'en petite quantité ; pour
le sucre, si on y en met trop, il tire quant et soi merveilleuse
conséquence, et toujours mauvaise à cause d'une chaleur fixe
qu'il contient, *hepati et intestinis inimicum.* J'avoue bien qu'é-
tant fort bien faite elle nuit moins ; mais à tout prendre,
omnia reducta ratione, elle n'est pas assez pour la tendresse
d'un enfant, auquel un tétin doit suffire jusqu'à ce qu'il soit
capable de bouillons et d'œufs frais. *Quod spectat ad Avicennam, parvi facio hominem.* Il n'a guère rien dit de bon qu'il
n'ait pris des Grecs, mais il a bien dit des choses frivoles et
vous a gâté la médecine par ses fatras de remèdes. Quand on
me parle de lui, *idem ferè sentio cum quodam Italo, qui scripsit
Avicennam potius esse carnificem quam medicum.* Son opinion
de ne saigner les malades que quand les signes de coction ap-
paroissent seroit un bel échantillon de sa preuve, que J. Fernel
a réfutée *lib.* 2, *meth. med. cap.* 15. Nous ne savons ce que

c'est que cet auteur ni son livre, si la traduction en est bonne ou non, s'il a été médecin consommé dans la pratique (ce qui ne paroît pas), ou plutôt s'il a été jeune homme savant qui ait traduit cette médecine en arabe du latin d'*Isidorus Hispalensis*, comme l'ont écrit les Espagnols; *ut ut sit*, il y a des plus de vingt ans qu'un des grands hommes que j'aie connu jamais m'a détrompé de cet Arabe, *in quo non nego esse quædam bona, sed pauca.* Je n'ai pas de temps à lire un si mauvais livre ; je crois que l'ébullition de la masse du sang est un pur effet de la pourriture qui y est sans s'amuser à la qualité de la cause d'icelle. Voilà ce que je vous puis dire sur tous ces sujets : *quod spero æqui bonique consules*, si vous daignez prendre la peine d'aider un peu à la lettre et à ma foiblesse, et peut-être aussi à la difficulté qui m'est naturelle comme à beaucoup d'autres de pénétrer jusque dans le dernier point de la vérité en toutes ces choses, où les apparences et les conjectures tiennent bien souvent lieu de vérité et de preuves certaines. Pour le mot d'*Egelidam, non nego esse æquivocum, et interdum, quamvis rarius, significare frigidum, sæpius tamen tepidum significat.*

Quant aux cardiaques : « ea sola propriè roborant cor, » quæ ad illud perveniunt ; atqui soli spiritus et sanguis ad » cor perveniunt ; ergo, quid enim confectioni decocto ba- » plico cum corde? Habet illud medicamentum vaporem et » odorem ; prætereà calorem insigniter devorantem : nullam » prorsus vim adversus malignitatem ; quid ergo præstabit ut » et alia falsò dicta cardiaca in tanto putredine. Aspersio fri- » gida roborat quidem per accidens, dum cohibet effluxum » spirituum ; » en quoi elle fait mieux que toutes les confections chaudes , *quæ caloris nativi robur et substantiam dissolvunt intensa sua caliditate.* Les eaux nouvelles cordiales, combien que mal à propos, ne peuvent être nommées diaphorétiques, ne faisant rien qui en approche. « Cum nil tale » præstent, habent empyreuma a distillatione, prætereà nihil » nisi calorem nocivum. Præsentis malignitatis in morbis ha-

» beri velim rationem per remedia quæ evacuant et educunt,
» quæ refrigerant, quæ partes liberant ab humore putri in
» eorum substantiam penetrante atque se se impingente :
» qualia sunt enemata quæ alvum deplent ; venæ sectio, quæ
» putredinem coercet dum putrem humorem e venis educit,
» per quas tamquam per tubulos in singulas cooporis partes
» effertur, in quibus sæpe labem imprimit atque inurit insu-
» perabilem atque ullis artis nostræ præsidiis indelebilem.
» Præsertim in pulmone et tenuibus intestinis, quæ nihil acci-
» piunt nisi per venas, quæque ambæ sola sanguinis missione
» possunt depleri atque levari. Enemata non perveniunt ad
» tenuia intestina, neque inflictam malitiam possent delere ;
» qui dicuntur bechici syrupi omnes calent nec perveniunt ad
» pulmonem, nec juvarent si pervenirent. Hæc omnia medi-
» camenta sunt arabum nugæ, quas pharmacopolæ callidis-
» simum et versutissimum hominum genus foverunt, ac re-
» tinuerunt ad emungendos ægrorum loculos, indeque sanc-
» tissimam artem nostram natura sua saluberrimam atque
» salvatricem nefandis suis artibus prædatricem effecerunt, »
et l'ont rendue telle qu'elle n'est plus que pour les riches, et
que les pauvres n'y peuvent plus atteindre. « Neque aquæ
» illæ, neque confectiones istæ possunt juvare motum naturæ
» coeffundendo ; quin potius, naturæ conatum impediunt
» atque cohibent sua intemperie, nec possunt a centro ad cir-
» cumferentiam quidquam depellere. » Vous me dites : « Ur-
» gentioris malignitatis indicatio præpollet febrili incendio :
» transeat ; sed hoc præstat venæ sectio, non ista cardiaca ;
» venas deplet, naturam levat, partes vindicat, putredinem
» emendat, copiam humorum minuit qui naturam gravant,
» atque lacessunt, ægros denique mille meat : commodis tem-
» pore et loco celebrata : et quod in rebus mortalium præstat
» fortuna, illud idem præstat venæ sectio in variolarum cu-
» ratione, utramque faciendo paginam accepti et expensi. »
Voilà ce que j'en ai appris autrefois de mes bons maîtres
(*quorum manibus bene precor*), et que j'ai pratiqué depuis

vingt sur une infinité, « nec pœnitet frementibus etiam et
» frondentibus pharmacopolis, quorum triscurria ne quidem
» pilifacio; veris tamen cedam, si meliora docere volueris,
» neque tamen omissum velim victus legem exquisitissimam
» esse servandam ex jusculis optimis carnibus saporatis,
» herbis refrigerantibus medicatis, ovis aliquot sorbilibus,
» gelativâ, aquæ vel ptisanæ vel limonacii malo citrio potu :
» plus enim tribuo, in hoc morbo, quàm toti Arabiæ, cum
» ejus depulsio pendeat ab unica putredinis expugnatione(1). »
Je vous prie de prendre en bonne part tout ce que dessus, et
d'excuser ma foiblesse, ou plutôt mon ignorance; et finissant
là ce discours, que vous trouverez trop importun, je vous
dirai ici avec le bon Virgile sur cette matière :

Hic tandem cestus artemque repono. Lib. V Æneïdos.

Passons à d'autres matières plus divertissantes, avec votre
permission.

M. Merlet, huit jours avant la mort de M. Richer, fit un
faux pas sur une montée, dont il pensoit s'être rompu la
jambe, mais il n'y avoit que le péroné un peu luxé. Les rieurs
disent qu'il eût mieux fait de se rompre le col; ce sera pour
une autre fois, quand il plaira à Dieu de déliver notre école
d'un terrible patelin, *qui vere est mala merx, malus animus.*
Je vous remercie de tous les livres que vous m'adressez; j'aurai soin de les retirer selon votre enseignement. J'ai céans,

(1) On a fait honneur à l'illustre Sydenham d'avoir indiqué un traitement méthodique de la petite-vérole par les adoucissants et les antiphlo-
gistiques ; on voit ici que Gui Patin, avec son tact, son expérience habi-
tuels, avait découvert et pratiqué cette méthode bien avant le médecin
anglais ; encore, dit-il, qu'il l'avait apprise lui-même de ses *bons maîtres.*
Tant il est vrai que le jugement, la pénétration, et ce je ne sais quoi qui
fait les grands praticiens, contribuent singulièrement aux progrès de
la médecine. Le véritable créateur d'une bonne méthode est celui qui
en a fécondé l'idée quand elle était en germe.   (R. P.)

il y a déjà longtemps, le livre de P. Servius : *Juveniles feriæ*, c'est fort peu de chose, *mera sunt mapalia;* il a mieux fait *in suis institutionibus Medicinæ*, in-douze. Il a fait aussi depuis deux ans un autre livre fort impertinent, *de Unguento Armario :* je ne l'ai que vu, et jugé par là du personnage. Il est si sot et si crédule, qu'il ajoute foi à ces bagatelles paracelsiques et galéniennes. J'ignore la mémoire de M. Ranchin, mais j'ai bien de la passion pour *Gaspard Hofmannus* et ses écrits, de *quibus magnifice sentio.* Hélas ! quand plaira-t-il à M. Huguetan que nous voyons ses belles institutions : *quid moratur?* Jamais livre de médecine n'eut un si bon et si beau débit. J'ai peur de mourir avant que de le voir achevé, tant je le souhaite. Il n'y a rien ici de nouveau, hormis le livre de M. A. Arnauld : *De la fréquente communion*, duquel on a fait quatre éditions depuis la Saint-Jean. Plusieurs ont éclaté contre lui, entre autre le père Petau, qui n'y a rien fait qui vaille; mais je ne vous en dirai pas davantage, M. Moreau s'étant chargé de vous mander toute cette controverse. M. d'Angoulême, vieux pécheur de soixante-douze ans, a épousé une fort belle demoiselle de dix-huit ans, et le tout pour le salut de son âme : encore est-ce quelque chose quand un prince en vient là.

Depuis tout ce que dessus écrit, il y a déjà plusieurs jours, je vous dirai qu'enfin le gazetier, après avoir été condamné au Châtelet, l'a été aussi à la cour, mais fort solennellement, par un arrêt d'audience publique prononcé par M. le premier président. Cinq avocats ont été ouïs, savoir celui du gazetier, celui de ses enfants, celui qui a plaidé pour les médecins de Montpellier, qui étoient ici ses adhérents, celui qui plaidoit pour notre Faculté, et celui qui est intervenu en notre cause, de la part du recteur de l'Université. Notre doyen a aussi harangué en latin, en présence du plus beau monde de Paris. Enfin, M. l'avocat général Talon donna ses conclusions par un plaidoyer de trois quarts d'heure, plein d'éloquence, de beaux passages bien triés, et de bonnes raisons, et conclut

que le gazetier ni ses adhérents n'avoient nul droit de faire
la médecine à Paris, de quelque université qu'ils fussent docteurs, s'ils n'étoient approuvés de notre Faculté, ou des médecin du roi, ou de quelque prince du sang servant actuellement. Puis après il demanda justice à la cour pour les usures
du gazetier, et pour tant d'autres métiers dont il se mêle;
qui sont défendus (1). La cour, suivant ses conclusions, con-
firma la sentence du Châtelet, ordonna que le gazetier ces-
seroit toutes ses conférences et consultations charitables, tous
ses prêts sur gages et autres vilains négoces, et même sa
chimie, de peur, ce dit M. Talon, que cet homme qui a tant
d'envie d'en avoir par droit et sans droit, n'ait enfin envie d'y
faire la fausse monnoie. L'arrêt sera imprimé avec les plaidoyers : dès aussitôt je vous en ferai tenir quelques exemplaires; j'espère que cela sera beau à voir.

Il y avoit ici quelques médecins étrangers des diverses universités, mais de Montpellier moins que de nulle part, qui
eussent volontiers espéré que le gazetier eût gagné son procès
(à quoi néanmoins il n'y avoit nulle apparence), et ce qui
ne se pourroit faire jamais sans un horrible désordre; mais
voyant qu'il l'a perdu, et qu'il est tout à plat déchu de toutes
ses prétentions, et même que M. le procureur général entreprend d'en faire lui-même l'exécution, tant envers le gazetier qu'iceux siens adhérents, quelques uns *colligunt vasa
atque sarcinulas, et de mutando solo cogitant;* quelques autres
disent qu'ils tâcheront de se mettre au premier examen, que
nous allons faire incontinent, qui sera chose assez mal aisée à
plusieurs d'entre eux. Les apothicaires eussent pareillement
bien désiré que ce gazetier eût gagné, pour tâcher de remettre en crédit leur bézoard et les autres forfanteries de leurs
boutiques; mais ils sont aussi connus que le gazetier même.
Son avocat parla fort contre nos fréquentes saignées, selon
les mémoires qui lui en avoient été fournis; mais, outre qu'il

_____

(1) Voyez la note sur Théophraste Renaudot, tom. I, pag. 201.

en fut sifflé et moqué de tout l'auditoire, il en fut aussi tancé
et rudement repris par M. l'avocat général, lorsqu'il donna
ses conclusions. Le gazetier dit maintenant qu'il ne se soucie
point de faire la médecine, vu qu'il y épargnera 2,000 livres
qu'il lui coûtoit par an à faire des charités : *credat Judæus
Apella*, *non ego*, mais que l'arrêt le blesse particulièrement,
en ce qu'il lui défend de plus rien faire de tous ces autres
trafics dont il se mêloit, et qu'il tâchera de s'en faire relever
par la faveur de la reine ou du cardinal Mazarin, *in quo su-
dabit plus satis*, *nec quidquam profecturum puto*. Les rieurs ne
sont plus pour lui, le temps est changé : *versa est alea*.

M. le Prince s'en va plaider contre madame d'Aiguillon,
afin de faire casser le testament du cardinal son oncle, au
nom de sa bru, la duchesse d'Enghien. La duchesse d'Aiguillon a cherché la paix, et tâchant d'avoir composition, a offert 1,200,000 livres audit prince, qui ne veut pas boire à si
petit gué : il dit qu'il veut en faire venir davantage.

Je veux vous faire part de quatre vers qu'on me vient de
donner sur le procès et l'arrêt du gazetier, à l'imitation des
quatrains qui sont dans les *Centuries de Nostradamus*.

> Quand le grand Pan quittera l'écarlate,
> Pour Zopire venu du côté d'Aquilon
> Pensera vaincre en bataille Esculape ;
> Mais il sera navré par le Talon (1).

Bataille est le nom de l'avocat du gazetier qui a perdu
contre nous. Talon est le nom de M. l'avocat général qui a
donné de rudes conclusions contre Renaudot et tous ses adhérents, soi-disant docteurs en médecine de la Faculté de
Montpellier, et autres universités fameuses, desquels M. Talon dit que tous ces degrés se conféroient si aisément hors de
Paris, que toutes ces universités étrangères auroient besoin

(1) Ces vers étaient de Gui Patin lui-même ; nous les avons déjà cités ;
notice biographique, pag. xi.   (R. P.)

de réformation en ce point, et que ce spécieux titre de médecin de Montpellier n'étoit à Paris qu'un prétexte qui couvroit ordinairement un charlatan ou un ignorant, qui même n'avoit peut-être jamais été à Montpellier : *quod bonorum virorum et vere doctorum, salva pace dictum velim.*

Il y a ici en cette ville un honnête homme médecin de Xaintes, nommé M. Murend, *qui est tibi frater in Christo.* Il est ici pour un procès : je lui ai fait récit de vous comme vous méritez. Il a bien envie de faire amitié avec vous, et d'avoir quelque petit commerce de livres et de la médecine par votre moyen : il vous en écrira. Il dit qu'il connoît M. Gras : *rogo te ut habeas illum per me tibi commendatissimum;* je le trouve honnête homme, sage et fort bon. Je vous demande pardon d'une si longue et si mauvaise lettre; excusez-moi du tout en tout, et croyez que je serai en récompense toute ma vie, monsieur, votre très humble, etc.

De Paris, ce 8 de mars 1644.

LETTRE CLXXVI.— *Au même.*

Pour le paquet que je commence pour vous, outre quelques thèses, j'y ai mis un livre très rare et duquel on fait ici fort grand état, qui est une requête que le recteur de l'Université a présentée au parlement, touchant la doctrine du père Ayraut, qui permet les homicides et les massacres, etc. Il y a aussi quelques avertissements sur le même sujet. C'est un livre in-octavo d'environ vingt-deux feuilles d'impression. Pour cette doctrine du P. Ayraut, vous la verrez particulièrement exprimée dans le petit livret intitulé : *Théologie morale des jésuites,* etc., que je vous ai envoyé. On m'a dit ici que depuis quelques années les jésuites de Lyon ont enseigné la même doctrine. Je vous prie de vous en enquérir sourdement, et si vous en découvrez quelque chose de m'en donner avis,

si cela peut arriver à votre connoissance. Je le ménagerai si
prudemment que personne n'aura occasion de s'en plaindre.
Pour votre *Parfait Joaillier*, j'ai vu ce livre en latin, que j'ai
céans; mais je ne le pensois pas traduit : aussi crois-je bien
que c'est une nouvelle traduction. Je vous prie de me mander
qui en est le traducteur, et si M. Huguetan l'a imprimé sur les
manuscrits. Le livre est dédié à M. de Monconis de Liergues,
lieutenant criminel de Lyon. Je sais bien qui il est; il a un
fort beau cabinet et bien curieux. Il y a environ vingt-deux
ans qu'il eut ici un horrible procès contre des conseillers de
Lyon, qui s'opposoient à sa réception en l'office de son père :
c'étoit une grande affaire, en laquelle M. d'Alincourt lui aida
fort. Il eut un arrêt en sa faveur; il en fut fait un grand *fac-*
tum in-quarto, gros comme un livre, que j'ai quelque part
céans, et que je vous offre, si vous en êtes curieux. J'ai ouï
parler de cette accusation, qui fut horrible, et à des gens du
palais qui la savoient bien, et à des Lyonnois; mais tous
n'étoient pas de même avis. Le dit *factum* a été fait par
M. Rouillard, avocat très savant. Le rapporteur étoit un conseiller de la grande chambre nommé, ce me semble, M. de
Croisettes. Si vous n'êtes amplement informé de ce procès et
du pourquoi, *interroga seniores tuos*, apprenez-le de M. votre
père ; et si vous n'avez vu le *factum*, je vous l'enverrai. Il est
pour M. de Liergues, mais tout-à-fait admirable; comme le
fait en étoit fort étrange, et presque aussi embrouillé que fut
jamais la querelle de G. Scioppius contre Scaliger touchant
sa noblesse.

Vous me faites trop d'honneur quand vous me dites que je
vous ai satisfait sur les points de ma thèse : je le souhaite bien,
mais je ne le crois pas. J'ai un peu travaillé à en ramasser
les preuves, et ne s'en faut vingt passages que je n'ai tout
trouvé et coté, *ex proprio loco, unde memineram me de-*
sumpsisse; j'espère quelque jour de les achever et de vous en
faire part. Pour le gazetier, je vous prie de croire que c'est
un moqueur, et que le bruit qu'on vous a donné d'un arrêt

par lui obtenu au conseil est faux. Je ne doute pas qu'il n'y
ait fait ce qu'il pouvoit, et même M. le chancelier l'a dit
à quelqu'un ; mais il n'en a pu venir à bout. L'arrêt de la
cour que nous avons obtenu contre lui subsiste et subsis-
tera. Je vous assure qu'il ne pense plus à la médecine; mais
il a bien envie de faire autoriser un nouveau mont-de-piété,
en récompense que son bureau d'adresse est à bas, aussi bien
que sa juiverie, etc. Et même quelques uns de ses adhérents
ont déjà quitté Paris, dont l'un est allé demeurer à Amboise,
l'autre à Senlis, un autre en Normandie et un autre à Troyes.
Nous voyons l'accomplissement du passage de la passion :
Percutiam pastorem, et dispergentur oves. Nous avons l'arrêt
entre nos mains, en vertu duquel on poursuit le gazetier,
pour le paiement des dépens, tant de sa sentence que de
l'arrêt, auxquels il est condamné. C'est un fourbe qui s'est,
en ce procès, joué de l'honneur de la faculté de Montpellier,
comme un chat fait d'une souris, ou comme fait le singe de
la patte d'un chat, à tirer les marrons du feu. S'il eût gagné
son procès (ce qu'il ne pouvoit jamais obtenir) il eût rempli,
et par son avarice et pour nous faire dépit, tout Paris de force
charlatans, auxquels il eût communiqué son pouvoir, qu'il
eût fait ici passer pour des docteurs de Montpellier, dont
l'ignorance toute claire et bien avérée eût fait grand tort à
cette fameuse Université. Notre arrêt n'est pas encore imprimé ; mais il le sera et en aurez des premiers, et par provision. Je vous avertis que le pauvre diable est bien humilié;
il voudroit seulement bien que nous eussions pardonné à ses
deux fils, et leur donner le bonnet après lequel ils attendent
depuis quatre ans, et attendront encore(1). Il y a ici plusieurs
personnes qui le menacent de nouveau, et qui sont de profession différente, qui lui feront encore bien de la peine si son
crédit ne se relève. J'ai vu le livre que vous citez de *Chiffle-
tius;* mais je ne l'ai pas. Pour l'apoplexie, plusieurs l'appellent *ictus sanguinis;* mais le premier et le plus ancien de

(1) Isaac et Eusèbe Renaudot ont été reçus docteurs en 1647 et
1648.   (R. P.)

tous, qui lui a donné ce nom, est *Aurelius Victor, ubi de vero imperatore, quem Aurelius Antoninus imperii consortem sibi fecerat.* C'est chose certaine que, *venæ sectio summum est præsidium in apoplexia sanguinea.* Mais je ne vous saurois dire pourquoi ce bon remède a été omis par Chifflet.

Je vous prie de dire à M. Ravaud que je lui baise les mains, et que la copie qu'il a de l'*Epitome* des Institutions de Sennertus, impression de Vittemberg, est fort bonne; qu'il n'a que faire d'en choisir d'autre, celle de Paris n'étant pas fort bonne et n'étant que postérieure; pourvu que son édition soit correcte, je pense que cela sera bon. Je vous offre les Institutions de médecine de Petrus Servius, que j'ai céans, combien que ce ne soit pas grand'chose. J'ai mandé à Rome son autre livre *de Unguento Armario*, que j'ai vu chez M. de Thou, combien que je croiè qu'il ne vaille guère. L'impression de l'*Epitome* des Institutions de Sennertus, de Paris, n'a point de privilége. M. Huguetan devroit faire imprimer les Institutions de G. Hofmannus, *ne forte superveniant Judæi, intellige ipsam Epitomem, quam auctor habet penes se;* et le tout pour les bonnes et judicieuses raisons que vous m'alléguez. Toute la relation historique et anatomique du petit Marion est aussi élégamment par vous décrite qu'elle est étrange et remarquable; c'est, ce me semble, cette espèce de fièvre hectique décrite par notre Fernel, lib. 4, Pathol., *quam constituit ex prava visceris alicujus diathesi, natam.*

On parle fort ici du duc de Lorraine et de son accord, et même, dit-on, qu'il sera bientôt ici. M. le duc de Bouillon, voyant qu'on ne lui vouloit pas rendre Sedan, s'est retiré malcontent en Suisse, M. de Vendôme à Annecy en Savoie; on craint aussi que M. d'Espernon ne brasse quelque chose en Guyenne. Les curieux disent que sans doute il y aura du remuement, et qu'il y a plusieurs choses qui se brassent *in occulto;* cela peut bien être, mais on ne sauroit moins dire. Ils disent que le roi d'Espagne ne manquera pas de faire tout ce qu'il pourra, *more suo*, pour nous brouiller et exciter en France quelque guerre civile; ce qui est assez malaisé néanmoins, vu qu'il n'y a guère qu'un homme en France qui puisse autoriser un parti de cette sorte, et partant j'espère que cela n'arrivera point. On dit ici que les princes d'Italie sont d'accord avec le pape, duquel les neveux ont plus facilement et plus tôt transigé, ayant senti le déclin beaucoup plus évident et plus grand que de coutume de sa santé et de sa vie. M. d'Avaux, notre principal ambassadeur, est arrivé il y a déjà longtemps à Munster, où étoient déjà trois députés d'Espagne, l'ambassadeur de Venise et le nonce du pape. Dieu leur fasse la grâce de nous y obtenir une bonne paix ferme et stable, et qui dure longtemps! Madame de Hautefort, dame d'atour de la reine, qui étoit en fort grand crédit par ci-devant, a été pleinement disgraciée de la reine, avec commandement de sortir de la cour bien vite, ce qui a été exécuté. Quoi qu'il en soit, les degrés du Palais-Royal sont aussi glissants qu'aient jamais été ceux du Louvre. C'est un étrange pays, où les gens de bien n'ont guère que faire : *exeat aula*, *qui vult esse pius*. M. le Mazarin est le grand gouverneur ; tout le reste tremble ou plie sous sa grandeur cardinalesque. On tient pour certain que la reine partira dans un mois tout au plus tard pour aller à Fontainebleau y passer une partie de l'été.

Il y a vingt-deux ans que fut ici imprimé in-quarto *Pharmacia Renodæi*, en latin, que M. L. de Serres, votre collègue, a traduite in-folio. On n'en trouve plus du tout il y a plus de six ans. Ce livre mérite bien fort une nouvelle impression et seroit bien reçu ; je pourrois à cet effet en fournir une copie où il y a horriblement des corrections très utiles. J'en dirai de même des *OEuvres* de M. Du Laurens, in-quarto, en latin, et tout au moins de l'anatomie, qui est aussi nécessaire qu'elle est rare. Fernel tout entier seroit aussi fort bon, mais in-folio de beau papier ; car tous les curieux et bibliothécaires, qui sont dorénavant ici en grand nombre, en cherchent partout sans le pouvoir trouver. Le petit livret in-octavo de M. Saumaise, *de Calculo*, seroit aussi fort bon, comme le livre qu'a fait Primerosius, médecin de Bordeaux, qui est de présent en

Angleterre, *de Vulgi erroribus in medicina* (1). Ce n'est qu'un petit in-douze. La Pratique de L. Rivière se débite ici fort bien et fort heureusement au profit du libraire. M. Rivière peut dire de son livre ce que Martial a dit quelque part de sa poésie :

> *Sunt quidam qui me dicunt non esse poetam ,*
> *Sed qui me vendit bibliopola putat.*

Tous les opuscules de Th. Erasmus seroient fort bons in-quarto ramassés tout en un volume si on les imprimoit de cicéro. Ce seroit un livre *optimæ frugis.* Il a du suc et de la chair, du sang et de l'esprit par-dessus tous les modernes. *Leonardus Botallus, de Sanguinis missione*, est aussi fort bon, tant à cause qu'il est rarissime qu'à cause que la sainte et salutaire saignée commence à s'épandre heureusement par toute la France plus aisément et plus favorablement que jamais. Tous nos libraires sont tellement embarrassés de deçà en l'impression des livres nouveaux qui portent privilége, ou en l'édition des romans, ou des livres de dévotion ou de controverse, ou de commentaires sur la Bible, ou de quelques jésuitess, qu'ils n'ont pas le loisir de penser à aucun de ce que dessus. *La Chirurgie françoise*, de Dalechamps, est très rare et très bonne. La dernière édition, qui est la meilleure, est in-quarto, avec les nouvelles annotations de feu M. Simon Piètre (2), qui a été un très grand et très digne personnage, et vraiment incomparable. Pardon de vous avoir si mal entretenu de tant de livres, et peut-être mal à propos. Parce que je ne vous vois point, je cherche à me désennuyer en causant ainsi librement avec vous.

Il est ici nouvellement arrivé un ambassadeur de Portugal que le peuple de Paris dit être envoyé pour demander en ma-

---

(1) Voyez la note, tome I, pag. 240.

(2) Je ne connais pas cette édition, et je ne trouve nulle indication qui justifie cette assertion. La dernière et la meilleure édition a pour titre : *Chirurgie françoise, recueillie par J. Dalechamps, augmentée par J. Girault*, Paris, 1610, in-4.   (R. P.)

riage la fille de M. le duc d'Orléans pour le fils aîné de leur roi. Je ne pense pas que telle soit la cause de son arrivée; mais si le royaume de Portugal n'étoit litigieux et si près d'Espagne, ce ne seroit pas une mauvaise affaire pour elle. Les sages disent qu'il ne vient que pour la mort du feu roi, d'autres pour aller, avec les autres députés des princes, à Munster, y traiter de la paix générale, où des trois députés d'Espagne qui y étoient arrivés, le second est mort, nommé Zapata. L'accord du duc de Lorraine est rompu; il demande des choses qu'on ne lui peut accorder. M. le maréchal de Gassion a pensé épouser la fille de M. le maréchal de Châtillon, mais tout est rompu. Le recteur de l'Université a de nouveau présenté une nouvelle et seconde requête contre les jésuites touchant de nouveaux livres qu'ils ont faits et de pernicieuses doctrines qu'ils y ont prêchées, laquelle vous recevrez aussitôt que la première. Il n'y a de deçà rien autre chose de nouveau. Je vous baise très humblement les mains, et suis de toute mon âme, monsieur, votre très humble, etc.

De Paris, ce 29 avril 1644.

LETTRE CLXXVII. — *Au même.*

Sur l'appréhension que j'ai que vous ne soyez malcontent de moi, pour avoir été trop longtemps à vous envoyer ma dernière, et avant qu'en attendre aussi la réponse, je prends la hardiesse de vous écrire celle-ci de nouveau, pour vous dire qu'un imprimeur de Lyon, nommé M. Barbier, qui est honnête homme et assez savant pour sa condition, m'a fait l'honneur de me visiter céans, où nous avons amplement parlé de vous : devinez si c'est en bien ou en mal. Je n'eusse jamais cru que l'auteur du *Divorce céleste* eût été un pur et naturel Italien; mais puisque cela est, il faut ainsi le croire. *Mala sua sorte periit*, pour avoir dit et publié, avant que de mourir, tant de belles vérités, que le pape ou ses officiers n'ont pu souffrir. Le factum qui fut ici fait pour M. de Monconis,

votre lieutenant criminel, est fort rare, et est connu de peu
de personnes. Vu l'importance de l'affaire, je vous en envoie
un, que vous trouverez dans mon premier paquet, dans lequel vous aurez trouvé le chétif ouvrage fait par M. Guillaume Duval, touchant les professeurs du roi, qui est une
très certaine marque *fugientis et senescentis ingenii in tanto
homine.* Quand vous aurez lu quelque jour le factum de M. de
Liergues, je pourrai vous en mander ce que j'en ai ici ouï
dire à des gens de marque et signalés qui étoient issus de
Lyon, et à d'autres qui étoient de Paris et du parlement, et
qui savoient le nœud de l'affaire. Parce que vous désirez que
je vous dise quelque chose de ma famille, après m'avoir
instruit de la vôtre, je le ferai très volontiers et très librement à cause de vous. Joint que *absit verbum jactantia.* Vous
me demandez une chose que vingt autres personnes ont désirée par ci-devant de moi, qui néanmoins ne me connois-
soient que par lettres la plupart, croyant qu'il n'y avoit en cela
aucun mal. Comme je l'ai pris en bonne part, je leur ai dit
ce que je vous dirai tout présentement. Mon lieu natal est un
village à trois lieues de Beauvais, en Picardie (1), nommé
Hodenc, troisième baronnie de la comté de Clermont en Beau-
vaisis. Le plus ancien de ma race que j'ai pu découvrir a été
un Noël Patin, qui vivoit dans la même paroisse il y a plus
de trois cents ans, duquel la famille a duré jusqu'à moi. De
ses descendants, quelques uns se sont retirés dans les villes,
et y ont été notaires à Beauvais et marchands drapiers à Paris; d'autres ont porté les armes, d'autres sont demeurés aux
champs. Mon grand-père, de qui je porte le nom, avoit un
frère conseiller au présidial, et avocat du roi à Beauvais,
qui étoit fort savant, et duquel feu mon père honoroit fortement la mémoire. Mon grand-père étoit homme de guerre,
comme tout ce temps-là fut de guerre. Feu mon père avoit
étudié pour être ici avocat, où il fut reçu l'an 1588, huit jours

(1) Voyez la notice sur Gui Patin, pag. iii. Hodenc et non Houdan,
comme le disent les anciennes éditions.   (R. P.)

avant les barricades, après avoir étudié à Orléans et à Bourges sous feu MM. Fournier et Cujas. Il se fût arrêté à Paris pour toute sa vie, si la mort du roi Henri III, et le siége de Paris qui en suivit, ne l'en eût empêché. L'an 1590, il fut pris prisonnier par les ligueurs, et ne put être racheté à moins de 400 livres, qu'il fallut payer comptant, somme qui n'est pas grande aujourd'hui, mais qui l'étoit alors, et principalement en temps de guerre et aux champs. Feu ma grand'mère m'a dit que pour parachever cette somme ramassée çà et là, elle engagea ses bagues de mariage et son demi-ceint d'argent chez un orfévre de Beauvais, à gros intérêt, ce que je lui ai maintes fois ouï dire en pleurant et détestant le malheur de ce temps-là. Le seigneur de notre pays, voyant qu'il pouvoit tirer bon service de feu mon père, qui étoit un jeune homme bien fait, qui parloit d'or, et qui n'étoit point vicieux, fit tant, qu'il le retint près de soi pour s'en servir en ses affaires, *annuente avo meo, imo urgente*, et pour l'attacher davantage et le retenir au pays, lui procura le plus riche parti qui y fût, et lui fit épouser, avec de belles promesses qu'il n'a jamais exécutées, feue ma mère, laquelle s'appeloit Claire Manessier, descendue d'une bonne et ancienne famille d'Amiens. Feu mon père s'appeloit François Patin, homme de bien si jamais il en fut un. Si tout le monde lui ressembloit, il ne faudroit point de notaires. Il venoit à Paris tous les ans pour les affaires de son maître, où il avoit tout le crédit imaginable. J'y ai trouvé quantité d'amis que je ne connoissois point du tout, qui m'ont fait mille caresses à cause de lui, ce qui me l'a maintes fois fait regretter de plus en plus. De ce mariage sont sortis sept enfants *adhuc superstites :* deux fils, dont je suis l'aîné, et un frère qui est en Hollande; les cinq filles sont toutes cinq mariées, et ont eu entre elles tout le bien de la mère, lequel, étant partagé en cinq, a suffi pour les marier; mon frère et moi avons eu le bien paternel, qui ne me vaut pas encore, apporté ici, cent écus de rente; mais ce n'est pas la faute de ces bonnes gens, qui ont vécu *moribus antiquis,* sans avarice et sans ambition. Tout le malheur de feu mon père étoit d'avoir un maître ingrat et avare, et avec lequel il n'a rien gagné, nonobstant presque trente années de fâcheux service.

Le regret qu'il eut d'avoir quitté Paris et s'être arrêté à la campagne sur les belles paroles d'un seigneur, *qui nimium attendebat ad rem suam*, fit qu'il pensa, dès que j'étois tout petit, de me faire ici avocat, disant que la campagne étoit trop malheureuse, qu'il se falloit retirer dans les villes, et me disoit souvent ce bon mot du Sage : *Labor stultorum affliget eos qui nesciunt in urbem pergere;* à cause de quoi il me faisoit lire, encore tout petit, les vies de Plutarque tout haut, et m'apprenoit à bien prononcer. A ce dessein, il me mit au collége à Beauvais, âgé de neuf ans, puis m'amena à Paris au collége de Boncourt, où je fus deux ans pensionnaire, y faisant mon cours de philosophie. Quelque temps après, la noblesse, pour le récompenser d'une façon qui ne leur coûtât rien, lui voulut donner un bénéfice pour moi, que je refusai tout à plat, protestant absolument que je ne serois jamais prêtre (*benedictus Deus qui mihi illam mentem immisit in tenera adhuc ætate*). Feu mon père, qui reconnoissoit en ce refus quelque chose de bon et d'ingénieux, ne s'irrita pas bien fort de mon refus; mais ma mère en demeura outrée contre moi plus de cinq ans, disant que je refusois la récompense des longs services que feu mon père avoit rendus à cette noblesse; mais il n'en fut autre chose. Dieu m'aida : je fus cinq ans sans la voir ni aller chez nous. Durant ce temps-là j'eus connoissance d'un homme qui me conseilla de me faire médecin à Paris. Pour à quoi parvenir j'étudiai de grand cœur depuis l'an 1612 jusqu'à l'an 1624, que je fus ici reçu, et alors père et mère s'apaisèrent, qui m'assistèrent de ce qu'ils purent pour mes degrés, et avoir des livres. Cinq ans après, *duxi uxorem*, de laquelle j'aurai de succession directe vingt mille écus sur père et mère vivant encore, mais fort vieux; sans une collatérale qui est une sœur sans enfants et fort riche.

Dieu a béni mon alliance de quatre fils, savoir est de Robert, Charles, Pierrot et François. *Annum ætatis attigi* 41, avec plus d'emploi que de mérite en ma profession, et moins de santé qu'il ne me seroit de besoin, *quam potissimum labefacturus, vigiliæ juges et elucubrationes nocturnæ a quibus etiam necdum abstineo; sed hoc erat in fatis.* Voilà, ce me semble, ce qu'avez désiré de moi, et peut-être beaucoup davantage. Excusez mon importunité et ma prolixité *in re tam vili et tam exiguâ* (1).

Le *Notabilia super Guidonem scripta*, à *J. Falcone*, est si rare, qu'à peine l'ai-je jamais vu. Si jamais j'en trouve un, je le retiendrai. Quelques chirurgiens qui en ont ici le gardent comme un trésor; il est in-quarto, impression de Lyon. Pour le livre de Meyssonier, du collége de Lyon, il témoignera toujours de son auteur, qui vieillit tous les ans sans devenir sage. Le voyage de saint Luc à Lyon a été forgé dans son cerveau, aussi bien que beaucoup d'autres extravagances; bien lui feroit s'il n'avoit que celle-là. On a donné au roi pour précepteur un nommé M. de Beaumont, docteur de Sorbonne, qui avoit par ci-devant été camérier du cardinal de Richelieu. Les loyolites prétendoient à cette place pour leur

(1) Cette *autobiographie* présente un double intérêt, d'abord celui des faits, puis celui de la manière dont ils sont présentés. Quel ton de simplicité, de naïveté, de bonhomie même! Qui reconnaîtrait ici ce critique à la plume acérée et d'une trempe si forte, cet homme qui, dans son âpre franchise, n'hésite jamais à marquer d'une rude empreinte les hommes et les choses de son temps, surtout les grands comédiens du théâtre de l'humanité; ce philosophe, affirmant qu'il n'y a rien à attendre de l'imposture des sentiments et de la servitude des pensées? C'est qu'au fond de son âme il y avait de la force, de la grandeur, une riche et vigoureuse nature. Cependant il est regrettable que Gui Patin, parlant d'un homme qui lui conseilla d'étudier la médecine, ne nomme pas Riolan. C'est en effet ce médecin qui le dirigea, qui l'aida de toutes manières, et lui fit donner la survivance de sa chaire au Collége de France. Une pareille réticence a lieu d'étonner : est-ce oubli? est-ce ingratitude? Il est difficile de prononcer. (R. P.)

père de Lingendes, mais la chance a tourné. Je vous baise les mains de tout mon cœur, et serai pour ma vie, monsieur, votre très humble, etc.

De Paris, ce 13 juin 1644.

LETTRE CLXXVIII. — *Au même.*

Je vous dirai que madame la comtesse de Soissons est ici morte âgée de soixante-sept ans. On lui a trouvé onze cent mille francs d'argent comptant; elle a laissé la valeur de cent mille écus au petit bâtard de feu M. le comte son fils, et mille écus de rente à la mère. La mort nous a ici encore ravi un grand personnage *optimum et doctissimum virum :* c'est M. de Bourbon, qui demeuroit dans les pères de l'Oratoire. Il étoit chanoine de Langres, avoit jadis été professeur du roi en grec; mais il étoit savant en tout. Son mal a été une fièvre continue *ex suppressa arthritide*, qui l'a emporté en peu de jours âgé de soixante-dix ans. J'y perds un bon et grand ami; je prie Dieu qu'il me conserve le reste.

La reine d'Angleterre est en France, où elle se réfugie, tant pour le mauvais état des affaires de son mari que pour une indisposition qu'elle a, qui l'a obligée de consulter deux médecins de deçà qui y sont allés, savoir *MM. Chartier* et *de Pois*. L'historien Dupleix a été mandé par les grandeurs de deçà pour venir ici (et est en chemin) pour faire le deuxième tome de son *Histoire de Louis XIII*, et pour la continuer jusqu'à présent. Il y aura en cette vie des pas bien glissants; nous verrons comment il en échappera et quel éloge il fera au cardinal, qui a mis le feu aux quatre coins de l'Europe.

Tous les bigots sont en l'attente d'un nouveau pape, qui leur enverra en singulier présent un jubilé, *pro jucundo adventu ad papatum*. S'ils n'y gagnent des pardons, au moins ils y gagneront des crottes, et peut-être la toux, le rhumatisme ou quelque autre maladie dont les médecins aussi se ressentiront de quelque chose. Je vous prie de m'aimer toujours et de croire que je serai toute ma vie de cœur et d'affection, monsieur, votre très humble, etc.

De Paris, ce 2 de septembre 1644.

LETTRE CLXXIX. — *Au même.*

Je n'ai langui dans l'attente des vôtres le mois passé que pour la peur que j'avois qu'il ne vous fût arrivé quelque chose. Je me réjouis bien fort de ce qu'êtes en bonne santé, et souhaite de tout mon cœur qu'y demeuriez longues années avec mademoiselle Spon et le fils que Dieu vous a donné. Ce que vous me dites des libraires de Paris est très vrai, il y a longtemps que je le sais très bien : *sunt pessimi nebulones et lucriones tenacissimi, vilissimi, mendacissimi.* Il n'y a rien que je déteste et que je haïsse plus que le mensonge, que j'abhorre plus que les démons de Loudun et de Louviers, et cette espèce de gens me déplaît encore davantage en ce qu'ils mentent à toute heure fort impunément et sans aucune nécessité. Ce sont gens qui n'ont non plus de foi que d'esprit, et qui sont purement indignes de ce beau nom de marchand. J'en excepte les bons comme vous, qui sont en petit nombre. Le Macé, que vous m'indiquez, est un tyran en son métier, rude et barbare, et qui n'y connoît rien; mais il n'est pas tout seul, il y en a encore plus d'une douzaine d'autres qui ne valent pas mieux que lui et qui sont aussi ignorants. Dieu les veuille bien amender, autrement ils gâtent un beau et très innocent commerce. Ils sont si sots et si superbes, qu'ils s'imaginent qu'on leur doit encore de reste quand on les a bien payés. M. Meyssonier se trompe sur le fait de Louis Guyon, qui ne fut jamais médecin de Paris. Je doute pareillement s'il a gagné tant de bien à la pratique; ce n'est point qu'il n'eût bon

esprit, mais il paroît en beaucoup d'endroits qu'il ne prati-
quoit pas le métier dont il parle; il avoit beaucoup voyagé et
beaucoup lu, mais il n'a jamais guère vu de malades. Je sais
bien qu'il étoit trésorier; mais je ne crois point qu'il ait beaucoup pratiqué, ce qu'il eût fallu faire en ce temps-là aussi bien
qu'en celui-ci pour gagner cent mille écus, outre que je voudrois savoir quand il est mort et en quel lieu. Puisque M. Meyssonier a changé de casaque, voilà les affaires de la religion
prétendue réformée en mauvais état et le parti du pape fortifié *ex tanta accessione.* J'ai peur qu'il ne fasse bien du bruit;
mais je n'ai pas peur que de papiste il devienne fou, car il
l'est déjà, et il y a longtemps que je le tiens pour tel. Quiconque lira ses écrits ne manquera pas de le deviner. La
sainte bigotise du siècle superstitieux dans lequel nous vivons
a têlé la cervelle à beaucoup d'autres; mais la folie de
M. Meyssonier n'est pas de cette nature, elle ne lui est venue
que de la bonne opinion qu'il a de soi. Il eût pu enfin quelque
jour devenir savant s'il n'eût pensé l'être déjà; mais ce sien
malheur est commun à beaucoup d'autres. Il n'a plus qu'à
continuer, il fera fortune, puisqu'il s'est avisé de ce grand secret de mettre le pape, les cardinaux et les moines de son
côté : *romanos rerum dominos, gentemque togatam.* M. Moreau
vous baise les mains, et est bien aise quand il entend parler de
vous et que je lui raconte de vos nouvelles après que j'ai reçu
vos lettres. J'apprends ici de bonne part que le père Théophile
Raynaud a fait de nouveau un livre intitulé *Heteroclita christiana*, que les satiriques ont supprimé. Je vous prie de vous
en enquérir et de savoir si nous ne pourrions pas en avoir un
à quelque prix que ce fût. On dit ici que ce père est petit-fils
de la Renaudie, qui avoit fait la conspiration d'Amboise, et
qui, pour l'avoir lui-même vendue, en fut mauvais marchand.
Qu'en croyez-vous, monsieur? l'avez-vous jamais ouï dire?
Enfin les cardinaux nous ont fait un pape qui se nomme Pamphilio et a voulu être appelé Innocent X. *Utinam nemini
nocent, præsertim Gallis, quibus parum faviturus creditur!*

Quelques jours avant l'élection du pape, est mort à Rome, hors du conclave, le bon et sage cardinal Bentivoglio, qui méritoit mieux d'être pape que la plupart des autres; il avoit fait un livre *de Vita sua*, et des emplois qu'il avoit eus durant icelle. J'aurois grand regret que ce livre ne fût enfin imprimé comme il est en danger d'être perdu. Le pape d'aujourd'hui a eu autrefois un oncle cardinal sous Clément VIII qui s'appeloit *Hieronimus Pamphilius*. Celui-ci est un fort habile homme, grand politique, combien que peu savant, mais bien résolu et fort intelligent aux affaires. De malheur pour lui il est vieux, âgé de soixante-douze ans; il a fait loger dans le même palais deux siens favoris cardinaux, savoir, *Palotta* et *Pancirolli*, desquels ce dernier est ennemi juré de notre cardinal *Mazarin*. Ce pape a été autrefois dataire du cardinal Barberin *in legatione gallica et hispanica*, puis nonce, à Naples, et enfin en Espagne, à la fin de laquelle nonciature il a été fait cardinal l'an 1630. Il est d'une maison qui est descendue d'une bâtarde d'Alexandre VI. Il a un neveu qui épousera par accord fait avant son élection la nièce du cardinal Barberin, et par ce mariage toute la case barberine prétend de se maintenir, malgré la haine qu'on leur porte à Rome et malgré tous les ennemis qu'ils y ont. Deux maréchaux de France sont morts depuis peu, savoir, le maréchal de Saint-Luc, à Bordeaux, et M. de Vitry à six lieues d'ici. Si Dieu vous a donné un fils, comme vous avez pu le désirer, vous et mademoiselle votre femme, il nous a donné aussi une fille qui nous vient de naître, laquelle étoit *summa votorum uxoris meæ : en sororculam quatuor habentes fratres, quorum unusquisque sororem habet.*

J'attends de vous et espère que vous me manderez ce qui sera arrivé du procès entre les apothicaires et les jésuites de Lyon; on travaille de deçà contre eux; mais l'impression ne va pas fort vite pour la peur qu'on a du chancelier, qui les favorise trop. M. le cardinal Mazarin est malade à Fontainebleau d'une double tierce. M. de Noyers, *vehementissimus et*

accerrimus fautor gregis loyoliticæ, a charge de se retirer de la
cour (en laquelle il se fourroit trop avant pour tâcher d'y être
employé) et de s'en aller en sa maison des champs, où il a
tout loisir de planter des choux. Le cardinal Mazarin ne l'aime
point, ni les jésuites non plus, qui sont autant de couteaux
pendants qu'il a à son service.

Il est ici arrivé d'Hollande un petit livre nouveau intitulé
Religio medici, fait par un Anglois, et traduit en latin par
quelque Hollandois. C'est un livre tout gentil et curieux (1),
mais fort délicat et tout mystique ; l'auteur ne manque pas
d'esprit ; vous y verrez d'étranges et ravissantes pensées. Il
n'y a encore guère de livres de cette sorte. S'il étoit permis
aux savants d'écrire ainsi librement, on nous apprendroit
beaucoup de nouveautés ; il n'y eut jamais gazette qui valût
cela ; la subtilité de l'esprit humain se pourroit découvrir par
cette voie. Nous attendons tous les jours de Hollande un livre
nouveau de M. Saumaise intitulé *de Cæsarie*, touchant une
querelle qui est survenue en ce pays-là, s'il est plus séant à un
ministre de faire son prêche avec de courts cheveux qu'avec
une grande perruque. Au même temps, un professeur nommé
Poliander a écrit un autre livre *de Comâ* sur le même sujet.
M. le cardinal Mazarin a enfin fait coucher l'affaire depuis
deux mois, qui étoit sur le bureau depuis plus de quatre ans,
savoir, de faire revenir M. Saumaise en France, ce qui lui est

---

(1) Ce petit livre, *tout gentil et curieux*, est de Thomas Brown,
médecin à Norwich ; il parut à Londres en 1642. — Le titre *Religio
medici* ne signifie pas religion du médecin, mais d'un médecin ; en effet,
le livre n'est que le développement assez obscur et mystique des opinions de l'auteur. Il en a paru une traduction française à la Haye,
en 1668, par Nicolas Lefèvre, avec des notes. Le traducteur prétend
que le but de l'auteur a été de détruire cette odieuse opinion universelle, *ubi tres medici, duo athei* ; il dit encore dans son avis au lecteur
que Thomas Brown, par son ouvrage, « a voulu faire mentir le proverbe
italien qui dit : *Quanto più gran teologo, tanto più mal cristiano.* »

(R. P.)

accordé sans aucune condition ni restriction ; il viendra demeurer ici moyennant six mille livres de pension annuelle,
qu'on lui donne à prendre sur l'élection de Paris. M. le président de Bailleul, surintendant des finances, est aussi fort
de ses amis, ce qui lui aidera fort pour être bien payé. Je
suis, etc.

A Paris; ce 21 octobre 1644.

LETTRE CLXXX. — *Au même.*

Le nouveau pape commence à se gaudir du papat ; il a
donné tous les offices et bénéfices vacants, a fait du bien à
tous ses domestiques, mais n'a pas fait encore de cardinaux,
dont il a plein pouvoir et dix lieux vacants. Nous avons des
nouvelles comme le duc d'Enghien a pris Trèves et Coblentz,
qui sont places sur le Rhin très difficiles à garder, mais qui
seront bien propres à faire hiverner nos troupes. D'un autre
côté, le roi d'Espagne se rend le plus fort dans la Catalogne et
reprend petit à petit les places qui l'avoient abandonné. Don
Francesco de Mélos, qui étoit chef du conseil en Flandre, a
été redemandé ; il a passé par ici, s'en va en Espagne, *reddi-
turus rationem suæ villicationis.* Quelques politiques disent ici
qu'il sera, étant arrivé à Madrid, employé pour les affaires du
Portugal, et que, comme il est homme de grande négociation, il sera employé à faire révolter ce royaume, duquel il
est natif, par les intelligences qu'il y a.

Nos libraires de deçà n'impriment rien que des livres de
dévotion et des romans. M. Saumaise est encore en Hollande,
où il a fraîchement reçu une grande affliction par la mort de
deux de ses filles, que la petite-vérole lui a ravies. *Nondum
constat de ejus reditu,* parce qu'on ne lui a pas encore envoyé
ses lettres. On imprime ici une réponse pour l'Université de
Paris contre le livre du père Caussin et leur Théologie mo-

rale. La première qui entrera céans sera pour vous, ne vous
en mettez pas en peine; il en viendra bientôt après encore un
autre qui répondra au livre du père Lemoine. Le grand prieur
de France, commandeur de la Porte, oncle du feu cardinal
de Richelieu, mais plus homme de bien que lui, est ici mort
d'apopléxie, *ex immodica venere*, âgé de quatre-vingt-deux
ans (1). M. le comte d'Harcourt s'en va en Catalogne pour
tâcher d'y mieux faire que le maréchal de la Mothe Houdancourt, ou au moins pour tâcher d'y être plus heureux. Je
m'étonne bien qui vous a dit que j'étois l'auteur du petit
Traité de la conservation de la santé, qui est derrière le *Médecin
charitable*; cela ne mérite pas votre vu. Je l'ai fait autrefois
à la prière du bon médecin charitable même, M. Guybert,
qui m'avoit donné le bonnet, et me pria de le faire le plus populaire que je pourrois afin de le pouvoir joindre à son livre.
Il ne mérite pas que vous y mettiez votre temps. Le passage
du vin contre la peste est tiré de Riolan, *in methodo generali*,
ubi de peste; mais il n'est pas dans Plutarque ainsi : c'est une
faute de M. Amyot, qui l'a traduit; mais elle n'est pas toute
seule, il y en a plus de six mille autres. Si je puis jamais
prendre quelque loisir, je tâcherai de raccommoder ce traité
et de le rendre un peu meilleur qu'il n'est; et, en attendant,
je vous prie de me faire la charité de ne dire à personne que
je l'ai fait, car j'en ai honte moi-même. Je n'ai rien à vous
dire touchant les quatre ventricules ni leurs noms. Je pense
que cela n'a jamais été mis en françois; je ne sais si les chas-
seurs ne l'ont point fait en leur jargon de chasse. Je vous
baise très humblement les mains, et suis, monsieur, votre
très humble, etc.

A Paris, ce 10 novembre 1644.

(1) Mourir *ex immodica venere* à quatre-vingt-deux ans, en vérité
y a-t-il donc là de quoi se lamenter ? Gui Patin entend la plaisanterie.

(R. P.)

LETTRE CLXXXI. — *Au même.*

Pour réponse à la vôtre du pénultième de novembre, je
vous dirai que *Onuphrius Panvinius* est un grand auteur qui
mourut jeune à Palerme, âgé de trente-neuf ans : *erat Vero-
nensis eremita Augustinianus.* Josephus Scaliger *eum vocabat
patrem historiæ, et omnibus ejusmodi scriptoribus anteponebat.*
M. le président de Thou a fait souvent mention de lui :
multa scripsit, ex quibus habeo paucissima. Je pense néanmoins
que celui que vous avez vu imprimé depuis deux ans à Padoue l'a déjà été autrefois. Si je puis recouvrer *Aristarchus
Semiuns, de Mundi systemate, cum notis,* P. de Roberval, je vous
l'enverrai. *Phytologia Salmasii opus est mihi incognitum, nondum quidquam de eo audici, nec facile credo.* Son Dioscoride
ne peut pas être imprimé ; il sera grec et latin, grand in-folio,
avec des commentaires sur chaque chapitre, où il y aura
beaucoup d'hébreu et d'arabe, à ce qu'il m'a dit lui-même.
Pour celui qui écrit de l'Université de Montpellier, je ne sais
ni qui il est ni ce qu'il sera ; mais il ne me fait non plus de peur
qu'il me fera de mal. J'ai opinion que ce sera quelque travail
de *cogne festu,* qui lui fera beaucoup plus de peine que d'honneur : je ne saurois me mettre en état d'appréhender ses pin-
çades pour notre Faculté. S'il faisoit si bien en ce sujet, qu'il
peut nous en donner envie, et qu'il nous eût donné occasion
de nous en ressentir, il ne manqueroit pas de réponse suffi-
sante : *si illi est machæra, et nobis est veruina domi.* Là meilleure pièce qu'il pourra mettre en son sac sera la réponse à
l'arrêt que nous avons obtenu contre le gazetier, et entre
autres un plaidoyer de M. l'avocat général Talon. La plupart
des médecins de Montpellier ont ici étudié avant que d'y aller
prendre leurs degrés, et nous ont plus d'obligation qu'à ceux
qui leur ont donné des bulles et du parchemin pour de l'argent. Ceux de Rouen, qui sont la plupart docteurs de Montpellier, ont publié et reconnu en leur factum, il y a deux ans, .

qu'ils nous étoient. bien plus obligés de leur avoir enseigné
leur art qu'à ceux de Montpellier, qui leur avoient vendu leurs
degrés. Nous savons bien comment on n'y refuse point les
premiers degrés, et comment on y obtient aisément les seconds. Nous avons pour nous l'antiquité, le plus grand
nombre des médecins des rois, les plus grands personnages
qui ont le plus profité au public par les beaux écrits qu'ils
nous ont laissés. Nous avons recouvré trois anciens registres
qui nous faisoient faute, lorsque M. Moreau répondit au gazetier, il y a quatre ans, lesquels étoient cachés chez les descendants d'un de nos doyens du temps de Louis XII. Il n'y a
que trois cents ans que Montpellier est en France, auparavant
ce n'étoit que barbarie. Je ne vois guère de médecins illustres
de Montpellier, avant G. Rondelet, qui avoit étudié à Paris,
et qui devoit son institution à nos écoles. J'ai déjà peur pour
cet écrivain que l'on ne disc de lui : *Parturiunt montes, nas-
cetur ridiculus mus.* Je ne serai pourtant jamais marri de voir
un beau livre touchant cette université, que j'honore autant
que je dois, et d'y apprendre de belles choses que personne
n'ait encore révélées, qui ne manqueront pas d'être révélées
s'il est besoin, *et nobis expediat.* Feu Fr. Ranchin, en ses *Opuscules françois,* avoue que la ville de Montpellier n'est pas ancienne, et même, dans ses opuscules latins, n'a pas produit
grand nombre d'hommes illustres pour l'honneur de la Faculté de médecine. Ce sont presque tous gens inconnus, *quos
fama obscura recondit.* M. Ranchin, l'avocat, en tout ce qu'il
a mis de la Faculté de Montpellier dans la deuxième édition
Du monde de M. d'Avity, ne pourra pas l'autoriser, car lui-
même confesse que les docteurs de Montpellier n'ont vers soi
d'autres titrés. Il n'y a guère que cent ans que leurs priviléges
ont été confirmés au parlement de Toulouse. Ce que ceux de
Montpellier ont par-dessus nous sont la thériaque, les confections d'alkermès et de hyacinthe; mais c'est que nous
avons bien le moyen de nous en passer, et avec bonnes raisons. C'est de la forfanterie qui vient des Arabes, et que nous

avons heureusement chassée de deçà. S'ils étoient aussi savants et aussi gens de bien qu'ils devroient être, ils en feroient autant. Vous savez bien que Pline a eu raison d'appeler la thériaque *compositionem luxuriæ*, et qu'il y a bien à dire contre cette composition : aussi savez-vous bien que les deux autres ne servent qu'à échauffer les malades, et à faire des parties aux apothicaires. J'ai peur de vous avoir ennuyé sur cet article; j'aime mieux me taire, et vous dire que nous attendrons ce beau livre nouveau dans lequel son auteur fera fort bien de charrier droit, sans pourtant que j'aie aucune appréhension qu'il nous puisse faire mal. M. Vautier n'est pas médecin du roi, mais il l'étoit de la feue reine-mère, et fut mis prisonnier en la Bastille l'an 1630, d'où il n'est sorti que douze ans après Il vit le feu roi en sa maladie, comme M. Moreau et M. de la Vigne. M. le cardinal Mazarin étant tombé malade à Fontainebleau, il y est allé comme étant son médecin ordinaire : on ne parle pas de lui pour cela davantage du tout, et je vous prie de m'en croire. M. Séguin, premier médecin de la reine, l'a vu tous les jours avec lui, et un autre troisième qui étoit en quartier. Ce n'est pas grand cas d'avoir guéri une double tierce assez légère en un homme fort, tel qu'est M. le cardinal Mazarin, qui est de bonne taille et de bon âge. Pour premier médecin du roi, il ne le sera pas sitôt; il faudroit bien du changement. Le bruit que vous en avez ouï courut ici le mois de mai passé, et fut aussitôt étourdi par une réponse que fit la reine. Il est en une posture pour n'y venir jamais, étant médecin du premier ministre, qui seroit une affaire fort suspecte. Le cardinal de Richelieu ne voulut pas mettre son médecin, M. Citois, en cette première place, combien qu'il eût tout pouvoir, de peur d'augmenter le soupçon qu'on avoit déjà de lui, et de ruiner la grande fortune à laquelle il étoit déjà parvenu. La reine le connoît bien et ne l'aime point, et je sais bien pourquoi : elle sait bien aussi qu'il n'est pas grand médecin. Joint que M. Cousinot est si bien en son esprit, qu'il ne sortira de cette charge qu'en quittant la vie; ce qu'elle a

montré évidemment à la mort du feu roi, *contre les efforts de
ceux qui vouloient y en mettre un autre*, qui est bien plus
huppé que M. Vautier, et même M. Séguin, qui est près de la
reine, et qui a tout le pouvoir qu'un médecin y peut y avoir,
et a grand intérêt d'en reculer M. Vautier, à quoi il ne manquera point, tant par le crédit qu'il y a que par sa femme,
que la reine lui a donnée très riche et très opulente, et qui
gouverne l'esprit de la reine aussi, qui est la raison pourquoi
il s'est marié. M. Vautier est fort riche, il a une bonne abbaye (1), force argent comptant, mais peu de crédit, hormis
qu'il peut être considéré comme médecin du cardinal Mazarin, qui n'est pas si grande chose, vu qu'en cette nature
d'affaire, tel qui est aujourd'hui en faction n'y sera pas dans
un mois. M. Cousinot, d'un autre côté, se tient assuré. Le
pauvre homme n'a besoin que de santé, encore vivra-t-il :
habet adhuc patrem in vivis. M. Vautier médit de notre Faculté
assez souvent, et nous le savons bien ; il dit que nous n'avons
que la saignée et le séné, et se vante d'avoir de grands secrets
de chimie. Il a donné fort hardiment de l'antimoine à divers
malades, et même à des enfants, dont il a été fort mauvais
marchand. Il ne nous veut pas du bien, mais il ne nous sauroit nuire. Feu M. Héroard, qui étoit bien autre que le premier
médecin, qui mourut l'an 1627, a cherché tous les moyens
possibles à un homme pour nous faire du mal, et n'en a pu
venir à bout ; témoin le procès que nous gagnâmes contre lui
l'an 1612, au grand conseil, où notre doyen, qui étoit
M. Cl. Charles, déclama publiquement contre son avarice.
Toutes les Universités de France y avoient intérêt : notre Faculté lui fit perdre son procès ; ceux de Montpellier y avoient
mille fois plus d'intérêt que nous : ils nous prièrent de faire
pour eux, ce que nous fîmes de bonne sorte, et il ne leur en

(1) On voit qu'à cette époque les médecins avaient encore des abbayes, quoiqu'ils eussent droit de se marier ; leur costume était néanmoins presque clérical.   (R. P.)

coûta pas un sol. Ils nous en remercièrent aussi : nous gardons soigneusement toutes leurs lettres, et néanmoins, pour récompense, ils se sont joints au gazetier, qui est le dernier de tous les hommes contre nous : aussi en ont-ils eu la courte honte, comme ils méritoient. Quand M. Vautier seroit premier médecin du roi (ce qui n'est point viande prête), il ne nous pourroit pas nuire; au contraire, il auroit besoin de charrier droit et de nous avoir pour amis, ce qu'il feroit infailliblement pour se conserver. Tous les hommes particuliers meurent, mais les compagnies ne meurent point. Le plus puissant homme qui ait été depuis cent ans en Europe, sans avoir la tête couronnée, a été le cardinal de Richelieu. Il a fait trembler toute la terre; il a fait peur à Rome; il a rudement traité et secoué le roi d'Espagne, et néanmoins il n'a pu faire recevoir dans notre compagnie les deux fils du gazetier qui étoient licenciés, et qui ne seront de longtemps docteurs (1). Voyez après cela ce que peut faire M. Vautier, dont le plus grand crédit qu'il ait est qu'il est médecin d'un premier ministre : ce qui lui donnera plus de vogue, quelque argent, ou quelque bénéfice davantage, et rien de plus. Il se pique de trois choses qui ne firent jamais un homme plus sage, de savoir de la chimie, de l'astrologie et de la pierre philosophale; mais on ne guérit point de malades par tous ces beaux secrets. L'Hippocrate et le Galien sont les beaux secrets de notre métier, qu'il n'a peut-être jamais lus. Et en voilà assez sur ce fait, sur lequel je me suis étendu afin de vous faire entendre ce que

(1) Certes voilà une preuve décisive de cette puissance collective ou d'association si remarquable dans l'ancienne Faculté de médecine. Les grands, les princes, le parlement, ne concevaient pas même l'idée de résister à Richelieu, parvenu à l'apogée du pouvoir, et quelques médecins réunis en corporation se refusent à recevoir docteurs ses protégés : il fallait que l'esprit de corps fût bien redoutable pour amener de tels résultats. Il y avait, à la vérité, quelques inconvénients, mais aussi que d'avantages pour la dignité de la profession, pour les intérêts de l'humanité!   (R. P.)

dessus: Il y a encore d'autres raisons plus mystiques pour lesquelles il ne seroit pas premier médecin du roi, quand même
M. Cousinot mourroit devant, *quod malum dii avertant*. Mais
ces raisons-là ne peuvent être sûrement couchées sur ce papier, ce qu'autrement je ferois très volontiers, à cause de
vous. Je vous assure qu'on ne parle pas de lui ici plus que
d'un autre, et que s'il avoit une si grande réputation, il la
perdroit bientôt, vu qu'il n'est pas capable de la soutenir
plura coram, si jamais le bon Dieu permet que nous nous ren-
contrions en même lieu. Je suis de tout mon cœur, monsieur,
votre, etc.

De Paris, ce 6 décembre 1644.

LETTRE CLXXXII. — *Au même.*

Après vous avoir souhaité une longue santé en cette nouvelle année, je vous dirai, sur ce que vous souhaitez de savoir,
que M. Cousinot, premier médecin du roi, est en bonne santé
et en fort bon état pour sa charge. Je souhaite qu'il y soit fort
longtemps, et je ne pense pas qu'il perde sa place qu'avec la
vie. Je lui parlerai de vous la première fois que je l'entretiendrai. M. Vautier est bien loin de son compte; mais quand il
seroit en ce zénith de la fortune, où il ne viendra apparemment jamais, il ne nous pourroit faire aucun tort: nous sommes
au-dessus du vent et des tempêtes. Il est vrai, comme on vous
l'a dit, qu'il y a ici un Anglois, fils d'un François, qui médite
de faire faire des carrosses qui iront et reviendront en un même
jour de Paris à Fontainebleau, sans chevaux, par des ressorts
admirables. On dit que cette nouvelle machine se prépare
dans le Temple. Si ce dessein réussit, cela épargnera bien du
foin et de l'avoine, qui sont dans une extrême cherté (1). Pour

(1) Il est fâcheux que Gui Patin ne parle plus de l'admirable invention dont il s'agit. Quel était le moteur de cette voiture? Était-ce la

votre collègue, qui a entrepris de faire mourir de faim les
scieurs d'Aix par sa nouvelle machine. je ne sais point son nom,
et je serois bien d'avis que les scieurs d'Aix ne le sussent pas
aussi. Mais à propos de collègue, que fait votre M. Meyssonier? Est-il grandement catholique? Renversera-il le parti
de la prétendue réformation? Le pauvre homme n'avoit que
faire de se hâter à ce changement, on le connoissoit déjà assez
bien ; qui en eût douté n'eût eu qu'à lire ses écrits, qui seront
toujours le portrait de son esprit.

Je vous ai obligation du livre du sieur Potier (1), dont vous
m'avez fait présent; mais je doute fort si le public en aura à
M. Huguetan d'imprimer de tels livres, qui serviront plutôt
à faire des charlatans que de grands docteurs. Ce livre est
plein de mauvais remèdes, de vanteries, de faussetés, et plût
à Dieu qu'on n'eût jamais rien imprimé de telle sorte ! Il est
trop de chimistes et de malheureux empiriques ; mais il est
fort peu de gens qui s'étudient à bien entendre les épidémies
d'Hippocrate. J'ai ouï dire à M. Moreau, qui est Angevin comme
ce Potier, que c'étoit un grand charlatan et un grand fourbe,
qui se mêloit de notre métier; qu'il ne montoit sur le théâtre
que pour mieux débiter ses denrées ; qu'il étoit sorti du
royaume et avoit pris le chemin d'Italie : aussi fait-il dans son
ouvrage l'aristarque et le censeur des médecins. A l'ouïr
dire, il n'y a que lui seul qui soit savant et entendu. Ce qui
me fait soupçonner tout son fait, c'est qu'il parle trop souvent

vapeur? Avait-on déjà mis en pratique la découverte de Salomon de
Caus, alors si cruellement traité par le cardinal de Richelieu? On voit
déjà combien les arts et l'industrie tendaient à prendre un merveilleux
essor, combien on s'efforçait de connaître ce grand et admirable pays
de l'inconnu, où les esprits supérieurs ont seuls le droit de pénétrer.
Il y a loin sans doute de cette voiture à nos locomotives, mais l'idée
était en germe ; deux siècles l'ont amenée progressivement à son état de
maturité, l'application industrielle au profit de la société.   (R. P.)

(1) P. Poterii Opera omnia medica ac chemica, Lugduni, 1645,
in-8°.   (R. P.)

de son or diaphorétique, de son opium ou laudanum, et qu'il blâme trop souvent les autres remèdes, dont le public reçoit tous les jours du soulagement. Son livre est une perpétuelle censure de la médecine commune ; il n'y aura néanmoins que les sots qui l'admireront, et les honnêtes gens n'en feront jamais leur profit. Ce livre deviendra ridicule, ou il rendra ridicule tout le métier dont nous nous mêlons vous et moi.

Le 22 décembre dernier, est ici mort un commis de M. Fiubet, trésorier de l'épargne, nommé Jean-Baptiste Lambert, fils d'un procureur des comptes, petit-fils d'un médecin de Paris, et neveu de M. Guillemeau notre collègue. J'ai été son médecin depuis huit ans. Il m'a laissé par testament, dans son codicile, la somme de trois mille livres, et un autre article qui vaudra plus que cela. Il avoit le rein droit tout consumé et purulent, dans le follicule duquel il y avoit seize pierres qui pesoient quatre onces ; le poumon étoit aussi gangrené. Il est mort tout sec, sans aucune violence, ayant eu beaucoup de temps à donner ordre à ses affaires. Il étoit riche de trois millions ; il avoit gagné ce grand bien, 1° dans les partis, étant commis de M. de Bullion ; 2° pour avoir été commis de l'épargne pendant dix-huit ans : 3° par son grand ménage, n'ayant eu maison faite que depuis Pâques dernier. J'étois fort en ses bonnes grâces, mais j'ai toujours méprisé la fortune dont il me vouloit faire part. Je suis, etc.

De Paris, le 20 janvier 1645.

LETTRE CLXXXIII. — *Au même.*

Je viens de recevoir tout présentement la vôtre, sur quoi je vous dirai que je suis ravi lorsque je reçois de vos lettres. Je ne suis pas naturellement mélancolique, l'embarras et les intérêts du monde me touchent fort peu ; mais si j'avois de la

tristesse et du chagrin, je pense que vos lettres seroient capables de me l'ôter.

Pour le livre de M. Saumaise, *de Episcopis et Presbyteris*,
l'auteur même m'a dit qu'il en feroit imprimer ci-après deux
autres volumes. Le P. Petau n'y a point fait de réponse particulière, mais il a tâché d'y répondre dans le dernier des trois
tomes de ses *Dogmes théologiques*. M. Saumaise écrivit ce livre
en Bourgogne, où il étoit venu de Hollande pour la succession
de M. son père, qui étoit mort doyen du parlement, sans
secours de livre, et presque tout de sa seule mémoire.
L'ayant envoyé tel que vous le voyez en Hollande, M. Rivet
le fit imprimer, quoique ce fût contre l'intention de l'auteur,
qui espéroit d'y mettre encore quelque chose étant retourné à
Leyden, et il m'a lui-même témoigné qu'il avoit regret que
cette affaire eût été autrement exécutée : ce qui me fait croire
que, quelque jour, ce savant homme fera réimprimer tout ce
qu'il a sur cette controverse, tout ensemble, avec une réponse
à ce qu'en a dit au contraire le père Petau, qui avoit donné le
premier l'occasion à cette dissertation, par un livre gros d'un
pouce, sur un passage de son traité *de Fœnore trapezitico*. Le
père Petau dédia son livre au cardinal de Richelieu, qui le
reprit d'avoir écrit contre un homme que le roi aimoit, et
qu'il vouloit tâcher de retenir en France ; il lui dit qu'il feroit
mieux de ne pas écrire et d'avoir soin de sa santé, de laquelle
il est fort incommodé en sa vieillesse. M. Saumaise étoit
alors à Paris, et ce fut en ce temps-là que M. le cardinal de
Richelieu traitoit avec lui pour l'y arrêter avec une bonne
pension, dont madame Saumaise sa femme étoit ravie ; mais
il n'y voulut pas consentir et se dégoûta des propositions
générales qu'on lui en faisoit, pour une particulière qu'on y
fit couler, qui étoit d'écrire en latin l'histoire de ce cardinal,
ce que M. Saumaise m'a dit lui-même en secret, et me protestant qu'il eût été bien marri d'employer le talent que Dieu
lui avoit donné au service et à l'histoire fardée de ce ministre
qui avoit failli à ruiner l'Europe par son ambition. Ce P. Petau

est un des plus savants d'entre les jésuites, mais homme fâcheux, mordant et médisant, qui n'a jamais écrit que pour réfuter quelqu'un. Il a fait deux volumes in-folio pour réfuter Joseph Scaliger, contre lequel il a vomi des charretées d'injures, bien qu'il fût mort vingt ans auparavant. Vous souvenez-vous de ce que dit Pline dans la préface de son *Histoire naturelle*, qu'il n'y a que les lutins qui combattent avec les morts? Il n'a écrit sur saint Épiphane que pour reprendre à chaque page le cardinal Baronius. Il a fait imprimer un autre tome intitulé *Uranologium*, afin d'y draper M. Saumaise. Il a aussi écrit contre M. de la Peire, contre un théologal d'Orléans, contre M. H. Grotius, avec lequel il est aujourd'hui grand ami, et dont l'on ignore la religion. Il a aussi écrit sur Tertullien des traités pleins d'injures de cabaret et d'harengères contre M. Saumaise; et même il a tout fraîchement écrit contre M. A. Arnauld, *De la fréquente Communion*, contre lequel il a perdu son estime. Son deuxième tome des *Dogmes théologiques* est aussi contre l'évêque d'Ypres, Jansénius, qui triomphe parmi les honnêtes gens. Bref, ce père Petau n'écrit que pour faire le baron de Feneste et pour contredire à tout venant, comme s'il étoit agité de quelque mauvais génie de sédition et de contradiction.

Au reste, je ne m'étonne pas si vous avez à Lyon des charlatans qui viennent d'Italie, où l'on sait qu'il y en a un si grand nombre, que beaucoup de gens l'appellent le pays de la charlatanerie; mais je m'étonne que le cardinal Mazarin les appelle ici, vu qu'il y en a déjà tant. *Vale.*

De Paris, le 16 février 1645.

LETTRE CLXXXIV. — *Au même.*

Pour réponse à votre lettre que je viens de recevoir, je vous dirai que je me tiens très obligé de la continuation de votre affection, et du bon accueil que vous faites à mes lettres, lesquelles je vous écris sans cérémonie et avec le dernier caractère d'amitié, pour répondre à la vôtre dont je fais grande estime. Vous voyez même que je n'y mets aucun soin de style et d'ornements, et que je n'y emploie ni Phœbus ni Balzac.

Dans le premier paquet que je vous enverrai, vous y trouverez la thèse de M. Dupré, *De la saignée fréquente et copieuse des médecins de Paris.* Il est tout vrai que la saignée est un très grand remède en la petite-vérole, principalement faite de bonne heure; mais ce mal est quelquefois si malin, et le poumon quelquefois si engagé, que c'est folie de prétendre y donner secours par ce remède : c'est pourquoi le pronostic est dans ce cas d'un grand usage à un médecin. J'ai coutume de dire aux mères, qui ont ordinairement grand soin du visage de leurs enfants, qu'il faut premièrement être assuré de leur vie, et que je ne réponds jamais de l'événement de cette dangereuse maladie qu'après que je les ai vus plusieurs fois jouant en la rue avec les autres enfants. Il n'y a point de remèdes au monde qui fassent tant de miracles que la saignée. Nos Parisiens font ordinairement peu d'exercice, boivent et mangent beaucoup et deviennent fort pléthoriques; en cet état ils ne sont presque jamais soulagés de quelque mal qui leur vienne, si la saignée ne marche devant puissamment et copieusement; et néanmoins si ce n'est une maladie aiguë, on n'en voit point si tôt les effets, comme de la purgation. Environ l'an 1633, M. Cousinot, qui est aujourd'hui premier médecin du roi, fut attaqué d'un rude et violent rhumatisme, pour lequel il fut saigné soixante-quatre fois en huit mois, par ordonnance de M. son père et de M. Bouvard son beau-père (1).

(1) *Soixante-quatre saignées* en huit mois pour un rhumatisme ! à la bonne heure ! Les ardents sectateurs de cette méthode trouveront dans ces lettres plusieurs exemples pareils. Gui Patin ne connaît pas de moyen thérapeutique plus puissant et qui fasse *tant de miracles*, selon son expression : aussi avait-il en horreur les *hémaplobes*. Il était imbu de ce principe de Botal, le premier qui vanta les saignées à ou-

Après avoir été tant de fois saigné, on commença à le purger, dont il fut fort soulagé, et en guérit à la fin. Les idiots qui n'entendent pas notre métier s'imaginent qu'il n'y a qu'à purger, mais ils se trompent; car si la saignée n'a précédé copieusement, pour réprimer l'impétuosité de l'humeur vagabonde, vider les grands vaisseaux, et châtier l'intempérie du foie qui produit cette sérosité, la purgation ne sauroit être utile. Je lui ai ouï dire à lui-même que la seule saignée l'avoit guéri, et que sans elle la purgation ne lui eût jamais servi. J'ai autrefois traité en cette ville un jeune gentilhomme âgé de sept ans, qui tomba dans une grande pleurésie pour s'être trop échauffé à jouer à la paume, ayant même reçu dans le jeu un coup de pied au côté droit, qui provoqua la fluxion plus grande. Son tuteur haïssoit fort la saignée, et je ne pus opposer à cette haine qu'un bon conseil, qui fut d'appeler encore deux de nos anciens, MM. Séguin et Cousinot. Il fut saigné treize fois, et fut guéri dans quinze jours comme par miracle; le tuteur même en fut converti. Je vous dirai en passant qu'en ces maladies de poitrine, je me sers fort peu de sirops béchiques des boutiques, et que je crois que ce ne sont que des visions pour enrichir les apothicaires. Si on m'importune de ces drogues, je préfère toujours la gelée à tous ces sirops, qui ne font que de la bile dans l'estomac, et qui ne vont point au poumon.

Parlons d'autre chose. On fait ici grand état du livre intitulé *Religio medici;* cet auteur a de l'esprit (1). Il y a de gentilles choses dans ce livre. C'est un mélancolique agréable en ses pensées; mais qui, à mon jugement, cherche maître en fait de religion, comme beaucoup d'autres, et peut-être qu'enfin il n'en trouvera aucun. Il faut dire de lui ce que Philippe de

trance, « que le sang dans le corps humain est comme l'eau dans une bonne fontaine : tant plus on en puise, tant plus il s'en trouve. »

(R. P.)

(1) L'auteur est Th. Brown. Voyez la note page 340. (R. P.)

Commines a dit du fondateur des Minimes, l'ermite de Cala-
bre, François de Paule : *Il est encore en vie, il peut aussi bien
empirer qu'amender.* La plupart des livres que vous m'indiquez de la foire de Francfort ne sont pas nouveaux. J'en a
plusieurs chez moi.

Pour Van Helmont, il n'en fera plus. C'étoit un méchant
pendard flamand (1), qui est mort enragé depuis quelques
mois. Il n'a jamais rien fait qui vaille. J'ai vu tout ce qu'il a
fait. Cet homme ne méditoit qu'une médecine, toute de secrets chimiques et empiriques, et pour la renverser plus vite,
il s'inscrivoit fort contre la saignée, faute de laquelle pourtant il est mort frénétique.

Tout le peuple de Paris est ici empêché à courir après le
jubilé ; s'il ne le gagne, au moins gagne-t-il force crottes et
quelques catarrhes à force de s'échauffer. Ce sera de la pratique pour nous ; mais par la grâce de Dieu, je n'en suis pas
trop friand, et la laisse espérer à ceux qui en sont affamés.
Je suis, etc.

- De Paris, le 16 avril 1645.

LETTRE CLXXXV. — *Au même.*

Ces jours passés, fut enterré ici un nommé François Cocquet,
contrôleur de la maison de la reine. Il avoit les cheveux tout

---

(1) Jean-Baptiste Van Helmont, né à Bruxelles en 1577, mort à Vil-
vorde le 30 décembre 1644. Ce *méchant pendard flamand* a posé néanmoins les bases de notre médecine actuelle. Mais ces questions de l'avenir
sont toujours si vastes, si formidables, si obscures, qu'il faut bien par
donner quelque chose aux préjugés de l'époque. Van Helmont et son
système ont été savamment appréciés dans ces derniers temps, dans des
articles intéressants, par M. E. Littré (*Journal hebdomadaire de médecine*, Paris, 1830, t. VI, pag. 513 et suiv.) ; par M. Michéa (*Gazette
médicale de Paris*, 1846, n°s 3 et 5).   (R. P.)

blancs, et n'avoit que quarante-quatre ans. Il étoit le plus
beau dîneur et le plus grand buveur de Paris : bon compagnon et fort friand. Il a été plusieurs fois malade de fièvre et
de rhumatisme ; ensuite il étoit tombé dans une jaunisse,
de laquelle il est mort sans fièvre et sans pouvoir être secouru, quoiqu'il eût les meilleurs médecins du monde à sa
dévotion. Voyant que la dogmatique ne lui servoit de rien, il
prit trois fois de l'antimoine de trois divers charlatans, qui
tous trois ne firent rien du tout, ni par haut ni par bas, et
ce venin âcre et violent ne put passer à cause du feu qui étoit
dans les viscères. Enfin il est mort avec grand jugement et
grand regret de sa vie passée. On lui a trouvé la partie convexe
du foie toute verte comme un pré, et la concave toute pleine
de pus, dont il y en avoit environ deux livres ; la vessie (*sic*)
du fiel extrêmement pleine de bile épaissie, et le poumon sa-
nieux et purulent. Le vin pur qu'il a bu a fait tout cela.
Hippocrate nomme cette cause de maladie οἶν φλυγίην, *vini in-
gurgitationem*, lib. *de morbis internis*. Fernel a fait merveille
(l. 6, ch. 4) en parlant de ce mal en sa pathologie.

Nos apothicaires ne se servent point de notre *Codex medica-
mentarius* : aussi ne font-ils tantôt plus de compositions. Pour
le livre, nous l'avons désavoué la plupart que nous sommes,
tant pour le vin émétique, que nous tenons pour une méchante drogue, et pour une sotte préface qui y est, que pour
plusieurs fautes qui y sont dans les compositions en divers
endroits.

Nous avons dans nos registres un insigne décret de la Faculté de l'an 1566, contre l'antimoine(1), que vous pouvez lire
dans le deuxième tome des Éloges de Papyre Masson, dans
l'éloge du vieux Simon Piètre, qui étoit alors doyen. Si quelqu'un se peut servir de ce remède, qui est de sa nature pernicieux et très dangereux, ce doit être un bon médecin dogmatique, fort judicieux et expérimenté, et qui ne soit ni

_____

(1) Voyez la note tome I, pag. 190.

ignorant ni étourdi; ce n'est pas une drogue propre à des coureurs. On ne parle ici que de morts, pour en avoir pris de quelque barbier ignorant, ou de quelque charlatan suivant la cour. Nous ne le voulons point autoriser, parce que l'abus en est trop grand, même entre les mains de plusieurs médecins, à qui elles démangent d'en donner.

Le gazetier n'est pas mort. Il est vrai qu'il a été longtemps malade et enfermé sans être vu de personne. On dit qu'il a sué la vérole trois fois depuis deux ans, et je sais de bonne part qu'il est fort paillard. Depuis notre arrêt contre lui, il n'a dit mot contre nous. Le pauvre diable a le nez cassé; ses enfants ne sont pas reçus dans notre faculté de médecine, et peut-être ne le seront jamais (1).

Pour votre M. Meyssonier, je sais bien qu'il est fou il y a longtemps, je n'ai point besoin de nouvelle preuve. Quand il parle de Rome, c'est qu'il s'imagine qu'on feroit grand état de lui en ce pays-là. Je serois d'avis qu'il y allât lui-même montrer son nez, sa femme et ses livres. Il y pourroit paroître comme un âne entre des singes, car ils sont bien plus fins que lui dans ces quartiers-là.

Je viens de recevoir une lettre pour vous, que M. Cousinot vous envoie, en attendant quelque autre chose qu'il fera expédier dans quelque temps, qui sont, comme je crois, des lettres de médecin consultant du roi, à ce que j'ai pu comprendre, bien qu'il ne m'ait pas donné charge de vous le dire; mais aussi pouvez-vous faire semblant de n'en rien savoir. Je vous baise très humblement les mains, et serai de toute ma vie votre, etc.

De Paris, le 2 juin 1645.

(1) Voyez les notes tome I, pages 201 et 327.

LETTRE CLXXXVI. — *Au même*.

J'ai reçu votre belle lettre, dans laquelle j'ai trouvé les articles de nos plénipotentiaires, et les dépositions des témoins
contre votre docteur nouvellement métamorphosé, qui mal-
traite sa femme. Quand je vois tant de désordres dans la vie
humaine, j'ai pitié de l'homme qui, faute de devenir maître
de ses passions, tombe dans de telles brutalités. N'est-ce pas
une chose honteuse qu'un homme qui croit être si sage et si
savant, soit si fou de battre sa femme et la laisser mourir de
faim? Vous diriez qu'il veut la tuer et l'assommer, afin qu'elle
soit sainte et martyre par les maux qu'il lui aura fait souffrir.
Vous verrez qu'il aura encore assez d'ambition de prétendre
par là du crédit en paradis : mais il se trompe. Je voudrois
que, pour son bien et pour son amendement, quelqu'un lui
dit à l'oreille le sens mystique de ces deux beaux vers de
Virgile :

> *Non tibi regnandi veniat tam dira libido,*
> *Quamvis Elysios miretur Græcia campos.*

Cette pauvre belle-mère qui lui a donné sa fille en mariage
voit trop tard qu'on n'a jamais bon marché de mauvaise
marchandise. Des gens qui sont autant capricieux que ce
docteur ne devroient point se marier, pour n'avoir pas tant
de témoins de leur folie. Cette pauvre infortunée peut dire de
soi-même, ce que la femme d'un certain jaloux d'Italie dit
dans Vivès :

> *Discite ab exemplo Justinæ, discite matres,*
> *Ne nubas fatuo filia vestra viro.*

Pour le sieur Stella, je ne sais pas véritablement d'où il
étoit; mais en un certain panégyrique qu'il fit au cardinal de
Richelieu, l'an 1634, il s'y nomme *Tilemanus Stella Bipon-*
tinus. Ne vous étonnez pas si Duval en a parlé froidement

dans son livre. Cet homme ne sait presque rien de la
vraie histoire, et il seroit même bien malaisé de la lui apprendre, tant il y est malpropre. Je lui ai donné plusieurs fois
divers bons mémoires, mais le dessein et le style sont de lui
tout seul. Il devroit avoir parlé d'Érasme, lorsqu'il parle de
l'institution des professeurs du roi; mais comme il est cagot
et trop scrupuleux pour un philosophe, il ne l'aime pas, et
n'a jamais lu de ses ouvrages. Je lui ai même une fois ouï
dire à table qu'Érasme ne savoit rien, dont il fut bien relevé.
Dans le premier livre des épîtres d'Érasme, il est parlé de ce
noble dessein du roi François Ier, et même il y a une belle
épître de Budé à Érasme, avec la réponse d'Érasme à Budé,
où il est traité également de la nation et du nom des Guillaume, qui avoient toujours favorisé Érasme, parce que ces
trois Guillaume l'avoient recommandé à ce bon roi François Ier, et avoient les uns sur les autres renchéri à dire du
bien de lui : savoir, Guillaume Budé, Guillaume Copus son
médecin, et Guillaume Parius son confesseur, qui devint
évêque de Meaux.

Pour revenir au mot de *Bipontinus*, je pense que Stella
vouloit dire qu'il étoit du duché des Deux-Ponts au palatinat
du Rhin, d'où étoit ce Volfgangus, duc de Deux-Ponts, qui
vint en France sous Charles IX, avec une armée pour secourir les protestants, et qui mourut de trop boire, à la Charité-
sur-Loire, l'an 1569, dont on fit ce distique latin :

Pons superavit aquas, superarunt pocula Pontem,
Febre tremens periit, qui tremo orbis erat.

Je sais bien ce que c'est que le *Facundus* du P. Sirmond
dont vous me parlez, et j'y ai vu le passage sur l'Eucharistie
que vous demandez. C'est une affaire à démêler à M. Arnauld, ou au P. Sirmond qui y a fait des notes en la
lettre Tt. Ce qui lui a déjà été reproché par Le Faucheur ou
Aubertin, dans les doctes traités qu'ils ont faits de l'Eu-

charistie. Jè me recommande à vos bonnes grâces, et suis de tout mon cœur votre, etc.

De Paris, le 22 août 1645.

LETTRE CLXXXVII. — *Au même.*

Je viens d'apprendre une chose que je ne dirai qu'à vous, et dont je suis fort fâché : c'est que la famille de M. Saumaise est en désarroi. Il pensoit l'an passé à revenir demeurer ici, et de fait on en traita exprès. Les amis qu'il avoit de deçà lui conseilloient la plupart de n'y pas venir, et de ne pas quitter le certain pour l'incertain ; qu'il pourroit être payé un an ou deux de sa pension, et peut-être jamais plus après. Le nonce du pape s'en mêla aussi pour l'empêcher : de sorte que, voyant toutes ces difficultés, il abandonna l'affaire, avec résolution de n'en parler jamais : joint que les Hollandois lui témoignoient qu'ils avoient grand regret qu'il les quittât. Madame sa femme, qui désiroit fort de venir demeurer ici, voyant ses prétentions manquées, a commencé d'être plus acariâtre et plus mauvaise que jamais ; et en est venue à telle extrémité, que voyant son mari résolu de ne bouger de là, elle l'a quitté, ne voulant plus demeurer en ce pays-là, et s'en est venue ici avec deux de ses enfants. Je ne sais pas de quel cœur il supportera cette affliction, mais j'ai peur qu'elle ne le touche fort. Il est délicat, malsain, et je crois qu'il a maintenant autant besoin d'une femme qu'il ait jamais eu. On dit qu'il est au lit avec la goutte. Son livre *de Primatu papœ*, en latin, est achevé, avec une grande préface contre le P. Petau. Il y a ici trois hommes qui écrivent contre lui ; savoir : *Desiderius Heraldus*, qui a autrefois travaillé sur Arnobe et sur Tertullien ; un nommé *A. Fabrotus*, et un professeur en droit à Angers, Allemand de nation, nommé *P. Sengebertus*. M. Saumaise sait bien tout cela, et en est bien aise. Il dit que quand ces livres seront faits tous trois, il y répondra tout en un volume. Néanmoins toutes ces petites querelles nous font tort et nuisent au public. Si ce grand héros de la république des lettres alloît son grand chemin, sans se détourner pour ces petits docteurs; s'il faisoit comme la lune, qui ne s'arrête point pour les petits chiens qui l'aboient, nous pourrions jouir de ses plus grands travaux, qui nous feroient plus de bien que toutes ces menues controverses; sans faire tant de petits livrets, il nous obligeroit fort de nous donner son grand Pline, qui est une œuvre digne de sa critique, et auquel il pourroit triompher très justement par dessus tous ceux qui y ont jamais travaillé. L'histoire de Pline est un des plus beaux livres du monde, c'est pourquoi il a été nommé la *Bibliothèque des pauvres.* Si l'on y met Aristote avec lui, c'est une bibliothèque presque complète. Si l'on y ajoute Plutarque et Sénèque, toute la famille des bons livres y sera, père et mère, aîné et cadet. Il obligeroit aussi fort bien ceux de notre métier s'il faisoit imprimer son Dioscoride, avec son Commentaire sur chaque chapitre, ou son Arnobe, ou tous les volumes qu'il m'a dit lui-même avoir tout prêts à mettre sous la presse : *de Rebus sacris et Personis ecclesiasticis.* Et à propos des ouvrages de ce grand homme, j'ai cherché l'endroit où l'on m'avoit dit qu'il médisoit des médecins. C'est dans ses observations au droit attique et romain, où il les accuse d'être mercenaires. Il a tort, ayant été souvent malade en cette ville, et si bien assisté par des médecins, qu'il est encore sur ses pieds. Lui-même m'a dit qu'il devoit la vie à feu M. Brayer, et à M. Allain, qui l'avoient retiré d'un très mauvais pas, où l'avoit jeté un certain charlatan, qui, au lieu de le faire saigner, lui avoit donné de l'antimoine par deux fois, et qui plus est, ces médecins le traitèrent, comme on dit que faisoient saint Côme et saint Damien, sans en vouloir recevoir de l'argent; dont se sentant fort obligé à eux, leur envoya à chacun *Exercitationes Plinianæ.* C'est peut-être qu'il étoit mécontent des médecins de Hollande, à

cause de trois enfants qu'il y a perdus depuis un an, de la petite-vérole; et pour dire la vérité, tous ces médecins de Flandre
et de Hollande sont bien rudes et bien grossiers en leur pratique. Je ne laisse pas de m'étonner comment ces façons de
parler sont échappées à un homme si sage, tel que M. Saumaise et qui connoît tant d'habiles médecins ici et ailleurs. Il
lui est permis d'augmenter le nombre de ceux qui ont médit
de notre profession, dont Pline est comme le chef; mais il
n'aura jamais l'honneur d'entrer en ce nombre avec Clénard
et Agrippa. Pour Michel de Montaigne, dont je fais grand
cas, il a honoré les médecins de son approbation en leurs personnes, et ne s'est attaqué qu'à leur métier; et néanmoins il
s'est trop hâté : s'il eût eu quatre-vingt-dix ou cent ans avant
que médire de la médecine, il eût pu avoir quelque couleur
de raison ; mais ayant été maladif de bonne heure, et n'ayant
vécu que soixante-dix ans (1) il faut avouer qu'il en a payé trop
tôt l'amende: les sages voyageurs ne se moquent des chiens
du village qu'après qu'ils en sont éloignés et qu'ils ne peuvent plus en être mordus. Je laisse là Neuhusius et Barclay,
et les autres fous qui ont cherché à paroître en médisant
de la plus innocente profession qui soit au monde. Je suis
votre, etc.

De Paris, le 12 septembre 1645.

LETTRE CLXXXVIII. — *Au même.*

Depuis ma dernière, j'ai appris que le comte d'Olivarez est
mort en Espagne, avec grand regret du roi; car, quoiqu'il
semblât disgracié, il ne laissoit pas toujours d'avoir grand
crédit dans l'esprit de son maître, et de fait le gouvernement

(1) Montaigne ne vécut même que cinquante-neuf ans, il était né en
1533, et il mourut en 1592. (R. P.)

est encore entre les mains du comte de Haro son neveu. Les
Espagnols font courir le bruit que le jour de sa mort il arriva
le plus grand orage qui se vit jamais; et même qu'une petite
rivière se déborda si furieusement, qu'elle pensa noyer
tout Madrid. Je laisse tous ces prodiges qu'on dit arriver à la
mort des grands, à Tite-Live et à quelques autres anciens historiens,
et à la superstition des Espagnols. Je crois qu'ils
meurent tout-à-fait comme les autres, en cédant à la mort, qui
ne manque jamais de venir en son temps. Nous avons ici vu
mourir le cardinal de Richelieu naturellement, comme les
autres, sans miracle, aussi bien que sans orage, un des beaux
jours de l'année, quoique ce fût le 4 de décembre. Ce seroit
une belle affaire si la terre étoit délivrée de cette engeance de
tyranneaux qui ravagent tout; mais je pense que cela n'arrivera
jamais, car Dieu le permet à cause des péchés du peuple;
joint que si la race en venoit à manquer, comme celle des
loups en Angleterre, je crois qu'il en renaîtroit d'autres aussitôt,
puisque nous voyons tous les jours cette vérité, *que l'homme
est un loup à l'homme même*. La signora Olympia, belle-sœur
du pape, et qui lui gouverne le corps et l'âme, gouverne aussi
le papat. On dit qu'elle vend tout, prend tout, et reçoit tout.
Elle est devenue, aussi bien que les avocats, *un animal qui
prend à droite et à gauche;* ce qui a fait dire un bon mot à
Pasquin : *Olympia, olim pia, nunc harpia.* Et comme cette
femme est en crédit, j'ai peur qu'on ne nous débite encore
quelque jubilation spirituelle, comme si elle avoit parlé au
Saint-Esprit.

Ces jours passés, mourut à Pignerol M. le président Barillon,
homme d'honneur et digne d'un meilleur siècle, et
M. le président Gayant, fort vieux et disgracié, est mort ici.
Ces deux hommes étoient véritablement *ex ultimis Gallorum*,
et il n'y en a plus guère de leur trempe. Un sac de pistoles,
et quelque chose bien moindre quelquefois, emporte aujourd'hui
la générosité des François, qui, au lieu d'être honnêtes
gens et courageux comme leurs aïeux, sont devenus de misé-

rables pécores. J'ai peur que la vertu ne finisse ici, tant je vois de corruption.

Enfin, nous avons appris que M. Grotius est mort à Rostock d'une fièvre continue à son retour de Suède (1). On dit que ce n'est pas sans soupçon de poison de la part des luthériens, à cause de ce qu'il a écrit de l'Antechrist en faveur du pape. Mais je ne pense pas qu'on empoisonne en ce pays-là comme on fait en quelques endroits d'Italie. On n'a point bien pu savoir sa religion depuis vingt ans. Dans sa querelle contre M. Rivet, il sembloit favoriser le parti des catholiques romains ; il étoit Hollandois et avoit été Arménien ; il étoit ambassadeur d'une reine luthérienne ; il est mort dans une ville luthérienne entre les bras d'un ministre luthérien, lui qui haïssoit fort Luther et Calvin. Quelques uns disent qu'il est mort socinien, et que, quelque mine qu'il fît, il l'étoit dans son âme. Cette secte est ainsi nommée de Lælius et Faustus Socinus de Sienne, qui ont répandu leur pestilente doctrine dans la Pologne, la Transylvanie et la Hongrie. C'étoient deux Italiens d'un esprit subtil, oncle et neveu, qui, voulant raffiner en matière de religion, vinrent à nier comme les Turcs la divinité de Jésus-Christ, que les saints Pères ont si solidement confirmée. Depuis que Grotius étoit sorti de Paris, on avoit imprimé de lui à Amsterdam un nouveau livre contre M. Rivet, dans lequel il se range fort du parti du pape, et se sert de l'autorité du P. Petau, qu'il appelle son ami. Je vous baise les mains, et suis, etc.

De Paris, le 24 octobre 1645.

(1) Hugues Grotius, né à Delft, le 10 avril 1583, mot à Rostock, le 28 août 1645 ; son corps fut embaumé et transporté à Delft. Les ouvrages de polémique de Grotius sont oubliés depuis longtemps, mais son livre principal, celui qui lui a acquis des droits à la reconnaissance des hommes : de Jure belli ac Pacis, est toujours consulté. Il existe une traduction sous le titre de : le Droit de la guerre et de la paix, traduit avec des remarques, par J. Barbeyrac, Amsterdam, 1724, ou Leyde, 1759, 2 vol. in-4.   (R. P.)

LETTRE CLXXXIX. — *Au même.*

Depuis ma dernière, il n'est rien arrivé ici qui soit digne de vous être mandé, si ce n'est que les ambassadeurs de Pologne, l'évêque de Varsovie et le palatin de Posnanie, qui viennent querir la princesse Marie pour être leur reine, ont fait une superbe et solennelle entrée le dimanche 29 octobre avec une telle pompe qu'on n'a jamais rien vu de pareil. Ils sont entrés par la porte Saint-Antoine et sont allés loger au bout du faubourg Saint-Honoré, dans l'hôtel de Vendôme, si bien qu'ils ont passé au travers de Paris de bout en bout : aussi ont-ils été vus d'une infinité de peuple, qui courut dès le matin retenir sa place sur les chemins par où ils devoient passer. Tout ce jour-là j'eus fort affaire pour des gens qui n'avoient pas la force de quitter leur lit ; mais je vous assure que dans les autres rues où ils ne passoient pas, il y avoit une si grande solitude, que je me représentois une ville déserte par la famine ou la pestilence, dont je prie Dieu qu'il nous préserve vous et moi. J'aurois pu m'avancer hors de la porte Saint-Antoine, où j'eusse pu voir le tout aisément ; mais je n'en voulus pas prendre la peine. Ces spectacles publics ne me touchent guère ; ils me rendent mélancolique, moi qui suis naturellement joyeux et gai, au lieu qu'ils réjouissent les autres. Quand je vois toute cette mondanité, j'ai pitié de la vanité de ceux qui la font. Il est vrai qu'on ne fait point cette montre pour les philosophes de l'humeur et de la capacité desquels je voudrois bien être ; mais c'est pour le vulgaire, qui est ébloui de cet éclat et en passe le temps plus doucement. Je fus ce jour-là quelque peu de temps davantage qu'à mon ordinaire dans mon *étude* et m'y employai assez bien. Mes voisins disent que j'ai grand tort de n'avoir point été à cette cérémonie, et que c'étoit la plus belle chose du monde. Ils me reprochent que je suis trop peu curieux et trop mélancolique, et moi je dis qu'ils sont trop peu ménagers de leur temps. Je m'en rapporte à vous. Si vous me condamnez, je vous promets que la première fois que le pape viendra à Paris, j'irai exprès jusqu'à la rue

Saint-Jacques au-devant de lui, où je l'attendrai chez un libraire en lisant quelque livre, et ce ne seroit encore que pour vous complaire ; car, à vous dire la vérité, si le roi Salomon avec la reine de Saba faisoient ici leur entrée avec toute leur gloire, je ne sais si j'en quitterois mes livres ; mon étude me plaît tout autrement, et je m'y tiens plus volontiers que dans les plus beaux palais de Paris.

Pour ce que vous souhaitez d'être informé du sieur de Mayerne Turquet, médecin du roi d'Angleterre, il est, à ce que j'apprends, natif de Genève, fils d'un homme qui a fait l'histoire d'Espagne, qui est aujourd'hui imprimée en deux volumes in-folio. Ce Père a aussi fait un volume intitulé : *la Monarchie aristo-démocratique*, qui fut contredit par Louis d'Orléans (c'est celui qui a fait des commentaires sur Tacite) dans sa *Plante humaine*, imprimée à Lyon et à Paris. Turquet fit une réponse à Louis d'Orléans en 1617. Il demeuroit à Genève, ou près de là, dans la religion du pays, et Louis d'Orléans est un vieux ligueur, bateleur et méchant homme. Il avoit écrit rudement et satiriquement contre Henri IV, et néanmoins ce bon roi lui pardonna. J'ai connu le personnage ; il a vécu quatre-vingt-sept ans ; il mourut d'une pleurésie en cette ville l'an 1627. Je l'ai quelquefois entretenu ; il ne parloit que de *Carolus Scribonius*, jésuite d'Anvers, où il avoit été réfugié pendant son exil, de *Juste Lipse*, qui étoit un autre animal bigot et superstitieux, et du P. *Coton*, qui avoit été son intercesseur envers Henri-IV. Cet homme a laissé deux enfants, dont l'un étoit aveugle, l'autre étoit aux galères à Marseille, où il a été envoyé pour un homicide qu'il avoit fait en colère. Mais revenons à M. de Mayerne, qui est encore aujourd'hui en Angleterre ; je crois qu'il est médecin de Montpellier. Il vint à Paris l'an 1602, et, comme il se piquoit d'être grand chimiste, il eut querelle avec quelques uns des nôtres, d'où vint qu'on fit un décret de ne jamais consulter avec lui ; il eut pourtant quelques amis de notre ordre qui voyoient des malades avec lui. De cette querelle provint une apologie dudit Théodore Mayerne Turquet, de laquelle il n'est non plus l'auteur que

vous ni moi. Deux docteurs de notre compagnie y travaillè-
rent, Seguin, notre ancien, qui a toujours porté les charlatans, et son beau-frère Akakia, qui mourut l'an 1605 de la
vérole, qu'il avoit rapportée d'Italie, où il étoit allé avec M. de
Béthune, ambassadeur à Rome; ce qu'ils avoient fait en dépit
de quelques uns de nos anciens, qui étoient d'honnêtes gens,
et qui tâchoient avec fort bon dessein d'empêcher que les chimistes et les charlatans ne se missent ici en crédit pour vendre
leur fumée aux badauds de Paris. Ce Mayerne est encore aujourd'hui en Angleterre, fort vieux, presque en enfance (1). On
dit qu'il a quitté le parti du roi et qu'il s'est rangé du côté du
parlement. J'ai vu un de ses enfants en cette ville, étudiant
en médecine. qui depuis est mort en Angleterre. On dit qu'il
est fort rude à ses enfants, tant il est avaricieux, et qu'il les
laisse mourir de faim. Il est grand chimiste, fort riche, et sait
le moyen de se faire donner force *jacobus* d'une consulte de
cinq ou six pages. Il est entre autres baron d'Aubonne, belle
terre dans le pays de Vaud, proche de Genève, de laquelle
étoit seigneur, en l'an 1560. Un certain évêque de Nevers
nommé Paul Spifame, quitta son évêché et quarante mille
livres de rentes en bénéfices pour embrasser à Genève, où il
s'en alla, le parti de la sainte réformation huguenote, où, après
avoir servi puissamment ce parti et avoir fait en Allemagne
quelque légation pour Louis de Bourbon, prince de Condé, et
pour tous les huguenots de France, il eût la tête coupée environ l'an 1566, sous ombre qu'il étoit adultère, et qu'il tenoit
en sa maison une femme qu'il n'avoit pas épousée; mais ce ne
fut que le prétexte. La vraie cause de sa mort et le premier
mobile fut le pape, qui employa l'autorité de Catherine de
Médicis pour gagner les syndics de Genève à perdre ce pauvre
homme. Si le prince de Condé eût eu encore assez de crédit,
il l'eût volontiers empêché, mais il ne le put.

Cet ami qui vous demande des nouvelles de l'apologie de

____

(1) Théodore Turquet, de Mayerne, né à Genève le 28 septembre
1573, mort à Chelsea le 15 mars 1655.

M. de Mayerne, n'est-ce point M. Courtaud de Montpellier, qui prétendroit en faire bouclier contre l'arrêt que nous avons obtenu contre le gazetier Renaudot? Peut-être que non; mais il n'importe : tout ce que je vous ai dit est vrai. Il faut même que vous sachiez que cette apologie de Mayerne ne manqua pas de réponse. M. Riolan, le père, y répondit par un livret exprès, élégant et savant à son accoutumée, dont je vous enverrai un exemplaire.

On dit ici que nouvelles sont venues de Catalogne; que M. le comte de Harcourt est enfin maître de Balaguier, et voilà que je viens d'apprendre que les Hollandois ont pris Hulst sur l'Espagnol après un mois de siège. Jamais la foiblesse du roi d'Espagne n'a tant paru, quoique peu d'années auparavant il semblât qu'il voulût dévorer la domination de toute la terre habitable.

Nous avons ici perdu, le 10 de ce mois, un honnête homme qui méritoit beaucoup. C'est un président au mortier nommé M. de Novion, frère de l'évêque de Beauvais. C'étoit le plus habile et le plus hardi pour les affaires, et qui parloit pour le bien public tout autrement que tous les autres. Le parlement a perdu depuis quatre mois trois hommes qui valoient leur pesant d'or, savoir : M. Briquet, avocat général; M. le président Barillon, qui est mort à Pignerol, et M. le président Gayant, qui est mort ici; mais M. de Novion valoit lui seul autant que les trois autres. Je vous baise les mains, et suis, etc.

De Paris, le 16 novembre 1645.

LETTRE CXC. — *Au même.*

Je vous souhaite bon jour et bon an, et vous déclare que depuis ma dernière, datée du 20 décembre dernier, je n'ai appris chose digne de vous être mandée, sinon pour ce qui regarde Duret, *de quo te monitum velim*, que les deux éditions de 1588 et de 1621 sont toutes deux pareilles ; que la pre-

mière est très correcte, et que, ôté quelques fautes qui sont
de plus dans la seconde, et entre autres une ligne oubliée en
une certaine page, c'est la même chose. Ce livre a aussi été
imprimé en Allemagne en grand in-octavo fort plat, il y a
environ quinze ans, ou plus, de sorte que c'est ici la quatrième édition, laquelle sera semblable à la première, tant
qu'il me sera possible. Jean Duret, qui est ici mort en l'an 1629,
n'y a jamais ajouté une virgule. La veille de Noël, durant la
messe de minuit, dans le logis de M. le duc d'Orléans, s'est
fait un meurtre et un grand vol, dans la chambre de M. de
la Rivière, qui est le *Topanda* dudit duc : on y a tué et
coupé la tête à un valet de chambre; et on a enfoncé un
coffre-fort, duquel on a emporté grandes sommes d'argent.
Il y a apparence que les voleurs y en ont trouvé beaucoup,
vu qu'ils n'ont pu tout emporter, et qu'ils y en ont laissé encore de reste; et tout cela est arrivé au-dessus de la chambre
où dormoit madame la duchesse d'Orléans, tandis que ledit
la Rivière étoit à Limours avec M. le duc d'Orléans. Ledit
valet de chambre fut étouffé d'une corde, et puis après son
corps fut mis en quartiers, et après jeté dans un privé ; ce
que les voleurs firent, afin qu'on crût que ce valet de chambre ne se voyant p on le soupçonnât être le voleur même,
et qu'ainsi on n'en recherchât aucun autre. Voilà les conjectures qu'on en a et ce qu'on en dit de deçà. J'apprends que
sur quelques soupçons, on a arrêté prisonniers un garçon barbier, un garçon apothicaire et une femme, et que les dépositions du logis portent qu'on a vu sortir du logis deux hommes
fort chargés. Voilà une horrible cruauté exercée sur ce pauvre
et innocent valet de chambre, que je plains fort, combien que
je ne sache pas à qui il a jamais été. J'apprends qu'ils ont
volé douze mille livres, et qu'ils ont laissé de l'argent qu'ils
n'ont su emporter : aussi ont-ils laissé quinze mille livres en
pistoles, faute qu'ils ne les trouvèrent, qui n'étoient pourtant pas loin d'où ils mirent la main. M. de la Rivière n'a
point de regret, ce dit-on, à son argent, et je le crois volon-

tiers d'un homme qui en a tant d'autre, et qui ne manque pas
d'esprit; mais il offre de donner douze mille florins à celui
qui lui donnera des nouvelles de son pauvre garçon. La
même nuit, à Chartres près de Paris, un jésuite nommé le
père de la Touche, qui venoit d'Orléans, se tua de divers
coups d'un perce-lettre et d'un poignard. On dit qu'il étoit
fou et égaré de son esprit. On a trouvé sur lui des papiers qui
en témoignoient quelque chose.

M. de Longueville, voyant qu'il n'y a point d'apparence à
la paix générale, de laquelle on nous berce depuis tant d'années, a délibéré de revenir à Paris, et de partir de Munster
le 2 de janvier. Le jésuite qui s'est tué s'appeloit Hippolyte de
la Touche. Il étoit né dans le faubourg Saint-Jacques, fils
d'un lieutenant au régiment des gardes. Il étoit procureur de
la maison des jésuites de Bordeaux, d'où il s'est enfui, après
les avoir volés rudement. Il avoit sur lui de bon argent et des
lettres de change pour en recevoir d'autre à Paris, après lequel reçu on dit qu'il s'en fût allé en Angleterre. La mort a
toujours tort; ils-diront tout ce qu'ils voudront de lui, le
pauvre diable n'y est plus pour y répondre. Quoi qu'il en
soit, il étoit méchant et bien enragé aussi de se traiter de la
sorte. Ils disent qu'ils l'avoient chassé de chez eux comme
un fou.

On ne parle ici que de malheurs et de désordres : *præsen-
temque intentant cuncta ruinam : luctus ubique, pavor, et plurima mortis imago.* Guerre, massacre, menaces de pis : et
outre tout cela, plusieurs armées en divers lieux pour la campagne prochaine : *Dii meliora!* Je vous baise les mains, et
suis de toutes les puissances de mon âme, monsieur, votre
très humble et très obéissant serviteur, etc.

De Paris, ce 10 janvier 1648.

LETTRE CXCI. — *Au même.*

Depuis ma dernière, datée du 10 de janvier, j'apprends ici que les bourgeois se sont assemblés plusieurs fois et sont allés au Palais parler à M. le premier président et aux autres grands' magistrats pour les prier de ne point vérifier l'*Édit des maisons*, par lequel les partisans prétendent de lever une somme notable sur chaque maison qui est dans le domaine du roi, et tôt après sans, doute on attaqueroit celles qui se trouveroient sur les autres domaines par la même raison. Cela a fait du bruit au Palais. Le fils de M. d'Émery, surintendant des finances, président des enquêtes, y fut attaqué de quelques coups de poing donnés. Son valet de chambre, pensant défendre son maître, mit l'épée à la main ; les bourgeois se jetèrent sur lui, lui prirent et rompirent son épée, et le gourmèrent bien. Le président de Torcé, son maître, fut sur-le-champ s'en plaindre à la grand'chambre, où arrêt fut donné contre quelques bourgeois, chez lesquels deux jours après on envoya des compagnies de soldats les chercher, *sed non erant ;* et ainsi il n'y a eu personne de pris. Toute la ville a été en rumeur de voir des soldats de çà et de là en bandes par la ville. Sur le soir du dimanche 12 de janvier, on entendit tirer force coups de mousquet, comme si chacun eût apprêté ses armes à feu pour le lendemain.

Les Écossois et les Anglois vont faire la guerre ensemble à cause de leur roi prisonnier, que les Écossois ont grand regret d'avoir rendu l'an passé aux parlementaires, comme ils témoignent par le manifeste qu'ils en ont fait. Enfin, Dieu merci et vous, je reçois tout présentement le paquet qu'il vous a plu m'adresser, dans lequel j'ai trouvé les χρηστομαθ : φυσιολ :, et le livre nouvellement imprimé par M. Huguetan, du docteur Matt. Moronus, duquel je vous remercie. Je vous avoue que le livre m'a extrêmement plu d'abord, et que je ferai tout ce que pourrai afin qu'il soit imprimé ici, et tâcherai que ce soit

au contentement de l'auteur. Pour votre Moronus, *quis ille sit?*
ignoro plenissimè, *et albus sit an ater*, *nescio;* et je doute bien
fort aussi de son dessein et s'il pourra y avoir réussi. Voilà
que je l'envoie chez mon relieur; *ut ut sit*, *bonus an malus*, je
vous en remercie. Vous m'obligerez si vous m'instruisez qui
est cet auteur et de quel mérite vous pensez qu'il soit.

J'ai vu ce soir M. Riolan, où nous nous sommes trouvés
chez un hydropique, que j'ai vu par ci-devant deux fois avec
l'ordinaire. « Melius habet a tanto morbo, et haud dubie est
» convaliturus post frequentissime purgatum corpus ex sena ,
» rheo, syrupis ex floribus mali persici et de rosis solut.
» cum 3i. Diaprunis solut. interdum etiam ex jusculo solu-
» tivo facto ex xiii. fol. oriental. et xi. manna calabrina. » Il
a été purgé trente fois de deux jours l'un de ces remèdes, et
principalement du dernier, *à quo uterque humor tum crassus ,*
tum aqueus facile et feliciter educitur. J'ai averti ledit M. Riolan
que j'avois reçu ce manuscrit dont je lui avois parlé l'autre
jour par votre ordre. Il ne m'a pas témoigné d'être curieux
de le voir; mais seulement, m'a-t-il dit, faites-le imprimer
hardiment; je le traiterai comme il mérite, et toujours plus
équitablement qu'il n'a fait mon père. Je lui montrerai qu'il
ne sait pas l'anatomie, et que pour un homme qui a tant lu
Galien il ne l'entend guère bien; et là-dessus nous nous
sommes séparés. De tout ce que dessus vous en manderez à
l'auteur ce qu'en jugerez à propos si vous lui écrivez bientôt.
Je me tiens assuré qu'il sera bien aise d'en savoir le tout, vu
que par sa dernière il me prie en ces termes : *Quæso te, mi*
bone, repete ad me illa Riolani, quæ contra me deffendit, non ut
refutem, sed ut rideam. Vous voyez la jalousie qui est entre
ces deux grands hommes, et qui tous deux ont bien envie de
se soutenir.

M. Riolan est véritablement asthmatique, mais il témoigne
grande allégresse pour le présent; je pense que c'est l'édition de ses œuvres qui le réjouit. Outre plus, il a bec et on-
gles, et je crois que son *Anthropographie* ne s'achèvera pas

qu'il ne censure vivement M. Hofmann, *super anatomicis, quæ scripsit in institut : et in epitome earumdem institutionum.* Entre eux le débat s'ils ne se veulent accorder..

Le roi, la reine, M. le duc d'Orléans, M. le Prince, le cardinal Mazarin, M. le chancelier et autres grands furent au Palais le mercredi 15 de ce mois, où furent vérifiés quelques édits, et entre autres un pour faire douze maîtres des requêtes nouveaux ; un autre sur ceux qui tiennent du bien du roi par engagement ; un autre par lequel divers officiers de ville et de finances sont créés ; un autre par lequel sont supprimés les aides, etc. M. Talon, avocat général, harangua devant la reine, à ce qu'on dit, divinement, et contenta si fort les gens de bien, qu'on ne parle ici que de ce qu'il a dit, combien que personne n'y profite de rien. Tout le monde est ici au désespoir de la continuation de la guerre.

Les maîtres des requêtes, qui sont ici en aussi grand nombre que les disciples du Sauveur du monde, savoir, soixante-douze, ont été assemblés au Palais-Royal, où par commandement de la reine et par la bouche du chancelier ils ont été interdits et leur a été défendu de plus venir au conseil du roi pour s'être assemblés tout ensemble en particulier, et avoir délibéré et signé qu'ils s'opposeroient à toute nouvelle création de maîtres des requêtes ; et depuis ce temps-là on leur a encore signifié que le roi leur défendoit de juger d'aucune chose souverainement aux requêtes de l'hôtel, qui est la seule juridiction qui leur reste pour trois mois de l'année.

Enfin le bonhomme M. P. Seguin, l'ancien de notre école, est mort le 28 de janvier âgé de quatre-vingt-quatre ans, d'une fièvre continue qui a succédé à sa paralysie, et qui lui a suffoqué la chaleur naturelle. C'est aujourd'hui M⁰ Nicolas Piètre, qui est notre ancien, âgé de soixante dix-sept ans, qui est bien un autre homme, fin, adroit, plus rusé que Machiavel, grand médecin à peu de drogues et haï des apothicaires, *do nomen*, et parce qu'il est fort homme de bien, *de quo mentiri, fama veretur.* Je souhaite que quinze ans durant il soit

notre ancien, comme l'a été M. Seguin, que nous avons enterré le 30 de janvier avec grande cérémonie dans Saint-Germain-l'Auxerrois, où son fils est doyen, qui étoit aussi la paroisse du défunt et la mienne aussi.

J'apprends par une lettre de M. Heinsius, qui est à Padoue,
la mort de quelques savants hommes d'Italie, et entre autres
de *Janus Nicius Erythræus* ; qu'il a fréquenté Scioppius qui
est à Padoue, et qu'il le reconnoît pour fou, en ce qu'il travaille à un ouvrage qu'il dresse contre Luther, Calvin et le
pape tout ensemble.

Il est mort un grand poëte latin à Amsterdam, nommé
Gaspard Barlæus, *scriptis multis clarissimus*. Ce pauvre
homme s'est imaginé qu'il étoit de paille, et qu'il ne devoit
pas s'approcher du feu, de peur de brûler ; enfin, son mal
augmentant, *miserando mortis genere*, il y a trouvé un remède, c'est qu'il s'est jeté dans un puits, où il s'est tué.

Un médecin d'Auvergne, nommé Marcellin Bompart, demeurant à Clermont, a ici envoyé un petit manuscrit intitulé : *Miser homo*, qu'il a fait à l'exemple de ma thèse, étant :
Totus homo a natura morbus? Il a fait autrefois imprimer ici
un livre, *Nouveau chasse-peste*, et un autre des Conférences
d'Hippocrate avec Démocrite, qui sont des traductions des
épîtres d'Hippocrate ; il étoit ici l'an 1631 et 1632. On le
voyoit souvent plus malade que sain, *erat enim obnoxius doloribus nephriticis a calculis*, *qui unoquoque mense*, *minuti et
vix hordei granum adæquantes*, *cum multo dolore acerrimisque
torsionibus ejiciebantur.* Je lui disois quelquefois qu'il étoit plus
malheureux qu'une femme, laquelle n'accouche guère que
tous les ans, et lui faisoit plusieurs pierres chaque mois.
Outre mes visites, il avoit aussi quelquefois celles de M. Nicolas Piètre, de M. Merlet et de notre M. Riolan. Il a dressé une
épître pour nous quatre à cet opuscule qu'il nous a dédié.

J. Petrus Lotichius, qui a par ci devant travaillé sur le Pétrone, qui est un gros in-quarto, m'a fait prier par un médecin de Metz, qui est fort mon ami, nommé M. Duclos, de

tâcher de trouver ici un libraire qui voulût entreprendre une seconde édition de ce Pétrone, vu que toute l'Allemagne est tellement désolée, que rien de pareil ne se peut espérer. Je lui ai fait réponse que la guerre empêche de telles entreprises ici, aussi bien qu'à Francfort, où il demeure à présent, et de plus que la cagoterie du siècle présent empêcheroit d'imprimer ici Pétrone : que cela ne se pouvoit guère bien imprimer qu'à Genève, ou en Hollande, vu qu'ailleurs les moines y avoient aujourd'hui trop de crédit. Mais c'est assez, il faut que je finisse, avec protestation que je serai toute ma vie de cœur et d'affection, monsieur, votre très ; etc.

De Paris, ce 7 de février 1648.

LETTRE CXCII. — *Au même.*

Depuis ma dernière, laquelle fut du 7 de février, un méchant rhume m'a tant pressé qu'enfin il m'a fallu tout quitter, et me mettre au lit, où j'ai été saigné sept fois (1). « Pro co-
» ryza, brancho, tussicula, febricula et dolore ad latus
» dextrum in forti inspiratione. Quæ quidem singula sympto-
» mata ortum ducebant ab intemperie præfervida hepatis et
» prava humorum colluvie in prima corporis regione lati-
» tante. » J'en suis quitte, Dieu merci ; il ne me faut plus que des forces, principalement aux genoux, lesquelles je n'ai point perdues au jeu, comme cet autre dans le satyrique. Je n'ai été en mon mal incommodé que de la trop grande visite de tant d'amis qui me venoient voir à toute heure, et je n'étois pas toujours prêt d'être vu Le bonhomme M. Riolan y venoit presque tous les jours. Il m'a dédié son petit *Enchiri-*

(1) Gui Patin était de bonne foi dans ses opinions médicales, on en voit ici la preuve. Lorsqu'il est malade, il se fait saigner à outrance, et dans l'occasion il est comme tant d'autres le martyr de ses doctrines.

(R. P.)

dium, dont vous verrez les raisons dans l'épitre qu'il m'a faite :
il m'en a allégué d'autres raisons dans mon lit. Comme je lui
parus fort étonné de cet honneur qu'il me vouloit faire, et
entre autres de l'obligation qu'il dit m'avoir de ce qu'en toutes
mes leçons et mes conférences que j'ai eues l'an passé avec
mes écoliers, je louois toujours feu M. Simon Piètre, son
cher oncle et son bon maître, auquel il a, dit-il, de très
grandes obligations, et dont il m'aimera toute sa vie. Ce
M. Simon Piètre a été un des grands hommes qui fût jamais. Il mourut l'an 1618 ; il étoit frère aîné de M. Nicolas
Piètre, qui est aujourd'hui notre ancien, et un homme incomparable, si on fait exception d'une certaine humeur particulière et stoïque qui le maîtrise quelquefois.

Pour le bonhomme M. Hofmann, je vous prie de croire
qu'il m'est très fortement recommandé, et que je le chérirai
et honorerai toute ma vie, lui et sa mémoire et les siens. J'honore sa grande érudition, et ne me plains point de son humeur. Je me tiens encore plus étroitement obligé à l'honneur
de votre amitié, qui m'a procuré une si avantageuse connoissance. M. R. Chartier a septante-quatre ans ; bien vieux et
bien usé, force dettes et force procès, parce qu'il ne veut
point payer ses créanciers, et même qu'il ne le peut. Il y aura
dans sa maison grand désordre après sa mort, des enfants de
deux lits, force créanciers, peu de bien, force papiers imprimés de grec et latin sur Hippocrate et Galien, et rien de parfait. Il y a maintenant une presse qui roule pour en faire encore un tome, et après tout cela la mort viendra *tanquam fur
de nocte, et quæ parasti, cujus erunt ?*

A notre vieux bonhomme, M. Seguin, autrefois savant et
grand valet d'apothicaire, depuis devenu animal trop dévot
et plus que bigot, a succédé un docteur d'une bien autre
trempe, qui est celui qu'avez deviné, M. Nicolas Piètre, un
des premiers médecins du monde, et des plus rusés et dé-
niaisés de la sottise du siècle. C'est un homme incomparable
à tout prendre. Je n'ai point eu d'autres nouvelles de M. de

Sorbière. Vous diriez que cet homme est un stoïque, qui se retire à bon escient de la communication des hommes. Quand il m'écrit, c'est une petite lettre de six lignes éloignées les unes des autres.

Pour votre autre lettre datée du 25 de février, qui étoit le jour du mardi gras, qui fut le premier jour que je relevai de maladie, et que M. Riolan, bon gré malgré moi, m'enleva de céans, et m'emmena dans son carrosse chez lui, afin de m'y traiter, et que nous y dînassions ensemble, y adjoignant ma femme et un de mes enfants, où il nous fit si grande chère, et étoit si fort réjoui de ce que j'étois guéri, ce disoit-il, et de ce que son *Enchiridium anatomicum et pathologicum* étoit achevé, que je ne vous le saurois exprimer. Je suis bien aise que vous soyez bon ami de M. Bauhin : c'est un honnête homme qui m'écrit quelquefois, et je lui fais réponse. Il y a vingt ans que nous nous connoissons; je fais état de son amitié, mais je n'en ai jamais vu une plus sèche : je vous le dirai en un mot, il ne vous ressemble en rien. Je l'ai autrefois prié de m'apprendre ou de me faire savoir quelque chose de Bâle; je lui ai envoyé des livres de deçà, et même un *Hofmannus, de Medicamentiis officinal.*, sans gré ni réponse. Vous diriez que cet homme sort d'une boîte ou de quelque enthousiasme extatique, et alors il m'écrit six lignes en une page. Si nous ne faisions autrement vous et moi, l'un et l'autre, à peine nous connoîtrions-nous. Néanmoins je le veux bien : *quisque suos patimur manes.*

La thèse de M. Guillemeau est sur la presse pour le 26 mars : il y parloit des apothicaires, des Arabes et de leur pharmacie, et ce bien malgré moi; mais je ne lairrai point de vous donner une copie de ce qui a été retranché. Tout le monde n'est pas également hardi en ce pays : ceux qui pensent être sages y adorent aussi le veau d'or et révèrent la fortune des méchants. Comme je pressois un homme de ce parti sur ce châtrement de thèses, il me dit que tout le monde n'étoit point si heureusement hardi que moi, et que *Bezoard idolum fatuo-*

rum étoit bien pensé, mais qu'il n'étoit pas besoin de le dire
ni de l'écrire. Je me moquai de cette objection ridicule, et lui
demandai s'il dormoit bien la nuit, s'il n'avoit point peur du
loup-garou ou des esprits qui reviennent de nuit; que pour
ceux du jour je n'en avois nulle appréhension. Voyez jusque
où va la peur de perdre un teston ou la bonne grâce d'un
apothicaire, dont je fais moins d'état que du trique-nique,
comme dit le bon M. Estienne Pasquier en ses *Recherches de
France*. Pour moi, je me console avec le bon roi David, et dis
de bon cœur après lui, *discite justo, quoniam bene*. Quand les
apothicaires m'empêcheront de travailler, je leur aurai obligation; ils me lairront du loisir pour écrire plus souvent à
mes amis. C'est folie à nos gens de flatter ces pharmaciens
pour être employés, ils n'en ont point pour eux-mêmes. Tout
le peuple, voire même le médiocre et la plupart des grandes
maisons, sont trop embarrassés dans le désordre du siècle,
dans la bombance et le luxe du temps, et dans les incommodités que la guerre cause à tout le monde, et la plupart de nos
apothicaires sont si secs que rien plus. Il y en a ici trois ou
quatre douzaines qui ressemblent bien mieux à des gens qui
vont donner du nez en terre faute d'emploi, qu'à de bons
marchands. Nous avons ici jeudi prochain une thèse, dont
plusieurs se plaignent qu'elle est fort mal faite; en voici la
conclusion : *ergo the chinensium menti confert*. Le dernier co-
rollaire parle de ce thé, les quatre autres n'en approchent
point. J'ai fait avertir le président que *chinensium* n'est pas
latin; que Ptolomée, Cluvérius, Joseph Scaliger et tous ceux
qui ont écrit de la Chine (qui est un mot dépravé en françois),
écrivent *sinenses, sinensium* ou *sinæ sinarum*. Ce président badin
et ignorant m'a mandé qu'il avoit bien d'autres auteurs que
les miens qui disent *chinenses :* quant à ses auteurs, je doute
s'il y en eut jamais un bon. Ce président n'a fait cette thèse
sur cette herbe, sur le thé, que pour flatter M. le chancelier, duquel est venue la réputation de cette drogue, *quæ sta-*
tim evanuit cum sonitu, et de la bonté de laquelle ceux mêmes

qui la vantent n'oseroient jurer, n'en pouvant assigner aucun bon effet. Vous trouverez dans votre paquet une grande thèse de théologie dédiée au cardinal Mazarin, en huit feuilles de papier collées ensemble. Vous ne vîtes peut-être jamais une si grande et chère gravure : la thèse a coûté 9,000 livres.

Pour nouvelles de deçà, M. de Longueville est ici grand ministre d'Etat et du conseil d'en haut; M. le Prince, son beau-frère, est allé à Dijon y tenir les états de la province. Il sera ici de retour devant la fin du mois, et partira au commencement d'avril, pour aller en Flandre avec MM. les maréchaux de la Meilleraie et de Grammont. Je me recommande à vos bonnes grâces de toute mon affection, et suis, monsieur, votre très humble et très, etc.

De Paris, ce 10 de mars 1648.

LETTRE CXCIII. — *Au même.*

Depuis le 10 de mars, que je vous écrivis une lettre de quatre grandes pages, je vous dirai que j'ai reçu une lettre de M. Hofmann avec une épître à M. Gras, pour son traité *de Anima;* voilà que je vous l'envoie afin que vous la voyiez et la montriez à M. Gras. Je vous prie aussi d'y changer le titre, et de l'accommoder comme vous l'entendrez, vu même que l'auteur ne le trouvera pas mauvais, et qu'il n'est pas comme il devrait être. J'ai un imprimeur qui me promet d'y travailler avant Pâques. Tandis que nous ferons l'impression de deçà, vous verrez cette épître et me la renverrez à votre loisir : c'est assez que je la reçoive quinze jours après Pâques, avec très humbles prières à votre bonté de témoigner à M. Gras que je suis son très humble serviteur. Le massacre qui fut fait la veille de Noël à l'hôtel d'Orléans durant la messe de minuit, avec un vol de 10,000 moins 10 pistoles, est découvert : ce sont deux valets de chambre, tous deux chirurgiens de leur premier métier, dont l'un, nommé du Fresne, étoit valet de chambre et de plus maître d'hôtel de M. Goulas, secrétaire de M. le duc d'Orléans. L'autre est un nommé Campy, valet de chambre et chirurgien de M. le comte de Franguetot, qui a une charge chez la reine. L'affaire a été découverte par le babil très impertinent d'une misérable femme, qui est celle de Campy; mais Dieu l'a permis ainsi, afin que ces grands crimes soient punis. Comme Campy s'enfuyoit en Flandre, il a été pris en une petite ville de Picardie, nommé Ham, et dès qu'il s'est vu si bien pris, il a avoué quelque chose : il est aujourd'hui arrivé, et a été mis dans le grand Châtelet. L'autre y est aussi dans un cachot, où on ne les gardera pas long-temps, vu que tous deux ne peuvent nier le fait. Du Fresne est extrêmement coupable, vu qu'il étoit domestique de M. le duc d'Orléans, et que ce pauvre Pàris, qu'ils ont mas-sacré, étoit son ami intime. Joint qu'il avoit un bon maître, 30,000 écus de bien, et 4,000 livres de rente en offices, que son maître lui avoit fait avoir chez M. le duc d'Orléans. On dit que le prince de Galles, qui est ici, s'en va en diligence en Écosse, pour y être chef d'un parti qui s'y forme pour le roi d'Angleterre, son père, lequel parti sera composé d'Écossois, Hibernois, et du grand secours que le roi de Danemark lui veut donner : *de hac contentione Deus ipse viderit.*

Nous avons ici, tout nouvellement venu d'Anvers, le second tome de *Famianus Strada, de bello Belgico,* qui a été imprimé sur l'in-folio de Rome. On l'imprime aussi de même ici in-octavo, et sera fait dans huit jours. C'est un beau et agréa-ble historien ; mais ce deuxième tome me déplaît, d'autant qu'il ne va que depuis l'an 1578 jusqu'en 1589, qui n'est qu'environ onze ans. Au moins, s'il eût été jusqu'à la mort d'Alexandre, duc de Parme, qui mourut l'an 1592, *in cujus gratiam et gloriam videtur tantum opus suscepisse.* On dit que le roi d'Espagne a empêché que l'auteur ne donnât au public le reste de son histoire, parce que Philippe II y étoit accusé d'avoir fait emprisonner ce prince de Parme. *Vide Thuanum,*

tomo quinto, Historiarum sui temporis, in elogio Alexandri Par-
mensis. J'ai vu l'in-folio venu de Rome, qui est tout pareil à
l'in-octavo, hormis quelques figures en taille-douce qui sont
à l'in-folio, qui représentent quelques villes et quelques
castramétations.

Pour mon voyage vers M. Hofmann, il n'est pas encore prêt.
Je ne me soucierois point de mes affaires de deçà, si la guerre
nous en donnoit une sûre permission ; mais comme tout s'en
va dans la rigueur et à l'extrémité, il n'y a point d'apparence que je pense à entreprendre ce voyage. Mon dessein eût
été d'aller d'ici jusqu'à Lyon pour vous y embrasser, et après
quelques jours, d'en partir et d'aller à Genève, pour y voir
quelques singularités dont je serois curieux ; et de là, si vous
me l'aviez conseillé, d'aller à Bâle y voir M. Bauhin, et le
tombeau du grand Erasme ; après cela de prendre le plus
court et le plus sûr, de gagner Nuremberg, y aller joindre
M. Volcamer, qui m'introduiroit et mèneroit chez M. Hofmann, que je serois ravi de voir et d'embrasser, avec sa
vieille Pénélope, *et coram mutuas audire et reddere voces.* Et
je vous jure que je serois ravi de faire ce voyage et que ni la
peine, ni le temps, ni l'argent nécessaire pour cela ne me
coûteroient rien, pourvu que je visse de la sûreté de ma personne et de celle de mon fils aîné, que je mènerois quant et
moi. Et quand je serois en train de revenir, je tâcherois de
me mettre sur le Rhin, et de venir à Nimègue, où j'ai un
frère et icelui unique, qui seroit ravi de me voir, et moi lui.
De là je visiterois quelques belles villes de Hollande, savoir :
La Haye, Leyden, Amsterdam, Rotterdam, Dordrecht. Je
chercherois à Rotterdam le lieu de la naissance de l'incomparable Érasme, et à Leyden je visiterois avec un dévotieux
respect le tombeau du très grand Joseph Scaliger. Mais mon
premier dessein n'est venu que de la promesse et de l'espérance qu'on nous faisoit ici de la paix. Aujourd'hui l'on dit
que tout est perdu, *quod pacis spes tota decollavit ;* c'est pourquoi je n'oserois plus y penser ; et néanmoins, à vous dire

vrai, je serois ravi de voir et d'embrasser le bonhomme Hofmann, et de lui témoigner par ce voyage combien je l'honore et l'affectionne.

Il est vrai que je lui en ai témoigné ma passion par une
lettre, ce que véritablement j'effectuerois si le temps ou plutôt
la paix me le permettoit, en nous donnant sûreté par les chemins : *quam quidem securitatem quia nemo potest præstare, neque ego peregrinabor.* Je vous baise les mains, et je suis de
toute mon affection, monsieur, votre très humble, etc.

De Paris, ce 13 mars 1648.

LETTRE CXCIV. — *Au même.*

Je reçus hier au matin un petit paquet, venant de Hollande, pour le port duquel je payai dix sous qu'on me demanda : la suscription étoit de la main de M. Sorbière. Dès
que j'eus levé cette enveloppe, je trouvai un petit livret nouvellement imprimé à Leyden, in-douze, *sur le passage du chyle
et sur le mouvement du sang.* Si tels n'en sont les mots, au
moins en voilà le sens. En dedans du premier feuillet il y avoit
de la même main, *à M., M. Patin, etc.* Le livre est dédié à
M. du Prat, docteur en médecine. Il n'y a point de nom d'auteur exprimé; il y a seulement au bas du livre à la fin deux
S. S., qui disent, ce me semble, Samuel Sorbière. Comme je
n'avois point le loisir de le lire, et que d'ailleurs je me sou-
vins que j'en avois parlé à M. Riolan, à qui j'avois promis de
l'envoyer dès que je l'aurois reçu, je le lui envoyai tout-à-
l'heure. On le laissa chez lui en son absence. Ce matin, dès
le point du jour, M. Riolan m'est venu voir, qui m'a dit que
ce livre a été fait à Paris par un homme qui est à Paris; que
ce livre est tout plein de fautes; que cet auteur n'y entend
rien; qu'il n'est point médecin; que c'est une pitié de se mêler

du métier d'autrui ; et par le long discours qu'il m'en a fait , j'ai reconnu qu'il entend M. Gassendi, et m'a dit que dès qu'il' aura reçu quelques cahiers de la copie de son *Anthropographie*, qu'il s'en va y répondre par un autre livret en françois, qui sera deux fois plus gros que celui-ci, d'autant qu'il contiendra la réfutation de toutes les faussetés de celui-ci, et puis après qu'il y proposera la vraie circulation du sang, dont il établira et étalera les vrais fondements. Voilà l'histoire du petit livret. Quand j'en saurai autre chose, je vous le manderai. M. Riolan dit aussi que Fortunius Licetus , *in lib. de Quæsitis per Epistolam* (il y en a ici quatre parties nouvellement venues d'Italie), a voulu parler de la circulation du sang, mais qu'il n'y entend rien ; que c'est un ennuyeux traité, pour l'importune quantité de citations que Licétus y apporte du Galien et de l'Aristote , qu'il le réfutera tout du long dans le grand traité qu'il en mettra dans son *Anthropographie* , et que cette réfutation seule tiendra plus de six pages. Un de nos docteurs, qui est bien plus glorieux qu'habile homme, nommé Morisset , voulant favoriser l'impertinente nouveauté du siècle , et tâchant par là de se donner quelque crédit, a fait ici répandre une thèse du thé, laquelle conclut aussi bien que ce président a la tête bien faite (1). Tout le monde a improuvé la thèse ; il y a eu quelques uns de nos docteurs qui l'ont brûlée , et reproches ont été faits au doyen de l'avoir approuvée. Vous la verrez et en rirez. J'attends le présent que me fait M. Ravaut de son *Polyanthea*. Et à ce que je vois, vos libraires de Lyon sont bien plus honnêtes et plus généreux que ceux de deçà : je lui en écrirai exprès, quand je l'aurai reçu, et l'en remercierai; combien que je croie et me persuade facilement que je vous en ai la première obligation. Mais vous êtes en grand train de m'obliger en toute façon , et

(1) On voit que l'usage du thé commençait à devenir à la mode, même avant le café ; mais cette *impertinente nouveauté du siècle* trouvait encore bien des détracteurs. (R. P.)

moi en état de mourir ingrat, puisque je n'ai pas moyen de
me revancher de tant de courtoisies et de bienfaits que j'ai
reçus de vous depuis tantôt six ans : *nisi mihi Deus tamquam è*
machina affulserit. La nuit entre le 15 et le 16 de mars s'est ici
sauvé de la Conciergerie, où il étoit détenu prisonnier depuis
dix-huit mois, un certain M. de Roquelaure, qui s'étoit pareillement sauvé des prisons de Toulouse il y a environ deux
ans, où il étoit détenu pour diverses impiétés qu'il étoit accusé
d'avoir faites et proférées. Comme il avoit été longtemps ici
prisonnier, il avoit trouvé le moyen de gagner les bonnes
graces de madame Dumont, la geôlière, qui est fort belle
femme, *et de qua mala fabula fertur per urbem*, et même on
trouve qu'il s'est sauvé par son cabinet. M. le premier président, en ayant été averti dès le matin, envoya prendre prisonniers Dumont et sa femme, leur a ôté leur charge et les a
envoyés prisonniers, l'un dans le grand, et l'autre dans le
petit Châtelet. Le même jour il est arrivé ici nouvelle que le
bâtard de Monteron a tué en duel, près de Toulouse, un autre
frère de ce M. de Roquelaure. Le 16 de ce mois, votre archevêque, M. le cardinal de Lyon, a perdu son procès pour la
deuxième fois au grand conseil touchant son prieuré de la
Charité. Il y a tantôt un an qu'il en fut dépossédé par arrêt
du grand conseil au profit de M. des Landes, payeur conseiller
de la grand'chambre. Les parents du cardinal avoient dressé
une nouvelle batterie et espéroient de lui arracher ce bénéfice
de trente mille livres de rente par une requête civile, de laquelle ils ont été déboutés par tous les juges, qui ont été loués
partout de n'avoir rien donné à la recommandation et à la
brigue de tous les parents et amis du feu cardinal qui s'en
étoient mêlés. L'avocat général de ce semestre, nommé
M. Bailly, fils d'un maître des comptes, *et abnepos Michaëlis*
Marescotii doctoris medici, qui hic obiit anno 1605, fut le premier de cet avis, et fit merveilles par sa harangue à démêler
tant d'intrigues et de fourberies qui étoient en ce procès. C'est
un jeune homme de vingt-cinq ans qui a déjà fort bien fait

en d'autres causes depuis six mois qu'il a cette charge. Les deux massacreurs et voleurs ont tout avoué et auroient déjà passé le pas n'étoit que MM. du parlement (j'entends ceux de la Tournelle) en veulent avoir connoissance, et qu'ils ont évoqué la cause à leur tribunal. Du Fresne est aussi accusé de plusieurs autres crimes, et entre autres d'avoir fait plusieurs vols sur les grands chemins en habit déguisé, avec une fausse barbe et autres outils qui ont été trouvés chez lui. Lui et Campy ont fait le massacre seuls; et la femme de Campy, laquelle ne savoit encore rien pour lors de ce massacre, leur aida à faire le vol, à partager les pistoles, et à serrer tout ce qui fut volé.

La reine s'en va faire un voyage à Chartres pour la Notre-Dame du 25 de mars, à laquelle elle a fait un vœu pour la santé du roi, qu'elle y mène quant et soi. M. le cardinal Mazarin n'y va point. On parle fort ici de la trahison qui a été découverte à Naples contre M. de Guise, dans laquelle se trouve criminellement enveloppé un sien favori nommé de Modène, la nouvelle de la mort duquel n'est point encore venue, combien qu'on tienne pour très certain qu'il en mourra. On dit qu'il vient ici des députés d'Irlande quérir le prince de Galles afin qu'il aille commander leur armée contre les parlementaires de Londres. Le duc de Bavière est menacé de nos armes et de celles des Suédois plus qu'aucun autre.

La paulette est ici publiée pour les officiers de finance et pour les présidiaux, et non pour les cours souveraines, desquelles il n'est point parlé du tout. On croit qu'il y aura une déclaration du roi toute expresse pour eux. Néanmoins, les maîtres des requêtes en sont nommément et particulièrement exceptés, qui sont ceux auxquels le conseil semble vouloir plus de mal pour l'opposition qu'ils ont faite aux nouveaux compagnons qu'on vouloit leur donner il y a près de trois mois.

M. Naudé m'est venu voir aujourd'hui; il y avoit longtemps que je ne l'avois vu. J'ai eu le bonheur de l'entretenir trois bons quarts d'heure : c'est toujours le même, hormis que j'ai reconnu une chose en lui dont j'ai regret, vu que toute sa vie je l'en avois toujours connu fort éloigné : c'est qu'il commence à se plaindre de sa fortune et de l'avarice de son maître, duquel il n'a pu, se dit-il, encore avoir aucun bien que douze cents livres de rente en bénéfice, et qu'il se tue pour trop peu de chose. Je pense que c'est la peur de mourir avant que d'avoir amassé du bien pour laisser à des frères et à des neveux qu'il a en grande quantité; et par cet exemple je reconnois aisément que les passions entrent aussi bien avant dans l'esprit des philosophes (1). J'en suis pourtant bien marri, vu que c'est un honnête homme et digne d'un meilleur traitement auprès d'un tel maître. Le Châtelet avoit envie de juger les voleurs prévôtalement et les faire exécuter aussitôt; mais il a été ordonné que la cour en connoîtroit, de sorte qu'au lieu que dès samedi dernier ils eussent été exécutés, ils ne le peuvent être que jeudi ou vendredi prochain. Le fripon Dufresne est natif de Villeneuve d'Avignon. Voilà ce que je sais pour le présent. Je vous prie de me conserver en vos bonnes grâces, et de croire que je serai toute ma vie, monsieur, votre très humble, etc.

De Paris, le 22 mars 1648.

LETTRE CXCV. — *Au même.*

Pour réponse à la vôtre, que je viens de recevoir, je vous remercie de la joie qu'avez de ma convalescence; ce ne sera que pour vous servir quand j'en aurai le moyen. Vous usez donc de manne avec du séné; je pense que le sirop de roses pâles vous vaudroit mieux, *minùs calet et tutiùs purgat*. Le mal que vous me dépeignez de votre aîné me fait peur; la petite-

(1) Parler de philosophie est une chose, être philosophe en est souvent une autre. Cette distinction fait partie de la grande science des misères de l'esprit, qui tient elle-même à celles du cœur humain avec l'immensité de ses désirs et leur insaisissable inconstance. (R. P.)

vérole et la rougeole sont les pestes du poumon : *utinam tandem convalescat !* Le lait d'ânesse ne lui servira guère si vous ne lui faites garder un grand et exact régime de vivre, et si vous ne le purgez de six en six jours, à cause de l'ordure que fait le lait. Dieu vous conserve les vôtres et à moi les miens ! J'aime bien les enfants; j'en ai six, et il me semble que je n'en ai point encore assez (1). Je suis bien aise qu'ayez une petite fille; nous n'en avons qu'une, laquelle est si gentille et si agréable que nous l'aimons presque autant que nos cinq garçons. Pour le portrait d'Alstedius, je ne l'ai jamais vu, combien que j'en aie céans grande quantité; je m'en enquerrai et vous l'enverrai aussitôt si je puis le recouvrer. Tout est ici bien froid à la rue Saint-Jacques. On réimprime ici in-octavo le livre *de la Perfection du Chrétien,* attribué au cardinal de Richelieu, comme s'il étoit raisonnable que les fourbes fissent des livres aussi bien que les sages, les fous et les ignorants. J'ai écrit à M. Hofmann vendredi dernier qu'il m'envoie χρησον : παθολ : avec promesse de lui donner du mien propre; puisque nous sommes en état de ne rien tirer des libraires, je lui enverrai un *Botal.* Le bonhomme ne connoît pas grand'chose à la saignée. Pour le grand Simon Piètre, qui mourut l'an 1618, il étoit frère de Nicolas Piètre, notre ancien aujourd'hui, et étoit le fils aîné de M. Simon Piètre, qui mourut l'an 1584. Il n'a rien écrit que des annotations françoises sur les opérations de chirurgie de notre E. Gourmelen, et d'autres annotations françoises sur la chirurgie de Paul Eginette, traduite en françois par Dalechamps, de l'impression de Paris, qui est in-quarto. C'est lui qui a donné les six conseils de son père. Il étoit professeur du roi et faisoit de fort bonnes leçons à Cambrai. Les honnêtes gens qui l'ont autrefois connu adorent aujourd'hui sa mémoire. Je n'ai rien vu écrit du thé *præter Jac.*

(1) Quatre moururent d'assez bonne heure ; Robert Patin, l'aîné de tous, et Charles Patin furent les seuls qui ont survécu, encore le premier succomba-t-il dans sa jeunesse.   (R. P.)

Bontium; on s'en moqua ici. Je ne sais si l'*Histoire du Brésil* en parle, je ne l'ai point. Ni *Bontius*, ni *Renodœus*, ni *Vesale*, *de Decocto rad. Chinœ*, n'avoient vu ni consulté *Ptolomée*, *Scaliger* ni *Cluverius*, pour apprendre qu'il faut dire *sinœ* et *sinenses*. *Adde quod error communis non facit jus.* Vos deux traducteurs de la chirurgie de *Fabrice d'Aquapendente*, qui ont si mal réussi, me font souvenir que tous les traducteurs font de même; au moins puis-je assurer qu'il n'y a livre traduit de ma connoissance et que j'aie jamais vu dans lequel il n'y ait la même chose, c'est à-dire beaucoup de bévues et trop de fautes. Je m'étonne comment M. L. de Serres a du loisir dans Lyon de s'amuser à traduire. Pour les médecins de la campagne, je ne m'en étonne point; je sais bien qu'il y en a bien de repos faute d'avoir la réputation de bien savoir la pratique, ou pour y avoir mal réussi. La même chose se voit à Paris tous les jours, combien que les jeunes médecins y puissent être mieux éclairés par la fréquentation qu'ils peuvent y avoir avec les anciens. Le roi et la reine partirent hier pour aller à Chartres, *religiosi voti nomine*. Ils seront ici de retour vendredi au soir et n'y séjourneront que le mercredi, jour de la fête. M. le Prince et M. de Longueville, deux beaux-frères, sont allés à Coulommiers en Brie, ville qui appartient au dernier des deux, pour s'y ébattre. On dit que M. de Modène a eu la tête tranchée à Naples pour la trahison qu'il vouloit faire à M. de Guise, son maître et bienfaiteur.

Les prisonniers du grand Châtelet, massacreurs et voleurs, ont été condamnés, il n'y a que deux heures, à être rompus tout vifs, et la femme de Campy à être pendue; ils en appellent au parlement, où ils seront transférés aujourd'hui. Il y a grande apparence que jeudi ou vendredi sans faute ils seront exécutés. *Dii meliora!* Je vous baise les mains de toute mon affection, et suis de toutes les facultés de mon âme, monsieur, votre très humble, etc.

De Paris, ce 24 de mars 1648.

LETTRE CXCVI. — *Au même.*

Je vous envoyai, le 24 de mars, un paquet de lettres dans lequel deux des miennes étoient contenues avec l'épître de M. Hofmann pour M. Gras, *ut præfigatur tractatui de anima.* Depuis ce temps-là, je vous dirai qu'il est mort ici un habile homme d'avocat et considérable en sa sorte, éloquent et savant, *magni nominis et cælebs*, nommé M. Hilaire. Ce fut lui qui plaida contre M. le Prince pour madame de Comballet, et qui défendit le testament du cardinal de Richelieu. Il a été un des accomplis personnages qui aient jamais été dans le Palais. Il n'y avoit pas quinze jours que sa mère étoit morte chez lui; il avoit quelque peu moins que soixante ans. M. Hilaire étoit un homme purement atrabilaire, *qui tamen, morum suavitate,* étoit aimé de tout le monde. Le premier médecin du roi l'a vu en sa maladie et lui a donné de l'or potable, nonobstant lequel, *sui desiderium statim reliquit.*

Enfin les voleurs ont été exécutés vendredi 27 de mars, au bas de la rue de Tournon. La femme de Campy a premièrement été pendue; les deux massacreurs, savoir, Campy et Dufresne, ont été rompus tout vifs. Dufresne devoit être le dernier exécuté, qui néanmoins le fut le premier, et fut pris pour cela d'autant qu'il se mouroit dans la charrette; il cria fort aux premiers coups du bourreau et se tut au huitième, de sorte qu'il mourut avant que d'avoir tous les coups. Campy cria rudement à tous les onze et ne fut point étranglé : aussi ne mourut-il qu'une heure après, désespéré et presque enragé. Dufresne dit le jour de leur supplice, au matin, qu'il n'eût voulu échapper de là que pour tuer la putain qui l'avoit perdu par son babil (c'étoit la femme de Campy), *quâ tamquam pellice utebatur*, en dût-il être rompu tout vif et damné au bout.

Je prendrai la hardiesse de vous faire part de ma joie et de la réjouissance qui est en notre famille de ce que mon fils

aîné, âgé de dix-neuf ans, un peu moins, a été aujourd'hui
reçu bachelier en médecine avec six autres compagnons, parmi
lesquels il a été des meilleurs. Cette licence du 7 prochain
sera composée de quatre fils de maîtres et de trois autres particuliers. Voilà des thèses qui nous viennent à faire. Le fils de
M. Moreau répondit merveilleusement bien sous M. Guillemeau, *et methodo hippocratea*, au grand contentement de
notre école et de grande quantité d'honnêtes gens qui étoient
venus pour l'entendre. C'est un jeune homme de très belle et
de très grande espérance ; il a prodigieusement de l'esprit et
de la mémoire ; et là même, la veille de Pâques fleuries, il
remercia, comme fils de maître, notre Faculté au nom de
tous ses compagnons par une belle harangue, laquelle dura
longtemps, et néanmoins il la prononça si bien qu'il en fut
loué de tous et de M. son père aussi. Ils sont admis à l'examen
particulier pour après Pâques, *ut moris est*, et puis on les fera
licenciés vers la Pentecôte. Celui-ci aura infailliblement le
premier lieu de sa licence et sera quelque jour un grand personnage. Il y avoit dans la Conciergerie une chambre pleine
de femmes prisonnières pour divers crimes. Une d'elles s'avisa
d'un stratagème pour se sauver, qui étoit d'avoir une scie et
de scier une poutre qui les séparoit d'un des coins de la grande
salle du Palais ; elles l'ont entrepris et en sont venues à bout,
de sorte qu'en une belle nuit, quatorze se sont sauvées par le
trou qu'elles avoient trouvé moyen de faire. Une quinzième
malheureuse femme y est restée, laquelle n'a pu passer par le
trou d'autant qu'elle étoit grosse.

. Tout s'apprête ici pour la guerre. M. le maréchal de la Meilleraie, grand maître de l'artillerie, est parti pour Arras il y a
huit jours. M. le Prince sera à Amiens le lendemain de la fête
de Pâques ; et tôt après l'armée marchera, laquelle sera obligée
de donner bataille à l'archiduc Léopold s'il se présente pour
l'empêcher en son chemin. Nous avons ici un des plus honnêtes hommes et des plus illustres de notre compagnie bien
malade, qui est M. de la Vigne. *Marasmode febre detinetur, ab*

antiqua intemperie prefervidâ hepatis et aliorum viscerum stipata fluxu hepatico et lethali. Nous en pourrions perdre trente autres qui ne vaudroient pas celui-là.

Enfin, ce beau livre tant attendu de M. Saumaise, *de Annis climactericis*, est arrivé; il est dédié à M. de la Tuillerie, qui est notre ambassadeur en Hollande. Ce livre est tout plein d'astrologie et de termes aussi bien que de choses où je ne connois rien. Je tâcherai néanmoins d'en tirer quelque profit pour l'argent que j'en ai donné. Il parle quelquefois de quelques maladies (1). Nous attendons ici de Hollande *Epistolarum Hug. Grotii centuriam ad Gallos*, dans laquelle il y a quelques lettres à ce même M. Saumaise.

Tous les généraux et officiers sont partis pour l'armée de

---

(1) Du temps de Gui Patin on ajoutait encore foi aux années climatériques; on n'y croit plus aujourd'hui. Mais il ne s'agit que de s'entendre. Le corps humain a en lui-même la loi continue et palingénésique de son développement et de son déclin; observé à certaines époques, il est certain qu'on trouvera des différences remarquables : il y a donc de véritables *métamorphoses* septénaires. C'est dans ce sens que Frédéric Hoffmann a dit, *ut in tota rerum naturâ, sic quoque in nostro microcosmo, omnia certo numero, pondere, mensura et tempore fiunt.* Mais si l'on entend par années climatériques des époques fixes où doivent arriver nécessairement telle ou telle maladie et où la vie est en danger, c'est une erreur complétement démentie par l'expérience. Barbier du Bourg a fait une excellente thèse sur ce sujet, en 1747 : *Utrum anni climacterici, cæteris periculosiores ? ney.* Mais dans les siècles précédents, fidèles aux anciennes doctrines des causes astrologiques, les années climatériques passaient pour infaillibles. Un certain Codronchus ou Codronchi, imbu de cette idée, publia l'ouvrage suivant : *De annis climactericis, necnon de ratione vitandi eorum periculum*, etc. *Bononiæ* 1620. Ce médecin fait une longue liste de ceux qui sont morts dans les années climatériques; Adam est le premier de cette liste. Il est dit dans Moïse qu'il mourut âgé de 930 ans. Codronchus en retranche 20, et ne lui en accorde que 910. Ce nombre lui était indispensable. Divisant donc ces 910 par 7, le quotient est de 130; ainsi le septénaire ou les sept années du système climatérique est de 130 pour ce patriarche. Qui croirait maintenant à de pareilles rêveries? Toujours est-il, néanmoins, que dans son

Flandre. M. le Prince a passé à Amiens fort leste et en belle
compagnie; mais de deux maréchaux de France qui sont allés
devant lui, savoir, MM. les maréchaux de Grammont et de la
Meilleraie, ce dernier est demeuré malade à Arras d'une suppression de goutte, à laquelle il est fort sujet. On assure ici
que l'archiduc Léopold n'est pas si fort qu'il pensoit; il espéroit du secours d'Angleterre, que les parlementaires sont
obligés de se réserver à cause des Hibernois catholiques et
des Écossois malcontents, dont il y en a trois partis en Écosse.
On ne parle ici que de vols domestiques, de valets et servantes
qui volent leurs maîtres et maîtresses, et qui de là se font
pendre. J'ai pitié de tant de pauvres malheureux qui se laissent duper; le diable est bien déchaîné.

Je vous veux annoncer une réjouissance pour la papimanie,
laquelle fait ici parler bien du monde, le personnage étant fort
connu. Des quatre prétendus réformés qui nous restoient en
notre Faculté, le nombre en est réduit à trois, ayant plu à
Dieu de toucher le cœur (je n'oserois dire l'âme, car je doute
s'il en a une) à notre maître Élie Beda, dit par la ville et soi-
disant des Fougerais, comme du nom de quelque seigneurie.
Il va dorénavant à la messe, porte le chapelet, fait le bigot
comme les autres, et tout cela par l'intervention du père de
Lingendes, jésuite, et de quelques dames. Ne vous étonnez
donc plus de votre M. Meyssonier, en voici un autre qui a fait
comme lui; mais celui-ci est bien plus fin, plus rusé et plus
madré que le vôtre. Ceux qui l'ont vu à la messe ne doutent
pas de sa conversion; mais nous autres, qui le connoissons
pour ce qu'il est, c'est-à-dire pour un dangereux cancre et
grand imposteur, doutons bien fort si par ci-devant ayant été
grand et insigne charlatan, l'eau bénite qu'il prendra le

cours la vie subit des modifications appréciables sans qu'on puisse
néanmoins les astreindre à des formes numérales. Ces révolutions ont
pour but l'accomplissement de cette grande loi de la nature qui veut
que tout meure et que rien ne périsse, que tout naisse et que rien ne
soit immortel.   (R. P.)

pourra changer et le faire meilleur, plus sage, plus retenu et moins charlatan qu'il n'étoit. Je vous envoie le livret de M. Lussauld, médecin de Poitou (1), qui est celui même que vous m'avez dépeint par votre dernière, de la réception de laquelle je vous suis très obligé et m'en vais vous y répondre. Premièrement M. Lussauld est celui-là même que vous me dites homme qui fait l'entendu et qui méprise presque tout. Il dit qu'en son livre il a négligé l'élégance du latin et les autorités, et qu'il ne s'est amusé qu'au raisonnement. Il dit qu'il s'en va faire un plus grand œuvre pour le faire imprimer. Si sa campagne lui donne du loisir, il le peut faire, il ne manque pas d'esprit. Le roi d'Angleterre est encore vivant, mais je ne puis croire ceux qui se promettent de lui qu'il reviendra à bout de ses affaires; il faut être bien crédule pour s'imaginer de telles fables (2). J'entreprendrois très volontiers un voyage d'Allemagne jusqu'à Nuremberg et Altorf pour y saluer et y entretenir M. Hofmann; mais cela ne se peut faire durant la guerre, et je ne doute point que lui-même ne voie bien la difficulté de l'entreprise, voire même l'impossibilité. Après ce que vous me dites touchant le livre de M. Sorbière, il n'y a nulle difficulté que M. Riolan n'ait deviné le vrai auteur de ce livret : mais je ne sais pas pourtant s'il en écrira exprès, vu que son *Anthropographie* l'occupe tout entier. Il emploie tout son loisir à revoir sa copie et ne la baille que feuille à feuille aux imprimeurs, à cause de quoi son ouvrage n'avance guère. Je n'ai jamais vu l'arrêt des médecins de Tours contre les apothicaires, imprimé ; combien que celui qui en sollicita

(1) *Disp. de functionibus fœtus officialibus*, Parisiis, 1648, in-4. — L'auteur a publié ensuite : *Apologie pour les médecins contre ceux qui les accusent de déférer trop à la nature et de n'avoir point de religion*, Paris, 1663, in-12.   (R. P.)

(2) Il s'agit du malheureux Charles Ier, et son supplice prouve que Gui Patin connaissait bien l'état positif des affaires de son temps, même celles de l'Angleterre. On sait qu'il y dominait alors un esprit de fanatisme et de férocité pédantesque, que beaucoup d'Anglais avaient la Bible et le pistolet à la main.   (R. P.)

ici le procès me promit en partant qu'il le feroit et qu'il
m'en donneroit une douzaine, ce qu'il n'a pas fait. Je demanderai à M. Perreau, notre doyen, s'il n'en a point vu, sinon je
vous promets que j'en écrirai à Tours tout exprès.

Le *Theatrum vitæ humanæ* est de vrai un fort bon livre;
mais je doute du débit de votre libraire; car s'il le prend sur
la dernière édition de Cologne, elle est toute châtrée de ce
qu'il y avoit de çà et de là contre les prêtres et les moines; s'il
la prend de l'ancienne, il est à craindre qu'on ne lui fasse la
même chose que vos jésuites ont faite à M. Huguetan sur son
Alstedius Encyclopedia.

Pour notre bon ami M. Naudé, je vous puis jurer que ce
n'est pas tant l'avarice qui le fait plaindre que le peu de reconnoissance qu'il a de son patron, après lui avoir rendu tant
de services et avoir fait ès pays étrangers tant de voyages
pour lui et par son commandement. Mais quoi, c'est que le
bon seigneur ne fait rien à personne; au moins je ne vois personne qui se loue de sa libéralité; il prend beaucoup et ne
donne rien, et étouffe les espérances de profiter de tous ceux
qui s'étoient mis près de lui, *ut ditescerent* (1).

(1) Gui Patin est toujours prêt, comme Job, à cracher sa colère
dans de véhémentes sorties contre Mazarin; il nous semble pourtant
qu'il ne lui rend pas assez de justice sous le rapport de la politique.
A la vérité, l'idée qu'il se faisait de cette dernière n'était pas faite pour
qu'il l'honorât beaucoup : c'était à ses yeux une école de mensonge et
de tromperies. D'autres juges plus compétents que lui n'en ont pas eu
meilleure opinion, témoin Frédéric le-Grand, qui s'y connaissait et
qui fit l'*Anti-Machiavel*, sans doute, dit Voltaire, *pour cracher au
plat et en dégoûter les autres.* Écoutons l'illustre monarque : « Comme
on est convenu parmi les hommes que duper son semblable est une
action lâche et criminelle, on a été chercher un moyen qui adoucit la
chose, et c'est le mot *politique* qu'on a choisi infailliblement. Ce mot
n'a été employé qu'en faveur des souverains, parce que décemment on
ne peut nous traiter de coquins et de fripons. » (Manuscrit de Frédéric-
le-Grand, intitulé *Matinées royales*, ou instructions sur l'art de régner,
publié par Auguis et *le Constitutionnel*, 14 juin 1845.) (R, P.)

Je ne vous dis rien de Naples ni de M. de Guise, qui y a été arrêté prisonnier : ce sont affaires de princes qui jouent au plus fin les uns sur les autres; cela a toujours été et sera toujours. On dit qu'on l'a mené en Espagne, où il ne peut être gardé que prisonnier, et qu'on se gardera bien de le faire mourir, vu qu'ils ne gagneroient rien à sa mort, et qu'en le gardant il peut être utile à quelque chose de bon, quand ce ne seroit qu'à une bonne rançon ou à être échangé avec quelque illustre prisonnier. On dit ici qu'il y a eu du bruit à Bordeaux, et qu'on y a pendu quelques gabeleurs, et qu'à Marseille ont été tués quelques gardes du comte d'Alais, gouverneur de la province. Toutes les compagnies souveraines de Paris grondent ici pour la paulette et pour le retranchement qu'on veut leur faire de leurs gages.

Il y a ici du bruit touchant un capitaine des gardes nommé de Sangton, qui a été arrêté prisonnier sur ce qu'il se mêloit de traiter du mariage de Mademoiselle, fille de M. le duc d'Orléans, avec l'archiduc Léopold. On dit même que ladite Mademoiselle est retenue en sa chambre et qu'elle a des gardes par ordre de la reine; mais elle n'a pu être convaincue d'aucune intelligence secrète, d'autant qu'elle n'en a jamais rien écrit, et même se disant et protestant fort innocente de toute cette accusation; elle n'en a jamais voulu demander pardon à la reine, *etiam urgente parente, domino Gastone.*

On a mandé à M. d'Avaux qu'il eût à partir de Munster et à s'en revenir. On dit qu'il est en état de disgrâce; que M. de Longueville s'est plaint de lui; que le cardinal Mazarin dit qu'il a fort désobligé la France. Mais l'*Histoire secrète* dit encore qu'on lui met sus un plaisant crime d'État, savoir, est qu'il a voulu briguer à Rome un chapeau de cardinal pour soi-même par l'entremise de quelques amis qu'il a près de soi à Munster qui ont crédit vers le *Padre santissimo*, et que cela a été découvert par le cardinal Spada, qui en a écrit de deçà, et qui a fait connoître ce dessein de M. d'Avaux au cardinal Mazarin : *fabulosa tamen plerique putant hæc omnia*, et

qu'on veut faire accroire qu'il a mangé le lard, afin de le retirer de Munster avec quelque couleur de disgrâce, n'étant
permis à aucun particulier de briguer le cardinalat sans per
mission et sans le bon plaisir du roi.

J'attends de jour en jour des nouvelles de M. Hofmann et
m'ennuie de ne rien apprendre de sa santé. J'ai peur de tout :
utinam sim vanus aruspex! Un illustre conseiller d'État, du
nombre des ordinaires, mourut hier ici, savoir, M. Talon,
frère aîné de celui qui est avocat général du parlement aujourd'hui. Il a fait cette charge lui-même autrefois avec éclat
et réputation, laquelle depuis il a ternie par les intendances
qu'il a eues en Dauphiné et en Provence. Il étoit homme
adroit et rusé, fort entendu, et qui en vouloit avoir; il savoit
le bien et le mal; et en étoit tant plus à craindre. Même le
défunt cardinal se servoit de son conseil dans ses violences.
Mais enfin il faut que je cesse de vous fournir une si importune lecture, avec protestation que je serai toute ma vie et de
toute mon âme, monsieur, votre très humble, etc.

De Paris, ce 8 de mai 1648.

LETTRE CXCVII. — *Au même.*

Depuis ma grande lettre du 8 de mai, je vous dirai que le
lundi en suivant, 11 mai, M. le duc d'Anjou, frère du roi, a
été baptisé dans le palais Cardinal, en présence de la reine et
de toute la cour, et a été nommé Philippe de France. Son
parrain a été M. le duc d'Orléans, son oncle, et la marraine
la reine d'Angleterre, sa tante. On ne parle ici que de moyens
d'avoir de l'argent, et même les plus grands ne songent à
autre chose. M. le premier médecin se plaint qu'il n'est pas
assez riche; ce n'est pas que je le hante ni le voie : c'est lui
qui l'a dit à un de mes amis qui est le sien, combien qu'il ait
plus de 25,000 écus de rente, tant de ce qu'il a de sa charge,

de son abbaye, et du revenu de l'argent qu'il a en banque,
que de ce qu'il gagne encore tous les jours avec les courtisans (j'entends ceux qui ont encore bonne opinion de lui :
«Plures enim quibus pulchre innotuit ab eo abstinent,
» propter infaustum et infelicem successum quem in multis
» viderunt ex illius stibio. ») Il dit qu'il ne sera pas content
s'il ne lui vient encore un bon bénéfice de 20,000 livres de
rente. Cet ami lui dit qu'il se devoit contenter de tant de
biens qu'il avoit; qu'il n'étoit chargé ni de femme ni d'enfants, et qu'ayant déjà une abbaye, il ne devoit pas souhaiter
d'avoir davantage de bien d'église. M. Vautier lui répondit
sur-le-champ qu'il ne se tenoit point la conscience chargée ni
son âme en danger pour le bien qu'il avoit, et qu'il ne seroit
pas plus tôt damné pour trois abbayes que pour une. On dit
que M. le Mazarin même manque d'argent. Un trésorier de la
marine, nommé Boucher d'Essonville, sieur du Bouchet, a
été ici depuis peu ruiné, et obligé de faire une grande et malheureuse banqueroute, faute de lui avoir voulu fournir et
avancer une somme notable pour l'armée que nous envoyons
en Italie. Il a pour ses raisons allégué et remontré que le roi
lui devoit beaucoup; mais nonobstant tout cela, tout son bien
a été saisi, sa charge de trésorier de la marine, ses maisons
de la ville et sa belle maison des champs, et tout cela par
ordre exprès dudit sieur cardinal : *talia cum dominis faciant;
quid de aliis sperandum?* Je m'étonne comment on n'a pas
même saisi sa femme, qui est belle, bonne et grosse. Il n'y
a pas longtemps qu'un auditeur des comptes, nommé M. Ni-
velle, fit banqueroute aussi et tout fraîchement, c'est-à-dire
depuis trois jours. Un trésorier des parties casuelles, nommé
Samson, en a fait autant; et pour vous montrer qu'il est vrai
que *res humanæ faciunt circulum*, comme il a autrefois été dit
par Platon et par Aristote, celui-là s'en retourne d'où il vient.
Il est fils d'un paysan de cinq lieues d'ici; il a été laquais de
son premier métier, et aujourd'hui il n'est plus rien, sinon

qu'il lui reste une assez belle femme, que j'ai autrefois traitée malade : elle est fille d'un tailleur qui étoit riche.

Le droit annuel qui avoit été accordé aux cours souveraines a été révoqué par le roi, voyant l'union que les cinq corps ont fait ensemble, savoir, le parlement, les maîtres des requêtes, le grand conseil, la chambre des comptes et la cour des aides, pour tâcher d'empêcher qu'on ne leur arrête leurs gages, comme M. d'Emery, surintendant des finances, a voulu faire. Les cours souveraines des bonnes villes de France ont aussi envoyé leurs députés pour tâcher de se maintenir dans leurs droits, en s'adjoignant à ceux de deçà. On a aujourd'hui rompu à la Grève deux insignes voleurs de grand chemin, dont l'un des deux a avoué qu'il avoit tué plus de trente hommes. On dit ici que M. de la Rivière, grand favori de M. le duc d'Orléans, s'en va être cardinal, que la reine et M. le Mazarin en sont d'accord. Pour ce qui est de mon fils aîné, *utinam evadat in virum bonum et eruditum medicum.* Je lui souhaite toutes ces qualités, afin qu'il ait l'honneur de vos bonnes grâces, et qu'il soit, comme j'espère qu'il sera un jour, votre très humble seviteur. Je ne le nourrirai et élèverai qu'à cette intention, et ne vous demande vos bonnes grâces pour lui qu'autant qu'il les méritera. Il est encore tout jeune; il pourra quelque jour vous allez voir à Lyon, d'autant que j'ai envie qu'il pérégrine un peu avant que de l'arrêter tout-à-fait de deçà; mais ce ne sera pas qu'après qu'il sera docteur, *fiat, fiat.*

Pour la vôtre que je reçus hier, datée du 19 de mai, je vous en remercie. Il y a huit jours entiers que je suis embarrassé près de ma belle-mère, laquelle a été fort malade d'une pleurésie, dont elle est, Dieu merci, quitte moyennant quatre saignées, qu'elle a fort bien portées, combien qu'elle ait bien près de huitante ans; le bonhomme n'en a guère moins, et sont tous deux à la veille de me laisser pour ma part une succession de 20,000 écus, *et vir sapiens non abhorrebit.* J'aurai alors un

peu meilleur moyen de servir M. Hofmann comme je voudrois ; que je n'ai pour le présent. Je vous envoie une copie
de ma dernière, que je lui ai écrite : voyez s'il y a de ma faute,
je vous en fais juge. Si vous voulez que je le traite autrement,
je m'y offre, et en ferai tout ce qu'il vous plaira : *si modo
præscribas agendi modum et legem cum tanto viro et tam vene-
rando sene.* S'il ne tient qu'à de l'argent, je suis prêt d'en donner tout comptant, *modò mittat* χρησον: παθελ:, que je puisse
mettre avec les physiologiques, et en faire un bon volume,
qui sera profitable au public, et honorable à son auteur, et aurai soin aussi qu'il y ait du profit pour lui, afin qu'il ne
prenne occasion de dire : *Cum labor in damno est, crescit mor-
talis egestas : sponsorem enim me constitua legitimi honorarii.* Si
vous jugez tout ce que j'écris à propos, vous m'obligerez de
lui mander. J'ai vu et vous renvoie l'épître que M. Hoffmann
vous a faite. *Quænam sint illæ* χρησον : τεχναλ: *Hofmanni planè
nescio.* Ce n'est pas grand'chose que cette épître ; considérant
ce que vous lui êtes, il vous devoit faire une plus belle et plus
longue épître, et dire qu'il avoit bien de l'obligation à ses
muses qui lui avoient fait un tel ami que vous. Mais le bon
homme est stoïque et ne se connoît guère à louer personne.
Pour la thèse de M. Guillemeau, elle n'est pas si agréable à
tout le monde de deçà, comme quelqu'un se promettoit.
Pour les Arabes, je vous en dirai mon sentiment. Pour la doctrine, tout ce qu'ils ont de bon, ils l'ont pris des Grecs ; pour
leurs remèdes, ils ont vécu en un temps qu'il y en avoit de meilleurs que du temps d'Hippocrate ; mais ils en ont bien abusé,
et ont introduit cette misérable pharmacie arabesque, et cette
forfanterie de remèdes chauds, inutiles et superflus, qui sont
encore aujourd'hui trop en crédit par toute la terre, et de la
quantité desquels les malades sont vilainement trompés. A
quoi bon toutes ces compositions, tous ces altératifs sucrés et
miellés, contre l'abus desquels les plus savants hommes de
l'Europe se sont déclarés et élevés depuis tantôt cent ans ;
comme contre une tyrannie insupportable ? Cela n'est boi

qu'à échauffer un malade et à faire faire des parties à l'apothicaire pour lui couper sa bourse, *eo solo Græcis feliciores mihi videntur Arabes, quòd senam agnoverint, cujus ope et opere carere non possumus.* Scaliger le père étoit un pauvre médecin lui-même, combien qu'il ait été un fort savant homme. Le grand abus de la médecine vient de la pluralité des remèdes inutiles, et de ce que la saignée a été négligée. Les Arabes sont cause de l'un et de l'autre. Mesuë a trop de crédit au monde. Un apothicaire qui a une grande boutique pour ses pots dorés n'auroit besoin que d'un buffet ou d'une armoire pour y serrer cinq ou six boîtes. *Medicina olim erat paucarum herbarum : ipsi Græci paucissimis utebantur remediis. Multiplicitas remediorum filia est ignorantiæ : sapientes ad naturæ legem compositi, paucis multa peragunt.* Nous guérissons beaucoup plus de malades avec une bonne lancette et une livre de séné, que ne pourroient faire les Arabes avec tous leurs sirops et leurs opiats. Nous aurions grand tort d'abandonner et de quitter les bons remèdes qui sont en usage dès le temps des Arabes, pour aller recourir à ceux du temps d'Hippocrate, qui sont moins bons, ou qui nous sont inconnus. La méthode ne s'entend point du remède comme de la loi, *et de modo benè utendi.* C'est la doctrine des indications qui fait paroître un médecin vraiment ce qu'il est (1). Et c'est ce dont nous avons l'obligation entière aux Grecs, lesquels, s'ils n'ont connu le séné et la casse, ce n'est point leur faute, c'est leur malheur : ainsi ne sont pas les Arabes qui nous ont découvert et fait connaître le séné ; il étoit en usage avant eux. Les forts et violents remèdes sont encore bons à quelques uns ; mais la science et la méthode des Grecs nous apprennent à nous servir plus heureusement des bénins, et à fuir les mochliques si nous n'en avons grand besoin. Vous voyez dans Hippocrate l'apho-

(1) C'est là ce qui constitue le principe de toute doctrine médicale; la logique des faits, la force des inductions et la puissance de l'art, aboutissent en effet à ce point capital, *l'indication* formelle, positive, évidente.   (R. P.)

risme *Convulsio ab elleboro lethalis.* C'est qu'il en avoit vu
quelqu'une. Aujourd'hui les dogmatiques ne voient rien de
pareil, en tant qu'ils se servent de remèdes doux et bénins,
par le moyen des indications, dont ils obtiennent plus d'effet
salutaire qu'avec tous les remèdes. Ces expériences ne sont
plus bonnes qu'aux chimistes, qui tuent ici le monde à tas avec
leur antimoine.. Il y a ici un homme d'autorité qui s'en sert,
et qui en a tué un si grand nombre depuis quelque temps,
qu'il est appelé *Jupiter mactator;* tant plus il en donne, tant
moins on a envie d'en prendre. *Pauca, benigna, sed probata
et selecta, ea mihi sunt remedia,* et à tant des Arabes.

J'ai reçu les bouillons printaniers de votre M. Meyssonier.
Vous êtes heureux d'avoir un fou de cette nature; nous en
avons ici trois ou quatre, *vario insaniæ genere laborantes.* Mais
leur folie n'est pas si gaillarde. Cl. Tardy ne parle que de l'antimoine, d'Hippocrate et d'Aristote, que personne, dit-il, n'a
jamais bien entendu que lui, ou au moins comme lui. Beda
ne se pique que de secrets et d'antimoine, et dit qu'il a guéri
la vérole à tout le monde. M. de la Vigne se porte mieux, et se
promène tous les jours dans son jardin : s'il étoit mort (Dieu
l'en garde), ce seroit un lion mort auquel Courtaud voudroit
faire la barbe. M. Davaux, qui étoit notre plénipotentiaire à
Munster, en a été rappelé et est ici de retour, et, dit-on, en
disgrâce. Je ne sais point ce qui en sera. Si les catholiques
d'Augsbourg ont la puce à l'oreille contre les luthériens, ne
doutez point que ce ne soit *impulsu loyolitarum,* qui ont grand
crédit en ce pays-là, et qui tâchent de s'y rendre tant plus
agréables et nécessaires au saint-siége romain, de qui ils
prennent leur mission.

Tandis que M. le Prince est devant Ypres, les Espagnols,
qui sont plus fins que nous, ont si bien pris leur temps, qu'ils
ont surpris Courtrai, l'ayant assiégé en plein midi par quatorze endroits, et ont coupé la gorge à 600 Suisses qu'ils ont
trouvés dedans, auxquels Suisses les Espagnols ne donnent
jamais de quartier. La cause de ce malheur vient de ce que

M. le Prince, pour grossir son armée devant Ypres, a tiré de
Courtrai deux mille hommes qui y étoient en garnison, et
le gouverneur même qui est un honnête homme, M. le
comte de Palluau, qui auroit bien défendu sa place. Vous
diriez que nous jouons aux barres, que nous ne gagnons que
pour perdre, et que nous ne perdons que pour gagner. Une
bonne paix vaudroit bien mieux que tous ces misérables
désordres. Les cinq compagnies souveraines de deçà se sont
assemblées plusieurs fois pour empêcher qu'on n'arrête leurs
gages. La reine a mandé les députés et leur a fait défense de
s'assembler. M. le chancelier leur a aussi fait entendre l'importance de l'affaire, et la volonté de la reine ; mais, quelque
chose qu'on leur fasse entendre, ils ne veulent pas souffrir
qu'on arrête leurs gages. Cette obstination des cours souveraines est cause que la reine ne bouge d'ici, et qu'elle ne va
prendre l'air à Compiègne ou ailleurs, tandis que la saison se
présente si belle. Vous me faites trop d'honneur par votre
lettre ; je n'ai rien à y répondre, sinon que je vous prie de
vous tenir très assuré de mon service, et que je ne manquerai
nullement à mon devoir. Je vous suis trop obligé, et en trop
de façons. Je ne suis point mal avec mes parents ; mais je vous
prie de croire que je ne veux point être moins bien avec vous
qu'avec eux tous ensemble. La parenté vient de nature, et est
par conséquent sans choix : l'amitié a quelque chose davantage, elle agit avec jugement, et tel, de peur de tromper
son ami, devient honnête homme, et s'accoutume à l'être,
per vim relationis. Et ainsi est vrai ce qu'a dit un vieux sco-
liaste d'Aristote sur les morales : *Amicabilia ad alterum oriun-
tur ex amicabilibus ad se* (1). Vous serez donc assuré, s'il vous
plaît, de ma fidélité et de mon service, comme d'un homme

(1) Quiconque eût pu douter des sentiments affectueux de Gui
Patin en serait convaincu par ces gracieuses paroles. C'est qu'au fond
personne n'eut plus que lui ces scrupules, cette délicatesse d'âme,
cette pureté de conscience qu'on peut si justement résumer dans ces
mots, la seconde *religion du médecin.*   (R. P.)

qui désire être avec vous en aussi bonne et forte intelligence
que si nous étions frères germains et naturels. L'accord est
refait de Mademoiselle, fille de M. le duc d'Orléans, elle a vu
la reine. On dit que le capitaine qui a été mis prisonnier pour
cet effet sera mené à Lyon, et mis dans Pierre-Ancise. Les
Hollandois sont tout-à-fait d'accord avec le roi d'Espagne ;
leur paix a été publiée partout de part et d'autre. Les catholiques romains qui tenoient le parti du roi d'Angleterre dans
la principauté de Galles ont été défaits par les parlementaires.
Il y en a d'autres dans l'Écosse qui se mettent en état de
l'assister : *quo tamen fructu futurum illud sit, nescio.* Notre armée
est devant Ypres, que l'on dit qui sera prise dans quinze jours :
il y a termes d'avis. On dit ici que durant ces fêtes de la Pentecôte, messieurs du conseil s'accommoderont avec le parlement et les autres compagnies souveraines. Leur plus fort
ennemi est votre M. d'Émery, surintendant des finances.
Mais voici l'heure qu'un carrosse me doit venir prendre, attelé
de six bons chevaux, pour me mener voir, à neuf lieues d'ici,
M. de Marillac, maître des requêtes, qui y est demeuré malade d'une attaque de goutte. Je vous baise les mains de toute
mon affection, comme aussi à M. Gras, et suis, monsieur,
votre très humble, etc.

De Paris, ce 29 de mai 1648.

LETTRE CXCXVIII. — *Au même.*

Je vous écrivis ma dernière vendredi, 8 de janvier, et depuis ce temps-là plusieurs choses fort mémorables sont arrivées ici. Ce vendredi 8, tandis que le roi et toute la cour étoient
à Saint-Germain, le parlement donna arrêt contre le Mazarin,
par lequel il fut déclaré criminel de lèse-majesté, comme
perturbateur du repos public ; le samedi il fut ordonné que
l'on lèveroit des troupes pour la défense de la ville de Paris,

et ce même jour M. d'Elbeuf le père, M. de Bouillon Sédan, frère aîné du maréchal de Turenne, le maréchal de la Mothe Houdancourt, le marquis de la Boulaye, le marquis d'Aubeterre et autres seigneurs se présentèrent pour commander et avoir charge dans l'armée que Paris s'en alloit lever. M. d'Elbeuf en fut déclaré le chef, et lui et les autres prêtèrent serment de fidélité entre les mains du parlement, avec otages qu'ils donnèrent. Le dimanche matin se présentèrent à la porte Saint-Honoré MM. les princes de Conti et de Longueville, qui y furent empêchés de passer outre, jusqu'à ce que le parlement en étant averti, les envoya recevoir par MM. de Blancmesnil et de Broussel (qui furent les prisonniers des barricades du mois d'août dernier). M. le prince de Conti fut dès le même jour après-dîner au parlement; M. de Longueville y fut le lundi matin, et s'étant accordés avec la cour, M. le prince de Conti fut déclaré, à cause de sa qualité de prince du sang, chef généralissime, et M. d'Elbeuf son lieutenant-général. M. de Longueville n'a point pris de qualité, mais a donné pour otages M. le comte de Dunois son fils, et madame sa femme, laquelle est fort grosse et prête d'accoucher. Tout le monde contribue ici en particulier, ou en gros pour faire la guerre au Mazarin, et ce très volontiers. On garde fort bien les portes, et pend-on force espions, et gens portant lettres. MM. du parlement et de la ville travaillent jour et nuit incessamment pour le salut public. Arrêt se donna, portant commandement à tout capitaine, lieutenant ou soldat de se retirer à vingt lieues loin de Paris; défense aux villes de donner hommes, canon, ni aucun autre secours pour le parti de Mazarin; la Bastille, sommée de se rendre, battue et enfin rendue au parlement, qui en a donné le gouvernement au bonhomme de Broussel père, conseiller de la grand'chambre, et lui a donné pour lieutenant son fils, conseiller de la grand'chambre, qui est un vaillant garçon, et qui a eu charge par ci-devant aux armées. Le mercredi 13 de janvier, M. le duc de Beaufort arriva à Paris, qui doit être suivi de quatre cents bons cavaliers. Le

jeudi 14, mourut ici, du matin, M. Marescot, maître des requêtes, fils d'un autre maître des requêtes, et petit-fils de Michel Marescot, grand médecin, lequel mourut ici l'an 1605.
Ce même jour, tous les MM. furent assemblés pour la police,
afin de donner ordres aux provisions d'une si grande ville.
Voyez comment vont les choses du monde : il y a quatre mois
et demi que Paris s'arma pour empêcher que l'on ne mit ce
bonhomme Broussel prisonnier dans la Bastille, et aujour-
d'hui, *mutata rerum sorte*, voilà qu'il en est gouverneur, et
qu'il y retient les autres. Il y a ici force soldats à pied et à
cheval, qui font des courses sur les ennemis qui paraissent,
et on apprête un grand armement pour les aller attaquer en
gros où ils seront, où M. de Beaufort et le maréchal de la
Mothe Houdancourt ont mine de bien faire et de se faire
paroître. La reine, voyant que M. de Longueville étoit contre
elle, a donné son gouvernement de Normandie à M. le comte
de Harcourt, qui y est allé pour y être reçu ; mais Rouen lui
a fermé la porte et ne l'a pas voulu recevoir. M. de Longueville,
ayant aussi eu avis que son gouvernement étoit donné, est
parti d'ici le mercredi 19 de janvier, assez tard, et bien
accompagné, est allé droit à Lisieux, puis à Rouen, où il a
été bien reçu. M. du Tremblai, frère du défunt père Joseph,
capucin, accusé d'avoir trop tôt rendu la Bastille à MM. du
parlement, a été condamné à Saint-Germain d'avoir la tête
tranchée. La reine est tellement irritée contre Paris, qu'elle
a chassé d'auprès d'elle mademoiselle Danse, qui étoit une
de ses femmes de chambre, pour avoir voulu lui parler pour
Paris, et néanmoins il y a eu de deçà quantité de gens pieux
et dévots qui ont eu la hardiesse d'en écrire à la reine, et de
lui en remontrer la conséquence. Le parlement lui a fait aussi
des remontrances par écrit, lesquelles sont imprimées. On dit
qu'elles sont bien faites, et que M. le président le Coigneux
en est l'auteur. On a fait ici courir depuis huit jours quantité
de papiers volants contre le Mazarin, mais il n'y a encore rien

qui vaille; même j'apprends que M. le procureur général en
a fait des plaintes au parlement, qui a ordonné que l'on em-
pêchât l'impression et la distribution de ces écrits satiriques
et médisants. Quelques cavaliers des troupes de M. le prince de
Condé sont allés de Saint-Germain à Meudon, où ayant trouvé
quelque résistance dans le château, par les paysans qui s'y
étaient retirés, ils y ont joué de main mise et en ont tué plusieurs, puis ont pillé le château. Quelques uns du côté de
M. le Prince y sont aussi demeurés, et entre autres deux capitaines qui sont fort regrettés. Nos cavaliers y furent dès le
lendemain, qui se rendirent maîtres du château, qui mirent en
fuite des Allemands qui y étoient, en ayant tué et pris prisonniers quelques uns. J'apprends que l'ordinaire de Lyon ne va
ni ne vient; cela me donne de l'appréhension que les lettres
de vendredi, 8 de janvier, ne vous aient pas été rendues, et
en vérité si cela est, je suis bien malheureux, vu que dans
votre paquet il y a une grande lettre pour vous de quatre
pages à l'ordinaire, et deux autres pour deux de vos collègues, MM. Garnier et Falconet. Je voudrois avoir donné une
pistole et les retenir toutes trois, si vous ne les avez reçues.
Mon Dieu! faut-il que la guerre trouble un commerce si innocent! Je vous mandois entre autres que notre bon ami,
M. G. Hofmann, étoit mort le 3 novembre de l'an passé,
selon que M. Volcamer m'en avoit écrit.

On garde ici soigneusement les portes, et personne n'en
sort sans passeport. M. de Longueville est encore en Normandie, d'où on espère qu'il emmènera bonnes troupes : son retour est ici fort souhaité. Toute la cour est à Saint-Germain
avec le Mazarin; M. le Prince voltige de çà et de là avec des
cavaliers, pour empêcher l'abord de Paris à toute sorte de
marchandise. Mais pourtant cela n'empêche pas qu'il n'en
vienne de plusieurs endroits, hormis de Gonesse, que le pain
n'en vient point, à cause des coureurs qui sortent de Saint-
Denis, et jusqu'ici cela a duré; mais je pense qu'il ne durera

pas encore longtemps, vu que nous avons de belles troupes qui s'apprêtent à bien faire; mais M. de Bouillon Sédan est au lit de la goutte, et M. le maréchal de la Mothe Houdancourt est au lit d'un rhumatisme. Il y a en cette ville bien du pain et du blé, et beaucoup de farine aussi, et, Dieu merci, personne n'a encore crié à la faim. M. le Prince a mis bonne garnison dans Corbeil, lequel, jusque'à présent, nous auroit été inutile, à cause du débordement de la rivière de Seine, laquelle a fait ici bien du ravage, et qui a empêché le commerce et la navigation depuis trois semaines : elle commence fort à diminuer et à se retirer dans son lit, de sorte que dorénavant cette place nous sera nécessaire : aussi crois-je, avec grande apparence, que ce sera la première que nous irons prendre, et après cela Lagny, afin que la liberté soit tout entière pour Paris sur les deux rivières qui le nourrissent, Seine et Marne. Après cela il faudra prendre Saint-Denis, afin d'avoir aussi le pain de Gonesse, pour ceux qui ont l'estomac délicat et qui y sont accoutumés. Peut-être que Dieu mettra la main à tant de désordres, par la mort de quelqu'un de ceux qui fomentent et entretiennent cette guerre. La reine veut paroître à un chacun implacablement irritée, elle ne veut point souffrir que personne lui parle de s'adoucir, et pour cet effet elle a chassé de sa cour une de ses femmes de chambre, nommée mademoiselle Danse, femme de son apothicaire, et a fait mettre en prison un aumônier du roi, nommé M. Bernage, chanoine de Notre-Dame, pour la même cause. On imprime ici force libelles, qui se crient par les rues sur les affaires du temps, tant en vers qu'en prose, en latin et en françois. Il y en a plusieurs contre la personne du Mazarin ; mais il y en a fort peu de bien faites. Je ne vous en garde point de copie, mais je m'attends au recueil général qui s'en fera, à quoi déjà s'apprêtent quelques uns de deçà, tant in-octavo qu'in-quarto. On dit que M. le duc d'Orléans, madame la duchesse sa femme, mademoiselle sa fille, M. le chancelier, M. d'Avaux, frère de M. le président de Mesmes, et qui étoit passé à

Munster, ne sont contre Paris que par bienséance, et non pas
cruellement et furieusement acharnés, comme sont la reine,
M. le Prince et le Mazarin, et crois que cette affaire viendra
enfin à quelque accommodement, mais ce n'est pas sitôt.
Interea patitur justus. On lève ici bien de l'argent de tous
côtés, et personne ne sait combien ce mauvais temps durera;
néanmoins j'espère que M. le Prince n'en sera point le maître
s'il ne lui vient bien d'autres troupes que celles qu'il a ; et si
les princes qui sont de notre côté ne nous trompent (*quod
omen Deus avertat*), il y a grande apparence que l'honneur en
demeurera au parlement. Ainsi soit-il !

Tous les ouvriers de l'imprimerie ont mis bas ici : il n'y a
que ceux qui font des libelles qui travaillent. M. le procureur
général s'est plaint à la cour de l'impudence des imprimeurs
qui publioient tant de méchants fatras et tant de libelles diffamatoires, d'où s'est ensuivi arrêt, qui a été publié à son de
trompe par la ville, qui leur défend de plus rien imprimer
sans permission de MM. du parlement. Mais je pense que toutes
ces défenses ne les empêcheront pas d'en imprimer à mesure
qu'ils en auront; et entre autres ils ont imprimé un journal
de tout ce qui s'est fait et passé depuis le mois de juin au parlement jusqu'à présent, comme aussi la lettre d'un religieux
à M. le prince de Condé, pour l'exhorter à quitter le parti du
Mazarin. L'auteur parle là-dedans comme un jésuite, mais il
ne le fut jamais : c'est un gaillard qui se moque d'eux, mais
qui parle bien avec vérité. Le Mazarin est sanglé là-dedans
tout du long, et très vilainement comme il le mérite : il me
semble que c'est la meilleure pièce de tout ce qui s'est fait ;
mais je ne sais pas ce qui se fera à l'avenir.

On mit hier prisonnier à la Bastille un gros et infâme partisan nommé la Rablière, lequel est rudement chargé de la
haine de bien du monde : aussi étoit-il trop superbe et insupportable. On a pris aussi chez lui 100,000 écus, que l'on a portés
à l'Hôtel-de-Ville pour aider à faire la guerre au Mazarin. M. le
duc de Beaufort lève ici de l'infanterie, et M. le maréchal de

la Mothe Houdancourt de la cavalerie, pour sortir en campagne dès qu'il sera fortifié, car il se porte mieux. Il entre ici par divers endroits de la farine et du blé qui donne du courage à tout le monde, et qui reconforte merveilleusement ceux mêmes qui naturellement n'en ont guère.

Depuis trois semaines que nous sommes en guerre et menacés de famine, rien ne m'a tant fâché que le regret que j'avois que ma lettre à vous adressée du 8 de janvier ne fût perdue; mais, Dieu merci, je suis tout consolé, puisque vous l'avez reçue, comme je reconnois par la vôtre datée du 19 de janvier, laquelle j'ai reçue dix jours après justement, *sed quocumque inter illas moras ferit.* Je vous assure qu'elle n'a pas été ouverte. Pour le désir que vous me témoignez avoir de me tenir dans votre cellule de méditation, je vous en remercie de toute mon affection; ce n'est pas que je ne voulusse bien y être à cause de vous, *et possem mutuas audire et reddere voces.* Mais je pense que notre guerre ne nous fera pas fuir si loin. Nous sommes bien les plus forts, et le secours augmente de jour en jour davantage par l'adjonction des parlements et des provinces qui envoient ici leurs députés.

J'ai céans les trois tomes de A. *Novarinus, Omnium scientiarum anima*, dont je fais état plus que de tout ce qu'a écrit cet auteur, qui en a fait beaucoup d'autres. Pour ce Fabry de Castelnaudary, c'est un pauvre souffleur, comme vous dites. *Viros dignissimos et suavissimæ recordationis, D. D. Gras, Garnier et Falconet, officiosissime resaluto.* Le premier médecin est aussi fort empêché que pas un; son argent est en grand nombre entre les mains des partisans qui sont aujourd'hui en fort mauvais état, joint qu'il est en état de sauter aussitôt que pas un, puisqu'il n'a jamais été colloqué en ce trône que par le Mazarin, qui ne tient plus qu'à un filet, et qui aura bien de la peine à revenir de si loin. M. Ch. Bouvard est ici fort vieux, âgé de soixante-dix-huit ans, hors du tracas du monde et de l'ambition, qui va à la messe et au sermon, et au coin de son feu. Nous avons ici le bonhomme M. Nicolas Piètre, fort malade; il a été saigné douze fois d'un rhumatisme : *utinam tandem convalescat!* M. F. Citois est encore ici fort vieux *pene cæcus*, mais très riche. Il y a longtemps que j'ai lu le passage de M. Saumaise *de Colica pictavica*, et pense être le premier qui l'ai découvert de deçà. J'en donnai avis dès ce temps-là à M. Riolan, qui l'a réfuté par occasion dans son Anthropographie : *in eo loco nugatur Salmasius*, et ne sait ce qu'il dit; mais cet homme est si âcre, qu'il n'est jamais bien s'il ne mord quelqu'un. Je suis bien aise qu'on ait imprimé grec et latin *Ocellus Lucanus*, je l'achèterai dès qu'il sera ici : c'est un vieux philosophe pythagoricien qui vivoit devant Aristote. Pour *Opera omnia Spigelii*, je pense que c'est celui de Hollande que j'ai céans, et lequel m'a coûté trois pistoles en blanc. J'ai aussi la Physique de votre *Albertus Kyperus*, qui est un Polonois qui professe la médecine en Hollande. Il a fait un autre livre intitulé : *Methodus discendi et docendi medicinam*, qui ne vaut guère mieux que rien.

Mon fils répondit hier de sa première quodlibétaire. Je suis ravi de ce qu'il contenta la compagnie. Je vous envoie six de ses thèses, dont voici la conclusion : *Ergo sunt redicula, commentitia et chimerica chimicorum principia.* Je suis toujours, monsieur, votre très humble et très obéissant serviteur, etc.

A Paris, ce 27 janvier 1649.

LETTRE CXCXIX. — *Au même.*

On a mis de nouveau dans la Bastille un autre célèbre partisan, et gros maltôtier, nommé Launay Grave, lequel est fort chargé de la haine publique. Je pense qu'il n'en sortira point qu'il ne lui en coûte bon. Plusieurs donnent ici avis au parlement de divers endroits où il y a de l'agent caché, lequel servira à faire la guerre, et la grosse récompense qu'on leur

donne pour leur droit d'avis invitera beaucoup d'autres à en
faire de même par ci-après. On a pris chez M. Galland, secrétaire du conseil, 25,000 livres ; chez M. Pavillon, aux Marais
du Temple, 100,000 écus qui venoient de Bordeaux. On a pris
aux Gabelles 250,000 livres. On en a cherché dans la maison de
madame de Combalet, où l'on a trouvé de fort belles caches,
mais pas d'argent. On a grande espérance d'en trouver ailleurs
tant de celui du cardinal Mazarin que du défunt Richelieu. L'a-
vis avoit été donné qu'on en avoit caché en la pompe qui est la
maison où est la Samaritaine sur le Pont-Neuf ; on y a bien cherché, mais on n'y a rien trouvé. On croit qu'il en a été enlevé depuis un mois seulement, et qu'il a été emmené par eau à Saint-
Germain, où de présent sont tous ceux à qui il peut appartenir.
On se réjouit ici des bonnes nouvelles qui nous viennent de
province et de Bretagne, où les parlements tiennent le parti du
nôtre. On en croit autant de Toulouse et de Bordeaux, combien
qu'on n'en ait eu aucune nouvelle, à cause que les courriers
en ont été divertis et emmenés à Saint-Germain. Tout le monde
est ici en une merveilleuse résolution contre le Mazarin, et
combien que le pain y soit cher, néanmoins personne n'y
gronde, pas même le petit peuple, si ce n'est quelque petit
houlereau de partisan, car les gros s'en sont envolés ; encore faut-il que ce soit en cachette ; ou bien ce sont gens qui
ont peur de la justice, de la force, ou de la constance du parlement, dans lequel tous les membres sont merveilleusement
bien unis et bien résolus. Les sages de delà, qui sont les plus
modérés, espèrent que cette grande affaire se pourra enfin
terminer par un accord, et c'est ce que je souhaiterois de tout
mon cœur ; mais je ne l'oserois espérer, tant par l'obstination
et la méchanceté des uns que par la force et la bonne opinion des autres. Ceux de deçà ont grande espérance en M. de
Longueville, qui est allé en Normandie s'assurer de Rouen
et nous y ménager des autres, tandis qu'il nous a laissé ici
de bons otages, savoir, M. son fils aîné et madame sa femme,
laquelle est ici accouchée le jeudi 28ᵉ jour de janvier, jour

dédié dans l'almanach au bon roi Charlemagne, d'un second
fils, qui a été baptisé et nommé Charles-Paris de Longueville,
comte de Saint-Pol (1). Son parrain a été M. le prévôt des marchands, le président le Férou et les quatre échevins au nom
de la ville de Paris ; la marraine a été madame la duchesse de
Bouillon, femme d'un de nos généraux, qui est encore au lit,
malade de la goutte.

Nos bourgeois font merveilles de bien garder les portes, et
d'empêcher que bien des gens n'en sortent qui voudroient bien
avoir la clef des champs. On a trouvé des caches d'argent en
divers endroits de la ville, et chez des particuliers et des
moines, tant d'argent que de vaisselle d'argent, ou papiers
d'importance appartenant aux partisans. MM. du parlement
font merveilles pour apporter de la diligence à tous ces désordres. Toute la ville est fort unie contre le Mazarin, et espère
que, Dieu aidant, nous en viendrons à bout. Cette guerre
vient des partisans qui ont prêté au roi si haut, que le roi
même en est aujourd'hui insolvable. La tyrannie et les voleurs du Mazarin ont fait le reste ; et voilà le temps auquel
Dieu nous a réservés. Le dimanche 7 de février, M. le duc
d'Orléans et M. le prince de Condé ont ramassé des troupes
pour le Mazarin, et sont venus coucher au bois de Vincennes ;
le lendemain lundi, de grand matin, ils campèrent entre
Paris et Charenton, pendant quoi deux mille des leurs furent
attaquer Charenton. Ceux qui étoient dedans se défendirent
merveilleusement, et enfin les ennemis y entrèrent du côté
du Presche. Nous y avons perdu cent quarante hommes, et les
mazarinistes plus de quatre cents, entre autres dix capitaines
ou lieutenants du régiment de Navarre, et un autre grand seigneur, duquel la mort a fort affligé tous les chefs, savoir,
M. de Châtillon, fils du feu maréchal, lequel avoit épousé la

(1) Le même qui fut tué au passage du Rhin, en 1672. Personne n'a
oublié le célèbre passage d'une lettre de madame de Sévigné, où elle
peint si admirablement la douleur maternelle de madame de Longueville.   (R. P.)

fille de feu M. de Bouteville, qui eut ici la tête tranchée
l'an 1627. Le prince de Condé a pris un village que nous re-
prendrons, y a perdu six fois plus que nous, et son meilleur
ami, M. de Châtillon, pour lequel racheter il donneroit mille
Charenton. Si la guerre continue, bien d'autres y périront. On
parle ici que le traité de la paix d'Espagne s'avance ; je voudrois qu'elle fût déjà faite ; elle nous sera autant et plus avantageuse qu'au parti du Mazarin. Les capucins qui ont été députés et envoyés pour enterrer les corps morts, y en ont
trouvé cent et quatre, dont il y en a quelques uns du lieu
même qui ont fait merveille de se bien défendre ; quelques
messieurs aussi du côté du prince de Condé, qui y furent tués
après l'assaut, la grande tuerie n'ayant été que depuis qu'ils
furent entrés dans le village ; et même M. de Châtillon n'y fut
tué qu'une demi-heure après, de deux coups de pistolet, qui
tous deux furent mortels. M. de Clanleu, qui étoit dedans,
y fut tué en défendant une barricade, et eut encore plusieurs
coups après sa mort, d'autant qu'il avoit tué d'un coup de
pistolet dans la tête celui qui lui avoit offert quartier. La prise
de cette place est provenue de la foiblesse de nos gens et du
peu de résistance qu'ils firent au régiment de Navarre, qui
voulut le premier entrer dans Charenton. Nos gens, épou-
vantés de cette première attaque, laquelle fut forte, s'enfuirent par le pont de Charenton vers Créteil et Villeneuve,
et ainsi abandonnèrent ce misérable village au gouverneur,
assisté d'environ trois cents soldats seulement et de quelques
paysans. Dès que M. de Châtillon se vit blessé, il fut reporté
au bois de Vincennes, où étoit M. le Prince, qui pensa s'en
désespérer, se tirant les cheveux et faisant d'horribles impré-
cations ; ce qui m'a été rapporté par le chirurgien même qui
le pansa le même jour. M. le Prince coucha la nuit suivante
audit bois de Vincennes, et n'en partit que le lendemain à dix
heures du matin, comme il vit M. de Châtillon tourner à la
mort ; lequel Châtillon dit à M. le Prince, en présence de
plusieurs seigneurs, qu'il mouroit son serviteur, mais qu'il le

prioit de lui permettre qu'il pût lui recommander trois choses avant de mourir, dont la première étoit de quitter au plus tôt le parti du Mazarin, qui n'étoit qu'un fripon et qui ne méritoit point l'assistance d'un si grand prince; la seconde, que sa femme étoit grosse, et que si c'étoit un fils, qu'il le lui recommandoit; la troisième, qu'il quittât la vie scandaleuse qu'il avoit menée jusqu'alors. La reine, avertie de la prise de Charenton, en témoigna grande joie, et principalement lorsqu'on lui dit qu'il y avoit eu six mille Parisiens de tués, combien qu'il n'y en eût pas un, ceux qui y ont été tués étant de l'infanterie du prince de Conti et de M. d'Elbeuf, qui furent abandonnés de leurs compagnons, lesquels, s'ils n'eussent pris la fuite, eussent pu ruiner l'armée du prince de Condé, lequel a fait rompre deux arches du pont de Charenton et l'a abandouné, n'ayant point assez de gens à le garder. On a pensé à faire refaire ce pont; mais de peur qu'il ne servît une autre fois à nos ennemis, combien qu'il pourroit être refait en trois heures, ils ont délibéré de le laisser ainsi; et au lieu d'icelui, de faire un pont de bateaux, qui servira à amener à Paris tout ce qui viendra de Brie par la rivière de Marne, ou de Brie-Comte-Robert, où il y a bonne garnison et beaucoup de provisions que l'on nous envoie à chaque moment.

La nouvelle de la mort de M. de Châtillon à fort troublé toute la cour, qui est à Saint-Germain. Tous les seigneurs le regrettent, et toutes les dames crient si haut que c'est pitié; depuis ce temps-là le Mazarin ne s'est plus montré, *latet abditus :* il demeure caché dans le cabinet de la reine, de peur d'être tué ou massacré par quelqu'un de ceux qui détestent la guerre, dont le nombre n'est pas petit en ce pays-là. Madame de Châtillon, et sa mère, madame de Bouteville, disent qu'elles le tueront et écorcheront, puisque les hommes ne s'en défont point. Par ci-devant il se montroit et faisoit bonne mine; maintenant il ne paroît plus, il est devenu invisible. On a pris un autre conseil pour le fait du pont de Charenton. Il a été raccommodé, et de plus on y a fait un pont-levis bien

fort, que l'on abattra quand on voudra. On y a aussi remis
une autre garnison et un autre capitaine à la place du sieur
de Clanleu, qui étoit un vaillant homme, mais malheureux;
qui néanmoins eût fait merveilles en la défense de cette place
s'il n'eût été abandonné par des lâches coquins qui faisoient
partie de la garnison. M. le duc de Beaufort continue de faire
ici des merveilles pour aller contre les ennemis et nous faire
venir des convois. Toutes les femmes de Paris ne jurent que
de par lui, et à dire vrai, nous lui avons de grandes obligations, aussi bien qu'à M. le maréchal de la Mothe et au marquis de la Boulaye, qui sont des gens hardis et valeureux. Ce
dernier a fait entrer ce matin, par la porte de Saint-Jacques,
deux cent quatre-vingts charrettes chargées de blé et de farine, qui avoient été ramassées à Étampes et à Chartres, et
qui venoient encore de plus haut, c'est-à-dire de la Beauce
et du Gatinois, et même de par delà Chartres. Il se présenta
hier à la porte de Saint-Honoré un héraut d'armes de la part
de la reine. Le parlement ne voulut pas qu'il fût admis dans
la ville, la coutume n'étant d'envoyer des hérauts qu'aux
souverains, aux ennemis ou aux rebelles, le parlement ne
voulant passer pour aucun des trois, non plus que les princes
qui tiennent ici notre parti, qui avoient été appelés au conseil
en parlement. Le héraut fut averti qu'il n'entreroit point; et
en même temps il fut ordonné par la cour que MM. les gens
du roi se transporteroient à Saint-Germain pour faire entendre à la reine les raisons pour lesquelles le héraut qu'elle a
envoyé n'a pas été admis; avec défense à eux de faire aucune
autre proposition à la reine, de paix ni de guerre. MM. les gens
du roi sont allés parler audit héraut; mais ils n'ont pas voulu
partir sans passeport, sauf-conduit et assurance: pourquoi
obtenir ils ont sur-le-champ écrit à M. le chancelier et à M. le
Tellier, secrétaire d'État, qu'un nommé Petit, compagnon
dudit héraut, s'est offert de porter en leur nom à Saint-
Germain, et de leur en rapporter réponse s'il en étoit chargé.
En attendant quoi, on a mis prisonnier dans la Conciergerie,

dans la tour de Montgommery (qui est le lieu où on met les plus criminels et où autrefois Ravaillac a été resserré), un nommé le chevalier de la Valette, bâtard de feu M. d'Épernon (qui a par ci-devant été général des Vénitiens, et qui pensa y demeurer pour le violent soupçon que ces messieurs eurent de son infidélité); il a été pris et arrêté le soir par les bourgeois, jetant des billets dans les rues et les boutiques, tendant à exciter sédition dans la ville parmi le peuple. Il nous est aussi arrivé des bateaux de blé par la rivière, qui n'ont été chargés qu'au-dessus de Charenton, et qui viennent de la Brie. Dieu merci, *quandoquidem dies mali sunt*, nous avons du pain, de la farine et du blé ; mais en récompense nous avons aussi bien des traîtres. On a surpris un homme près d'ici sur le chemin de Saint-Germain, chargé d'environ quarante lettres, où, entre autres, il y en avoit quatre qui écrivoient tout ce qui se fait et se passe à Paris fort exactement, et entre autres une, laquelle est d'un conseiller de la cour, qui ne se peut deviner, mais qui néanmoins est fort soupçonné, et en grand danger d'être découvert, qui donnoit divers avis fort importants à M. le prince de Condé. On fait ce qu'on peut pour en découvrir l'auteur. M. le prince de Condé a écrit une lettre à M. de Bouillon (laquelle il a envoyée, sans l'ouvrir, au parlement), par laquelle il lui mande qu'il fera à tous les prisonniers qu'il prendra pareil traitement que Paris fera au chevalier de la Valette, lequel, ce dit-il, n'a rien fait que par ordre et commandement du roi, à qui tous ses sujets doivent obéir. Il n'est pas pourtant prisonnier de guerre; il est criminel dans le parti qu'il a choisi, et auquel il s'est obligé par serment de fidélité, et néanmoins on a sursis son exécution, de peur d'irriter ce prince, qui est déjà assez fougueux, et qui fait avec trop de cruauté sentir sa rage et sa furie à ceux d'ici alentour, et surtout aux paysans et aux églises, desquelles on emporte tout, hormis les calices d'étain. On a néanmoins jugé de bonne prise tout ce qui avoit été saisi chez ledit chevalier de la Valette, savoir, quelque argent, bagues, joyaux et diamants, avec deux coffres pleins de vaisselle d'argent, qu'on a mis en garde à l'hôtel-de-ville. Il vient ici une grande quantité de grains et de farine de tous côtés, hormis par les portes de Saint-Denis et de Saint-Martin, à cause de l'empêchement que la garnison de Saint-Denis y apporte; mais, Dieu merci, il en vient bien d'ailleurs en récompense, ce qui confirme merveilleusement nos bourgeois dans le dessein de résister aux menaces de la reine et du prince de Condé, et de se bien tenir étroitement et courageusement unis à la défense de MM. du parlement, lesquels messieurs sont ici fort loués d'avoir empêché que le héraut envoyé par la reine n'entrât dans la ville, duquel le dessein étoit d'émouvoir sédition, s'il eût pu, du peuple contre le parlement, et en cas que le peuple se fût remué pour le héraut (ce qui étoit impossible, tant est ici grande et forte l'union et la concorde de tout le monde), ce chevalier de la Valette se fût rendu le chef de ces séditieux. Mais ces bonnes gens-là prenoient bien mal leurs mesures, vu que si la sédition eût tant soit peu commencé, le héraut, et le chevalier, et leurs complices, n'eussent guère manqué d'être aussitôt assommés, la ville étant tout armée de tous côtés, et les chaînes tendues partout.

Le mardi gras, 16 de février, MM. les gens du roi, Talon, Bignon et Meliaud, ont reçu le passeport, l'assurance et le sauf-conduit qu'ils avoient demandé pour aller à Saint-Germain y voir la reine, comme je vous ai dit ci-dessus, et sont partis à cet effet et à cette intention le lendemain mercredi des Cendres, de grand matin; et en sont revenus le lendemain jeudi à quatre heures au soir. Tandis qu'ils ont été là, les MM. du parlement et les princes ont fait arrêter deux évêques prisonniers, savoir, Boutant, évêque d'Aire, et Cohon, évêque de Dôle en Basse-Bretagne, qui par ci-devant étoit évêque de Nîmes. Ils ont aussi décrété prise de corps contre un dangereux pendard de partisan, nommé de Lone, conseiller au Châtelet. Les deux frères Tambonneau, l'un président des comptes et l'autre conseiller de la cour, se sont sauvés de peur d'être arrêtés, sachant bien qu'ils sont découverts, et que leur mine est ouverte ; leurs lettres qu'ils envoyoient à Saint-Germain ont été arrêtées, apportées et lues en plein parlement. Ils mandoient par ces lettres au Mazarin qu'il se gardât bien de rien accorder de deçà ; que nous étions à la veille d'une grande sédition ; que tout y étoit si cher, que Paris ne pouvoit pas résister encore huit jours, et plusieurs autres faussetés. Ne voilà pas de malheureux pendards, gens de cette qualité et dignité se faire espions d'un étranger, bateleur, comédien, vendre, trahir sa patrie, son parti pour un Italien qui n'est bon qu'à être chassé. On dit que s'il est obligé de sortir de France (comme j'espère qu'il sera en bref), qu'il n'ira pas à Rome, où il auroit aussitôt le pape pour ennemi et pour juge, d'autant qu'il a fait autrefois mourir, c'est-à-dire tuer et massacrer un des neveux du cardinal Pamphilio, qui est aujourd'hui messer papa Innocentio X ; mais que pour éviter cet orage, il ira plutôt à Venise, où il a de l'argent et de bonnes nippes, qu'il y a envoyées par ci-devant, avec lesquelles il se défendra, comme frère Jean fit dans le Rabelais avec le bâton de la croix, contre les ennemis qui vendangeoient le clos de Séville. On dit néanmoins que quand il sera à Venise, le pape le maltraitera aussi, le décardinalisera, et même peut-être qu'ensuite il le fera assommer ; et ceux qui connoissent ce coïon disent que cela, bien considéré, lui fera prendre la résolution de s'en aller plutôt en Turquie, et que là il se fera circoncire pour y être aussi mauvais turc qu'il a été de deçà mauvais chrétien et malheureux politique, et qu'il fera mieux pour sa sûreté particulière de se fier au grand turc, ou à son muphty, qu'au pape de Rome, ou au cardinal Pancirol, qui est aujourd'hui le grand gouvernant du papat, le grand et invétéré ennemi du Mazarin. S'il ne va ici ou là, au moins fût-il à tous les diables, *rudis malum pedem attulit, sœculi sui incommodum, et nebulo pessimus.*

On fait ici tous les jours quelque pièce nouvelle contre lui, sérieuse, ridicule, bouffonne, bonne, mauvaise : *tenet insa-*

nabile cunctos scribendi cacoethes. Je vous enverrai par ci-après,
quand Dieu nous aura fait le bien d'ôter tant d'obstructions
qui sont sur les chemins, *et restituta, meatuum libertate,* les
bonnes pièces. Je prie Dieu que ce soit bientôt. Je vous prie
en attendant d'assurer MM. Gras, Falconet et Garnier, Ravaud et Huguetan, que je suis leur très humble serviteur,
fourni, Dieu merci, de farine, de pain ou de blé pour plus
d'un mois pour moi et pour ma famille, avec du vin, de l'argent et autres provisions pour bien plus longtemps, et que
combien que je sois dans une ville bloquée et à demi assiégée, que je n'ai pourtant besoin ni disette quelconque, *præ-
terquam amoris vestri et bonæ mentis,* afin que je puisse toujours reconnoître l'obligation que je vous ai à tous, et principalement et particulièrement à vous, monsieur, *qui familiam dulcem amicorum meorum.*

MM. les gens du roi ont rapporté à la cour, qu'en vertu du
passeport qui leur avoit été envoyé, ils s'étoient acheminés à
Saint-Germain avec l'escorte de la part de la reine; que partout ils avoient été très bien reçus, et sur les chemins et là,
et même par la reine, laquelle leur témoigna qu'elle ne vouloit aucun mal au parlement de Paris, ni en général ni en
particulier, qu'elle étoit prête de leur en donner telles assurances qu'il seroit possible, et eut agréables les raisons
qu'ils lui alléguèrent de ce qu'on n'avoit pas reçu le héraut.
M. le chancelier ayant parlé pour la reine, le duc d'Orléans
et le prince de Condé, firent ce qu'ils purent pour renchérir
par dessus, et témoignèrent grande disposition à un accord.
MM. les gens du roi, ayant pris congé de la reine, furent menés au lieu où ils devoient souper, auquel ils furent aussitôt
visités par tous les plus grands seigneurs de la cour. Sur ce
rapport, le parlement a délibéré d'envoyer à Saint-Germain
quatorze députés du corps du parlement, deux de chaque
chambre, *et fit,* pour donner avis à la reine que l'archiduc
Léopold leur a envoyé un gentilhomme avec lettres de créance,
par lequel il leur mande qu'il ne veut plus traiter de la paix

avec le Mazarin, sachant l'arrêt qui a été donné contre lui ; que c'est un fourbe et un méchant homme, qui a éludé tous les traité de paix que le roi d'Espagne a consenti être faits par ses députés depuis trois ans avec MM. de Longueville et d'Avaux, qu'il a loué avec éloge et très honorablement ; qu'il ne veut traiter de ladite paix qu'avec MM. du parlement ; qu'il s'offre de traiter de la paix de France et d'Espagne, et même de les en faire arbitres ; qu'il est prêt de recevoir leurs députés, s'ils veulent lui en envoyer, ou qu'il est prêt de leur en envoyer s'ils veulent les recevoir ; qu'il veut faire la même chose qu'ont faite autrefois quelques princes étrangers qui ont remis leurs intérêts et se sont soumis au jugement de ce parlement ; qu'il a une armée de 18,000 hommes toute prête, avec laquelle il pourroit prendre de nos villes frontières, qu'il sait fort bien être très mal fournies, ou reprendre celles que nous tenons d'eux ; mais qu'au lieu de tout cela il offre de nous l'envoyer pour nous en servir contre le Mazarin, et pour être commandée par tel général que nous voudrons. Que si le parlement veut, il enverra ses députés à Paris, si mieux il n'aime que ce soit à Bruxelles, ou en tout autre lieu qu'ils voudra ; que son armée ne bougera de la frontière pour venir de deçà à notre secours quand nous la demanderons, sinon qu'elle ne bougera de là, et qu'elle ne servira point à d'autres, etc.

La cour a ordonné que tout cela seroit enregistré, et que copie seroit tirée du registre et envoyée par les quatorze députés à la reine, afin qu'elle voie et connoisse quel crédit nous avons dedans et dehors le royaume.

Le prince d'Orange a aussi écrit à M. de Longueville, lui offrant 10,000 Hollandois soldés pour trois mois. Le parlement d'Angleterre avoit aussi envoyé un député au parlement, comme a fait l'archiduc Léopold, mais il a été arrêté et mené à Saint-Germain. Vous voyez par toutes ces offres comment nous ne manquons pas d'amis, et qu'il y a toute apparence qu'à la fin nous en serons les maîtres, en faisant subsister

notre arrêt, et chassant le Mazarin hors de la France, si pour
mieux faire nous ne le pouvons attraper. Ceux de Melun, se
sentant trop pressés et incommodés de leur gouverneur, l'ont
contraint de se retirer dans son château, où, s'il fait le mauvais, ils mettront le feu, et ont coupé la gorge à toute leur
garnison. Je suis, monsieur, votre très humble, etc. (1).

A Paris, ce 20 février 1649.

LETTRE CC. — *Au même.*

Depuis ma dernière, que je vous envoyai le mardi 10 de
novembre, veille de la Saint-Martin, il y a ici un livre nouveau de M. David Blondel, ministre du saint évangile, intitulé
*Des Sibylles célèbres, tant par l'antiquité païenne que par les
saints Pères*, etc. Il est là-dedans fort parlé de la vanité des
oracles sibyllins, et de ce qu'en croient les moines en eux-
mêmes et en particulier, mais non pas ce qu'ils veulent qu'on
en croie, ains plutôt que le monde soit toujours bête, afin
qu'ils puissent s'enrichir et continuer de profiter de la sottise
et bêtise du peuple, qui est *animal quod vult decipi.* Misérable

(1) Les deux lettres précédentes sont le tableau le plus vrai, le plus
animé des fameuses journées des barricades, tableau fait par un témoin
oculaire, et qui n'y était pas indifférent. Il est à remarquer que c'est
pendant ces troubles et dans cette période de notre histoire que le duc
de La Rochefoucauld médita son fameux livre des *Maximes*, publié
quelque temps après, en 1665. On sait que ce livre n'est qu'une triste et
désolante peinture, quoique éternellement vraie, du cœur humain.
Quant à ces troubles politiques, dans le fond, et avec la différence des
temps, c'est toujours

« Ce drame intitulé le *peuple* et le *pouvoir*, »

drame sans fin, quoique les actes en soient variés et multipliés. Au reste
l'expérience en a été faite sur la fin du xviiie siècle; le *sceptre* a fait
place au *niveau*, qui s'est montré plus pesant et encore plus fragile.
Faut-il croire que l'humanité est à jamais condamnée à se consumer sur
le problème insoluble de l'ordre sans arbitraire, et de la liberté sans
licence? (R. P.)

humanité, que tu es sujette à erreurs! Calamiteux et foible
animal, que tu t'es donné de peines à chercher, à songer et à
inventer tant de bourdes et de fourberies, pour t'occuper
l'esprit et te l'entretenir en bagatelles! Mais c'est assez de ces
plaintes, puisqu'il n'y a point de remède. Nous avons perdu
tout fraîchement un de nos compagnons, homme résolu et
bien intentionné, nommé M. Nic. Héliot, âgé de quarante-
sept ans : il est mort d'une hydropisie de poumons, après
avoir langui deux mois. Il avoit prié par son testament toute la
Faculté que plusieurs docteurs assistassent à son enterrement,
et dans le plus grand nombre que l'on pourroit. Pour cet effet,
il avoit ordonné que chaque docteur qui y viendroit en robe
rouge eût deux quarts d'écu pour son assistance, et la moitié
à ceux qui y viendroient en robe noire avec le bonnet carré.
Il a été enterré en très grande cérémonie et grande pompe,
accompagné de soixante docteurs, dont il y en avoit quarante en robes rouges et vingt en robes noires ; et néanmoins
la Faculté a ordonné qu'on ne prendroit point son argent, et
que ladite somme de 100 livres qu'il eût fallu pour accomplir
sa dernière volonté seroit laissée et remise à sa veuve. Il est
mort sans enfants ; son frère est échevin de la ville de Paris.
Il étoit d'une bonne famille fort riche, mais il aimoit extrê-
ment les cérémonies et les pompes qui font du bruit. Dieu
garde de mal ceux qui sont d'un sentiment tout contraire!
Pour moi, je suis content et désire fort que l'on m'enterre à
quatre heures du matin, ou à neuf heures du soir, et que
tout ce manége, qui ne semble avoir été inventé que pour le
gain des prêtres et des sonneurs, ou pour le soulagement des
vivants, *fiat et pereat sine sonitu*, mais je souhaite que cela
n'arrive pas sitôt.

Si post fata venit gloria, non propero (1).

(1) Notre auteur a été plus heureux ; il fut célèbre et distingué pendant sa vie ; il l'est encore quoique deux siècles se soient écoulés depuis
son époque.   (R. P.)

Enfin, Dieu a exaucé mes vœux, et m'a fait recevoir vôtre lettre, datée du 27 de novembre, avec celle de M. Garnier. Je vous assure que la flotte d'Espagne n'arrive pas avec plus de souhaits à bon port qu'a fait votre lettre. Ne faites point de delà tant d'honneur à mon portrait, que l'original en pâtisse de deçà; je me contenterai seulement d'être aimé de vous, sans que vous me mettiez avec ces illustres qui me feroient rougir. J'ai grand regret que vous n'ayez vu l'incomparable M. Gassendi : c'est un digne personnage, *est silenus Alcibiadis.* Vous eussiez vu un grand homme en petite taille; c'est un abrégé de vertu morale et de toutes les belles sciences, mais entre autres d'une grande humilité et bonté, et d'une connoissance très sublime dans les mathématiques. La harangue de M. Talon a couru ici aussi bien qu'à Lyon; mais on dit que ce grand homme l'a désavouée, *constat tamen* qu'il en fit une fort belle devant le roi, à la reine sa mère, que tous les auditeurs louèrent fort. M. Talon et M. Bignon, avocats généraux au parlement de Paris, sont deux hommes incomparables, *suprà omnem virtutem, et suprà omnes titulos positi:* M. Guenaut le jeune est mort, comme je vous ai mandé, *ex propria narratione patrui.* Il dit, pour s'excuser de l'antimoine, qu'aussi bien son neveu étoit-il mort, et qu'il n'y attendoit plus rien : mais si cela étoit, pourquoi donc lui donner de l'antimoine? Son neveu, un beau garçon, savant, délibéré et bon esprit, qui eut le second lieu de sa licence. M. Guenaut l'aîné est celui qui s'est servi le plus d'antimoine, et qui presque seul l'a mis en usage de deçà; mais le médecin en a été souventefois bien blâmé, et le remède est ici plus que décrié. M. Guenaut le jeune avoit de bons livres bien curieux; ils n'ont pas été vendus ici. Deux MM. de ses beaux-frères, médecins à Gien, savoir, MM. Odry et Amiot, sont ici venus, qui ont tout fait emballer et empaqueter, puis l'ont envoyé à Gien, où ils partageront à loisir. Cet emballage m'a fait pitié et m'a renouvelé la douleur que j'avois conçue de ce beau garçon.

M. le premier médecin du roi, qui n'avoit de bonne réputation que ce qui lui en falloit pour soutenir la charge qu'il
possède, par les raisons du temps présent, lesquelles ne seront jamais guère bonnes en un autre, a ici tout fraîchement reçu un grand esclandre en la mort du chancelier
Garnier, qui étoit un vaillant homme, chevalier de Malte,
et frère servant (il n'étoit que le fils d'un marchand de la
rue Saint-Denis), mais gouverneur de Toulon en Provence.
Il étoit ici fort bien apparenté; ses frères sont financiers, conseillers ou jésuites; ses sœurs sont mariées à des conseillers et
à des capitaines. Il n'avait que trente-cinq ans; mais il s'en
alloit être le lieutenant-général de l'armée navale, destinée
pour l'Italie. Toutes ces belles espérances ont été rasées
par une dysenterie pour la guérison de laquelle, *ejusmodi
archiatrorum*, force opium *per granula*, préparés de sa façon.
Au diable soit le charlatan et sa préparation! Ce pauvre malade n'a jamais eu de pires nuits que celles qu'il avoit pris de
ce poison, que l'on appeloit en ce pays-là, en langage de cour,
le vrai alexitère et antidote de la dysenterie. Ses secrets s'éva-
porent fort, et son antimoine n'a plus de crédit que fort peu.
Le même premier médecin est encore embrouillé et affligé
bien plus fort d'un autre côté; c'est que la plupart de tout ce
qu'il a jamais pu griveler et ramasser du temps qu'il fit une
si belle fortune à la cour chez la reine-mère, est entre les
mains des partisans et gens d'affaires, qui sont très près de
lui faire banqueroute de si belle somme.

Enfin, j'ai reçu lettre de M. Volcamer de Nuremberg, par
laquelle j'apprends que le bonhomme, votre bon ami, M. Hofmann, est décédé le troisième jour de novembre passé, avec
grande affliction et désolation de toute sa famille. J'en ai aussi
grand regret, et ai longtemps souhaité qu'il pût vivre deux ou
trois ans plus qu'il n'a fait, afin qu'il pût avoir le contentement de voir une édition entière de toutes ses œuvres. Il a travaillé toute sa vie pour l'éclaircissement de la vérité, et a mérité par ses travaux une tout autre fortune que celle qu'il a

euc ; mais il n'est pas le premier malheureux lettré : le livre qu'en a fait autrefois sur ce sujet *Pierius Valérianus*, sous le titre, *de Infelicitate litteratorum*, étoit déjà assez gros; outre que nous ne manquons pas de beaucoup d'autres, tels exemples d'hommes lettrés qui ont été autant et plus malheureux qu'ils étoient savants. Puisque M. Hofmann est mort, il ne verra pas le mauvais traitement que lui fait M. Riolan en divers endroits de son *Anthropographie*.

Le jour de l'an s'est passé ici comme les autres jours; mais la reine étant en colère contre le parlement, qui continuoit toujours ses assemblées, sans vouloir vérifier aucune déclaration, afin qu'elle pût recouvrer finances pour continuer la guerre, et pour l'entretien de sa maison ; au contraire apprenant qu'en ces assemblées le parlement même avoit menacé de donner arrêt contre la chambre des comptes, si elle vérifioit la déclaration qu'elle leur avoit envoyée, en faveur de quelques partisans. Enfin, elle s'est résolue à la rigueur et à la voie de fait. Le mercredi, jour des Rois, sixième de janvier, à deux heures du matin, elle est sortie de son palais cardinal avec le roi, M. le duc d'Anjou, et le cardinal Mazarin, et s'en est allée à Saint-Germain en Laye. M. le duc d'Orléans et M. le Prince y sont allés aussi ; et en suite de ces maîtres, quantité d'officiers. Dès que cela a été su, le prévôt des marchands et les échevins ont ordonné que l'on gardât les portes de la ville, et qu'on ne laissât rien sortir; cela en a retenu plusieurs qui pensoient d'ici se sauver, et même quelques chariots pleins de bagages ont été pillés en divers endroits par quelque populace mutinée, qui ne demande que de l'argent. M. le duc d'Orléans avoit toujours refusé de consentir à cette retraite ; mais enfin il s'est laissé aller aux prières de la reine, laquelle est délibérée, et prétend de se venger du parlement et du peuple de Paris, duquel elle prétend avoir été bravée aux barricades dernières du mois d'août passé ; et comme le cardinal Mazarin est fort haï et dans Paris et au parlement, elle veut à toute force, et en dépit de tous ceux qui en parlent, le conserver pour ses affaires et le maintenir en crédit. On

garde ici les portes. Le parlement a envoyé MM. les gens du
roi à Saint-Germain. Il y a quantité de troupes ici alentour,
avec lesquelles je pense que la reine veut affamer Paris, ou
obliger toute cette grande ville de lui demander pardon (1).
Vous savez que Paris est une arche de Noé, qu'il y a toute
sorte d'animaux bons et mauvais qui y sont embarqués. Je ne
sais pas ce qui arrivera d'un tel désordre; tout y est à craindre comme d'une extrémité. Pour mon particulier je ne l'ai
point offensée, et suis bon serviteur du roi; mais si on attaque ma maison, je ferai comme les autres, je me défendrai
tant que je pourrai. Je suis riche comme étoit le bonhomme
Casaubon, en ce que j'ai comme lui *libros et liberos;* mais je
n'ai rien de cette belle et sublime science qui le rendoit incomparable par-dessus tous les savants de son siècle : j'ai encore moins d'argent; mais je crois que quand on en cherchera,
ce ne sera pas chez les médecins que l'on ira; il y a longtemps que l'on nous paie trop mal. Je vous baise les mains de
tout mon cœur, et suis de toute mon affection, monsieur,
votre très humble, etc.

De Paris, ce 8 de Janvier 1649.

(1) On a déjà fait l'observation que ce fut le peu d'accord, le peu
d'ensemble du parti opposé au cardinal de Mazarin qui l'empêcha de
réussir, et, comme l'a dit un homme de lettres de notre époque, « à
chaque instant l'esprit de suite et d'opiniâtreté manque à cette muti-
nerie politique. » On a remarqué également que les prêtres ne furent
point à la tête du mouvement comme du temps de la ligue, éruption
populaire bien autrement importante que la fronde. A l'époque de
celle-ci, la puissance du clergé était très grande, c'était une véritable
hiérocratie, mais les opinions furent singulièrement divisées; beaucoup
de prélats soutenaient la cour et Mazarin, tandis que d'autres penchaient
pour le parlement. C'est néanmoins de la fronde que date peut-être le
germe de la révolution de 89, cette terrible leçon de l'histoire à l'usage
des peuples et des rois. En général, ce qu'on oublie trop, c'est que
les gouvernements, c'est que les partis, ne sont en France que des
couches superficielles qui recouvrent l'esprit intérieur des masses, qui
le cachent mais ne l'étouffent pas.   (R. P.)

LETTRE CCI. — *Au même.*

Nouvelles sont ici arrivées d'Angleterre, que dans Londres
s'est formé et élevé un nouveau parti, savoir, des mariniers et
bateliers, qui sont au nombre de douze mille hommes, lesquels
ne veulent plus souffrir de Fairfax ni de son armée, et veulent
rétablir le roi en son trône; mais il y en a bien une autre du
même pays, que le roi chassé y a eu la tête coupée le mardi 9
de ce mois, savoir, par deux bourreaux qui étoient masqués.
Sur les propositions d'un second envoyé de l'archiduc Léopold,
la cour, avant que d'en délibérer, a arrêté d'en donner avis à la
reine, et a envoyé à Saint-Germain exprès pour obtenir passeport, afin d'y pouvoir aller en sûreté, et a été arrêté que les
députés qui iroient à Saint-Germain ne seroient plus MM. les
gens du roi, mais qu'ils seroient pris du corps de la cour, savoir : M. le premier président, avec un président à mortier,
deux conseillers de la grand'chambre, un député de chaque
chambre des cinq des enquêtes, et deux des requêtes, c'est-
à-dire onze en tout. La reine, ou au moins son conseil, a fait
difficulté d'envoyer et d'accorder ce passeport, disant qu'elle
vouloit savoir quels seroient ces députés; mais tout cela n'é-
toit que pour gagner du temps, en attendant réponse de deux
députés, qu'elle a envoyés à l'archiduc Léopold, où on croit
qu'elle ni eux ne gagneront rien, vu que ledit archiduc Léopold s'est fort déclaré pour nous et pour le parlement, par
cet envoyé, et particulièrement contre le cardinal Mazarin:
joint qu'il a près de soi une dame pleine de persuasion, qui
est madame de Chevreuse, laquelle ce Mazarin a fait exiler
hors de France, il y a plus de quatre ans, et qu'elle hait fortement sur toutes les choses du monde, et néanmoins lesdits
députés sont partis de cette ville, le mercredi 24 de février,
avec les assurances requises, et sont allés coucher à Saint-
Germain en Laye, pour y voir la reine. *Utinam feliciter am-
bulent*, et que les remontrances sérieuses que M. le premier

président va faire à la reine puissent lui disposer l'esprit à
faire la paix et à ne rien porter à l'extrémité, vu que tout est
perdu, si elle en vient là, par le mauvais conseil des méchants
politiques partisans, banqueroutiers et intéressés, du nombre
infini desquels elle est assiégée. Si la guerre s'échauffe davantage, nous en aurons tant plus de mal ; mais aussi les affaires s'irritant, il y aura beaucoup plus de danger pour la
reine. Tout le monde est ici merveilleusement animé contre
la reine ; ce cardinal, et M. le Prince, l'unique protecteur qui,
voulant conserver dans la faveur et près de la reine ce malheureux cardinal, cause tous les désordres qui sont de deçà.
On crie ici tout haut avec beaucoup d'impatience qu'il ne
faut point que nos généraux temporisent davantage, que
nous n'avons que faire de secours étrangers, qu'il faut aller
droit et tête baissée à Saint-Germain assiéger le château,
dans lequel ce malheureux et maudit fourbe est enfermé ;
qu'il faut ramener le roi et la reine à Paris, et mettre dans la
Conciergerie ce cardinal, au même lieu dans lequel fut autrefois mis Ravaillac, et de là le mener à la Grève, pour faire
un exemple à la postérité, et apprendre aux Italiens à ne plus
venir ici se fourrer si aisément dans la cour, à la désolation
et ruine totale d'un si florissant royaume, comme pareillement vouloit faire autrefois le marquis d'Ancre, qui en ft à
la fin très mauvais marchand, avec sa femme et sa suite.
Plût à Dieu, pour le bien commun de la France, qu'il en fût
de même du Mazarin ! Hélas ! que nous serions heureux ! *Dii
facite ut constet fortuna, labare non illam videam.* Il ne m'est
pas permis de dire le reste. On imprime ici tant de *factums* et
de libelles chaque jour contre le Mazarin, et ceux de son parti,
la plupart mauvais et chétifs, que MM. du parlement ont déjà,
pour la seconde fois, donné arrêt contre cette effroyable
quantité de libelles, et ont défendu à toute sorte de gens d'en
imprimer aucun, sans permission de deux conseillers députés
à cet effet : *Sed mendicum et famelicum genus ratione non duci-
tur.* Les colporteurs, crieurs de gazettes, et imprimeurs, se

garderont bien d'y obéir, tant qu'ils trouveront des gens curieux de toutes ces nouveautés. On ramassera toutes ces bonnes pièces, *abjectis et rejectis aliis deterioris notœ*, desquelles on fera un volume in-quarto ou même in-folio, si les bonnes vont à un tel nombre, comme il pourra arriver si le mauvais temps dure : il y en a déjà environ cent cinquante ; mais je ne crois point que le tiers en mérite l'impression.

Tandis que le peuple et les mutins s'impatientent de la haine qu'ils ont tous très grande contre le Mazarin, les modérés et les plus sages espèrent que MM. les députés du parlement reviendront demain de Saint-Germain, où ils sont allés saluer la reine, et conférer avec elle et les siens pour trouver quelque moyen, *si detur in natura*, d'apaiser et de pacifier tout le désordre de la guerre qui s'allume dans l'État, parmi un si grand mécontentement et presque universel de tous les bons François. Normandie, Bretagne et Poitou nous promettent et nous offrent du secours ; mais plût à Dieu que nous ne les prenions jamais au mot, et que nous n'ayons jamais besoin de leurs offres ! Tandis que nous souhaitons la paix, voilà une affliction particulière qui nous vient d'arriver, non pas seulement à notre compagnie, mais même à toute notre ville et à la France même, par la mort de feu M. Nicolas Piètre, notre ancien, qui a été un homme incomparable. Il est mort âgé de quatre-vingts ans, le samedi 27 de février, entre deux et trois heures, accablé d'une hydropisie de poumon (1). Il a été un des grands personnages de son temps, *et plane Roscius in arte sua vereque incomparabilis. Quiescat in Christo!* Il a été, tant qu'il a vécu, l'ennemi juré de la forfanterie de notre métier, et de l'ignorance de ceux qui s'en mêloient mal à propos, surtout de la pharmacie arabesque, de la chimie, des empiriques, charlatans et autres pestes : homme à peu de remèdes, mais bon et hardi à les employer ; homme

---

(1) L'ancienne Faculté de médecine de Paris a compté cinq médecins célèbres du nom de Piètre, dont quatre ont été doyens : aussi en est-il souvent parlé dans les lettres de Gui Patin.   (R. P.)

fort savant dans toutes les bonnes lettres, fin et rusé, stoïque et
fort retiré, et qui ne se soucioit point de se trouver seul de son
avis, *non ponebat enim rumores ante salutem*; judicieux, entier et
homme fort particulier, qui ne trouvoit guère son compte en la
compagnie d'autrui, *qui sibi soli plaudebat*; qui ne s'est jamais
soucié d'argent, et guère plus de cette réputation qui met un
médecin en vogue et en pratique; *maluit enim esse vir bonus,
quàm videri aut haberi*. Il laisse deux fils avocats au parlement,
un autre médecin très savant, qui est aujourd'hui notre
doyen, et quelques filles.

Enfin nos députés sont revenus de Saint-Germain le vendredi 26 de février; le samedi matin ils ont fait leur rapport
qu'ils avoient été très bien reçus à Saint-Germain de tous les
seigneurs et princes qui y sont, et même de la reine, laquelle
leur a donné audience dans son cabinet, assistée du duc
d'Orléans, du prince de Condé, des quatre secrétaires d'État;
du cardinal Mazarin et de l'abbé de la Rivière. Le premier
président lui parla en peu de mots, mais fort généreusement,
et si hardiment que tout le monde s'étonna que la reine ne lui
imposât silence. Quand il eut achevé de parler, la reine lui dit
que M. le chancelier n'ayant pu se trouver à cette conférence
à cause qu'il étoit malade, elle leur feroit savoir et entendre
sa volonté par écrit, ce qu'elle fit, dont voici la substance.
La reine ne refuse point un accommodement, et désirant de
conserver sa bonne ville de Paris à son service, contre laquelle
elle n'a aucune rancune ni désir de vengeance contre aucun
qui que ce soit, ni en sa charge, ni en ses biens, ni en sa
vie, elle désire que MM. du parlement députent certain
nombre de leur corps, et ce au plus tôt, qui conféreront de
la paix entre elle et Paris en un lieu qui sera accordé et agréé
de part et d'autre, à la charge que lesdits députés auront
tout pouvoir de conclure sur-le-champ de tous les articles,
sans qu'il soit besoin d'en rapporter à la cour, et tout cela
pour avoir tant plus tôt fait; à la charge que dès le jour même
que la cour de parlement aura accordé et nommé les députés

pour ladite conférence, elle ouvrira un passage par lequel il
viendra du blé et autres provisions suffisamment pour Paris.
Voilà ce qui fut rapporté à la cour samedi matin, et la délibération fut remise au même jour après midi, à la charge
que MM. les princes de notre parti y seroient appelés. Mais
rien ne fut conclu ce jour-là, lesdits sieurs princes ayant témoigné que cette délibération ne leur plaisoit point, et le tout
fut remis au lendemain dimanche, auquel fut conclu que
députés seroient nommés selon l'intention de la reine, etc.,
savoir, deux présidents de la grand'chambre, M. le premier
président et M. le président de Mesmes; et deux conseillers,
savoir, M. de Longueville et Mesnardeau; des cinq chambres
des enquêtes, MM. de la Nauve, le Cocq, Bitaus, Viole et
Paluau; pour les deux chambres des requêtes, M. le Fèvre;
du corps des maîtres des requêtes, M. Briconnet; de la chambre
des comptes, MM. Paris et l'Escuyer; de la cour des aides, le
premier président et deux conseillers; du corps de la ville,
M. le prévôt des marchands et un échevin, etc.

Tous ces messieurs sont partis de Paris le jeudi 4 de mars,
avec les passeports et escortes nécessaires, et sont allés à
Revel. Dieu leur doit de leur voyage bon conseil et fin de la
guerre. Un échevin est en même temps allé à Corbeil pour
faire venir du blé de deçà cent muids par jour, à compter du
jour de la députation arrêtée, selon la promesse de la reine.
On dit, mais je n'en suis pas certain, que dès que la conférence sera un peu avancée, la reine nous donnera la liberté
de tous les passages. J'oubliois à vous dire que le jour où
MM. du parlement furent à Saint-Germain parler à la reine, il
y eut après une grande conférence entre MM. le duc d'Orléans
et le prince de Condé, avec MM. le premier président et M. de
Mesmes, eux quatre seuls, et que ces deux présidents défendirent si vivement et si généreusement le procédé du parlement et de la ville de Paris, que ces deux princes en furent
tout étonnés et confus. Dieu sait combien furent là dites de
bonnes choses et des plus fines, et comment l'on fit connoître

à ces messieurs du sang royal qu'ils avoient encore plus de besoin des bonnes grâces du parlement que toute la France n'avoit du Mazarin. La reine avoit mandé au maréchal de Rantzau qu'il vînt ici avec des troupes : il avoit refusé de le faire, alléguant qu'il étoit nécessaire en son gouvernement de Dunkerque; du depuis on l'a mandé lui-même sans troupes et est venu. Dès qu'il a été arrivé, on lui a donné des gardes, et a été examiné par M. le chancelier, et en même temps on a dépêché un certain M. de Paluau, créature du Mazarin, prendre possession du gouvernement de Dunkerque; c'est à lui à qui on avoit donné le gouvernement d'Ypres, et qui auparavant avoit celui de Courtrai, qu'il perdit avec la ville au commencement du siége d'Ypres; il a un frère maître de chambre du cardinal Mazarin.

Nos députés sont à Revel, où ils confèrent de la paix avec MM. le duc d'Orléans et M. le prince de Condé, M. le chancelier, M. d'Avaux, frère du président de Mesmes, M. le maréchal de la Meilleraye et l'abbé de la Rivière. On dit que le maréchal de Villeroi n'y est point ; on dit que le maréchal de Turenne commence à venir de deçà, et croit-on qu'il se joindra avec M. de Bouillon son frère, et tout ce qu'ils pourront ramasser de force et de malcontents pour faire un corps d'armée pour tâcher d'obliger la reine de leur rendre leur principauté de Sedan.

Madame la princesse la mère est à Saint-Germain, laquelle tient, avec tout le reste de ce qui est à la cour, si fort notre parti contre le Mazarin, que la reine lui en a fait querelle, et de là ces deux femmes, échauffées sur le Mazarin, se sont fait de beaux reproches l'une à l'autre. On continue toujours ici d'imprimer de nouveaux libelles contre le Mazarin et tous ceux qui suivent son malheureux parti, tant en vers qu'en prose, tant en françois qu'en latin, bons et mauvais, piquants et satiriques il n'importe ; tout le monde y court comme au feu, et jamais matière ne plut tant que tout ce qui se dit ou se fait contre ce malheureux comédien, bateleur et larron

italien, qui est ici en commune malédiction à tout le monde,
et qui n'est regretté d'aucun, si ce n'est peut-être de quelques
partisans (encore n'oseroient-ils s'en vanter), lesquels voudroient bien être rétablis avec lui ; vu qu'il a été par ci-devant leur protecteur, mais le temps en est passé. Ces voleurs
publics se peuvent bien souvenir des excès du temps passé,
lorsqu'ils appeloient les conseillers de la cour des mange-
bœufs et des gueux de longue robe ; et ne leur reste plus pour
se consoler qu'à dire tantôt *nobis olim fulsere candidi soles.* Je
prie Dieu qu'il en extermine tellement la race, qu'il ne reste
de cette vermine aucun surgeon dans toute la France, et que
ceux qui nous suivront et survivront ne voient rien de pareil
à ce que nous avons vu touchant la volerie de ces sangsues
publiques.

On dit ici que ce qui dispose les esprits de Saint-Germain
et de tout le conseil du roi à se dépêcher de faire la paix,
sont les nouvelles qui leur viennent tous les jours des provinces, lesquelles envoient faire leurs offres au parlement de
Paris, comme cette semaine ont fait la Champagne, le Poitou, l'Auvergne, la Saintonge et la Bretagne ; vous savez que
cela va comme le feu qui prend d'une maison à l'autre, et qui
enfin consume tout. Un grand seigneur de la cour dit à la
reine, le 1ᵉʳ jour de mars, que le feu s'allumoit bien plus aisément qu'on ne le pouvoit éteindre, et que si elle ne prenoit
garde à cet orage, qui n'avoit été ému en France que pour un
homme, elle verroit en bref toute la France soulevée ; qu'elle
faisoit la guerre à Paris fort mal à propos, vu qu'elle se rui-
noit elle-même plutôt que Paris, et que depuis deux mois
qu'elle étoit à Saint-Germain, elle perdoit sur les entrées de
Paris près de 4 millions, sans la conséquence des autres provinces ; que c'étoit chose fort étrange que tout cela se fît pour
un homme seul, étranger, et universellement haï.

Enfin la paix a été signée de part et d'autre, c'est-à-dire
par les députés de la reine et les nôtres ; le jeudi 11 de mars
à neuf heures au soir, et vendredi soir ; qui fut le lende-

I.

main, MM. nos députés revinrent de Revel; et ce même jour-
là il y eut dès midi, ici, entrée libre de beaucoup de denrées
qui étoient arrêtées ici alentour. La paix est avantageuse,
utile, bonne pour Paris, autant qu'elle nous étoit nécessaire,
dans le mauvais état auquel nous étions, vu qu'autrement
nous en étions réduits à ce point de nous servir de divers secours appelés de loin, qui eût ici tout pillé et tout ravagé, et
qui eût achevé de ruiner ce que les Allemands, Polonois et
François et M. le Prince n'avoient pas encore ruiné et détruit
par leurs voleries. J'entends néanmoins que les articles de
cette paix déplaisent ici extrêmement, tant à MM. les princes
et généraux qui sont de notre parti, qu'à plusieurs même de
la cour de parlement; si bien que nous voilà en plus grande
peine que jamais : *en quo discordia cives perduxit miseros.*
MM. nos généraux ne seroient pas marris que notre guerre
leur durât longtemps, et qu'on continuât de leur donner
beaucoup d'argent, comme on a fait jusqu'ici. Paris a dé-
pensé 4 millions en deux mois, et néanmoins ils n'ont rien
avancé pour nous; ils ont mis en leur pochette une partie de
notre argent, en ont payé leurs dettes, et en ont acheté de la
vaisselle d'argent. Ils voudroient que nous continuassions la
guerre pour leur intérêt particulier, pour y faire leurs affaires,
et enfin former une guerre civile très dangereuse, et peut-
être perpétuelle, en faisant venir l'étranger en France de plusieurs endroits, qui nous mangera encore de meilleur courage que n'ont fait les Allemands de M. le prince de Condé.
Pour les malcontents du parlement, ils disent que la paix de
Revel ne nous est point honorable : mais le roi en aura l'honneur et nous le profit. Le bourgeois impertinent et le peuple
malcontent criaillent (1), mais ils s'apaiseront. Trois articles particulièrement déplaisent à quelques uns, et pour cet
effet MM. nos députés du parlement seulement sont retournés

_____

(1) Comment peut-il ignorer qu'il est lui-même compris parmi le
bourgeois impertinent; alors évidemment le jouet des grands sei-

à Saint-Germain avec belle escorte, en faire remontrance à la
reine, afin d'en obtenir quelque modification, comme il y a
grande apparence qu'ils l'obtiendront, et même M. le premier
président l'a fait croire au parlement; et en ce cas-là notre
paix vaudra tout autrement mieux que la guerre de tous les
princes, et que le secours que l'on nous a tant promis de
Normandie et de Poitou, qui a trop tardé à venir. Ils ont
chargé pareillement de traiter de l'accommodement des princes
qui ont suivi notre parti. De ces trois articles, le premier est
que le parlement, en corps, iroit faire une séance à Saint-
Germain, où le roi en personne assisteroit, et seieroit en son
lit de justice, où seroit vérifiée la déclaration de la paix avec
tous ses articles, et datée de Saint-Germain, en récompense
qu'au commencement de la guerre MM. du parlement n'a-
voient pas obéi à la reine lorsqu'elle vouloit qu'ils allassent à
Montargis. Le deuxième est de souffrir les prêts pour deux ans
au dénier douze. Il n'y a que ceux qui prêteront leur argent
aux grands partisans qui y pourront perdre, et infailliblement y perdront; car que le roi n'est nullement en état de
payer ses dettes de longtemps, vu l'effroyable profusion qui a
été faite de ses finances par tant de voleurs depuis vingt-cinq
ans. Le troisième est que MM. du parlement ne pourront faire
le reste de cette année aucune assemblée générale dans la

gneurs? Comment ce rude jaugeur des capacités de son époque ne
sait-il pas que la Fronde n'est qu'une misérable intrigue au profit de
quelques uns?

Quant au peuple, P. Charron en avait déjà fait ce portrait : « Léger à
» croire, à recueillir et ramasser toutes nouvelles, surtout les fascheuses,
» tenant tous rapports pour véritables et assurés; avec un sifflet ou
» sonnette de nouveauté, on l'assemble comme les mouches au son du
» bassin, etc. » (*De la Sagesse*, liv. I, ch. 48.) Toutefois les temps sont
changés ; les idées se répandent, les esprits s'éclairent, les notions du
droit et du devoir sont mieux connues et appréciées, sans qu'on puisse
pourtant en tirer des résultats positifs, car en France la théorie de la
république est peut-être de cent ans en avance sur la pratique. (R. P.)

grande chambre sur matière d'État. Mais à tous ces trois articles la solution y seroit aisée, et je pense que la reine, dans le désir qu'elle doit avoir de la paix, les accordera tous trois, et autre chose même, si on lui en demandoit. Nouvelles sont ici arrivées qu'il y a eu sédition du peuple à Tours, qui a chassé les magistrats de la ville, et qu'il y a aussi une déclaration du parlement de Toulouse, pour faire adjonction à celui de Paris. Un conseiller présidial de Tours a été tué dans une émotion de la ville, et si la paix ne vient bientôt, j'ai bien peur que la sédition ne s'épande par tout le royaume. Nos députés sont encore à Saint-Germain en leur conférence pour la paix, où ils ont obtenu une abolition des trois articles de ci-dessus. Mais la paix des princes n'est pas faite, ni aisée à faire, vu que leurs députés, avec ceux du parlement de Rouen, et ceux de M. de Longueville, parlent bien haut et demandent bien des choses qu'il sera malaisé de leur accorder, et entre autres que le Mazarin sorte du ministériat et du royaume. La surséance d'armes se renouvelle de trois en trois jours pour achever le traité, et je m'étonne qu'il dure si longtemps. J'ai peur qu'ils n'attendent du secours de quelque part en attendant, pour après nous opprimer plus aisément. *Quidquid sit, timeo Danaos et dona ferentes*, combien que tous les jours et à toute heure il nous arrive du bien et de la munition de toute sorte et de tous côtés. Les vignerons et autres marchands y apportent ce qu'ils peuvent, tant pour la peur qu'ils ont de la soldatesque, qui ruine tout, que pour ce qu'ils ne paient ici aucune entrée; d'où vient que ceux qui savent combien il entre tous les jours de denrées à Paris, disent que la reine a perdu, depuis tantôt trois mois, 20,000 écus par jour pour les entrées de Paris. Je suis, monsieur, votre très humble, etc.

A Paris, ce 18 mars 1649.

LETTRE CCII. — *Au même.*

C'est pour vous assurer que MM. nos députés sont enfin
arrivés à Paris, et qu'ils ont rapporté la paix conclue et arrêtée à Saint-Germain : ils sont ici arrivés le mardi 30 de
mars. Le lendemain 31, ils ont fait leur rapport à la cour,
laquelle a remis au lendemain jeudi absolu la délibération sur
les articles de ladite paix, laquelle a passé, et a été publiée
et déclarée : même les feux de joie en ont été commandés
d'être faits entre huit et neuf heures du soir, en chaque quartier, ce qui a été exécuté avec grande joie et réjouissance de
tout le monde, voire même plus grande que je n'eusse pensé.
Vous pouvez bien vous imaginer que tout le monde qui est
ici, dans une si grande ville, n'est pas de même humeur, les
uns prenant intérêt à la paix, les autres à la guerre. Quant à
moi, je suis pour la paix, et ne puis goûter l'opinion de ceux
qui disent qu'il falloit plutôt crever et faire la guerre éternelle, afin de perdre le Mazarin, que de s'accorder comme
on a fait. Ce n'est pas que je sois pour lui ; *numquam*, *si
quid mihi credis*, *amavi hunc hominem.* Mais puisque nous n'a-
vons pu le chasser par l'opposition que nous en ont faite les
deux premiers princes de sang, je me console d'une chose,
qu'il n'oseroit revenir à Paris, et je pense que je ne l'y verrai
jamais, ou bien le temps changera bien (1). Tout le parlement
et MM. les généraux ont tous été unanimement d'accord de la
paix que nos députés ont faite, et je ne doute point qu'il n'y ait
quelque article secret, que nous ne saurons qu'avec le temps.
Il y a ici horriblement de libelles contre le Mazarin. Quand
on ne prendroit que les bonnes pièces, il y en a pour en faire

(1) Le temps, en effet, changea beaucoup, car Mazarin ne tarda
guère à rentrer triomphalement dans la capitale ; et le peuple d'ac-
courir, de crier *vivat*, de manifester sa joie, de célébrer la gloire
de l'éminence, etc., etc. C'est toujours l'adoration du fort, le culte du
fait et du succès.
(R. P.)

un recueil de cinq ou six tomes in-quarto, à quoi j'apprends
que l'on travaille, en ôtant et retranchant les mauvaises
pièces. Cela est merveilleux et sans exemple qu'on ait pu dire
tant de différentes choses contre un homme. Je ne vous parle
point des conditions de la paix, vu que je n'en sais aucune,
et même je ne m'en soucie point, pourvu qu'elle dure. Toutefois j'apprends que l'on imprime une déclaration du roi,
qui a été vérifiée en parlement, laquelle nous instruira par
ci-après de quelques particularités. On me vient d'assurer
que la paix durera pour Paris et pour le parlement; mais que
le Mazarin n'est pas à la fin de ses maux, qu'il est en aussi
grand danger que par ci-devant, pour les puissants ennemis
qu'il a à la cour, qui sont ceux mêmes qui l'ont favorisé par
ci-devant. *Plura alias.* Je vous baise les mains, et à tous nos
bons amis, vous étant de toute mon âme, monsieur, votre
très humble, etc.

De Paris, ce 2 d'avril 1649.

LETTRE CCIII. — *Au même.*

Depuis ma dernière que je vous envoyai vendredi, 16 d'avril,
en sept pages, lesquelles contiennent toute l'histoire de notre
guerre mazarine, avec une épitaphe de feu M. Piètre, enfermée dedans, je vous dirai que ce vendredi même, M. le
Prince arriva ici sur le soir sans bruit, et à petite compagnie;
et dès le lendemain, qui fut samedi, M. le duc d'Orléans,
après avoir couché ici deux nuits, s'en retourna à Saint-
Germain. M. le Prince s'en est aussi retourné à Saint-Germain, après avoir été pareillement ici deux jours, et après
avoir bien reconnu qu'il est fort haï dans cette ville, pour le
mal qu'il y a voulu faire à la défense d'un gros et pernicieux
larron, qui mériteroit d'être écorché tout vif par la populace.
Ce M. le Prince y est venu pour faire mine; je ne sais si bientôt il y reviendra. Comme tous les esprits sont encore trop

échauffés et malcontents, je crois qu'il vaudroit mieux qu'il s'absentât un peu, et qu'il s'en allât plutôt gagner quelque bataille ou prendre quelques villes en Flandre ou en Catalogne. Toute la cour est à Saint-Germain. M. de Servien y est arrivé de Munster, qui a refusé la charge de surintendant des finances, qu'on lui offre pour récompense; et notez que tous deux sont créatures mazarinesques, fort aimés et en grand crédit. De là vient qu'on dit ici que pour récompenser et donner de l'emploi à M. Servien, on le fera garde des sceaux en les ôtant à M. le chancelier.

Pour réponse à votre dernière, que je viens de recevoir avec grande joie, je vous dirai que je suis fort étonné et fort en peine de savoir (mais je ne suis guère bon devin) qui peut être ce pauvre malheureux et effronté imposteur, qui vous a voulu faire accroire qu'il étoit mon second fils, lequel véritablement se nomme Charlot, et est avocat reçu en la cour, dès le mois d'août passé, combien qu'il n'ait pas encore dix-sept ans. Il étudie fort et ferme en droit, et céans et chez un professeur, et va au palais au rang des avocats écoutants, principalement aux grandes audiences, qui n'ont recommencé que depuis Pâques; et je vous assure qu'il n'a pas été à Lyon, il n'a bougé de céans ou de Paris. Mon aîné en a fait autant, et tout l'hiver a été assidu à ses actes, *aut quasi comes individuus mihi assedit*. Je lui ai donné quinze jours pour aller prendre l'air, et se reposer du travail de l'hiver. Il est avec un trésorier de l'extraordinaire à neuf lieues d'ici, vers Provins en Brie. Je suis médecin de toute la famille, et y suis fort *absit verbo invidia*, chéri et estimé. Ils ont eu maintes fois besoin de moi et *arte meâ*, et en ont tiré bon secours. Ils sont gens d'amitié, fort civils, et tous deux aiment fort mon Robert, et me l'ont demandé avec beaucoup d'instance, *magnum mihi fuisset nefas renuere*. Nous sommes obligés d'entretenir ces connoissances, lesquelles nous peuvent quelquefois bien servir. Il n'est parti que depuis six jours, c'est pourquoi l'imposteur s'est trompé, qui a dit qu'il étoit à Valence. Les deux

autres sont ici-près d'un maître qui leur enseigne, savoir,
Pierrot et François. Je vous remercie du soin qu'avez apporté
à découvrir cette fourberie, et vous prie de dire à M. Falconet que je me tiens fort obligé à sa bonté, du bon accueil qu'il
a voulu faire en mon nom à ce pauvre et malheureux imposteur. Je ne me souviens pas d'avoir jamais connu votre imprimeur, M. Carteron, et néanmoins je vous prie de le remercier
de ma part de ce qu'il me veut donner. Je m'étonne de l'hon-
nêteté de vos libraires, qui donnent si volontiers des livres :
pour les nôtres de deçà, ils ne font rien de pareil. Je pense
qu'ils sont ladres fieffés, ils ne donnent ni n'agréent ; et néanmoins ils sont si superbes et si sots, qu'ils croient que tout
leur est dû.

La Lettre d'avis à MM. du parlement, par un provincial, a
été ici réputée la meilleure pièce avec le Théologien d'état, la
Décision de la question, la Lettre d'un religieux à M. le Prince,
la Lettre du chevalier Georges, la Lettre du P. Michel, ermite
de Camaldoly, le Manuel du bon citoyen et son épilogue, etc.
Je pense que nous en aurons à la fin un recueil.

M. le maréchal de la Meilleraye, qui n'est plus surintendant, est ici. C'est chose certaine qu'il est mal avec le Mazarin, et à la cour. Il est allé voir M. de Beaufort en sa maladie.
Les femmes, sachant que c'étoit lui, et se souvenant des barricades du mois d'août passé, ont commencé à crier qu'il falloit le tuer à coups de couteau, ce qu'elles auroient pu faire
s'il ne fût rentré tout-à-l'heure dans son carrosse et ne s'en
fût vitement enfui.

Tandis que ce mal a duré, les prêtres mêmes ont gagné à
dire des messes pour sa santé, et s'il en fût mort, je pense que de
toutes les créatures mazarinesques, pas une n'en fût échappée
de ce qui eut pû se trouver ici, et même notre premier président qui est suspect et déplait à plusieurs. Je plains les
grands qui sont obligés de céder et d'abaisser leur grandeur
au caprice d'un Pantalon botté, tel qu'est ce malencontreux
et malheureux Mazarin, *a cujus furore libera nos domine.*

Le bonhomme M. Vossius le père est mort à Amsterdam, âgé d'environ soixante-douze ans (1), il laisse des enfants fort savants. Il y avoit de lui quelques traités sur la presse, et entre autres son beau traité en trois parties, revu et augmenté, *de Historicis græcis et latinis.* On imprime ici la harangue funèbre de M. de Châtillon, qui fut tué à Charenton, le 8 février, et laquelle fut prononcée à Saint-Denis L'auteur en est un P. Faure, cordelier, suivant la cour en qualité de pensionnaire de la reine, et qui voudroit bien être évêque. C'est celui qui dit à la reine fort effrontément, comme tous les moines, *sunt hominum genus impudentissimum,* qu'en assiégeant et affamant Paris, elle ne faisoit pas un péché véniel, dont il a été sanglé bien serré par un libelle qui a été fait exprès contre lui. Et fiez-vous à la théologie de telles gens, qui n'ont ni honneur ni conscience. Je vous baise les mains de tout mon cœur, et vous prie de croire que je suis sans aucune réserve, monsieur, votre très humble, etc.

De Paris, ce 14 de mai 1649.

LETTRE CCIV. — *Au même.*

Depuis ma dernière, datée du vendredi 14 de mai, je ne vous puis dire autre chose, sinon que l'archiduc Léopold a repris Ypres le 11 de mai. Il s'en và assiéger Dunkerque: s'il le prend encore aussi aisément qu'il a obligé Ypres de se rendre, n'aurons-nous pas grande obligation à la conduite et au gouvernement politique de ce très grand, très incomparable et éminentissime cardinal Mazarin, qui fait si bien nos affaires, que rien ne se peut mieux pour le profit des Espa-

(1) Gérard Jean Vossius, célèbre philologue né en 1577, près de Heidelberg, mort à Leyde le 19 mars 1649. — Son fils Isaac Vossius, né à Leyde en 1618, mort à Windsor le 21 février 1689. (R. P.)

gnols? Il assiège Paris, il emplit-là campagne de France.de
troupes et de soldats plus déréglés que ne seroient les Turcs,
et néanmoins il n'a personne pour opposer en Flandre à nos
ennemis, tandis que le Poitou, la Provence, et la Guyenne, le
pays du Maine, la Normandie, la Picardie et la Champagne,
sont pleins de gendarmes sans aucune nécessité, qui ruinent
et ravagent tout.

Nouvelles viennent d'arriver que le mariage est arrêté de
M. le duc de Mercœur avec la nièce du Mazarin, moyennant
cent mille écus que donne l'oncle, et la reine deux cent mille
livres, avec la charge d'amiral que l'on donne à M. de Vendôme, et des lettres de survivance du même office pour son
fils ainé, lequel sera vice-roi de Catalogne, où il s'en ira tôt
après que le mariage sera consommé.

Avez-vous reçu mon portrait que je vous envoyai l'an passé
par M. Ravaud? Il me semble que vous ne m'avez point
mandé que l'ayez reçu. Je vous prie aussi de vous souvenir
que vous m'avez promis le vôtre, et que je m'y attends. J'espère que vous ne frustrerez point mon espérance; j'ai déjà
une place apprêtée dans mon cabinet pour cet effet. « Juxta
» suavissimos parentes et mihi carissimos atque colendissi-
» mos, secundum quos amicos constituo, in quorum ordine,
» primatum tenes et familiam ducis. » Pensez donc à vous
acquitter de votre promesse, afin que je ne sois point trompé
en mon attente, vu même que je ne vous ai point envoyé mon
portrait qu'à condition que j'aurai le vôtre de même.

Je viens d'apprendre une nouvelle qui m'afflige, savoir, la
mort de M. Spanheim en Hollande : c'étoit un honnête homme
et très savant, qui méritoit de vivre plus longtemps. Je désirerois volontiers que ces grands personnages ne mourussent
jamais que quand ils ne pourroient plus être utiles au public. Le même personnage m'a dit qu'il y a du bruit en Hollande pour le massacre que quelques Anglois ont exercé sur
un certain Ladislaus, sous ombre qu'il étoit un de ceux qui
ont travaillé à la mort du feu roi d'Angleterre.

Un avocat du conseil, nommé M. Bernard Bautru, natif de Sens, accusé, ou plutôt découvert par quelque colporteur, d'avoir fait imprimer ici un libelle depuis un mois, dans lequel M. le Prince et M. le chancelier sont offensés, a été mis prisonnier dans le Châtelet, par ordre du lieutenant civil. On lui a fait son procès : combien qu'il n'ait pas été convaincu d'être auteur dudit libelle (et de fait on dit qu'il ne le peut être, n'étant pas assez habile homme pour cela), son affaire étoit en mauvais état, la pluralité des avis alloit à l'envoyer aux galères. Un conseiller du Châtelet, encore jeune homme, nommé Joli, venant à dire son avis, parla si hardiment, si librement et si bien pour ce pauvre avocat, que la plupart des autres, qui le condamnoient, revinrent *ad mitiorem sententiam*, et ordonnèrent qu'il seroit plus amplement informé, et que cependant Bautru seroit élargi à sa caution juratoire. Le procureur du roi du Châtelet, nommé Bonneau, fils d'un riche et grand voleur de partisan, en a appelé *a minima*, et le prisonnier a été conduit à la Conciergerie. Son procès donc lui a été fait à la Tournelle. De deux présidents, l'un, nommé M. Longuevil, sieur de Maisons, près de Saint-Germain-en-Laye, étoit d'avis que cet avocat fût traité rudement et comme un criminel, qu'il fût mis sur la sellette, interrogé et traité comme une victime patibulaire; et sembloit en tout cela n'agir qu'à la sollicitation de ceux qui sembloient avoir eu occasion de se plaindre de ce libelle, en tant qu'ils s'y sentoient offensés, savoir, M. le Prince et M. le chancelier. L'autre président, qui est un gascon sourcilleux, homme de bien et de grande réputation, et qui peut être appelé justement et méritoirement *integer vitæ scelerisque purus*, qui est M. de Nesmont, fils d'un premier président de Bordeaux, fut d'avis qu'on le traitât seulement comme un avocat qui étoit accusé, mais qui avoit été déjà absous par ses premiers juges au Châtelet, lequel avis fut suivi, au grand profit de l'avocat accusé, en faveur duquel la sentence du Châtelet fut confirmée. M. de Maisons, qui était d'avis contraire, en gronda fort; mais

M. de Nesmont lui imposa silence, en lui reprochant une bonne partie de ce que je vous ai dit ci-dessus, et entre autres que cet avocat l'auroit pu refuser pour juge, vu le parti qu'il avoit tenu durant notre guerre, et qu'il s'en étoit fui à Saint-Germain, au lieu de tenir ici sa place au parlement, etc. Enfin l'avocat est délivré, qui a eu belle peur, et qui est fort accusé par ses amis mêmes de ne s'être pas bien défendu comme il devoit et pouvoit faire, en une affaire et pour un crime dont il ne pouvoit être convaincu, vu qu'il n'en est pas l'auteur, et qui néanmoins n'a pu être découvert parmi toutes ces formalités. Je ne sais qui est le vrai auteur, mais je lui conseille de se bien cacher.

Pour l'imposteur qui s'est servi de mon nom, je vous assure que je ne lui veux point de mal, *non equidem invideo, miror magis*. J'ai pitié de lui, et souhaite à ce pauvre jeune homme une meilleure fortune que de mendier, *alieno nomine supposito*. C'est peut-être quelque chimiste ou quelque apothicaire qui pense me jouer de la sorte; mais ce sont gens dont je ne fais pas grand compte. Pour Montpellier, je pense qu'il n'est pas besoin que vous preniez la peine d'y écrire qu'ils se gardent de pareil accident que vous, vu que je n'y connois personne que M. de Belleval, à qui j'ai seulement écrit depuis quinze ans environ huit fois, en lui recommandant des candidats qui s'y en alloient prendre leurs degrés; et néanmoins on m'a dit céans, depuis deux ans, que M. Courtaud disoit qu'il vouloit écrire contre moi un livre sous le nom du Bedeau de leur Faculté, faisant ses plaintes de ce que j'empêchois que de jeunes hommes allassent prendre leurs degrés à Montpellier. Je ne sais si ce bonhomme a songé cela, si ce n'est peut-être que le gazetier lui aura mandé telle sottise, pour tâcher de m'y rendre odieux. Quoi qu'il en soit, je ne le crains point, et s'il ne fait contre moi tout autrement mieux qu'il n'a fait contre défunt M. de La Vigne et notre arrêt, je ne ferai point provision de plumes taillées pour lui répondre. J'ai autrefois connu feu M. Ranchin, qui étoit un homme d'honneur, et même l'ai vu deux fois en cette ville. Il m'a aussi quelquefois honoré de ses lettres, et lui ai quelquefois recommandé ces candidats qui alloient passer docteurs à Montpellier, qu'il a toujours reçus de bon œil, et quand feu M. le président Miron, étoit intendant de justice en Languedoc, l'an 1631-32-34 et 35, etc., de qui j'avois l'honneur d'être médecin et allié d'assez près. M. Ranchin lui demandoit souvent de mes nouvelles, et le bonhomme M. Miron me l'a maintes fois ici raconté depuis son retour; et je crois certainement que si feu M. Ranchin, qui étoit habile homme, eût encore vécu l'an 1644, il eût bien empêché que ceux de Montpellier ne se fussent adjoints au procès contre nous avec le gazetier. Je n'ai point encore la nouvelle édition de l'*Ophthalmographie* de M. Plempius, et ne sais même s'il en est encore arrivé à Paris aucun exemplaire(1). Cet auteur me fit l'honneur de m'écrire, l'hiver passé, une lettre de compliment sur mes deux thèses, et me prioit de lui en envoyer aussi quelques exemplaires. J'avois ici l'an passé traité un Flamand, qui se disoit son parent, et qui m'a lié d'affection et d'amitié avec lui; je lui ai fait réponse, et n'en ai rien ouï depuis. Ce Plempius est natif hollandois, né de parents catholiques, *et ipse catholicus*, mais qui est tout prêt de se faire du parti contraire, pourvu que ceux de Leyden le veuillent, avec une bonne pension, faire professeur en leur Académie : c'est M. Heinsius le fils qui m'a dit le savoir de sa propre bouche. Je n'ai rien ouï dire de l'Épitome de la pratique de Sennertus, mais il sera vrai là ou jamais, ce que l'on dit des abrégés : *Compendia sunt dispendia*. Pour la pratique de L. Rivière, je m'étonne qu'on la réimprime à Lyon, ce ne sera point l'avancement des lecteurs, ce livre est trop empirique; *nimis pauca continet de morborum naturâ, causis et signis : nimis multa de*

(1) Cet ouvrage de Plemp (Vopisque Fortuné), savant professeur de Louvain, est encore estimé. *Ophthalmographia, sive tractatio de oculi fabrica; actione et usu*, etc. Amstel., 1632, in-4°.

remediorum formulis. M. Bouvard m'a dit qu'il lui en avoit refusé l'approbation pour ces défauts, et plusieurs autres qu'il y avoit remarqués. Pour le livre du père Fichet, je l'ai reçu par l'ordre de M. Falconet, et l'ai vu. C'est un loyolite qui a fort mal fiché. J'en ai écrit mon avis fort franchement audit M. Falconet, auquel j'ai fait réponse tout exprès : *eum, si placet, meo nomine salutabis.* Surtout ce Père a très malheureusement rencontré sur le fait de la médecine, il vaudroit mieux qu'il s'amusât à dire ses patenôtres. Je vous prie, *nisi molestum fuerit*, de faire mes recommandations à MM. les deux nouveaux associés, MM. Huguetan et Ravaud ; je suis bien aise qu'ils aient fait ce bon accord ensemble, et qu'il dure longtemps à leur contentement et profit : j'espère aussi que le public s'en ressentira. Je suis de toute mon âme, monsieur, votre très humble, etc.

De Paris, ce 7 juin 1649.

LETTRE CCV. — *Au même.*

M. Sauvageon est un étrange garçon : je ne vis jamais un tel chicaneur ; je pense que cet homme ne pourroit vivre sans procès, il faut qu'il attaque toujours quelqu'un : c'est un vrai *Martinus contrà omnes.* Il pourra bien perdre son procès contre vos libraires de Lyon, aussi bien qu'il a souvent perdu de deçà contre les uns et les autres. Pour la harangue de M. de Châtillon, vous n'en manquerez pas, *sunt verba et voces :* ce n'est que du babil de moine, qui donne du plat de la langue, et qui flatte en tâchant de secouer sa corde et son capuchon pour devenir évêque. Le testament politique du sieur de la Hoguette ne porte point son nom. Cet auteur est savant et grand ami de MM. Dupuy, qui tiennent et gouvernent ici la bibliothèque du roi. Il porte les armes ; il a été capitaine sur mer, et gouverneur de Blaye : il est beau-frère, en tant qu'il

a épousé la sœur de M. de Beaumont Péréfix, précepteur du
roi, qui est aujourd'hui évêque de Rodez. Ce livre n'a pas
été publié comme l'auteur l'avoit fait ; M. le chancelier l'a
fait châtrer, et en a tant fait retrancher lorsqu'on lui en a
demandé le privilége, que, poussé d'une juste indignation
pour cet effet, je ne l'achetai point, et ne l'ai pas encore.
Pour l'Épileptique de M. Falconet, je ne sais rien davantage,
sinon qu'il m'a écrit qu'il m'en vouloit entretenir : en attendant quoi (et ce sera quand il lui plaira), je vous dirai que les
anti-épileptiques et ces sortes de remèdes fort trompeurs
viennent des Arabes, qui ont mal entendu et fort mal expli-
qué ce qu'ils n'entendirent jamais dans les écrits de Galien ;
savoir, *proprietatem totius substantiæ.* Les chimistes qui sont
venus depuis, et qui ont tâché de tout gâter en dépit de la médecine et des médicaments vulgaires qui sont les meilleurs,
ont encore renchéri par-dessus, et les ont fourrés partout où
ils ont pu, *duce fanatico et maniaco suo Paracelso.* Vous ne
verrez autre chose dans *Crollius et aliis ejusmodi impostoribus
et stercoreis scriptoribus, qui utinam tempori et chartæ parcentes,
nihil unquam scripsissent.* Toutes ces dénominations de remèdes n'ont été mises en œuvre, ou au moins au jour, que
par des charlatans qui se croyoient, par ces titres spécieux,
donner de la réputation et de la pratique. Ces remèdes ne
font et ne produisent rien ; ils trompent les médecins qui s'y
fient, et traînent en longueur et en langueur les malades à
qui on les fait prendre : *Parùm distant à principiis chimicorum, quæ neque probantur, neque determinantur.* Les spécifi-
qués des chimistes sont presque la même chose, que *Thomas
Erastus in disputationibus suis adversus novam medicinam Paracelsi,* a si bien réfutés. Vous ne trouverez rien de pareil
dans l'Hippocrate. Pour les remèdes que l'on dit agir par
qualité occulte, je n'en connois point, si ce n'est peut-être :
*Medicamenta purgantia, in quibus forsan delitescit aliquid oc-
cultum.* Tout ce que je ne sais point m'est une qualité occulte.
Un savant homme et qui ignore peu, reconnoît moins que

moi de ces qualités. Si j'étois aussi savant qu'un ange, il y
auroit encore beaucoup de choses que j'ignorerois, parce
qu'il n'appartient qu'à Dieu de tout savoir. C'est profession
de l'ignorance et trop relever *inscientiam veterum academico-*
rum, que de mettre partout des qualités occultes, comme
font les chimistes aujourd'hui dans leurs puants écrits : c'est
une chose de laquelle ils devroient être tant plus honteux,
vu qu'ils se vantent si hautement d'être les seuls et vrais philosophes. J'admets dans les remèdes divers degrés ; diverses
qualités, premières, secondes et tierces ; mais je n'admets
point de fausse monnoie pour de la bonne. « Scio apud Gale-
» num dari remedia quæ dicuntur agere à tota substantia,
» quæque ipse Galenus vult in quadruplici materia depré-.
» hendi. Quorum prima sunt quæ alunt, sive alimenta, se-
» cunda sunt purgantia, tertia sunt venena medicamenta,
» κακουργα, sive deleteria : quarta sunt alexipharmaca, sive
» theriaca : atqui anti-epileptica chimicorum, neque speci-
» fica ejusmodi nebulonum, hic habent locum, ergo in prisca
» sapientia et in medicina veterum ista figmenta, meræ fa-
» bulæ, meræ impostularæ, nullum habent fundamentum. »
Je n'ai que faire de vous dire que plusieurs modernes ont
impugné ces abus : *Mingdous*, *Erastus*, *Hofmanus* même les
ont impugnés quelque part. Feu M. Nicolas Piètre, son frère
aîné Simon, qui a été un homme incomparable, et tous nos
anciens, ont été de cet avis ; et à vous dire vrai, ces remèdes
n'ont ici nul crédit, voilà une partie de ce que j'en sais ; de
vous en dire davantage, j'abuserois trop de votre temps et de
votre patience. C'est à vous à prendre en bonne part ce que
j'en dis, puisque vous savez ce que je vous suis : aussi est-ce
à vous à m'enseigner et à me retirer de l'erreur, si vous savez
autre chose qui soit meilleur. A. Paré même, en sa chirurgie,
reprend fort bien ces anti-épileptiques, et s'en moque de
bonne grâce, lorsqu'il parle de *Ungula Alces*, *et de cornu*
unicornis, comme aussi à fait *Smetius in Miscellaneis et Ker-*
kermanus in Physicis. Et ne pensez pas rejeter l'opinion de

Paré, sous ombre que ce n'étoit qu'un chirurgien. L'auteur
de son livre a été un savant médecin de Paris, nommé maître Jean Hautin, Altinus, qui mourut ici un de nos anciens,
l'an 1615 (1). M. Moreau et toute notre école se moque aujourd'hui de tout ce fatras, et combien que parmi cent dix-
huit docteurs que nous sommes, il y ait encore quelques particuliers *qui ut faciat rem, si non rem quocumque modo rem,
adhuc in occulto pharmacopolis*, néanmoins personne n'en ordonne à Paris, *et hujus erroris extirpationem debemus sapien-
tissimæ et eruditissimæ Pietrorum familiæ.* Prenez donc en
gré ma bonne volonté, et jugez sincèrement de mon avis,
comme je le soumets sincèrement et humblement à votre
censure. *Candidus imperti meliora, vel utere nostris.* Gardez-
vous bien de me prendre pour un glorieux ni pour un obstiné;
je ne suis ni l'un ni l'autre, je n'ai envie que d'apprendre et
de profiter. Je ne prends nulle part au distique de Martial,
qui n'a pas assez vraiment dit :

Aurum et opes et rura, frequens donabit amicus ;
Qui volet ingenio cedere, rarus erit.

C'est tout au contraire de moi, je suis tout prêt d'apprendre;
faites donc et que je vous aie cette obligation après tant d'autres
dont je vous demeurerai éternellement obligé, afin que j'a-

(1) Si jamais l'esprit de corps a montré sa jalousie, sa petitesse, c'est
assurément dans ce passage ; il ne fait pas honneur à Gui Patin. Les
ouvrages d'Ambroise Paré sont entièrement à lui, et pour le fond et pour
la forme. Ce style si simple, si naïf, en même temps si énergique, qui
tient de la manière de Montaigne, était bien celui de l'illustre chirurgien de Laval ; un pareil style coule de source, jamais une plume étran-
gère ne saura l'imiter. A ce sujet, voici ce qu'on lit dans le *Dictionnaire
de Bayle* (édit. in-8°, 1820) : « La Monnoye, dans ses *Remarques sur
La Croix du Maine*, assure qu'on lit dans le *Borboniana* manuscrit :
« Les œuvres imprimées sous le nom d'Ambroise Paré sont d'un mé-
» decin nommé HAUTIN, qui s'en fit bien payer la façon. » Ce passage
ne se trouve pas dans ce qu'on a imprimé du *Borboniana* à la suite
des mémoires de Bruys. » Ne voilà-t-il pas une autorité bien impo-

mende mon ignorance par votre charité. Provence et Bordeaux ne sont pas encore apaisés; on attend ici des nouvelles.
Un jeune père de l'Oratoire, qui est de la maison depuis huit
jours, s'est aujourd'hui jeté sur celui qui disoit la messe et lui
a voulu arracher l'hostie : le prêtre s'est défendu, mais l'autre
a été le plus fort, l'a fait choir et lui a cassé les dents ; l'hostie
chue, grand désordre dans l'église, etc. On dit que ce jeune
homme est fou, je le crois ainsi. Un laquais en fit autant il y
a quinze jours au curé de Sanci, village près de Saint-Denis,
le jour de la Pentecôte : il a été condamné à avoir le poing
coupé, être pendu, étranglé et brûlé, par le bailli de Montmorency. Il est encore à la Conciergerie par appel. *Vale et me
ama.* Voilà qu'on vient quérir ma lettre, il est dix heures du
soir sonnées, je vous donne le bonsoir, et suis de toute mon
âme à MM. Gras, Garnier et Falconet, monsieur, votre très
humble, etc.

De Paris, ce 11 juin 1649.

LETTRE CCVI. — *Au même.*

Je viens de mettre sur le mémoire de ce que je vous dois
les dix francs de M. Gras ; je vous en dois encore six ou sept
de reste que je délivrerai si vous voulez à M. votre beau-frère.
Pour ce qui est du port de mes livres de Lyon à Nuremberg,
je n'en saurois avoir meilleur marché que vous m'en faites, et
je vous en remercie ; Dieu vous le rende, qui est le meilleur
mot de la gueuserie de ceux qui, pour vivre en une grande
communauté, ne laissent pas de s'appeler moines, qui veut

sante, la note d'un manuscrit que personne autre que La Monnoye n'a
vu ni constaté d'une manière authentique! Il est en outre digne de
remarque que Paré commença à écrire à vingt-huit ans, et ne finit qu'à
soixante-treize ans. Au reste, pour plus de détails sur ce point assez curieux d'histoire médicale, on consultera avec fruit la savante intro-
duction de M. Malgaigne, dans sa belle édition des *OEuvres d'Ambroise Paré*, Paris, 1840, t. I, pag. cccxxxi.   (R. P.)

dire solitaires, et qui vivent de cette adresse, de nous promettre par leurs prières telles quelles, le paradis qu'ils n'ont
point pour l'argent que nous avons.

Le livre des *Jésuites sur l'eschafaut*, fait par le P. Jarrige,
a été ici imprimé par un libraire de la religion nommé Vendôme, et s'y débite merveilleusement (1), vu que Paris abonde
en gens qui haïssent ces Pères, qui se veulent nommer compagnons de Jésus, bien que le bon Seigneur n'ait jamais appelé personne son compagnon, que Judas même qui le vendit,
en ces termes dans saint Matthieu, chap. 26, verset 50, ἑτᾶρε,
ἐφ' ὃ πάρει? qui vaut autant à dire, que : *Compagnon, pourquoi
êtes-vous ici?* ou : *Que faites-vous ici?* puisque ce mot ἑταῖρος
signifie proprement *compagnon*, et non pas *amicus*, comme dit
notre Vulgate, laquelle de toutes les versions du Nouveau
Testament, à ce que dit Scaliger, est la pire. Voici ses termes :
Et latina, quâ παπολάτραι *utuntur, quæ ab eo propagata est
longe deterrima.* Même le nom ἑταιρίδιον ou ἑταίρα *meretricem
significat*, comme les loyolites mêmes se servent du mot ἑ υἱρία
pour exprimer leur société. Je ne sais s'ils entreprendront de
répondre au P. Jarrige; mais je pense qu'ils ne le feront pas,
parce qu'ils n'en viendroient pas à leur honneur.

Je n'ai point encore ouï parler de ce nouveau décret du
pape contre la moinerie et ce nombre effroyable de moines
qui sont aujourd'hui en France, et même je doute fort si le
pape, qui n'est pas sot, osera entreprendre une affaire de si
grande conséquence, vu que s'il n'est secondé de la force des
potentats, il n'en viendra jamais à bout, ayant affaire à la
plus méchante peste de gens qui soient au monde (2). Il aura

---

(1) *Les jésuites mis sur l'eschafaut, avec la réponse,* par Pierre Jarrige, Paris, 1649, in-8°. Comparez *La conversion de M. Jarrige,* par
Drelincourt, 1658, in-8°.   (R. P.)

(2) On connaît ces vers souvent cités par Henri Estienne :

*Monachi, vestri stomachi sunt amphora Bacchi ;
Vos estis, deus est testis, teterrima pestis.*

En tout temps les moines ont eu des admirateurs et des détracteurs ; il

beau leur commander, ils n'obéiront pas. Un pape les a créés,
ou au moins les a approuvés, et par conséquent un autre pape
ne les peut détruire et anéantir, à ce qu'ils disent. Néanmoins
Pie V abolit tout-à-fait l'ordre des humiliés, d'autant qu'un
d'iceux avoit voulu tuer le bon archevêque de Milan, saint
Charles Borromée. Un autre pape, longtemps auparavant,
avoit aboli l'ordre des jésuites. Je ne vois pas aussi par quel
motif le pape voudroit entreprendre une telle réformation, vu
que tous ces gens-là lui servent avec toute leur bigarrure,
et qu'ils aident merveilleusement à soutenir sa puissance par
le monde et même sa tyrannie sur les consciences. Ils sont les
archers et les commissionnaires, pour ne pas dire les espions
et les janissaires du pape. Je me souviens d'avoir ouï dire à feu
M. le président de Novion, père de celui-ci, qui étoit un grand
personnage et excellent homme, président au mortier (*sic*),
que l'on avoit agité l'affaire au parlement de réduire tous les
moines aux quatre premières sources, afin que, par ce moyen,
ce grand nombre pût être diminué. Il me l'a autrefois dit
l'an 1628, durant le siége de La Rochelle. Feu M. Grotius m'a
souvent dit que pour réformer la France, il y avoit trois choses
auparavant à faire : 1° de retrancher l'autorité du pape, laquelle s'accroissoit trop en France ; 2° de ne donner des évé-
chés qu'à des gens capables de prêcher et d'enseigner, et non
pas à des courtisans et à des gens de mauvaise vie, comme
on fait aujourd'hui ; 3° d'ôter tout d'un coup tant de moines
qui sont ici superflus, et il disoit ordinairement : *Circumci-
dendus ille ingens monachorum numerus.* A cause du scandale

ne faut pas s'en étonner, leur histoire peut être écrite en partie double.
A toutes les époques il y eut des couvents pauvres et n'exerçant que la
charité ; il exista aussi des couvents gorgés de biens et hideux de corruption : de là, la face enluminée et sensuelle du moine, se laissant aller
malgré sa robe et ses vœux aux plaisirs du monde, chantant volontiers
le *pervigilium Veneris* à matines ; et la face maigre et hâve du moine véritablement pieux, livré aux austérités du cloître et de sa règle.
                                                        (R. P.)

que les moines avoient apporté à la chrétienté, les Pères du
concile de Trente avoient ordonné que l'on ne recevroit plus
de nouveaux moines; mais pour le profit qu'ils y ont trouvé,
ils ont fait tout autrement. Ils en ont plus reçu depuis ce
temps-là qu'ils n'avoient fait en quatorze siècles auparavant.
Ils sont maintenant si puissants qu'ils seroient capables de
faire un schisme contre le pape s'il les entreprenoit sans être
appuyé de l'autorité des princes souverains. Mais laissons là
cette peste de la religion pour passer à celle de la médecine :
j'entends les apothicaires. Vous avez fait un accord avec eux;
ils ne méritent pas cette grâce d'entrer en composition avec
leurs maîtres, desquels ils devroient dépendre absolument. Si
vous voulez empêcher qu'ils n'entreprennent et n'empiètent rien
sur vous, il faut que vous les fassiez souvenir du *Médecin cha-*
ritable, avec lequel, lorsqu'il ne valoit qu'un sol ou deux, nous
avons ruiné les apothicaires de Paris. Faites-leur entendre
qu'il y a chez les épiciers de la casse, du séné, de la rhubarbe et du sirop de roses pâles, avec lesquels remèdes nous
nous passons d'eux et les avons rendus si ridicules, qu'on ne
les veut point voir dans les maisons, et qu'ils ont bien plus de
loisir qu'ils ne voudroient de garder leur boutique. Il n'est,
Dieu merci, plus ici question de bézoard, ni d'eaux cordiales
dans la petite-vérole, ni de juleps cordiaux, ni de perles en
quelque maladie que ce soit. Le peuple est détrompé de ces
bagatelles et de plusieurs autres; les riches ne s'en servent
plus et se tiennent obligés à plusieurs anciens de notre Faculté
d'être délivrés de cette tyrannie. Ces messieurs nos anciens
sont MM. Marescot, Simon Piètre, son gendre; Jean Duret,
fils de Louis; les deux Cousinot, Nicolas Piètre, Jean Hautin,
MM. Bouvard, du Chemin, Brayer, de la Vigne, Merlet, Michel
Seguin, Baralis, Allain, R. Moreau, Boujonier, Charpentier, de
Launay, Guillemeau et plusieurs autres qui ont introduit dans
les familles de Paris une médecine facile et familière qui les a
délivrés de la tyrannie de ces cuisiniers arabesques. Ceux qui
se plaignoient de la trop grande dépense et des frais excessifs

que causoient les apothicaires ont été les premiers détrompés,
et vous noterez qu'avant ce temps-là on ne voyoit que des
parties d'apothicaires en procès dans le Châtelet et au Parlement, afin d'être réglées par les médecins qui seroient pour
cet effet nommés et établis par les juges; mais tout est bien
changé aujourd'hui, cela ne se voit plus. Nos médecins intro-
duisirent aussi cette facilité de remèdes et cette épargne dans
les monastères, dans leurs familles et chez leurs voisins et
amis; enfin toute la ville s'en est sentie, à l'exception de très
peu de personnes, qui petit à petit se convertissent. De sorte
que les apothicaires d'à présent ne se trouvent guère en besogne que pour les étrangers logés en chambre garnie; et, hors
de cette rencontre, je vous puis dire avec toute vérité qu'ils
ne devroient point faire d'apprentis, leur métier étant si sec
que personne n'a envie de s'en mêler aujourd'hui. Outre nos
médecins que je vous ai nommés ci-dessus, qui ont puissamment aidé à abattre ce monstrueux colosse de volerie qui ré-
gnoit tyranniquement à Paris, je pourrois bien vous en nommer encore plusieurs qui vivent aujourd'hui; mais je me
retiens afin de ne pas me nommer moi-même, qui pourtant y
ai travaillé autant que pas un. Le peuple de Paris est tellement accoutumé à cette épargne, que ce ne sont plus les apothicaires que les malades mettent en besogne. On envoie
aussitôt au médecin, et, bien qu'à cause de la misère du
temps il y ait plusieurs malades qui ne paient guère bien, au
moins avons-nous cet avantage que nous y sommes appelés
des premiers, et que nous ne voyons plus chez eux faire
litière de juleps, apozèmes, poudres, opiats et tablettes cordiales, qui ne servoient la plupart qu'à faire durer les maladies, à échauffer, dégoûter et coûter beaucoup aux malades.

Je viens de recevoir votre lettre du 11 juin, et je m'en vais
vous y faire réponse. Touchant votre tireur de pierre, je pense
qu'il a fait imprimer quelque chose en français de la taille. Il
a taillé, direz-vous, un homme de vingt-huit ans au grand
appareil. Aussi ne peut-on pas tailler un de cet âge au petit

appareil, auquel sont seulement propres les enfants de trois
ou quatre ans, et encore n'est-il presque plus en usage pour
le peu d'assurance qu'il y a. Cette pierre molle, friable et sa-
blonneuse, étoit récente; mais si elle n'eût été tirée, elle se fût
bientôt accrue et endurcie. Quand on tailla notre M. Riolan,
l'an 1641, la pierre se rompit en deux ou en plusieurs parties.
On en tira ce qu'on en put, mais on ne put pas si bien faire
qu'il n'en restât quelque pièce qui s'accrut si notablement qu'il
fallut l'année suivante le tailler derechef. Pour la section
franconienne (1), je pense qu'elle se peut aussi bien faire sur
les hommes que sur les femmes, mais plus utilement pour
elles. Feu M. Nicolas Piètre l'avoit bien à la tête et en a fait
une thèse où je me souviens d'avoir disputé. M. Piètre défendit
fort bien cette thèse contre deux de nos docteurs qui lui vouloient mal, savoir, Merlet et Gervais. Le premier est un dangereux Normand, fin et rusé, et le second un grand ivrogne,
valet d'apothicaire, rousseau de vache, fait comme le Juif
errant, qui se rendit encore plus ridicule en attaquant mal à
propos M. Piètre, qui a fait faire cette section en cette ville sur
les hommes et sur les femmes, laquelle a réussi. Ce qui la
décrié est la nouveauté. Je n'ai point ouï parler de la traduction d'Hippocrate. Si j'avois du crédit, je l'empêcherois; ce seroit de la marchandise à faire babiller les barbiers apothicaires
et autres singes du métier (2). Je suis, etc.

De Paris, ce 18 juin 1649.

(1) Le haut appareil; les progrès futurs de la chirurgie ont singulièrement perfectionné cette méthode, tôt ou tard abandonnée, ainsi que les
autres méthodes, grâce à la lithotritie, la plus grande découverte chi-
rurgicale de notre temps.   (R. P.)

(2) Un pareil jugement est par trop sévère. Il est indubitable que Gui
Patin aurait changé d'opinion s'il eût connu la traduction des *OEuvres
complètes d'Hippocrate*, avec le texte grec et des commentaires, par
le savant M. Littré. C'est là certainement un des plus beaux monuments
élevés à la gloire de la médecine antique et qui fera honneur à notre
époque.   (R. P.)

LETTRE CCVII. — *Au même.*

Depuis ma dernière du 18 de juin que j'adressai à M. Ravaud pour vous être rendue, je vous dirai que la reine étant à Amiens avec le roi et le Mazarin, y a reçu tant de plaintes et de clameurs du mauvais traitement que les gens de guerre faisoient en ces quartiers-là, qui tuoient, voloient et brûloient des villages entiers ; même l'évêque de la ville lui en a parlé si sérieusement qu'elle en a eu honte, *cum non haberet in ore suo quod responderet*, d'où vient qu'elle a délibéré de quitter ladite ville sous ombre de la petite-vérole, et de s'en revenir à Compiègne : et néanmoins ce ne sera qu'après que le Mazarin aura fait un voyage à Péronne pour donner ordre au siége que le comte de Harcourt a mis devant Cambrai le 24 de ce mois.

Ce voyage ne s'est point fait, mais il a conféré avec M. de Hocquincourt, gouverneur de Péronne, au milieu d'un champ, avec otages de part et d'autre, et se sont rendus au lieu désigné, accompagnés chacun de trois cents cavaliers. Enfin la reine a ramené le roi et son Pantalon rouge à Compiègne, où la cour est fort petite à cause de la grande cherté de toutes choses, jusques au foin, dont la botte y a été vendue trente sols. Joint que comme les officiers ne sont point payés de leurs gages, il y en a fort peu près du roi.

Le mariage de la Mazarinette aînée avec M. le duc de Mercœur est tout à fait rompu encore une fois. Le Mazarin dit que M. de Vendôme ne le peut pas beaucoup fortifier de son alliance : M. de Vendôme dit qu'il n'a que faire de ce mariage, et qu'il voit bien qu'on ne sauroit tenir tout ce qu'on lui fait espérer, ni lui donner l'argent qu'on lui promet ; ainsi tous deux se quittent l'un l'autre.

Le vendredi deuxième jour de juillet, il est entré deux mille Espagnols dans Cambrai sans que les nôtres y aient fait aucune résistance ; on dit seulement que ç'a été par trahison de quelques Allemands, que l'on dit pourtant se fort bien défendre de ce crime. Quoi qu'il en soit, le siége est levé, et si ce n'est la faute des Allemands ni des François, aussi n'est-ce pas la mienne. C'est le malheur du Mazarin qui nous porte tous ces guignons ; je ne sais ce que fera notre armée dorénavant. On dit que le général Erlac est retourné à Brisac. On se moque ici du Mazarin, et de sa fortune et de sa belle conduite. M. le Prince est encore en Bourgogne ; M. le duc d'Orléans a été ici quelques jours, puis s'en est retourné à Compiègne.

Il y a quelque temps que je rencontrai ici M. Becker, tout seul. Il me témoigna qu'il avoit grande joie de me voir, et moi de même à lui. Comme j'avois envie de savoir de ses nouvelles, je ne le voulus point laisser aller, combien que j'eusse hâte, je le menai avec moi. J'allois chez un marchand de vin y voir une belle fille fort malade, *ex febre assiduâ cum vomitu, animi deliquio, et multis vermibus, quos sursum et deorsum excrevit, tandemque convaluit.* Je le fis entrer dans une chambre à part, où je fis apporter la collation, et entre autres du meilleur vin, *ratus istud apprimè convenire germano ventriculo.* Il me conta qu'il étoit en condition avec un gentilhomme de Paris ; qu'il m'a nommé, et que je ne connois point, qui a une maison près d'Orléans ; qu'il y demeurera encore un an pour y apprendre le françois, après cela qu'il s'en retournera en Allemagne, si la paix y est bien arrêtée et exécutée. Il but plusieurs fois à ma santé, de joie qu'il avoit, ce me disoit-il, de m'avoir rencontré ; il but aussi à la vôtre, et promit de vous le mander, comme je fais maintenant.

J'attends des nouvelles de M. Volcamer, qui a pris la peine de traiter pour moi avec la fille de M. Hofmann, *pro suis* χρηστομαθ : παθολ : Je les ai achetées sans les voir, j'en ai délivré cinquante écus à M. Picques, *Domina Lauxia filia et hæres Casp. Hofmanni,* les a touchés, et en a donné sa quittance aussi bien que M. Volcamer même, qui y est intervenu comme médiateur et témoin. Je pense que de présent, ledit manuscrit est en chemin. Quand je l'aurai, je tàcherai de le mettre sur la presse avec la première partie de cet œuvre, qui est χρηστομαθ :. φυσιολογ : au moins j'y ferai ce que je pourrai; *sed dies mali sunt.* Nos libraires ressemblent fort aux moines, *quorum charitas admodum refrigescit.* On dit que la disette des vivres et la cherté du pain a été si grande depuis quelque temps à Rome, que de faim ou de maladie il y est mort un nombre d'hommes qui va par dessus les douze mille.

Quand je pense à vous, et par conséquent à Lyon, j'aurois bien envie d'y aller, de vous y embrasser, et vous y entretenir, et *mutuas audire et reddere voces.* Je sais bien que l'aspect d'un si beau pays peut contenter en quelque façon la curiosité d'un homme : une si grande ville, deux belles rivières, la rapidité du Rhône, tant d'honnêtes gens qui sont dans votre ville, tant de beaux livres qui se peuvent trouver, de si bons et francs amis que j'y verrois, et entre autres MM. Gras, Falconet et Garnier, *humanis majora bonis creduntur ;* mais tout cela n'est rien au prix de la joie que j'aurois de m'entretenir en particulier avec vous dans votre cabinet, *remotis arbitris.* Et peut-être que Dieu me fera quelque jour cette grâce, dont j'ai bien envie: aussi y a-t-il quelque apparence qu'une certaine occasion se présentera qui m'en donnera le moyen.

M. le duc d'Orléans a été ici quelque temps en qualité de médiateur et de pacificateur, et a été vu par M. le coadjuteur, et par plusieurs du parlement. Il a vu aussi M. de Beaufort, qu'il a voulu induire et pousser d'aller à la cour : *nec credidit illi.*

M. notre coadjuteur a été à la cour, où il a vu, salué et harangué la reine, laquelle a paru être touchée du discours qu'il lui a fait. Il n'y a point vu le Mazarin, comme il l'avoit stipulé avant que de partir, qu'il ne l'iroit point voir : aussi ne lui en a-t-on point parlé (1).

Le bon duc Gaston a fort invité M. le duc de Beaufort d'aller à la cour sur sa parole ; mais l'autre y a sagement et pru-

(1) Voyez les *Mémoires du cardinal de Retz*, liv. III.

demment résisté, et lui à dit qu'autrefois M. le maréchal de
Montmorency s'étoit perdu sur sa parole, que le comte de Soissons du depuis en avoit fait autant, et que depuis quatre
mois le maréchal de Rantzau avoit quitté son gouvernement
de Dunkerque, et étoit venu à la cour sur sa parole, où aussitôt il fut arrêté, mis prisonnier, comme il est encore dans le
bois de Vincennes, sans ce qu'il y sera à l'avenir ; qu'il le
prioit bien fort de l'excuser, mais que sur sa parole il ne sortiroit point de Paris, où il savoit bien qu'il étoit aimé et chéri :
et à toutes ces raisons, le bon duc n'a point eu de quoi répondre, et s'en est allé à la cour.

Madame de Châtillon, veuve de celui qui fut tué à Charenton le 8 de février dernier, est accouchée d'un fils : voilà un
cinquième rejeton descendu de Gaspard de Coligny, amiral de
Châtillon, qui fut tué à la Saint-Barthélémy, l'an 1572.

Comme je vous tiens pour mon meilleur et plus intime
ami, je prends la hardiesse de me découvrir à vous, et vous
demande avec très humble révérence que vous ayez cette
bonté, de me donner votre avis du dessein que j'ai de faire une
méthode particulière, dont je vous ai par ci-devant écrit
quelque chose ; maintenant je vous envoie la copie du titre
que je vous ai désigné. Je vous prie de me mander s'il est trop
long, ou bien ce qu'il y a dans les termes qui empêche que
vous ne m'en donniez votre approbation ; mais je vous le demande en ami, comme j'espère que vous m'y répondrez. Ne
me flattez point, je vous prie, faites-moi mon procès, instrui-
sez-moi, et me remettez dans le bon chemin : *Judicioque tuo
cadam vel stabo.* En voici ma pensée, à la charge que ci-après
vous m'en direz la vôtre, aussi librement qu'un ami le peut
attendre de son ami.

« Manuale medicum, sive de morborum internorum na-
» tura et curatione, libri tres, in quibus ex paucis, sed pro-
» batis et selectis remediis, præsertim dextro majorum præsi-
» diorum, hoc est venæ sectionis et purgationis usu, ac ex-
» quisita vivendi lege, ad facilem ac legitimam benè medendi

» methodum, quasi verum sanctioris et purioris medicinæ
» fontem revocantur atque manu ducuntur Philiatri ; raris
» quibusdam observationibus, et exemplis illustrati, unà cum
» censurâ quorumdam remediorum arabicorum, chimicorum,
» indicorum, futilium, et planè ad ægrorum salutem inuti-
» lium, quæ ditandis dumtaxat seplasiariis adinventa vi-
» dentur.

» Posterum negotium ago : illis aliqua quæ possint prodesse
» conscribo ; salutares admonitiones velut medicamentorum
» utilium compositiones, litteris mando, esse illas efficaces in
» multis morbis expertus rectum iter, quod tandem cognovi,
» aliis monstro. Seneca. »

Si vous n'étiez mon meilleur ami et plus particulier, je ne
vous demanderois point cette faveur ; mais sur la créance que
j'ai, j'ose et j'entreprends d'espérer de vous cette grâce que
vous m'en donnerez votre jugement. Vous le montrerez si vous
voulez à MM. Gras et Falconet, et m'en manderez s'il vous
plaît leurs sentiments. *Facit amor in me tuus, ut hoc audeam.*
Si vous trouvez que cela vous fasse importunité, prenez-vous-
en à vous-même et à votre bonté, et dites avec Martial ce
beau vers que les plus honnêtes gens du monde ont aujour-
d'hui raison de dire souvent :

Semper inhumanos habet officiosus amicos.

M. de Lamothe-le-Vayer est un homme d'environ soixante
ans, de médiocre taille, autant stoïque qu'homme du monde,
homme qui veut être loué et qui ne loue jamais personne, et
duquel

Mala quædam fabula fertur
Valle sub Alarum Trux habitare caper.

Mais je vous parle en ceci métaphoriquement. Le vice qu'on
lui objecte n'est point corporel, il est de l'esprit, etc. Comme
fuit olim Diagoræ atque Protagoræ (1).

(1) Cette accusation d'athéisme a longtemps pesé, mais sans preuves,

Le Mazarin est tellement haï partout, que l'on pourroit apparemment juger qu'il ne durera plus guère, et même il semble que nous allons entrer en de tels désordres par toute la France qu'il faudra même que la reine l'envoie hors du royaume.

On parle ici d'États-Généraux pour remédier aux provinces désolées; on parle aussi de nouveaux partis et de soulèvements contre lui de quelques princes et de quelques provinces; même il y a eu ici des députés de votre religion qui ont présenté une longue requête et un grand cahier de plusieurs plaintes à M. le chancelier, lequel se trouvant pressé, et comme en appréhension des désordres qui peuvent arriver, s'excusa fort doucement à eux d'y répondre, leur alléguant que c'étoit une affaire d'État, et qu'il falloit aller pour cet effet à la cour, où il y a encore bien d'autres empêchements : si bien qu'enfin je pense qu'il nous faudra dire *nisi moriatur ille homo pro populo.*

On n'imprime plus ici de pièces mazarines tant le lieutenant civil a persécuté rudement les imprimeurs, dont même il y en a plusieurs encore dans les cachots, et entr'autres deux fils avec leur mère nommée la veuve Meusnier, dont l'aîné a été condamné d'être pendu, la mère d'assister au supplice, et bannie après avoir eu le fouet par les carrefours, et l'autre fils aux galères. Ils en ont appelé à la cour, où l'on ne se hâte point de les juger, d'où l'on conjecture qu'on veut leur faire grâce, au moins ne les pas traiter si rigoureusement qu'a fait le lieutenant civil. « Cujus mens ea fuisse videtur, » ut acerbitate illa supplicii, cœteris terrorem incuteret, et » alios pari morbo insanientes, ad sanitatem melioremque » mentem revocaret. » Enfin je me sens au bout de la carrière, je vous baise les mains de toute mon affection, et suis de

sur la réputation de Lamothe-le-Vayer; surtout à cause de ses dialogues. Il est vrai qu'à cette époque, il fallait peu de chose pour être réputé athée. Le grand R. Descartes lui-même fut regardé comme tel, lui qui donna une si belle démonstration de Dieu et de l'âme. (R. P.)

toute mon âme, monsieur, votre très humble et très obéissant serviteur.

De Paris, ce 13 juillet 1649.

LETTRE CCVIII. — *Au même.*

Je crois que vous avez reçu ma dernière datée du mardi 13 de juillet, que j'avois enfermée dans une autre que j'écrivois à M. Ravaud touchant son Sennertus et celui de Rouen. Depuis ce temps-là M. de Beaufort a été à Nanteuil, qui est devers Compiègne, fort bien accompagné, sur la parole de M. le duc d'Orléans, qui y a accommodé une querelle que ledit sieur de Beaufort avoit eue aux Tuileries le mois passé avec le marquis de Verzay, qui lui en a fait telle satisfaction que ledit M. de Beaufort en a désiré. Le roi, la reine, le Mazarin et toute la cour, qui n'est point fort grosse, sont à Compiègne; on dit qu'ils y seront encore tout le mois qui vient, et puis après qu'ils s'en iront passer septembre et octobre à Fontainebleau ; et la Toussaint venue, *consilium capient in arena*, du lieu où ils iront passer l'hiver ; ce que je dis, d'autant que je doute fort si la reine reviendra à Paris, qu'elle hait si fort qu'elle a dit qu'elle aimeroit mieux périr que d'y revenir : aussi pourra-t-il arriver que jamais elle n'y rentrera , au moins est-ce chose certaine que le Mazarin ne fera jamais bien d'y rentrer. Ah! que je serois aise de faire un petit voyage à Lyon et de vous entretenir tous deux ; il me semble que cela me feroit rajeunir. Ne vous étonnez point si M. Riolan a rudement traité notre bon ami M. Hofmann; ce dernier avoit commencé et a eu tort de cinq ou six picoteries contre Riolan le père dans ses *Institutions.* M. Riolan le père étoit un bon Picard , doux et savant; mais celui-ci est un homme âcre qui ne sauroit épargner ni pardonner à personne : *qui mavult amicum perdere quàm verbum*, et je ne doute pas que par ci-après quelqu'un ne lui rende. Il me semble bien vieux , il commence à se casser, et est bien fort asthmatique, c'est pourquoi j'ai peur pour lui l'hiver prochain. C'est lui qui a parlé des casuistes, et qui eût bien voulu y mettre mon nom tout du long, mais je ne le voulus point permettre, et même il m'en gronda quelque temps et fut près d'un mois à ne me plus envoyer ses épreuves, combien qu'il ne fût guère capable de les corriger, il bredouille trop et n'y voit tantôt plus. Le troisième tome des *Conseils de Ballonius* n'est pas infailliblement achevé, et M. Thevart, qui l'a fait imprimer, n'est pas capable d'y mettre une bonne main (1). Il m'a avoué qu'il y avoit ajouté les vers de la bière d'un poëte allemand nommé *Eobanus Hessus;* qu'il y a fourré l'antimoine en un certain endroit, duquel il n'est pas bien détrompé, combien que le petit Camus ne gagne pas cent écus par an en son métier. Il dit qu'il en a ôté la saignée de quelques endroits et quelques fatras de remèdes en d'autres; ce que je crois volontiers d'autant qu'il n'est pas capable de faire mieux; il a l'esprit aussi court que le nez; et néanmoins il est malin. Je vous conseille de ne lire de ce livre-là que la table que j'en ai faite; dans laquelle j'ai mis et ramassé tout ce que j'ai trouvé de bon dans ces livres : j'en ai fait autant à l'*Anthropographie* de M. Riolan, et sans moi il n'y eût point eu d'index, M. Riolan disant qu'il n'avoit point le loisir d'en faire un, qu'il ne se soucioit point qu'il y en eût, et le libraire alléguant qu'il ne connoissoit personne qui fût capable de le faire, si bien que sans la peine que j'en ai voulu prendre il n'y en eût point eu.

Les œuvres du bonhomme M. J. Leschassier, avocat, ont été ramassées et mises en lumière par son neveu, maître des comptes, M. Leschassier, à Paris, qui est un fort homme de bien, *cujus familiæ soleo facere medicinam.* Ce M. l'avocat Leschassier étoit un vieux frondeur, bon Gaulois, homme de bien, mais âcre et fantasque, qui ne fut jamais marié, vieux chrétien, ennemi juré des fourberies de Rome. Son neveu,

(1) Voyez la note, page 27.

maître des comptes, est un homme fort doux et poli, rusé et
grand ménager, qui a une des dignes femmes du monde, fille
de feu M. le président Miron, et par conséquent petite cousine
de ma femme. Si vous en voulez quelque autre exemplaire,
je pourrai bien vous l'envoyer. Tout cet ouvrage n'est pas fort
poli, mais il y a là-dedans quelque chose de bon; je vous assure que par ci-devant vous ne m'avez jamais rien mandé
d'avoir reçu mon portrait. Il me ressemble assez bien; mais
croyez-moi, vous n'avez pas mieux la copie à Lyon, que l'original est à votre service à Paris. Il ne se passe jour que je ne
pense à vous plusieurs fois.

Le cardinal Mazarin partit hier au matin de Compiègne,
pour aller à Saint-Quentin, accompagné de M. de Vendôme,
de M. de Mercœur, du maréchal Duplessis-Praslin, de M. de
Villeroi et autres, pour aller traiter de la paix avec Pigneranda. Il en faut attendre le boiteux. Je vous baise les mains
de tout mon cœur, et suis de toute mon affection, monsieur,
votre, etc.

De Paris, ce 23 de juillet 1649.

LETTRE CCIX. — *Au même.*

Tandis que de tous côtés on parle des affaires publiques,
il s'en est passé une particulière en Bretagne, où le parlement
a fait couper la tête à deux dames de qualité, pour l'assassinat
qu'elles ont commis sur un nommé de Palerne, qui étoit fils
du greffier en chef du parlement de Rennes. Ces deux dames
sont la comtesse de Vignori et sa propre fille, qu'elle avoit
fait épouser à ce malheureux Palerne, qu'elles avoient tâché
de faire tuer à la chasse. Mais n'y ayant été que blessé, elles
tâchèrent de gagner le chirurgien qui pansoit sa plaie, afin
qu'il l'empoisonnât; de quoi n'ayant pu venir à bout par la
fidélité du chirurgien, elles prirent ensemble résolution de
l'étrangler, et l'exécutèrent, puis le firent enterrer. Quelques

jours après, l'affaire ayant été découverte, leur procès leur a été fait.

M. le chancelier, qui est toujours ici, a été d'avis que M. le prévôt des marchands, accompagné de quelques échevins, colonels de la ville, conseillers de l'hôtel-de-ville, et autres, fissent une célèbre députation à Compiègne vers la reine, afin de la supplier de vouloir ramener le roi son fils à Paris : ce qu'ils ont fait. Elle leur a promis d'y revenir bientôt, mais qu'elle veut seulement auparavant donner ordre à l'armée, qui est sur la frontière. Les six corps des marchands y sont allés aussi lui remontrer que si elle ne revient à Paris, tout le commerce s'en va cesser.

Elle a bien envie d'y revenir, et néanmoins s'en fait prier : elle voit que toutes les affaires manquent.

Il y a eu ici du bruit au parlement depuis quelques jours, pour des lettres que le parlement de Provence a écrites à celui de Paris. Les conseillers qui les ont reçus demandent que lecture en soit faite en plein parlement, les chambres assemblées; à quoi résiste depuis trois jours le premier président, qui ne veut ni ne peut souffrir cette assemblée des chambres. La délibération en est remise à demain mercredi. Les mazarinistes font ici courir le bruit que les affaires sont apaisées et que tout est d'accord en Provence, mais les gens de bien disent que non. Le comte d'Alais est ici fort détesté et haï, et encore davantage sa femme, que l'on dit être une méchante diablesse. Quelques uns disent ici que ceux de Provence ne sont pas à plaindre, vu que combien qu'ils nous eussent donné adjonction durant notre guerre, néanmoins, sans faire autre chose, ils nous abandonnèrent et firent leur accord sans nous en parler, dès le 21 de février, qui étoit un temps où les mazarins commençoient déjà fort bien de se lasser de la guerre, et où nos affaires étoient apparemment très bonnes, et que nous étions les plus forts; mais, à vous dire vrai, je ne veux point pour cela de mal à ces pauvres Provençaux, qui firent leur accord de la sorte, peut-être y étant fort pressés d'ailleurs,

I.   30

peut-être y étant obligés par quelques conditions avanta-
geuses que le conseil et les ministres mazarins leur offroient,
qu'on ne leur a pas tenues ; tout au moins je les plains comme
bonnes gens, et qui ont fait ce qu'ils ont fait pour le bon
parti. On dit que la peste est bien forte à Marseille ; eût-elle,
la méchante bête, bien dévoré le comte d'Alais et sa femme,
et tous ceux qui sont de leur parti, qui ont si cruellement
détruit et ravagé ce pauvre pays !

· Si bien que l'on dit d'un côté que les partisans, pour leur
fait, et tous les courtisans et officiers du roi pour leur intérêt,
portent fort la reine à revenir, pour tâcher de rétablir leurs
affaires à Paris, d'autant que quand elle y sera, les bourses
se pourront délier, que l'on tient aujourd'hui fermées et cachées par toute la France , sous ombre de soupçon que l'on
a, non sans grande apparence, que la reine a encore quelque mauvais dessein, tant sur Paris, que sur d'autres provinces , dont Bordeaux et Aix servent de forts exemples. Il y
en a pourtant ici qui disent qu'elle ne reviendra point. *Non
sum de prosapia prophetarum.* Je ne me mêle point de prédire
in re tam fortuita, mais je pense que la nécessité de ses affaires l'y portant, elle viendra ici prier Dieu à Notre-Dame
le 15 du présent mois, où le 8 du futur, par la dévotion singulière qu'elle a en cette bonne Mère de Dieu.

· On dit fort ici que M. le duc d'Orléans fait tout ce qu'il
peut afin de faire ici ramener le roi, et qu'il a dit au Mazarin
qu'il falloit que cela fût pour le bien du roi et de tout le
royaume, qui lui a répondu : Ah! monsieur, vous voulez
donc tout perdre ?

Pour réponse à votre dernière du 30 juillet, M. Riolan est
bien fâché de la mort de M. J. Valerus de Leyden ; il espéroit que cet auteur examineroit sa Circulation , et en attendoit plus de lui que de pas un. On dit que Veslingius se prépare pour lui répondre, mais M. Riolan n'en fait pas grand
cas. Je n'ai point vu depuis M. Becker ; je pense qu'il est retourné à Orléans. Je vous dirai, en passant, de lui ce que j'en
ai trouvé : il est grand menteur, *et hoc sæpius deprehendi* ; et

de plus encore *suo sapit, nec habet ingenium practicum;* il ne comprend pas même les premières vérités de notre métier. Pour Sebizius, je m'étonne qu'il manque d'imprimeur pour son service à Strasbourg, vu qu'il y en a tant, et qu'il a grand crédit en cette ville; mais je suis en tout de vôtre avis touchant le mérite de ce Sebizius, que je révère fort et que j'ai toujours fort estimé. Il me semble qu'il n'a rien fait que de fort bon; au moins tout ce que j'ai vu de lui me semble bien curieux et fort élaboré.

Vous m'obligerez fort de m'écrire ce que vous trouvez à redire du titre de mon livre que je vous ai envoyé; il me semble que vous le louez trop, et néanmoins on m'a dit qu'il est trop long pour un petit livre. *Vide an non quoque alium aliquem nervum in eo deprehendas,* et m'en parlez librement, afin que je vous reconnoisse mon ami parfait en cela, aussi bien qu'en toute autre chose. Les méthodes de Fr. Frigimelica et de Pernumia ne me déplaisent pas; mais néanmoins je suivrai la méthode ordinaire, et y donnerai bon ordre pour les tautologies, dont je dirai aussi quelque chose dans ma préface, joint que *in tradendis artibus et disciplinis, si eadem res variis in locis interdum repetatur, non est semper tautologia; aut saltem crimen non est, si in proprio loco res doceatur.* J'ai dessein de ne faire qu'un petit livret de douze sous, afin que personne ne puisse se plaindre de grande dépense à l'acheter, et qu'on n'ait guère de choses à me reprocher si on ne le trouve bon; je l'amenderai néanmoins autant qu'il me sera possible, même je mettrai dans ma préface que si quelqu'un a regret de l'avoir acheté, que je m'offre de lui en rendre l'argent (1). Mais je vous prie, traitez-moi en ami, avertissez-moi de ce qui vous semble; dans le titre que je vous ai envoyé, ou me dites quel-

---

(1) Voilà un auteur comme on en voit peu; il est vrai que Gui Patin, pour le savoir et la conscience, ne ressemble guère à ces grands écrivains de petites choses où tout abonde à l'exception du vrai, du bon et de l'utile. Quoi de plus commun aujourd'hui! Or, cette facilité de faire vite une œuvre médiocre est un des plus grands fléaux de la science moderne.

(R. P.)

que chose touchant mon dessein : *hoc debes amico.* De qui
voulez-vous que j'attende de bons avis que de vous? Et combien que je sois naturellement fort docile, je vous avertis qu'il
y a bien du monde que je n'écouterois pas, s'il m'en vouloit
donner, et au jugement duquel je ne m'arrêterois point.

Hier, 6 d'août, fut rompu à la Grève un jeune voleur, qui
a confessé avoir tué sur les grands chemins dix-sept hommes
l'un après l'autre : personne n'a réclamé ce franc voleur,
combien qu'il ait été exécuté à la vue de tout Paris au milieu
de la Grève. L'imprimeur Moret en a été quitte à meilleur
marché, qui n'en est pas mort et se porte bien. Hier au matin,
un voleur qui avoit affronté un orfèvre d'un diamant de grand
prix fut arrêté bien près du grand Châtelet, où on le condui-
soit. Comme il se vit attrapé, il commença à dire que c'étoit
pour un loyer de maison ; aussitôt une infinité de peuple se
jeta sur les sergents et délivra cet homme. Voilà comment
l'injustice se couvre d'un faux manteau, *dum licet insanienti*
plebeculæ vim superiorem non agnoscent.

J'ai reçu le livre que M. Falconet m'a envoyé en trois
volumes, *de Philosophia Epicuri*, et lui en ai écrit et remercié le même jour. Il me semble que c'est un bel ouvrage. *Vas-*
tum pelagus, et ingens thesaurus amœnæ et omnigenæ erudi-
tionis; mais le tout seroit encore plus beau s'il consistoit tout
en un volume, dont les pages fussent plus grandes. Je souhaite à M. Gassendi longue et heureuse vie, afin qu'il puisse
longtemps jouir de l'honneur qu'il mérite d'un tel livre.

Il y a eu du bruit à la fin du mois passé à Romorantin, petite ville de Sologne, entre Bourges et Orléans ; quelques
maltôtiers y ont été tués et massacrés. M. le chancelier, qui
connoissoit celui qui avoit été cause de ce tumulte, a bien
prudemment donné ordre de l'attraper, ce qui a été fait, et a
été conduit à Montargis, où son procès lui a été fait, et condamné à mort; mais quand on est venu pour l'exécuter, le
peuple l'a délivré comme l'imprimeur de deçà.

On dit que le roi sera ici pour la demi-août, à cause de la
nécessité de ses affaires, dont tout le monde se réjouit de deçà.

Une dame m'a dit ce matin que la Provence étoit pacifiée, et que la reine avoit approuvé et ratifié tout ce que M. d'Estampes de Valencey, conseiller d'État, y avoit négocié et réglé, et même que le courrier étoit parti d'ici pour s'y en retourner. Cette dame est voisine et bonne amie de madame d'Estampes, c'est pourquoi j'en crois quelque chose.

Je vous prie de dire à MM. Ravaud et Huguetan que Vlac, libraire anglois, m'est venu assurer céans que l'impression du Sennertus de Rouen est faillie, et que M. Berthelin a tout mis bas, afin de n'avoir pas concurrence avec eux; que ledit Vlac désire fort d'être en leurs bonnes grâces, et que s'ils veulent, il fera bien débiter de leur Sennertus en Angleterre et en Hollande. Le syndic des libraires plaide ici contre ledit Vlac, qui l'a fait mettre prisonnier au Châtelet, et a été condamné à cent florins d'amende; ils lui font encore d'autres procès pour d'autres articles, et entre autres ils ont saisi sur lui quelques livres, où se sont trouvés deux exemplaires, *Enchiridii anatomici et pathologici Jo. Riolani*, qu'ils ont imprimés depuis peu à Leyden, in-8, avec des figures anatomiques. J'ai prié M. Meturas pour cet Anglois qu'il n'intervînt point en procès contre lui, qu'on lui abandonnoit les deux exemplaires. Cet homme, qui m'est obligé de plusieurs façons, m'a fort bien dit qu'il en vouloit avoir raison tout du long, qu'il y dépenseroit plutôt cent écus; et ainsi voilà comme règnent parmi les hommes la charité chrétienne et la reconnoissance.

Plusieurs espèrent ici le retour du roi samedi prochain, ce que je ne crois pas encore, et beaucoup d'autres sont de mon avis; néanmoins je le croirai dès que je le verrai : puisse-t-il bien venir, et par son arrivée nous apporter la paix générale et la tranquillité publique ! On dit que le Mazarin s'en va derechef à Saint-Quentin, et que le roi n'a quant à soi que quatre compagnies de son régiment des gardes, le reste étant à l'armée, et que cela l'empêchera de venir. *Vale, vir clarissime, et me ama. Tuus ex animo.* G. P.

De Paris, ce 10 août 1649.

LETTRE CCX. — *Au même.*

Enfin la reine est revenue à Paris, et y a ramené le roi, à la
sollicitation des deux princes du sang, qui l'y ont obligée,
combien qu'elle n'en eût point d'envie, et le Mazarin encore
moins. Il est ici arrivé le mercredi 18 de ce mois, à huit heures
au soir, dans un grand carrosse qui étoit fort plein, dans lequel étoient entre autres avec lui, M. le duc d'Anjou, M. le
duc d'Orléans, M. le prince de Condé, et le Mazarin, qui étoit
si honteux, qu'il se cachoit, et qu'on ne voyoit presque point.
Il y avoit aussi la reine, madame la duchesse d'Orléans, mademoiselle et madame la princesse de Condé, la douairière; on
y ajoute encore M. le maréchal de Villeroi. Plusieurs compagnies de la ville lui furent au devant, et entra par la rue
Saint-Denis, fut tout du long de la rue jusque par delà les
Innocents, puis entra dans la rue de la Ferronnerie (en laquelle fut tué le feu roi Henri IV), et passant tout le long de
la rue Saint-Honoré, s'en alla entrer dans le palais Cardinal,
et tout ce voyage se fit avec tant d'acclamations du peuple et
tant de réjouissance, qu'il ne se peut davantage. Moi-même
qui vous parle, qui hais naturellement les cérémonies et les
grandes assemblées, voyant le grand bruit qu'il y avoit dans
la ville, et la part du contentement que tout le monde y prenoit, j'y fus aussi, et y vis du monde de toute façon au plus
grand nombre que je vis jamais. La reine dit, le soir, en sou-
pant au palais Cardinal, qu'elle n'eût jamais cru que le peuple
de Paris eût tant aimé le roi. Dès ce même soir, M. le duc de
Beaufort fut saluer le roi et la reine, qu'il n'avoit point encore
vus depuis qu'il fut sorti du bois de Vincennes; mais il ne vit
point le Mazarin. Néanmoins par l'accord que M. de Vendôme,
son père, a traité pour lui avec la reine, il est accordé et a promis qu'il ira voir ledit Mazarin, quand la reine le lui voudra
commander. Dès le lendemain jeudi, 19 août, tous les ordres et
les compagnies de la ville furent saluer et complimenter la reine

de son retour, et d'avoir ramené le roi à Paris., M. le coadjuteur (qui avoit fait son accord un mois devant, et qui pour
cet effet avoit tout exprès fait un voyage à Compiègne) l'a harangué au nom du clergé; M. le premier président pour le
parlement; M. de Nicolaï, premier président de la chambre
des comptes, pour sa compagnie; M. Amelot, premier président de la cour des aides, pour la sienne; M. le lieutenant
civil, pour le Châtelet; M. le prévôt des marchands et les
échevins, pour l'hôtel-de-ville. Ce dernier est loué d'avoir
fort bien parlé; mais surtout a été remarqué et hautement
loué par tous les auditeurs. M. de Nicolaï a fait une fort bonne
harangue à la reine, touchant sa régence et les lois de bien
régner, et lui a montré comment de tout temps les rois n'ont
été malheureux que par les mauvais conseils qui leur ont été
donnés et suggérés par des conseillers ignorants et intéressés.
Le même homme qui a ouï toutes les harangues dit que le
Mazarin n'a assisté qu'à quelques unes d'icelles, et qu'il est
fort triste, pâle et défait. Quoi qu'il en soit, c'est chose certaine que c'est bien malgré lui que le roi et la reine sont revenus à Paris, et qu'il l'eût empêché s'il l'eût pu. Il est l'objet
de la haine publique, et est en chemin de devenir aussi malheureux qu'ait jamais été le marquis d'Ancre. Trois jours
avant son arrivée, il fit encore tout ce qu'il put à Compiègne
pour empêcher ce retour, et avoit gagné la reine à cet effet;
mais les deux princes ont renversé tous ses desseins; et a été
trop heureux d'avoir sa part dans le carrosse du roi, *in quo
uno* il a trouvé son assurance. *Varia de illo circumferentur
de quibus dies diem docebit.* On dit que les princes ne le gardent que pour le manger bientôt, et qu'ils le souffrent, comme
Dieu souffre le péché, pour enfin le punir. Quoi qu'il en soit,
le pauvre diable traîne son lien, et croit qu'il ne l'échappera
point, tôt ou tard cela lui arrivera. Il est trop haï et est
cause de trop de malheurs. J'aime mieux être pauvre maître
ès arts, comme je suis, voire même être condamné au pain
et à l'eau, pourvu que je sois dans mon étude, que d'être Ma-

zarin, et auteur de tant de maux, comme est ce malheureux
ministre. Je vous baise les mains, *et nisi grave sit*, à MM. Gras,
Falconet et Garnier, avec protestation que je serai toute ma
vie, monsieur, votre très humble, etc.

De Paris, ce 20 d'août 1649.

LETTRE CCXI. — *Au même.*

Je vous écrivis le 20 d'août pour vous donner avis du retour du roi en cette ville, dont il y eut et y a encore grande
réjouissance; je vous dirai ensuite de cette arrivée que le roi a
été à cheval par la rue de Saint-Honoré et Saint-Antoine aux
jésuites, le jour de St-Louis, accompagné de plusieurs grands
de la cour, tous à cheval, et entre autres de MM. les princes
de Condé, de Conti, de Chevreuse et d'Elbeuf. Il y eut tant
d'acclamations et de réjouissance de tous côtés, de ce que le
roi se montroit ainsi, que je ne puis assez vous l'exprimer.
La reine recommence d'aller à la messe les samedis à Notre-
Dame, menant le roi dans son carrosse pour faire continuer
au peuple ses réjouissances. Le cardinal Mazarin est ici caché
dans la maison du roi et de la reine, enfermé dans le cabinet comme il est ordinairement, et moins en danger d'être
surpris ou attrapé par le grand nombre d'ennemis qu'il a et à
la cour et ailleurs, qu'il ne le seroit à Fontainebleau, où il
faudroit quelquefois par compagnie et divertissement aller
tantôt à la promenade et tantôt à la chasse ; en quoi il seroit
toujours obligé de se fier à la fidélité des courtisans, qui est
un mauvais garant, dorénavant que le roi est ici. On ne parle
plus de la paix générale, mais seulement d'Aix et de Bordeaux, où les pauvres gens pâtissent bien, sans être secourus,
par la tyrannie des gouverneurs de ces deux provinces, que
néanmoins le Mazarin n'apaise point, ce qui me fait douter
de la bonté et de la fidélité de son intention, et qui est ce qu'il

devroit faire afin de se faire aimer, puisqu'il n'a ni n'aura de longtemps le moyen de se faire craindre comme il a pu faire par ci-devant.

Il y a ici un livre nouveau in-8, d'environ vingt-trois feuilles, fait par M. Chanet, savant et excellent médecin de la Rochelle; j'en ai mis un tout relié pour vous en votre paquet; il est intitulé *Traité de l'esprit de l'homme et de ses fonctions* (1); mais à propos de livres, je n'ai point encore reçu le *Perdulcis* de M. Carteron. Croiriez-vous bien qu'il fût perdu? *Non puto.* Il y a ici un livre nouveau intitulé *Jugement de tout ce qui a été imprimé contre le cardinal Mazarin* depuis le 6 de janvier jusqu'à la déclaration du 1er avril 1649. Le livre est de 492 pages; l'auteur est un honnête homme de mes amis (2), mais mazarin, qui est un parti duquel je ne puis être ni ne serai jamais; *imo*, il ne s'en est fallu que cent mille écus de mon patrimoine que je n'aie été conseiller de la cour, et que je n'aie été frondeur aussi généreux et aussi hardi que pas un. Il en a fait tirer 250 exemplaires, et l'a présenté au cardinal Mazarin à l'examiner. *Quo facto*, s'il est approuvé, il le mettra au jour et m'en donnera encore un exemplaire que je vous ai dédié comme à la fleur de mes amis. Tout au pis aller, étant en vente, nous en aurons pour de l'argent. Tandis que le cardinal Mazarin le lit pour en donner la permission de le vendre, nous sommes cinq de ses amis qui avons aussi commission de l'examiner, dont MM. Dupuy sont l'un, M. Talon, avocat général, l'autre, je suis le troisième; les deux autres ne m'ont pas été révélés. Je le saurai néanmoins tout à la fin. Là-dedans sont introduits deux vendeurs de pièces mazarines (qui est une espèce de gens qui ont bien gagné leur vie pendant les

(1) Ce livre, qui a joui dans son temps d'une sorte de réputation, est maintenant tombé au plus profond des catacombes du bouquinisme: il serait impossible d'en trouver un exemplaire. Voltaire avait raison, les livres les plus rares et les plus recherchés sont souvent les plus mauvais.   (R. P.)

(2) Gabriel Naudé.   (R. P.)

trois mois de notre guerre), l'un desquels accuse le Mazarin
et l'autre le défend chaudement, plaisamment, et combien
que le sujet me déplaise, la lecture du livre ne laisse pas de
m'être fort agréable, « tum ratione autoris amici suavissimi,
» tum ratione variæ dectrinæ, et multiplicis eruditionis quæ
» undequaque prælucet, » avec grande quantité de belles et
rares curiosités que vous aimez bien. Voilà ce que je puis vous
en dire pour le présent.

Le parlement de Paris s'est ici fort trémoussé et remué pour
témoigner à ceux de Bordeaux que l'on tâchoit de les servir
et secourir ou assister dans leur nécessité ; mais M. le premier
président, qui est une créature mazarinesque, et M. le chancelier, qui ne vaut pas mieux, ont différé tant qu'ils ont pu ;
enfin l'assemblée a été conclue et arrêtée de toutes les chambres comme le désiroient les gens de bien, et dès le même
jour la reine signifia au parlement que les députés des chambres eussent à l'aller trouver dès le lendemain à onze heures
du matin, qu'elle vouloit elle-même entendre leurs plaintes
et y satisfaire, qui n'étoit pas chose malaisée, vu que le jour
d'auparavant le courrier étoit parti pour Bordeaux avec les
articles de pacification de la part du conseil. On dit aussi que
la Provence est en paix ; que la déclaration du roi a été vérifiée
et enregistrée au parlement d'Aix ; qu'ils ont posé les armes
de part et d'autre ; que l'honneur de la paix et de la victoire
est demeuré du côté du comte d'Alais ; mais qu'en récompense le parlement n'a pas de semestre, et qu'il est délivré de
ce supplice qui lui étoit préparé. M. le comte d'Alais a eu l'a-
vantage, à ce qu'on dit, en ce traité, pour avoir été porté
dans le conseil par M. le prince de Condé, qui est son cousin.
Je suis de tout mon cœur et serai toute ma vie, monsieur,
votre très humble, etc.

De Paris, ce 3 de septembre 1649.

LETTRE CCXII. — *Au même.*

J'ai été visité par un chirurgien de votre ville, nommé
M. Bally, natif d'Alençon, de la part de M. Garnier, votre
collègue, qui est son bon ami et son allié, lequel chirurgien
m'a bien dit du bien de vous, dont j'ai été très aise, et de
M. Falconet aussi, et à ce que j'en ai pu comprendre, il n'aime
ni ne fait pas grand état d'un qui fait le fin en votre ville,
nommé M. Guillemin, duquel j'ai maintes fois ouï parler à
des Lyonnois de deçà comme d'un grand personnage et
d'un médecin de haute gamme.

Il y a ici un plaisant procès entre les libraires. Le syndic a
obtenu un nouvel arrêt, après environ trente autres, par lequel il est défendu à qui que ce soit de vendre ni d'étaler
des livres sur le Pont-Neuf. Il l'a fait publier, et a fait quitter
ce Pont-Neuf à environ cinquante libraires qui y étoient, lesquels sollicitent aujourd'hui pour y rentrer. M. le chancelier, le premier président, le procureur général et toute
la cour sont pour le syndic contre ceux du Pont-Neuf, à qui
on a fait entendre que la reine vouloit que cela allât ainsi.
Maintenant les valets de pied du roi, qui tiroient tous les ans
quelque profit de ces libraires, un certain nombre de pistoles
pour le droit de leurs boutiques, sollicitent pour leur profit
envers la reine, laquelle infailliblement ne cassera point
l'arrêt de la cour pour ces gens-là; et par provision, de peur
que quelqu'un ne se saisît de ces places vides, ils y ont mis
une espèce de nouveaux marchands de bas-de-soie; je pense
qu'à la fin les fripiers s'y mettront. En bonne justice, il ne
devroit y avoir sur le Pont-Neuf aucun libraire, pour les fri-
ponneries que ceux qui ont été par ci-devant y ont exercées,
vu qu'ôté quelque défroque de nouvelles bibliothèques qui y
venoit quelquefois, on y vendoit trop de livres imparfaits et
dérobés, que les valets, les servantes et les enfants de familles

y portoient tous les jours, et de tous côtés, sans aucune punition.

Le cardinal Mazarin a encore remis sur le tapis le mariage
de sa nièce l'aînée avec M. le duc de Mercœur ; mais on dit
qu'il ne se fera jamais, à cause que M. le Prince s'y est tout-
à-fait opposé et bandé contre. Cela fait penser que ce prince
a quelque dessein contre le Mazarin et sa fortune. Il y en a
encore d'autres raisons qui font penser la même chose. Le roi,
la reine et toute la cour sont ici, et font bonne mine, combien
qu'ils n'aient guère d'argent. On ne laisse point de dire que
le mariage se fera, et que madame de Vendôme, qui est allée
aux eaux de Bourbon, a, *quamvis invita*, soussigné les articles, d'autant que M. de Vendôme l'a ainsi désiré. On dit aussi
que pour cet effet M. de Beaufort quitte l'hôtel de Vendôme,
et qu'il a loué une grande maison qui étoit vide dans le cœur
de la ville, savoir, au cloître de Saint-Mederic, qui est celle
de feu M. de Caumartin, garde des sceaux, qui y mourut l'an
1622, et où sa femme n'est morte que depuis deux ans. On
dit même que la vaisselle d'argent, qui doit faire l'ameuble-
ment de ce mariage en partie, se fait chez le bonhomme
M. de la Haye, orfévre ; *dicitur tamen Condæus adhuc reclamare*,
sur quoi l'on n'oseroit dire s'il se fera ou non. Les libraires
du Pont-Neuf ont trouvé un ami vers la reine, qui a obtenu
pour eux encore un terme pour trois mois, c'est-à-dire jusqu'à Noël, afin que durant ce temps-là ils puissent trouver
des boutiques. C'est M. Saintot, maître des cérémonies, qui
leur a fait ce plaisir, et je doute dorénavant si on pourra jamais les en chasser. Pour réponse à la vôtre, j'ai regret de
n'avoir dit adieu à M. Marion ; je me répute malheureux que
je ne suis presque jamais au logis, d'où vient que j'en perds
de très bonnes occasions, et ai du regret pour celle-là plus
que pour toute autre. C'est un mal qui m'est commun presque
toute l'année ; que je n'ai guère le loisir d'être céans, que le
soir et le matin. Je vous prie de lui témoigner le regret que

j'en ai, et que je suis son très humble serviteur. Je fais état de lui à cause de lui-même et pour l'amour de vous, qui m'avez fait l'honneur de me donner sa connoissance, joint qu'il est homme déniaisé, *nec publici saporis*.

Le Mazarin est ici avec martel en tête, pour le mariage de sa nièce, lequel déplaît à M. le Prince, tandis que tous les officiers de la cour se plaignent de ce qu'ils ne reçoivent pas un sol de leurs gages, et que le nombre des malcontents est infini. Le chevalier de Guise demande aussi une abbaye en la ville d'Eu, que le Mazarin a donnée à M. le Tellier, secrétaire d'État, sa créature, pour un de ses enfants. Ces Guisards font du bruit, menacent et se plaignent haut, que s'ils n'ont grand pouvoir, au moins peuvent-ils augmenter le nombre des malcontents. Cette abbaye est dans une ville qui leur appartient; ils ont menacé le cardinal Mazarin de tuer tous ceux qui y viendroient pour en prendre possession. Le bourgeois de Trinacrie se conserve véritablement, mais ce n'est pas sans peine, et en aura encore bien davantage s'il veut aller jusqu'au bout, *multis ærumnis premitur imo opprimitur*, et ne s'en faut plus que l'accablement dernier qui achève la catastrophe, *et claudat fabulam*, ce qui peut arriver et vraisemblablement arrivera.

Pour *Quinte-Curce*, êtes-vous bien assuré qu'il ait vécu sous Tibère? Il y en a qui disent sous Auguste, à cela poussés pour sa belle latinité; d'autres, comme vous, sous Tibère, et d'autres sous Vespasien avec quelque apparence de raison : *et verè in re dubia, varia sunt hominum judicia*. J'ai eu autrefois un régent qui avoit une étrange opinion de Quinte-Curce : il disoit que c'étoit un roman; que le latin en étoit beau, mais qu'il y avoit de grandes fautes de géographie. Il y en a une énorme, entre autres, dans le septième livre, lorsqu'il parle de ces Scythes, lorsqu'ils vinrent prier Alexandre-le-Grand de ne point passer le Tanaïs, pour entrer dans leur pays. Ce fleuve s'appeloit Jaxartes, et non point le Tanaïs, qui vient de la Moscovie, se jette dans le Palus Meotis, et sert à faire la séparation

de l'Europe avec l'Asie, et séparant la Scythie européenne
d'avec l'asiatique. Et pour vous montrer que cela est vrai,
Alexandre-le-Grand n'ayant pas trouvé son compte, après
avoir passé cette rivière, il revint incontinent *in regionem Sa-
carum*, et de là entra dans les Indes orientales ; et tout cela est
très éloigné du vrai Tanaïs. Le même maître nous disoit que
l'auteur de ce livre étoit un savant italien, qui fit ce livre il y
a environ trois cents ans. Prenez de cela que nul ancien n'a-
voit cité Quinte-Curce ; qu'il étoit là-dedans parlé des fleuves
Indus et Ganges et autres pièces des Indes, qui étoient inconnus à ces anciens qui ont vécu devant Ptolémée, lequel est
le premier et le plus ancien auteur *qui meminerit Sinarum* (1).
Juvénal, qui vivoit tant soit peu devant, a dit : *Quid Seres,
quid Traces agant. Meminit quoque Plinius Serici Oceani; Seres
illi*-sont les habitants du pays de Cathai, qui est une province très grande de l'Asie majeure dans la Scythie, au-dessus
de la Chine, en tirant vers le pôle. *Sed nemo meminit Sinensium vel Sinarum ante tempora Ptolemei*, etc. Mais tout cela
est une controverse pour laquelle nous n'irons pas sur le pré :
imò tuo judicio cadam aut stabo, et n'en croirai que ce qu'il
vous plaira. Le jésuite Raderus, qui a commenté Quinte-
Curce, n'oseroit définir en quel temps il vivoit ; c'est une des
difficultés dont j'espère de voir et d'apprendre la solution
dans l'édition qui se fait en Hollande du beau livre de feu

(1) Gui Patin répète cette opinion dans une autre lettre et dans les
mêmes termes ; elle n'en est pas plus fondée. Il faut dire pourtant que
ce point d'histoire n'est nullement éclairci, car on ne compte pas moins
de treize opinions sur le temps où vécut Quinte-Curce. La plus probable
est celle qui fixe cette époque au premier siècle de l'ère chrétienne. Il
est étonnant que Gui Patin, en parlant de cet auteur, se taise sur la
traduction de Vaugelas qui parut précisément en 1647. On sait qu'il
passa trente ans à cette traduction en y travaillant chaque jour. Aussi
le célèbre Balzac disait-il que si l'Alexandre de Quinte-Curce était
invincible, celui de Vaugelas était inimitable, flatterie hyperbolique
que la postérité n'a point ratifiée.   (R. P.)

M. G. J. Vossius, *de Historiis latinis*, auquel ouvrage si l'auteur a mis la dernière main, il y aura bien moyen d'apprendre d'autres gentillesses. Et c'est assez de Quinte-Curce, je reviens à votre lettre.

Je suis bien aise que votre Sennertus roule toujours, et souhaite fort qu'il soit achevé. Quand pensez-vous que ce sera? Chaque tome aura-t-il sa table? M. Ravaud, par sa dernière, m'a mandé qu'il me prioit de leur accorder que ce livre me fût dédié. Qu'en dites-vous? Donnez-moi votre conseil là-dessus, afin que je n'y fasse point de faute; indiquez-moi charitablement ce que je dois répondre, *et in ista difficultate fac me participem tuæ sapientiæ*; afin que je leur fasse là-dessus une réponse qui ne vous déplaise point. *Age amicum*, et me conseillez en ami.

Quand vous écrirez à M. Bauhin, mon ancien ami (c'étoit l'an 1624), je vous prie de lui faire mes très humbles recommandations. Je me souviens d'avoir ouï parler et même d'avoir vu le traité de *Sennertus*, *de Origine et natura animarum in brutis*, etc. Je souhaite fort que ce traité, qui est de soi fort curieux, entre dans votre édition.

L'autre point est que M. Mosnier, ami de M. Duprat, me vient de donner avis qu'un sien ami, chirurgien à Lyon, nommé M. Hébert, l'a averti qu'on imprime à Lyon un livre contre moi, intitulé, *Patinus fustigatus*, dont l'auteur est un nommé Arnaud, médecin de Montpellier (1). Cette nouvelle ne m'étonne ni me surprend pas. *Novi contentiosum ingenium infælicis seculi, ad quod me Deus reservavit*; mais en attendant que je puisse voir ce chef-d'œuvre, je vous prie de m'enseigner qui est cet Arnaud, de quelle vie et de quel âge, quel est son dessein; si vous le pouvez savoir, pourquoi il écrit contre

---

(1) Ce livre n'a jamais paru que je sache; fait sagement, avec soin et impartialité, c'eût été un curieux ouvrage. Il faut remarquer cependant qu'à cette époque, les lettres de Gui Patin, son monument *ære perennius*, n'étaient pas connues. (R. P.)

moi : si c'est en faveur des chimistes ou des apothicaires, ou
si c'est qu'il entreprenne de réfuter toutes les vérités que j'ai
mises en mes deux thèses, ou bien si c'est contre mes mœurs
et ma personne. S'il me dit des injures, je les lui laisse et lui
pardonne ; s'il me dit des vérités et des raisons, de sorte que
j'y puisse apprendre quelque chose, je lui en saurai gré ; s'il
mérite réponse, je la lui promets, pourvu que j'en aie le
loisir.

Si le père Fr. Vavassor a piqué dans son livre M. Rigaud,
il est homme à se défendre. Ce père est celui-là même qui a
fait des oraisons que je vous ai autrefois envoyées. Il est vrai
que l'impératrice est morte. M. R. Moreau est en fort bonne
santé, Dieu merci ; nous nous sommes rencontrés en consultation depuis un mois plus de dix fois, et quelquefois aussi
avec M. Riolan : ne pensez-vous pas que nous eussions fait un
bon trio ?

On vient de me dire que le grabuge de la cour est apaisé,
et que M. le Prince s'est contenté du gouvernement du Pont-
de l'Arche pour M. de Longueville, à qui on l'avoit promis
à Pâques dernier, aux traités de paix, et que le mariage de
la mazarinette avec M. de Mercœur se fera la semaine qui
vient. On dit aussi que la peste est bien fort à Rouen, et que
le duc de Mercœur sera vice-roi de Catalogne, et qu'il partira
dès huit jours après ses noces pour y aller, et voilà tout ce
que je sais. Je vous baise les mains de tout mon cœur, et suis
de toute mon affection, monsieur, etc.

De Paris, ce 17 septembre 1649.

LETTRE CCXIII. — *Au même.*

Depuis ma dernière, le prince de Condé a fait un peu le
méchant, et empêché jusqu'ici le mariage de M. de Mercœur
avec la Mancini. Outre la mort de l'impératrice, qui est ici

toute commune, les nouvelles portent que l'archiduc Léopold a défait, entre Bruxelles et Condé, trois régiments des troupes d'Erlac, avec tout leur bagage perdu, qu'ils avoient volé entre l'Allemagne, d'où ils venoient, et à la Flandre, où ils sont péris, c'est-à-dire en Bourgogne, Champagne et Picardie; et ainsi *quod noñ capit Christus, rapit fiscus.* Un savant personnage théologien, à Louvain, et grand janséniste, nommé *Libertus Fromondus,* y a fait imprimer depuis peu un livre beau et curieux, intitulé : *Philosophia christiana de anima.* Il n'y en a point encore ici ; mais j'espère qu'on nous en enverra. L'auteur est un homme illustre, qui a par ci-devant écrit *Meteorologicorum libri sex* , in-quarto.

Le prince de Condé a fait donner à M. de Longueville, son beau-frère, le gouvernement du Pont-de-l'Arche, qu'on lui avoit promis à la dernière paix. Le chevalier de Guise a eu aussi, malgré le Mazarin, l'abbaye d'Eu, qu'il avoit demandée; si bien que l'on extorque plutôt que l'on n'obtient ce que l'on désire, pourvu que l'on puisse faire peur (1). Le cardinal Mazarin est au lit, où, dit-on, il est fort malade : les uns disent que c'est la goutte, les autres que c'est le regret qu'il ressent en l'âme, *abeuntis fortunæ,* et du danger où il se voit, ayant pour ennemi le prince de Condé, duquel, à cause qu'il fait tant le mauvais, on a délibéré depuis huit jours, *ne in posterum ferociat,* si on ne l'arrêteroit point prisonnier; mais on n'a pas osé l'entreprendre, pour la peur qu'ils ont que M. de Beaufort, qui est ici en grand crédit dans la ville et parmi la populace, ne fasse soulever tout le monde, lequel, étant arrêté, feroit infailliblement rendre le prisonnier, et iroit plus outre aux dépens du Mazarin et de ses autres suppôts; si bien qu'ils sont retenus par la juste appréhension qu'ils ont de voir derechef de nouvelles barricades, comme ils en virent l'an passé. On a mis sur le tapis d'établir un conseil de

---

(1) Trait caractéristique de l'époque, mais qui disparut bientôt sous l'éclat et le despotisme centralisateur de Louis XIV.　　(R. P.)

six habiles hommes, qui ont été cherchés et proposés ; mais il n'en a été rien conclu, d'autant que la reine a désiré que le Mazarin fût un de ceux-là. Je ne sais point quel progrès prendra cette affaire à l'avenir ; mais si les deux princes demeurent unis ensemble contre ce ministre prétendu beau et bon, il y aura de l'apparence qu'ils l'emporteront. L'abbé la Rivière est tout-à-fait contre le Mazarin, et porte fort son maître Gaston à être du parti de M. le Prince ; mais ce qui m'en déplaît, c'est que toutes ces bonnes résolutions se peuvent évanouir ou relâcher par un sac de pistoles, une bonne abbaye, un évêché, ou un chapeau de cardinal, qui ne devroient être que la récompense de la vertu : mais tout est changé.

M. de Longueville est ici attendu pour demain ; les siens qui étoient de deçà sont allés au-devant de lui. Je pense qu'il vient exprès pour fortifier le parti de son beau-frère M. le Prince. Il y a un autre bruit à la ville, c'est que le prévôt des marchands a fait arrêter prisonniers des cinq adjudicataires des gabelles, les quatre qui se sont présentés à l'assemblée de ville, savoir : Bonneau, Marin, Richebourg et Meraut. Roland, qui est le cinquième, s'est échappé. Ces quatre demandoient à quitter et abandonner leur bail des gabelles, vu que les greniers à sel de la plupart de la France ne leur rendent que la moitié de ce qu'ils avoient accoutumé. M. le chancelier leur avoit déjà répondu au conseil que c'étoit une ferme qu'ils tenoient, et qu'ils devoient payer bon an, mal an ; que quand ils avoient gagné pour une année deux et trois millions, on ne leur en avoit rien dit. On leur a bien reproché autre chose en l'Hôtel-de-Ville : on leur a soutenu qu'ils étoient eux-mêmes cause des barricades de l'an passé et de la guerre de cette année, du siége de Paris, de toutes les émotions de la campagne ; que le faux sel et les faux sauniers étoient réduits par la guerre qu'ils avoient suscitée, que comme ils étoient cause de tant de malheurs publics, il étoit raisonnable qu'ils en pâtissent après en avoir tant fait pâtir d'autres. Ils sont donc dans l'Hôtel-de-Ville, mais le peuple se plaint qu'on ne les mène point dans la Conciergerie afin que leur procès leur soit fait comme à des voleurs publics. Ils ont intérêt d'être tirés de là, de peur que le peuple, les rentiers, les bateliers et autres malcontents ne fassent irruption dans l'Hôtel-de-Ville, et que par quelque émotion ils ne les assomment. On dit que M. le Prince demande trois choses, savoir : 1° qu'au lieu du Mazarin un conseil soit établi de six grands hommes d'État, qui gouvernent et remettent toute la France en bon train ; 2° qu'on fasse recherche de tous ceux qui ont manié et volé les finances depuis 1642 ; 3° qu'on punisse ceux qui ont empêché la paix générale depuis trois ans. Gaston tient encore le parti du Mazarin, et c'est ce qui retarde et affoiblit le parti de M. le Prince. M. de Longueville est arrivé qui pourra bien le fortifier, et c'est ce qui nous fait espérer que nous verrons quelque chose de nouveau la semaine qui vient. On dit que le premier président du parlement a parlé aujourd'hui bien fort contre le Mazarin, et qu'il est apparemment du parti de M. le Prince, duquel il a toujours été ami.

Il y a quelques honnêtes gens à Paris, tous d'un parti, c'est-à-dire ennemis du cardinal Mazarin, qui envoient et distribuent à leurs amis un nouveau libelle intitulé : *le Courrier du temps, apportant des nouvelles de tous les cantons de l'Europe ;* il est en huit demi-feuilles in-4°. Je ne doute pas que les imprimeurs ne le contrefassent. Chaque article est contre le Mazarin, et chaque province dit quelque mal de lui. Ce ministre italien ayant vu ce libelle, a été fort irrité contre ceux qu'il en soupçonne les auteurs ; mais de malheur pour lui, il n'a plus de crédit pour s'en pouvoir venger, comme font les Italiens très volontiers.

On dit ici que le pape veut diminuer ce grand nombre de moines qui est prodigieux et effroyable, et qu'il en a retranché de sept sortes ; et entre autres les carmes déchaussés, les barnabites, quelques moines de l'ordre de Saint-Benoît, quelques autres de celui de Saint-François et autres, et qui plus est qu'il ne veut plus qu'on en reçoive aucun à faire profession qui n'ait atteint l'âge de vingt-deux ans, et ce seroit là le vrai moyen de diminuer ce grand nombre. *Amen.* Je vous baise les mains de toute mon affection, et suis, etc.

De Paris, ce 24 de septembre 1649.

LETTRE CCXIV. — *Au même.*

Outre ma lettre du 22 de septembre, que vous recevrez quand et celle-ci, je vous dirai que le bruit de la cour porte que les deux princes ont accordé avec la reine, laquelle se retient le droit de la collation des bénéfices vacants; mais pour les affaires d'État, elles seront dorénavant régies par quatre conseillers qui n'ouvriront aucuns paquets, ni ne feront aucunes dépêches ni réponses que par l'avis desdits deux princes; et cela se dit bien, mais nous ne voyons pas qu'il s'exécute de la sorte : toute la querelle du prince de Condé est un mystère. Nous avons ici nouvelles de Rome que *Famianus Strada* y est mort. C'est celui qui nous a donné deux volumes *de Bello belgico.* Le père Petau, qui est ici un des plus éminents de la Société, qui a fait imprimer, entre autres choses, *Dogmatum theologicorum partes tres*, fait ici imprimer deux volumes *de Incarnatione.* Et combien que sa présence soit ici nécessaire en apparence pour la correction de son livre, il abandonne néanmoins tout, et part dans huit jours pour s'en aller à Rome en qualité de député, pour y assister au nom de sa province à l'élection d'un général. Il a fait quantité de petits volumes, et outre plus il fit ici imprimer, il y a plus de trente ans, deux volumes in-folio *opus de doctrina temporum*, dans lesquels il a combattu à outrance, sinon de raisons au moins d'injures, l'incomparable Joseph Scaliger; et néanmoins, soit qu'il ait trop dit d'injures ou qu'il n'ait pas bien pris ses mesures, faute de raison, sa doctrine n'a pas été bien suivie, et ce sien livre n'a pas été de bon débit. J'apprends même que ses trois tomes *Dogmatum theologicorum* ne sont pas bien reçus en théologie, et que le libraire n'est pas bien content du débit qu'il en a ; et toutefois les jésuites ne laissent pas de l'exalter comme un prétendu parfait, et comme le plus grand homme qui ait jamais été. Il avoit fait amitié avec feu M. Grotius. Comme je visitai un jour ce M. Grotius, je vis ces trois tomes sur sa table; je lui en demandai son avis. Il me répondit sur-le-champ : «Le père Petau, qui est mon ami, me les a donnés, je les ai lus tout entiers. C'est un étrange fatras, cela n'est point de la théologie ; il n'y a là-dedans qu'une chose de bien, c'est que l'auteur entend bien le grec, lequel y est fidèlement traduit. «Sed sic sodes; si morosus aliquis censor mearum » epistolarum interveniret, et quæreret cui bono et quorsum » tam multa de Petavio? statim illi responderem, nec aliter » possem : Adeò mihi suave est et jucundum colloqui cum » amico, et quoniam mihi deest quod scribam, ad ejusmodi » nugas confugiam, quibus impleam paginam (1).» Je veux vous faire part, comme au meilleur de mes amis, d'une chose qui m'est arrivée cette semaine avec joie et contentement. Ne pensez pas que ce soit une succession; ce n'est rien de pareil, et néanmoins j'en suis tout réjoui : c'est que l'in-comparable M. Saumaise m'a envoyé une belle lettre écrite de sa main, par laquelle il me recommande fort pathétique-ment un jeune homme allemand porteur d'icelle, qui vient ici pour étudier en médecine, à quoi il a déjà commencé *in variis Academiis Germaniæ*, à ce qu'il dit. Sa lettre est toute belle et courtoise, et au bas d'icelle sont les mots suivants : «Si vous me demandez ce que je fais à présent, je suis sur » l'apologie que le roi d'Angleterre m'a chargé de faire pour

---

(1) Si nous devons ces lettres à des motifs aussi futiles en apparence, il faut nous en féliciter. Ces bagatelles, qu'il emploie, dit-il, pour remplir ses pages, sont pourtant marquées au coin d'une incomparable vigueur d'esprit. On doit seulement lui reprocher d'être un peu trop de l'avis de son cher ami Gabriel Naudé, répétant souvent *l'admira-tion, ce vrai signe de notre faiblesse.*　　　(R. P.)

» le feu roi son père; elle s'imprime et sera bientôt achevée.
» C'est un sujet assez chatouilleux et qui ne contentera pas,
» tout le monde. Pour moi, je serai toujours content quand
» vous me ferez la faveur de croire que je suis, etc.»

J'ai promis à cet Allemand que je ferois pour lui, et à cause
de M. Saumaise, tout ce qu'il voudroit, et lui ai parlé comme
fit le Soleil à Phaëton :

> *Quoque minùs dubites, quodvis pete munus ut illud ;*
> *Me tribuente feras ; promissi testis adesto.*
> *Diis juranda palus, oculis incognita nostris.*

C'est pourquoi je lui ai offert ce qu'un certain promettoit
et offroit dans Térence, *rem, opem, operam et consilium*, et
de l'argent aussi quand il en voudra. Il demande à voir des
dissections anatomiques, des opérations de chirurgie, des
disputes en nos écoles, quelques entrées dans les hôpitaux ;
il aura tout cela et plus. Je lui ai promis par-dessus le marché que je le mènerai voir quelques malades avec moi, et que
je lui ferois voir de nos consultations, où entre autres il connoîtra MM. Riolan, Moreau et autres. J'ai fait réponse audit
M. Saumaise, et comme j'ai porté ma lettre chez M. de Sarau,
conseiller de la cour, son ami et le mien, pour le prier de
mettre la mienne dans son paquet, il m'a appris deux choses
dont je veux vous faire part. Pour la première ce sont deux
vers qu'il a fait mettre sur le tableau dudit Saumaise, que
voici :

> *Quantum scire hominem divina potentia vellet,*
> *Ostendit terris, Salmasiumque dedit.*

L'autre est que les Elzevirs s'en vont réimprimer en Hollande les épîtres latines de M. Grotius, en un gros volume
in-quarto, en ayant grande quantité qu'ils ont recouvrées
de çà et de là. Il m'a dit aussi que l'on a trouvé chez M. H. Grotius, après sa mort, des lettres de feu M. Vossius, assez pour

en faire trois volumes, et qu'elles sont toutes très bonnes, comme aussi celles de M. Grotius chez M. Vossius, et que tout cela s'imprimera. Voilà des nouvelles qui me réjouissent.

J'ai ce matin rencontré dans la rue un bénéficier angevin, homme de savoir et d'esprit, nommé M. Mesnagé, lequel m'a dit que M. Heinsius le fils (duquel il étoit ici fort l'intime) lui avoit écrit depuis huit jours qu'il s'en alloit faire un voyage en Suède pour y voir la reine, laquelle a envie de le voir, et qu'il espère d'obtenir d'elle qu'il sera payé de quelque somme notable qui étoit due à son oncle Janus Rutgersius, frère de sa mère, lequel a été par ci-devant ambassadeur du roi de Suède vers les États de Hollande. Vous pouvez en avoir vu *Varias Lectiones illius Rutgersii*, in-quarto. Ce n'est pas un mauvais livre pour ce qu'il contient.

Plusieurs grands seigneurs font ici des assemblées chez M. le marquis de Sourdis, où, dit-on, on dresse un cahier de plaintes pour être présenté à la reine. C'est toujours un contre-coup qui ira donner contre la tête du Mazarin. Mais ce qui est de bon pour lui, c'est que tout le monde l'attaque en particulier, et non tous ensemble; c'est pourquoi on peut dire d'eux ce que César a écrit des anciens Gaulois : *Dum pugnant singuli, vincuntur universi.* Je pense pourtant qu'à la fin il en sera mauvais marchand. Je suis de toute ma puissance, et en pur effet, monsieur, votre très humble, etc.

De Paris, ce 8 d'octobre 1649.

LETTRE CCXV. — *Au même.*

Je vous ai écrit le 8 d'octobre la dernière fois : il y avoit deux lettres ensemble. Depuis ce temps-là, j'apprends que M. l'évêque de Riez, nommé L. Donius d'Attichy, par ci-devant minime, s'en va faire imprimer l'*Histoire des Cardinaux* en latin, en deux volumes in-folio. Je pense que vous savez

bien que depuis environ neuf ans, un honnête homme d'ici
nommé M. Ant. Aubery, a fait imprimer l'*Histoire des Cardinaux*, depuis le commencement de leur création jusqu'à la fin
du siècle dernier, en cinq volumes in-quarto ; maintenant il
travaille au sixième, qui ira jusqu'au cardinal de Richelieu, et
le septième jusqu'au Mazarin. L'évêque de Riez se sera infailliblement servi du travail de M. Aubery pour en grossir son
livre ; et s'il ne fait mieux, sans doute qu'il aura tâché de
faire autrement. On imprime ici l'*Eschole de Salerne* en vers
burlesques. Le traducteur (1) m'en a fait voir aujourd'hui quelques feuilles, et m'a dit qu'il me vouloit dédier cette traduction : ce sera un petit in-quarto. L'évêque de Riez a eu par
ci-devant un frère jésuite, et m'a été dit à l'oreille qu'un autre jésuite a travaillé pour lui à cette Histoire des cardinaux :
sic solent cardinales et episcopi. Le père Petau n'a pas été assez
hardi pour entreprendre le voyage de Rome. On a fait assembler trois médecins, savoir, leur ordinaire, qui est M. Guérin,
avec MM. Guenaut et Baralis, qui tous trois ont déposé que s'il
entreprenoit ce voyage, il mettroit sa vie en très grand hasard ;
et de là s'ensuit, de peur de se perdre, qu'il n'y ira pas.

Je ne sais si tous ces voyages lui serviront (2) : *peregrinatio est
inquieta, imò sæpè inutilis corporis et animi jactatio.* Joint que
son père est extrêmement irrité contre lui, pour le voyage qu'il
a fait en votre ville, j'ai peur qu'il ne change de gamme, et qu'au
lieu de le souffrir se faire médecin de Paris, qu'il ne s'aille faire
chartreux quelque part. Si jamais il revient ici, je tâcherai de
le retenir par le moyen d'un expédient que j'ai à lui proposer.

Ne pensez point m'avoir de l'obligation quand je dis du bien
de vous à vos Lyonnois ; j'en suis si content et si très fort
réjoui, qu'il ne faut pas que vous m'en sachiez d'autre gré. Je
suis alors du nombre de ceux *qui habuerunt mercedem in vitâ suâ.*
Car, puisque je suis en terme de sainte Écriture, *fortis illa et*

(1) L. Martin.
(2) Ce paragraphe, qui ne peut se rapporter au P. Pétau, indique
une lacune que nous n'avons pu remplir.

suavis de te cogitatio mihi et merces amplissima et magna nimis, et vous prie de croire qu'il ne se passe jour que je ne pense à vous plus de trois fois, avec douceur et très ample satisfaction.

Si M. Bailly, votre chirurgien, vous a parlé de moi, aussi ai-je fait de vous avec M. Rainon. J'ai peur que vous ne vous moquiez de moi, quand vous me comparez à un grand luminaire : hélas ! je me tiendrois heureux si je pensois être ou avoir place entre les plus petites étoiles du firmament. La peste de Provence m'étonne, et ai grande pitié de tant de pauvres gens qui n'ont rien mérité de pareil. Quand je vois qu'elle est si rude qu'elle n'épargne pas même les médecins, je me souviens de ce beau mot qui est (*lib. 7, divini operis Metamorphoseon*) :

> *Inque ipsos sæva medentes,*
> *Erumpit clades, obsuntque autoribus artes.*

J'ai fait vos recommandations à M. Moreau, m'étant trouvé en consultation avec lui chez un chirurgien, pour un officier des finances *qui laborat cephalalgia et insomnia diuturna ex antiqua syphilide ;* il m'a témoigné de la joie quand il a su que vous aviez reçu sa lettre.

Pour l'écrivain italien qui a médit des médecins, celui-là n'en aura pas les gants. Pline l'oncle, Montaigne et quelques autres en ont bien fait autant, et Agrippa aussi (1) ; mais pour ce qui est des médecins et des avocats ensemble, je vous dirai que je me souviens que l'an 1617, au mois de février, l'hiver fut extrêmement rude. Feu mon père et feu ma mère m'envoyèrent querir du collège et me tinrent chez nous tant que le

(1) Gui Patin, en écrivant ce passage, ne se doutait guère que le plus redoutable ennemi des médecins était son contemporain Molière. Il est pourtant vrai de dire que si cet homme incomparable eût suivi les conseils que lui donnaient certains docteurs, nous aurions des chefs-d'œuvre dont nous sommes à jamais déshérités, Molière étant mort dans la force de l'âge et du talent.   (R. P.)

froid fut passé, ou au moins sa grande rigueur, de peur que
je ne fusse pas bien chauffé au collége. Je me souviens que
ces petites vacances m'étoient fort agréables, et qu'étant auprès d'un grand feu fort à mon aise, et où le bois ne coûtoit
rien, je lus presque tout entier un in-fol. des livres de feu mon
père; c'étoient les *Commentaires* de Bl. de Montluc (que je n'ai
céans qu'in-octavo). Il peste et déclame là-dedans fort rudement contre le grand nombre des médecins, avocats et procureurs, qu'il appelle *vermine de palais;* et si je ne me trompe, il
invective contre un certain procureur de Bordeaux, nommé
Menart, qui eut, ce dit-il, l'impudence de faire bâtir une des
plus hautes maisons de la ville, et fit mettre sur la porte ces
deux vers :

> Faux conseils et mauvaises têtes
> M'ont fait élever ces fenêtres.

Un gentilhomme nommé Rampale a fait ici des discours aca-
démiques, dans l'un dequels il s'étend fort contre l'inutilité
du très grand nombre de gens de lettres dans un État, où il
n'épargne ni les médecins ni les autres. J'avoue véritablement
qu'en France il est trop de prêtres et de moines et trop de ministres de chicane ; j'entends procureurs et sergents de toutes
façons. Je ne doute pas même que dans la campagne et dans
les petites villes il n'y ait trop de médecins, et iceux même
fort ignorants. Dans Amiens, qui est une petite ville désolée
de guerres et de passages d'armées, il y a aujourd'hui vingt
médecins. Mais ce dont il y a trop infailliblement en France,
sont des moines, des apothicaires, qui coupent misérable-
ment la bourse et la gorge à beaucoup de pauvres peuples.
En récompense il est fort peu de bons et sages médecins qui
aient été bien instruits et bien conduits ; j'en vois même ici
qui malunt errare quam doceri, combien qu'ils aient de beaux
moyens de s'amender. Pour la campagne, elle fourmille de
chétifs médecins, *qui de se nihil nisi magnificè sentiunt*, parce
qu'ils ont mis le nez dans le *Perdulcis*, dont ils n'entendent

peut-être que la moitié des termes, ou qu'ils ont ouï parler
de *diamargaritum*, d'*apozèmes*, de *juleps cordiaux* et de *vin
émétique*. La principale cause de ce malheur est la trop grande
facilité des petites universités à faire des docteurs. On baille
trop aisément du parchemin pour de l'argent à Angers, à
Caen, à Valence, à Aix, à Toulouse, en Avignon; c'est un
abus qui mériteroit châtiment, puisqu'il redonde au détriment du public : mais de malheur nous ne sommes point en
état d'amendement.

Incidimus in miserrima tempora.
Quibus omnia fatis in pejus ruere, et retro sublapsa referri.
Funditus occidimus, nec habet fortuna regressum.

Mais peut-être que Dieu enfin aura pitié de nous, et qu'il
les changera. *Amen. Interea tu flos amicorum bene age atque
vale.* Je suis de tout mon cœur, etc.

A Paris, ce 19 octobre 1649.

LETTRE CCXVI. — *Au même.*

Depuis ma dernière j'ai appris que M. Veslingius est mort à
Padoue le dernier d'août comme il s'apprêtoit à écrire contre
M. Riolan; que là même un certain *Rhodius*, qui est en réputation de savant, y fait imprimer le *Scribonius Largus*. Il est
ici mort un ancien avocat fort savant, nommé M. Héraut
(*Desiderius Heraldus*), qui étoit en querelle avec M. Saumaise, qui avoit écrit contre lui *Observationes ad jus atticum
et romanum*, il y a environ quatre ans. M. Héraut, qui se trouvoit offensé de ce livre, y faisoit une réponse in-folio; mais la
mort l'ayant surpris, je pense qu'il faudra le vendre tel qu'il
est et faire une fin où l'auteur a trouvé la sienne. Il paroissoit
âgé de soixante-dix ans. C'est celui qui a autrefois travaillé
sur l'Arnobe et sur l'Apologétique de Tertullien; il avoit la
réputation d'un homme fort savant tant en droit que dans les

belles-lettrés, et écrivoit fort facilement sur telle matière qu'il vouloit.

On est ici après le choix de quelque habile homme savant dans les affaires que l'on puisse faire surintendant des finances. Les uns disent que l'on y mettra M. d'Emery, qui est celui qui a commencé à tout gâter, et l'élection duquel fera encore merveilleusement murmurer le peuple, les malcontents de la cour et des provinces, qui ne sont que trop désolés. Il y a pourtant ici beaucoup de personnes qui souhaitent que ce soit lui, les uns alléguant que, s'il a gâté les affaires, il saura mieux qu'un autre comment il faudra les réformer; d'autres qui ont prêté au roi désirent que ce soit lui, espérant qu'il les fera rembourser; mais la plupart de ceux-ci sont des parents et amis. D'autres nomment pour cette charge le président de Maisons, qui est un animal mazarinique; homme dangereux, fin et rusé, mais fort incommodé, et qui, par ce moyen, tâcheroit de s'acquitter et de payer ses dettes. D'autres y nomment M. d'Avaux, qui étoit par ci-devant plénipotentiaire à Munster et qui est frère du président de Mesmes. Celui-là est un fort habile homme et aimé; mais un plus habile que lui aura encore bien de la peine dans le mauvais état de nos affaires. On avoit arrêté que ce seroit le marquis de la Vieville; mais les partisans lui ont donné l'exclusion, protestant tout haut à la reine qu'ils ne traiteroient jamais d'aucune affaire avec lui; si bien qu'il faut attendre que le conseil d'en haut, composé de la reine, du duc d'Orléans et du prince de Condé, en ait délibéré.

Vous m'avez ci-devant envoyé un livre intitulé : *Heteroclita spiritualia et anomalia pietatis*, du P. Théophile Raynaud. Ce livre est assez étrange aussi bien que l'esprit de son auteur; mais à quoi s'occupe-t-il présentement? Je crois qu'il a beaucoup de traités prêts à mettre sous la presse; mais entre autres je voudrois qu'il mît en lumière un ouvrage qu'il a déjà cité et promis deux ou trois fois, *de Justâ confectione librorum*, dans lequel il promet de dépeindre de toutes leurs couleurs certains écrivains qui lui déplaisent ; il le promet entre autres de Pomponace, qui a été un terrible galant du temps de Léon X.

Je ne vous ai rien écrit ni assuré de M. Saumaise que lui-même ne me l'ait mandé dans sa lettre. Vous dites qu'après cela vous ne lui conseilleriez pas de se mettre sur mer de peur des Anglois, et néanmoins un Suédois, étudiant en médecine, me dit hier céans que la reine de Suède avoit demandé M. Saumaise, et qu'il se préparoit pour y aller faire un voyage ; mais je ne vous oserois assurer s'il est bien véritable, car je ne vois point de gens, après les L.... de Paris et les moines, lorsqu'ils parlent de la vie éternelle et de l'autre monde où ils ne furent jamais, et où jamais ils n'iront, qui mentent si fort et si rudement que ces étrangers, particulièrement en faveur de leur nation. Pour moi, je suis de votre avis, et je ne conseillerois point à M. Saumaise de s'en aller en Suède, de peur qu'il ne meure en ce pays si froid, et de peur aussi que quelque tempête ne le fasse aborder en Angleterre, où apparemment il ne seroit pas bien traité, après avoir écrit contre eux pour avoir coupé la tête à leur roi. S'ils ont si mal et si rudement traité leur maître, que ne feront-ils pas à leur ennemi ?

L'évêque de Riez se réduit à ne faire que la vie des cardinaux qui ont vécu avec quelque opinion de sainteté, et ce qu'il a fait imprimer du cardinal de Berulle n'est qu'un extrait de son livre. Je ne sais s'il mettra parmi ces gens-là le cardinal du Perron, qui étoit un grand fourbe et que je sais de bonne part être mort de la vérole (1). Pour le cardinal de Richelieu, c'étoit une bonne bête, un franc tyran ; et pour marque de sa sainteté ; *sanctus olim dicebatur qui abstinebat ab omni venere illicita.* Je me souviens de ce qu'un courtisan me conta l'autre jour, que ce cardinal, deux ans avant que de mourir, avoit encore trois maîtresses qu'il entretenoit, dont

---

(1) Assertions outrageantes, dénuées de preuves et vivement reprochées à notre auteur. (R. P.)

la première étoit sa nièce, Marie de Vignerot, autrement madame de Combalet et aujourd'hui madame la duchesse d'Aiguillon. Son père étoit un des espions du marquis d'Ancre à mille livres par an, et son grand-père étoit notaire à Bressuyre, village du Poitou. La seconde étoit la Picarde, savoir, la femme de M. le maréchal de Chaunes, frère du connétable de Luynes, lequel est mort ici depuis quatre jours, quelque temps après avoir été taillé de la pierre en la vessie. La troisième étoit une certaine belle fille parisienne, nommée Marion Delorme, que M. de Cinq-Mars, qui fut exécuté à Lyon, l'an 1642, avec M. de Thou, avoit entretenue, comme a fait aussi M. le maréchal de la Meilleraye et plusieurs autres. Elle est encore en crédit; elle est même dans l'histoire pour sa beauté, car Vittorio Siri a parlé d'elle dans son Mercure. Tant y a que ces messieurs les bonnets rouges sont de bonnes bêtes : *verè Cardinales isti sunt carnales.* Je suis tout à vous, etc.

De Paris, le 3 novembre 1649.

LETTRE CCXVII. — *Au même.*

Enfin, nous avons deux surintendants des finances, savoir, M. d'Avaux, frère du président de Mesmes, et qui a par ci-devant été plénipotentiaire à Munster; l'autre est M. d'Emery, qui est un rappelé à la même charge. Il faut souhaiter qu'il y réussisse mieux qu'il n'a fait par ci-devant. Beaucoup de gens se flattent et se promettent qu'il fera bien; mais j'ai peur que l'intérêt qu'ils y prennent ne les fasse parler de la sorte.

M. d'Émery promet de faire en sorte que tout ira bien et que tout le monde sera content. Il nous veut faire espérer de la bonace, mais je n'oserois m'y fier. *Mare momento vertitur.* Cet homme est un tigre ou un lion qui ne s'apprivoisera jamais guère bien, au moins n'y aura-t-il guère d'assurance. Un petit libraire du palais, grand vendeur de pièces mazarinesques, depuis notre guerre, a été surpris distribuant quelques papiers diffamatoires contre ledit sieur. Il a été mis au Châtelet, où il a été condamné aux galères pour cinq ans, sauf son appel à la cour, où il y a apparence qu'il n'y sera pas si rudement traité. Ce pauvre malheureux s'appelle Vivenet. Il y a ici beaucoup de gens fort incommodés d'avoir prêté au roi ou aux partisans. La plupart de ces gens-là ont grande peine à se soutenir, et sont à la veille de faire une honteuse banqueroute, s'ils ne reçoivent quelque douceur et faveur de M. d'Émery, de qui la plupart ont souhaité le retour aux finances pour cet effet. Et néanmoins il n'y a rien de si incertain : il y a de l'apparence qu'il fera premièrement pour le roi, qui le met en besogne, et puis après pour le Mazarin, et pour tous ceux qui l'ont rétabli en cette grande charge, ou au moins qui lui ont rendu bon service, et qui lui ont bien aidé. Par après il travaillera pour soi-même, pour sa famille et pour tous ses amis. Enfin, j'ai peur que le reste ne soit bien court pour beaucoup de gens qui s'y attendent pour le grand besoin qu'ils en ont. Ledit sieur d'Émery est ici actuellement malade de quelques douleurs podagratiques, et reçoit dans son lit les compliments et les visites de tous ceux qui le vont saluer et se réjouir avec lui de ce qu'il est rétabli, qui est une espèce de prodige à la cour, qu'un homme haï comme celui-là, et chassé comme il a été, soit néanmoins enfin rétabli par ceux mêmes qui l'avoient chassé ou éloigné (1).

Phil. Guiberti Medicus officiosus, que je vous envoie, est le Médecin charitable en françois, que M. Sauvageon m'a dédié, l'ayant tourné en latin pour tâcher de faire dépit à M. Jost, qui en a le privilége en françois et qui n'a pas voulu acheter à son mot son *Perdulcis*. Il y a encore une autre chose qui l'a porté à entreprendre ce travail, savoir, l'argent que lui en a donné le libraire hollandois nommé Vlac, qui en a fait ici

(1) Ce d'Émery, sur lequel nous reviendrons plus tard (voy. la note, t. II, page 19), était la créature et l'âme damnée du cardinal de Mazarin, qui pourtant le sacrifia ensuite à d'autres intérêts.   (R. P.)

faire l'impression à ses dépens, et qui tôt après l'a envoyé en Angleterre et en Hollande. Depuis je vous envoie un petit livret intitulé : *Præcautiones Tridentinæ*, fait ici par un homme qui autrefois a été jésuite, et qui est encore en quelque façon contre les jansénistes, que les jésuites tiennent pour leurs ennemis. *Franc. Vavassoris, liber de forma Christi*, est de beau latin, et m'a été donné comme tel par excellence. *Dissertatio de Tridentini Concilii autoritate et interpretatione*, est un ouvrage du père Petau contre quelque janséniste. Le livre de M. J. de Launoy, intitulé : *Dissertatio duplex*, veut prouver qu'il n'y eut jamais de saint René, et qu'il ne fut jamais évêque d'Angers; c'est le même qui a écrit contre saint Denis l'Aréopagite, disant qu'il n'est jamais venu en France, et je pense qu'il dit vrai. Il a écrit aussi et fort bien réfuté le Scapulaire des carmes; il a pareillement écrit contre la Madeleine, prétendant qu'elle n'est jamais venue en France, et je suis de son avis. C'est un docteur en théologie de Navarre, Normand, homme de mauvaise mine, mais savant, et principalement en l'histoire ecclésiastique. Il y en a ici qui l'appellent *esprit ferré et âme damnée*, disant qu'il se faut garder de lui, qu'il ôte tous les ans un saint du paradis, et qu'il y a du danger qu'il n'en ôte Dieu même à la fin ; et néanmoins jusqu'ici personne ne lui a répondu (1). Je me suis laissé dire par un de ses amis qu'il

---

(1) Jean de Launoy, docteur de Sorbonne, né le 21 décembre 1603, à Valdecie, près de Coutances (Manche), mort à Paris le 10 mars 1678. On l'appelait le *dénicheur de saints*. Il était redoutable au ciel et à la terre, ayant plus détrôné de saints du paradis que dix papes n'en ont canonisé. Tout lui faisait ombrage dans le martyrologe, et il recherchait, épluchait tous les saints les uns après les autres. On sait que le curé de Saint-Eustache de Paris disait : « Quand je rencontre le docteur » de Launoy, je le salue jusqu'à terre, et ne lui parle que le chapeau à » la main et avec bien de l'humilité, tant j'ai peur qu'il ne m'ôte mon » saint Eustache qui ne tient à rien. »

Les nombreux ouvrages, aujourd'hui oubliés, de J. de Launoy ont été réunis sous ce titre : *J. Launoii opera omnia*, Coloniæ Allobrogum, 1731, 10 vol. in-folio. (R. P.)

avoit été longtemps espion et pensionnaire des jésuites (*et hoc est de patria*), qui se servoient de lui pour approuver leurs livres; mais qu'enfin ils l'ont cassé aux gages et lui ont ôté sa pension pour n'avoir point voulu donner quelque approbation à une nouvelle doctrine qu'ils vouloient publier.

M. du Montier, par ci-devant recteur de l'Université auparavant M. G. Hermant, ayant été fait professeur du roi par M. votre archevêque, a fait l'an suivant imprimer sa harangue afin d'avoir quelque chose à présenter à MM. du grand conseil, où il plaidoit pour un canonicat de Rouen, qu'il n'a pas encore. Pour le Code des médicaments, que M. Hardouin de Saint-Jacques l'aîné fit autrefois imprimer, il parle de lui-même. Cela fut présenté en l'an 1623 à MM. du parlement pour un procès qu'il avoit alors contre les apothicaires. L'épitaphe de M. Godefroy est de la façon du fils de feu M. Cousinot, premier médecin du roi; c'est un jeune homme d'environ vingt ans, fort bien né, point débauché, qui s'adonne fort à l'étude. Il a environ six mille florins de rente en bénéfices; c'est un grand garçon bien fait qui n'a que de bonnes et louables inclinations, et duquel M. Bouvard, son grand-père, et madame sa mère ont très grand contentement. Voilà une bien longue anatomie et un ennuyeux discours pour un si petit et si chétif paquet. Si Dieu le veut, je pourrai vous en envoyer un plus gros et plus précieux.

Les trois nièces du Mazarin étoient logées dans le palais Cardinal; on les a envoyées dans le faubourg Saint-Jacques, au monastère du Val-de-Grâce, où elles sont comme dans un fort; et dans leur appartement vide on y a logé M. d'Emery, le nouveau surintendant, afin qu'il soit là plus en assurance contre les attaques du peuple, si d'aventure il venoit à se remuer, ou à cause de la trop grande cherté du blé, ou pour quelque autre sujet. Je vous prie de me permettre que je vous consulte sur une difficulté qui me vient de naître en cherchant quelque chose dans le livre de notre ami M. Hofmann, *de Medicamentis officinalibus*. J'ai eu recours à la grande table,

I. 3

dans laquelle, page 607, colonne 1, lignes 9 et 10, j'ai lu ces mots qui m'ont étonné, et que je n'entends point, combien qu'autrefois j'aie lu le livre tout entier : *Galeni Codices accusantur*, etc. *in India longè alii sunt quàm nostri.* Le chiffre suivant ne me fait rien connoître, c'est pourquoi je suis en grand doute. Y a-t-il apparence que dans les Indes il y ait des volumes et quelques tomes de Galien? J'ai peur que cela ne soit faux, et qu'il ne faille rapporter cela à quelque autre article. Faites-moi le bien de m'en donner l'éclaircissement si vous le savez. Pour moi, je vous le confesse, *hic agnosco tenuitatem et inscitiam meam.* Vous serez peut-être en ce cas-là mon oracle, comme vous l'avez déjà été par ci-devant en beaucoup d'autres occasions. M. Ravaud m'a fait l'honneur de m'écrire et m'a invité de lui faire réponse à l'offre qu'il m'a faite, me priant de trouver bon qu'il me dédie son *Sennertus.* Vous savez ce que je vous en ai écrit par ci-devant; si vous en êtes d'avis, je le veux bien, et j'en ferai tout ce que vous voudrez et qu'il vous plaira me conseiller. Je lui ai fait réponse dans le même dessein, si bien que vous n'avez plus qu'à ordonner ce que vous voulez que je fasse, et en cas que cela arrive, faites-moi le bien de me mander ce que je dois faire et comment il faut que je me gouverne avec MM. Ravaud et Huguetan : *totus enim a tua lege judicioque tuo pendebo.*

J'ai rencontré ce matin M. Riolan, qui est fort affligé : son second fils, qui est avocat de la cour, s'est marié contre son gré, et lui a donné beaucoup d'affaires; il a reçu de l'argent, fait de fausses quittances, etc.; bref, il a fait comme font la plupart des enfants de Paris, bonne mine et bonne chère, sans s'enquérir aux dépens de qui ce sera. J'ai grande peur que cette grande affliction n'abatte ce bonhomme, et qu'il ne nous donne plus de livres. Il n'a nul contentement en sa maison : sa femme a été mauvaise toute sa vie, criarde, acariâtre, ménagère outre mesure; son fils aîné, qui est un bénéficier de six mille livres de rente, est un débauché qui ne donne nul contentement à son père. Il avoit une fille aînée, belle et sage, laquelle mourut toute en vie et presque subitement, qui a laissé beaucoup de petits enfants, qui ne sont pas trop accommodés, d'autant que leur père, depuis qu'il est veuf, a eu des pertes et a mal fait ses affaires. Il n'avoit de la consolation que de cet avocat, qui avoit beaucoup de bonnes qualités, et entre autres un esprit vif, tout de feu; et je suis bien marri de ce malheur, qui pourra être cause que M. Riolan n'achèvera peut-être rien de tout ce qu'il a commencé. Sa fille aînée mourut inopinément d'une perte de sang fort excessive, en revenant de l'église. Je ne vois point sa seconde, d'autant qu'elle est mariée aux champs. Les bons pères sont sujets d'avoir de mauvais enfants.

M. d'Émery est au lit, malade d'une fièvre quarte : il est fort exténué. On m'a dit aujourd'hui que les médecins de cour qui le pansent ont peur qu'il ne devienne hydropique. La reine se plaignoit hier de ce qu'il n'étoit point guéri; vu qu'il avoit été purgé plusieurs fois, et même qu'il avoit été saigné trente-deux fois depuis le commencement de sa maladie, qui avoit été à Châteauneuf, près d'Orléans. Vous voyez comme les chimistes et les charlatans se trouvent obligés de se servir de ce divin remède, malgré tous les secrets de Paracelse. S'il est en l'état que j'ai ouï dire, il est mal; mais peut-être que ces charlatans-là, entre les mains de qui il est, sont comme ceux dont a parlé Tertullien, *qui morbum extollunt, ut majore gloria sanasse videantur.* Adieu, monsieur, *et amorem tuum mihi perenna.*

De Paris, ce 16 novembre 1649.

LETTRE CCXVIII. — *Au même*

J'écrivis à M. Ravaud le 16 de novembre; et le même jour je vous écrivis aussi par la même voie : je ne doute point qu'il ne vous ait rendu une lettre. Depuis ce jour-là il est ici mort un intendant des finances, nommé M. Charon, à la place duquel on a mis un Lyonnois, mais natif de Bâle, nommé M. Hervart. Son affaire cependant n'est pas tout-à-fait conclue; la reine résiste, et dit que sa conscience y répugne, à cause de sa religion. On dit que le Mazarin le voudroit installer en cette charge, pour le récompenser du grand service qu'il lui rendit durant notre guerre, en ce qu'il fit trouver et fournir presque sur-le-champ la somme de huit cent mille livres qui furent employées à débaucher la plupart des Allemands de l'armée de M. le maréchal de Turenne, qui venoit pour nous contre le Mazarin, lequel et tous les autres qui étoient à Saint-Germain eurent si peur dudit maréchal et de son armée, que cela le fit penser tout de bon à traiter de la paix avec nous, et c'est ce qui engendra la conférence de Ruel : joint que d'autres très puissantes causes les y obligeoient. 1° Qu'ils n'avoient plus d'argent à Saint-Germain, et qu'ils ne savoient où en prendre à l'avenir. 2° Ils voyoient l'Espagnol sur la frontière, qui étoit tout prêt d'entrer et de venir jusqu'ici. Le 23 de novembre, à huit heures du soir, madame de Beauvais, première femme de chambre de la reine, fut disgraciée, et reçut commandement de se retirer de la cour et de s'en aller en sa maison des champs. Cette disgrâce est tant plus remarquable à la cour, que cette dame étoit une de celles qui y avoient le plus grand crédit, laquelle couchoit dans la chambre de la reine, et qui étoit la plus grande confidente de sa maîtresse : on lui ôta en même temps toutes les clefs qu'elle avoit. Deux jours après que madame de Beauvais a été chassée par la reine, elle a pareillement chassé de la cour le marquis de Gerzé, qui étoit en haute intelligence avec ladite Beauvais.

Maintenant je vais commencer à faire réponse à votre dernière, que j'ai reçue ce matin, premier jour de décembre, et laquelle, sans vous flatter, *nec putes tibi verba dari*, m'a donné une joie et une consolation extraordinaire. Est-ce tout de bon que vous me dites que vous gardez toutes mes lettres très chèrement ? Je n'ai jamais eu cette opinion qu'elles pussent

mériter cet honneur ; mais d'une part prenez garde qu'elles
ne vous fassent tort ou à moi aussi pour la liberté avec laquelle je vous écris quelquefois de nos affaires publiques, si
mieux n'aimez tout d'un coup en faire un sacrifice à Vulcain,
que Catulle, *in pari casu*, a de bonne grâce nommé *tardipe-
dem deum.* Tout au pis aller, et quoi que vous en fassiez, j'y
consens (1).

La reine de Suède a envoyé son tableau à M. Saumaise, et
outre ce présent elle l'a invité d'aller la voir en Suède ; à quoi
il a répondu sur-le-champ qu'il faisoit pour lui, qui étoit maigre, trop froid en Suède et trop chaud en Angleterre, sur la
peur qu'il auroit d'être pris par les Anglois, contre lesquels il
a écrit une défense pour leur roi. Il est depuis un mois au lit,
affligé de la goutte. J'honore de tant plus la reine de Suède qui
aime les lettres et les lettrés. Si elle continue, je ne doute
point qu'enfin et dans la postérité elle ne fasse autant parler
de soi et ne devienne, par cette bonne inclination, autant
illustre que le feu roi son père l'a été par ses armes, par ses
hardies entreprises et par ses grandes victoires.

Plût à Dieu que le père Théophile Raynaud nous fît voir
son livre, *de Justa confectione librorum.* Si vous en avez quelque
commodité, faites-lui-en écrire quelques mots, et l'invitez à
mettre ce livre en lumière. Je crois qu'il pourroit servir à plusieurs sortes de gens en plus d'une façon. Les deux portraits de
M. Saumaise et de H. Grotius, avec celui du feu P. Cousinot,
sont partis pour Lyon dans le paquet que je vous ai adressé.

Pour l'épître de Sennertus, puisque MM. Huguetan et Ra-

(1) Peut-on croire, d'après ce que dit ici Gui Patin, qu'il pensait à la
publicité future de ses lettres ? Toujours est-il qu'il est fort heureux que
le sacrifice à Vulcain, dont il parle, n'ait pas eu lieu ; nous aurions été
privés d'un ouvrage qui vivra toujours, non seulement par les faits,
mais parce qu'il y a dans la forme, dans le style un principe de vie et de
force qu'on ne peut s'empêcher d'admirer. Il est heureux encore que
ces lettres aient paru après la mort de Gui Patin et dans un pays
étranger ; le *biffé* sacrilége de la censure les eût certainement polluées
et déshonorées.   (R. P.)

vaud me font cet honneur et vous aussi, je le veux pareillement bien : vous y mettrez tout ce qui vous plaira, mais à la
charge que vous vous y mettrez vous-même, afin que la postérité sache que j'ai eu un ami de votre trempe et de votre
mérite, *quod in magna fœlicitatis meæ parte duco.* Pour le *de-
corum* des personnes qui m'adresseront cette épître, ne vous
y arrêtez pas si fort, mettez et dites hardiment ; si cela ne
sert fort pour le présent, au moins cela sera bon pour l'avenir. J'ai des enfants qui pourront quelque jour en avoir d'autres, et qui seront bien aises de voir là-dedans quelque chose
de bon de leur aïeul. Je puis dire de bon cœur, avec Martial,
si post fata venit gloria, non propero, car je sais bien que toute
cette réputation du monde, après notre mort, n'est qu'une
fumée. Et néanmoins je me console de ce que je suis dans les
registres de notre école en très bonne part en deux fois diverses, dont la première est de l'an 1642, quand je plaidai et
gagnai ma cause contre le gazetier par devant dix-sept maîtres
des requêtes, aux requêtes de l'hôtel ; la seconde est de
l'an 1647, contre les apothicaires, au parquet, devant MM. les
gens du roi. Outre que j'y suis marqué, comme celui qui a
passé par toutes les charges de l'école, hormis du doyenné,
auquel j'ai déjà été nommé trois diverses fois : mais je suis
toujours demeuré au fond du chapeau (1). *Sortes in urnam
mittuntur, sed temperantur à domino.* Peut-être que Dieu n'a
pas voulu que j'eusse tant de peines que donne cette charge,
qui est très pénible et laborieuse. Par provision (2) vous y pouvez parler de livres, de bibliothèque, de malades, de bonne
méthode, de bonnes inclinations à bien faire en tout, à servir
le public, de n'être ni charlatan ni chimiste, et d'avoir plusieurs bons amis, tant en France qu'aux pays étrangers : *Sed*

(1) Des trois noms qui restaient dans l'urne ou le *chapeau,* on en ti-
rait un qui était le doyen ; voilà ce que signifie cette expression selon
les formes de l'élection alors usitées. Voyez J.-C. Sabatier, *Recherches
historiques sur la Faculté de médecine de Paris, depuis son origine
jusqu'à nos jours,* Paris, 1837, page 15.   (R. P.)

(2) Dans l'épître dédicatoire en question.

frustra sum. Vous savez mieux que moi ce qu'il faut dire. Pour les œuvres de M. *Helmontius*, qui étoit un enragé (1), M. Riolan l'a connu à Bruxelles. Les jésuites le vouloient faire brûler pour magie; la feue reine-mère le sauva, parce qu'il lui prédisoit l'avenir, étant induite à cela par un certain Florentin, nommé Fabroni, qu'elle avoit près de soi, qui la repaissoit de ces vanités astrologiques, et se trouve que ce Fabroni étoit gagné par le cardinal de Richelieu pour perdre cette pauvre princesse. J'apprends par la même lettre que M. J. Valæus est mort à Leyden, sans avoir été regretté, d'autant que M. Spanheim, qui étoit de deçà fort aimé, mourut *quasi inopinato et inesperato*, d'un remède que ledit Valæus lui donna lui-même, qu'on appelle en ce pays-là de l'antimoine : ce sont les mots de l'écrivain. Je hais tant plus ce diabolique remède, qui, outre tant d'autres, a encore tué ce pauvre M. Spanheim, à l'âge de quarante-huit ans : il auroit encore pu vivre vingt ans entiers, *si potuisset carere isto malo medico*, et en ce cas-là, il nous eût encore donné quelques bons livres ; et ainsi le médecin n'est pas à plaindre, qui s'est tué lui-même de ce remède, dont il en a tué ce bon et savant M. Spanheim, que je regretterai toujours.

Le Mazarin a donné ordre d'envoyer et faire marcher environ six mille hommes vers Bordeaux, pour aider à M. d'Espernon; dont les uns prennent le chemin de Chartres et du pays du Maine, les autres vont de Champagne en Bourgogne, par le plus long chemin, afin de manger toujours le paysan. Je serai toute ma vie, monsieur, votre très humble, etc.

Dé Paris, le 3 de décembre 1649.

LETTRE CCXIX. — *Au même.*

Je me souviens qu'autrefois vous m'avez demandé pour M. Huguetan le portrait d'Alstédius, que je cherchai par tout

(1) Voyez la note, tome I, page 355.

Paris alors, afin de lui en donner le contentement qu'il en désiroit. Je n'en pus avoir aucune nouvelle, soit qu'il ait été fait ou non : j'en vois néanmoins un au frontispice du livre, que je ne crois point être celui d'Alstedius, mais plutôt une imitation de celui de M. Vossius le père, tel qu'il paroît au commencement de sa Rhétorique, in-quarto, et m'imagine qu'il n'a point été pris autre part que là : vous le savez, SUM NATURA PHILOLETHES (1).

Environ le 7 de décembre, il est ici mort un grand clabaudeur de controverses, contre les ministres de Charenton : c'est le père Fr. Véron, qui a malheureusement bien brouillé du papier en son temps, avec beaucoup de bruit et peu de fruit.

Ceux qui ont des rentes sur l'Hôtel-de-Ville ont depuis deux mois fait plusieurs assemblées, afin d'obliger les payeurs des rentes de leur donner de l'argent. Ces payeurs, qui sont la plupart maltôtiers et partisans, se sont obligés à tant par semaine; mais faute de se bien acquitter de ce qu'ils ont promis, lesdits rentiers, continuant leur diligence, de peur de perdre le tout, ont fait quelques assemblées, et ont élu pour leur syndic un nommé M. Joli, conseiller au Châtelet, *virum optimum et antiquæ fidei.* Il est neveu de feu M. Loysel, conseiller de la grande chambre, duquel je vous ai envoyé la vie par ci-devant. Ce pauvre M. Joli, le samedi matin 11 de décembre, étant dans son carrosse, fut rencontré dans la rue des Bernardins par quatre hommes de cheval, qui l'arrêtèrent, et l'un d'eux en même temps lui tira un coup de pistolet, et en même moment s'enfuirent : ces pendards pensoient qu'il

---

(1) Illustre Gui Patin ! que vos mânes n'en soient pas irrités; oui vous avez aimé la vérité, cette fille chérie du temps et de la raison ; mais parfois aussi vous l'avez dédaignée, méconnue et outragée. L'esprit de corps et de secte a mis dans plus d'une circonstance un bandeau sur vos yeux ; et cependant la postérité reconnaît que votre noble intelligence, votre plume sévère et hardie, n'ont jamais été ni souillées ni inspirées par l'envie, cette lèpre du cœur humain, que rien ne guérit ni ne console.

(R. P.)

fùt tué, et, Dieu merci, il n'est blessé qu'à l'épaule. Il s'en
vint aussitôt au parlement se plaindre de cet attentat. Les
chambres furent aussitôt assemblées, et deux commissaires
furent députés pour en informer. Tout Paris a frémi sur cette
nouvelle, et peu s'en fallut qu'on ne fît de nouvelles barricades. On ne fait point ici de doute que ce coup ne vienne par
ordre du Mazarin, qui médite encore quelque nouvelle vengeance, et néanmoins je trouve qu'il est fort mal conseillé,
vu qu'étant enfermé dans Paris, il n'y peut être le plus fort.

Le lundi 8 de décembre le roi fut ici confirmé, c'est-à-dire
qu'il reçut le sacrement de confirmation.

La reine a mandé au parlement, le lundi 13 de décembre,
qu'elle abhorroit et détestoit de tout son cœur l'attentat qui
avoit été commis sur M. Joli, conseiller au Châtelet, qu'elle
le prenoit en sa protection, et qu'elle désiroit que la cour fît
informer contre ceux qui avoient voulu, lorsque ledit M. Joli
fut blessé, échauffer le peuple à prendre les armes. Elle a pareillement mandé à MM. les prévôts des marchands et échevins qu'ils eussent à donner ordre par tous les colonels de la
ville, que chacun eût à se tenir en repos et en son devoir,
qu'elle maintiendroit tout en paix, mais qu'elle désiroit que
personne ne tirât par la ville des coups de mousquet la nuit,
comme on avoit fait les deux nuits précédentes.

Je vous dirai que j'ai quelquefois jeté en passant les yeux sur
le beau présent que m'ont fait MM. Huguetan et Ravaud des
œuvres d'Alstedius; mais je vous dirai en passant que dans
ce bel ouvrage j'ai trouvé bien des fautes, et principalement
dans les noms propres. Je n'en reconnois pas la cause, c'est
peut-être la copie d'Allemagne, et quoi que c'en soit, il n'y a
plus de remède. Je souhaite fort qu'il n'en soit pas de même
au *Sennertus*.

On vend ici au palais un gros livre in-quarto intitulé *les
Œuvres de M. de Voiture*. C'étoit un Parisien, homme d'esprit et de bonnes lettres, qui étoit officier de M. le duc d'Or-

léans; il étoit fils d'un riche marchand de vin des halles qui n'avoit rien épargné à le faire bien instruire.

Je vous dirai librement, si vous me le permettez, et je vous en prie, *si quid mihi credis amico*, que M. Garnier est un pauvre homme en bonne résolution : *si l'intérêt des apothicaires l'emporte*, j'en suis marri. Je fais si peu de cas de cette sorte de gens, qu'ils ne me font ni envie ni pitié, et ne me résoudrai jamais, Dieu aidant, de tromper un pauvre malade pour les gratifier. Je trouve cela bien étrange, qu'ils trouvent dans notre profession d'honnêtes gens si facilement, qui abandonnant leur honneur et leur conscience, veuillent entreprendre la défense d'un parti si déploré et si malheureux. Nous les devrions haïr comme la peste en tant qu'ils ont corrompu et tâché de détruire la vraie médecine par leur avarice et leur tyrannie, et en seroient sans doute venus à bout si Dieu n'avoit suscité d'honnêtes gens qui se sont fortement et courageusement opposés à leurs mauvais et tyranniques desseins. Pour moi je ne les aime ni ne les crains; s'ils m'ôtent de la pratique, en récompense il m'en vient d'ailleurs, et ne veux de leur amitié pour quoi que ce soit. S'ils n'avoient hors de Paris et en toute la France non plus de crédit qu'ils ont ici, toute la médecine seroit tout autrement en lustre et en honneur qu'elle n'est pas. C'est à propos de cela que j'en écris une lettre assez longue à M. Garnier, qui dans sa dernière semble triompher à cause qu'il a trouvé dans le traité *de Circulatione sanguinis* de M. Riolan être fait mention des remèdes cardiaques, d'où il veut conclure par l'autorité de M. Riolan qu'il est permis d'user des confections d'alkermès et de hyacinthe comme de cardiaques très excellents, contre l'avis et la thèse de M. Guillemeau, combien que ledit Riolan ne nomme en aucune façon ces deux confections, non plus qu'il ne les entend ni n'en use jamais. « Dolès tamen graviter »quod tantoperè sit immersus, tamque infeliciter versetur in »fœda illa heresi sectæ arabicæ, quæ solis pharmacopolis bi-

» pedum nequissimis nititur. » J'aime sur toutes choses la candeur, la pureté et la simplicité, tant en mes mains et mes
actions qu'en ma profession que j'honore et que j'aime sur
toutes les autres; mais Dieu me garde d'embrasser les opinions de cette misérable secte qui est tout-à-fait indigne d'un
honnête homme, et d'entreprendre la défense d'une si misérable cause. Pour vous qui êtes mon bon ami, *cui meliore luto
finxit præcordia Titan*, je vous supplie de lire madite lettre
d'un œil charitable et de m'en donner votre bon avis en ami,
à quoi je pense que vous êtes de tant plus obligé que je veux
suivre votre jugement et que je me soumets entièrement à
votre censure.

Ceux qui traitent ici M. d'Émery de sa fièvre quarte lui
ont fait prendre de l'antimoine par plusieurs fois, et lui
avoient promis qu'il seroit guéri dans le dixième de décembre,
auquel temps venu, comme on attendoit une visible diminution d'icelle, il arriva que ce jour-là l'accès anticipa seulement de neuf heures, ce qui étonna tout le monde et surtout
le malade et les médecins aussi, qui lui ont remis ce soulage-
-ment après le solstice, duquel le temps est venu; sauf à voir
dorénavant l'accomplissement de leur prophétie. Je veux
croire pour les obliger et lui aussi qu'il sera guéri dans le
carême prochain, à mesure que la douce saison se rappro-
chera de nous. *Et hanc gratiam debebit vernæ tempestati*, laquelle y aura plus de crédit que n'y ont de pouvoir les remèdes mystiques des médecins chimiques, empiriques, charlatans suivant la cour, qui font bien voir en cet individu et
par cet exemple très singulier que leurs prétendus secrets ne
valent pas mieux que notre méthode vulgaire. Mais ils ont
bonne raison de faire ainsi à la cour, où le monde veut être
trompé; c'est en ce pays là que les borgnes sont rois parmi
tant d'aveugles.

Depuis le coup de pistolet tiré sur M. Joli, le parlement
s'est assemblé plusieurs fois, et même les deux princes du sang
s'y sont trouvés. On a fait des informations de ce fait par les-

quelles M. le marquis de la Boulaye est accusé d'avoir voulu
ce même samedi porter le peuple à une sédition. MM. de Beaufort et le coadjuteur y trempent aussi ; mais néanmoins ils se
trouvent auxdites assemblées aussi bien que plusieurs autres.
Le mercredi 22 de décembre, la cour ne leva point, et furent
tous à l'assemblée depuis sept heures du matin jusqu'au soir.
On dit que c'est un prétexte des mazarins inventé par le premier président, afin d'empêcher que les gens de bien, bons
et légitimes frondeurs, ne puissent parler ni faire rien délibérer en faveur de ceux de Bordeaux, *quibus singulis opto
robur et constantiam*. Je vous baise très humblement les mains
de tout mon cœur, et vous souhaite longue et heureuse vie,
en vous requérant de la conservation de vos bonnes grâces et
amitié toute l'année prochaine, et moi je serai en récompense,
monsieur, votre très humble, etc.

Comme j'étois après à fermer cette lettre, j'apprends avec
grande joie que le parlement de Toulouse a donné arrêt d'union
avec et pour ceux de Bordeaux, dont je suis ravi. *Utinam non
sit falsum !* Adieu, monsieur, etc.

De Paris, ce 24 de décembre 1649.

LETTRE CCXX. — *Au même.*

Je vous envoyai ma dernière le vendredi 24 de décembre,
avec une autre pour votre collègue, M. Garnier, que je ne
doute point que n'ayez reçue. J'ai vu ici quelques lettres françoises sur le fait de M. Gassendi, dont il y en a une de Morin,
professeur royal en mathématiques, qui demeure ici au faubourg de Saint-Marceau ; l'autre est de M. Neuré, la troisième
est de M. Baranci.

L'Université de Paris a fait une grande et irréparable perte
depuis huit jours, par la mort de M. de Chevreil, principal
du collége de Harcourt et procureur fiscal de l'Université.

Il avoit longtemps régenté en philosophie, étoit Normand, fort accort et fort savant, mais extrêmement entendu dans la chicane des affaires, des droits et des revenus de l'Université; en quoi elle a fait une grande perte en sa personne. Comme il étoit menacé de maladie il y a déjà longtemps, il s'étoit préparé à la mort, et pour cet effet il se dépêchoit de mettre en lumière un beau cours de philosophie qu'il avoit autrefois enseigné, et auquel, pour le polir, il a travaillé depuis trente ans ; et n'a eu que ce regret en mourant de ne point voir ce sien livre en lumière, qui est sur la presse.

Enfin, j'ai reçu votre belle et bonne lettre, fort désirée et avidement attendue, le 5 de janvier, et vous puis jurer qu'il n'y a point eu ici de vin d'Espagne si agréable en toute la fête des Rois que m'a été la lecture d'icelle ; elle m'a réjoui, elle m'a consolé, elle m'a instruit et enseigné, de sorte que j'en suis content de toutes parts. Pour y répondre, je vous dirai que je suis bien aise de savoir que vous êtes né l'an 1609, qui est une année que j'ai toujours considérée comme fatale, car en icelle mourut un des grands et savants hommes qui fut jamais, *Joseph Scaliger*, à Leyden, âgé de soixante-neuf ans, le 18 de janvier, la veille d'une éclipse. M. Miron, lieutenant civil et prévôt des marchands, que l'on nommoit ici le père du peuple, mourut aussi le 4 juin. M. André Du Laurens, prémier médecin de Henri IV, le 16 d'août, comme aussi M. Jean Martin, ancien médecin de Paris, de grande réputation aussi bien que de grand mérite. C'est celui qui a commenté l'Hippo-crate, *de Morbis internis, et de Aere, Locis et Aquis*, tous deux in-quarto. Il est vrai que cette même année il mourut ici un mé-chant pendard de charlatan, qui en a bien tué durant sa vie, et après sa mort, par les malheureux écrits qu'ils nous a laissés sous son nom, qu'il a fait faire par d'autres médecins et chi-mistes de çà et de là: c'est *Josephus Quercetanus*, qui se fai-soit nommer à Paris le sieur de la Violette (1), lequel étoit un

_____

(1) Joseph Duchesne, dit Quercetanus, sieur de la Violette, reçu

grand charlatan, un grand ivrogne et un franc ignorant; qui
ne savoit rien en latin, et qui, n'étant de son premier métier
que garçon chirurgien du pays d'Armagnac; qui est un pauvre pays, passa à Paris, et particulièrement à la cour; pour
un grand médecin, parce qu'il avoit appris quelque chose de
la chimie en Allemagne. Je ne vous dirai rien de ce monstre
davantage : il y en a bien encore à dire, mais vous en savez
peut-être encore plus que moi. Le meilleur chimiste, c'est-à-
dire le moins méchant, n'a guère fait de bien au monde, et
celui-là y a fait beaucoup de mal, aussi bien que ceux qui
l'ont suivi et imité. Si bien qu'en une même année voilà quatre grands médecins de morts et un charlatan, mais en récompense un honnête homme né à Lyon à même temps; *sic vol-
vuntur rerum vices et fata :* le bien et le mal sont mêlés en la
vie. *Medio de fonte leporum, surgit amari. aliquid, quod in
ipsis faucibus angat,* mais Dieu soit loué. A celui qui est né
l'an 1609 et à tout ce qui lui appartient, je souhaite pleine
santé, et contentement entier toute l'année présente.

Pour la part de M. Volcamer, je vous la recommande. Je
suis bien aise que vous soyez content de la thèse de mon fils;
aussi le suis-je de lui; puisqu'il en a contenté nos compagnons. Je vous remercie du passage que vous m'avez indiqué
dans *Zacutus*; que je savois bien, comme aussi celui de Job,
dans mon Pineda, qui y étoit bien marqué. *Fabius Pacius in
tract. de illa lue, qui legitur post. comment. in lib. 7, meth. med.,*
a été de même avis; mais il y a bien des passages dans les anciens qui n'ont point été cités par ces messieurs, dont on pourroit prouver la même chose, de Xénophon, Cicéron, Apulée
et autres. Feu Simon Piètre, frère aîné de Nicolas Piètre, deux
hommes incomparables, disoit que devant Charles VIII; en
France, les vérolés étoient confondus avec les ladres; d'où

docteur en médecine à Bâle en 1573, mort à Paris en 1609, a joui dans
un temps d'une réputation que la postérité n'a pas confirmée. Haller
l'appelle *Vanus homo et jactator,* ou bien *indoctus homo.*   (R. P.)

provenoit si grand nombre de ladres putatifs et tant de léproseries ; lesquelles sont aujourd'hui la plupart vides.

Je n'ai su trouver dans le livre, *quæ ex quibus*, *Rod. Castrensis*, ce que me mandez de Job, que j'avois pourtant dans mon Pineda tout marqué ; il y a plus de dix-huit ans. Je fais grand état de ce *Rod. Castrensis* ; il étoit savant. J'ai ce petit traité-là de votre libéralité ; je l'avois déjà d'Italie avec deux autres ; depuis j'en ai quelque in-folio : mais il me semble partout fort savant et fort raisonnable. Je vous remercie de vos beaux vers pour étrennes ; je tâcherai quelque jour de vous les rendre en quelque pareille occasion, que je médite et minute. Mais le nombre d'iceux est fort imparfait : il n'y en a qu'onze, tâchez d'y en ajouter encore un pour faire la douzaine ; ou deux pour faire le demi-quarteron, et puis après on dira : *numero deus impari gaudet*. En ce distique futur parlez-y de livres et de maladies, ou de la chimie ; et de la forfanterie arabesque, des apothicaires, la plupart desquels ne valent rien. Je suis bien aise de savoir que M. Henri a menti sur le livre de M. Gassendi ; mais ce n'est point la première fois, je l'ai bien vu mentir en d'autres occasions ; *qui ad pauca respiciunt, facile decipiuntur*, et principalement lorsque *sutor ultra crepidam*. Je sais bien qui étoit Tycho Brahé ; M. le président de Thou lui a fait un bel éloge ; je serais ravi de voir sa vie décrite par le bon M. Gassendi. C'est lui qui, au traité qu'il a fait de la comète de l'an 1574, laquelle disparut à la mort du roi Charles IX (Charles de Valois va chasser l'idole), après avoir duré depuis le massacre de la Saint-Barthélemy, a dit qu'en vertu de cette étoile vers le nord, dans la Finlande, naîtroit un prince qui ébranleroit l'Allemagne, et lequel enfin disparoîtroit l'an 1632. Ne voilà pas le roi de Suède qui étoit né en ce duché, et qui est mort l'an 1632 ! M. Duprat m'avoit salué sur le Pont-Neuf, et m'avoit dit qu'il me viendroit voir. Le même jour que je reçus la vôtre, j'appris d'un homme qui vint céans où il étoit logé ; je lui mandai que je ne manquerois point de le visiter dès que j'aurois la liberté de cheminer : je gardois alors la chambre pour une douleur que j'avois au genou d'une chute que je fis malheureusement le 28 décembre. Je suis pourtant sorti tous les jours à cheval, hormis deux jours (1). Dès le lendemain, jour des Rois, assez matin, il me vint saluer, et entre plusieurs discours, il m'apprit que vous lui aviez montré toutes mes lettres. Je reconnus par là qu'il falloit qu'il fût bien au rang de vos bons amis. Mais dites-moi tout de bon, n'avez-vous point de honte de garder ces misérables paperasses? Je vous conseille, et me croirez si vous voulez m'obliger, d'en faire un beau sacrifice à Vulcain : cela ne mérite ni d'être gardé ni d'être montré. Il est vrai que je garde toutes les vôtres, mais c'est pour leur politesse, et afin que mes enfants sachent après moi l'obligation que je vous ai, et combien je fais état de votre amitié singulière (2). Il m'a dit que M. Hervart, nonobstant la dame ré formation, espère encore de devenir intendant des finances. Enfin quelqu'un arrivant céans, il s'en alla; je lui ai prêté *Anthropographiam Riolani*, in-folio. M. Duryer est un pur menteur, je ne l'ai ni vu ni cherché, je n'en ai pas le loisir. Dès que j'en ai quelque peu et que je sais quelque chose, je vous écris. Brûlez mes lettres quand vous voudrez, mais je vous y ai dit purement la vérité. Je ne sais si M. de Sorbière se défioit de lui; mais il me mandoit qu'il me prioit de le bien entretenir, et de reconnoître l'esprit et la capacité du personnage (*neque mihi tamen arrogo ut possim præstare*), et surtout jusqu'où pouvoit aller sa bonne pratique; ce que peut-être M. Duryer esquiva à escient, car il m'envoya ladite lettre de M. de Sorbière céans par un Suédois, nommé Schaller, écolier en médecine, avec défense de me dire où il étoit logé, d'autant que je m'offris de l'aller visiter, mais qu'il viendroit lui-même céans; et trois jours après il me manda que nous

---

(1) Nous avons déjà remarqué qu'à cette époque les médecins faisaient leurs visites à cheval ou sur une mule. Il en était de même des magistrats qui se rendaient au palais.　　　　(R. P.)

(2) Voyez à ce sujet la note sur Charles et Jacques Spon, t. I, p. 271.

nous verrions à son retour de Languedoc, et qu'il étoit parti :
Dieu le conduise ! S'il revient, et que je le puisse voir, je lui
tâterai finement le pouls Les messieurs de cour s'imaginent
qu'il leur est permis de mentir, et que nous autres gens de
bien, nous ne voudrions ni n'oserions pas : *discedat ab aula
qui volet esse pius.* Si M. Duryer ne savoit que mentir et la circulation du sang, il ne savoit que deux choses, dont je hais
fort la première, et ne me soucie guère de la seconde, *quid-.
quid dixerit noster Anthropographus.* S'il revient, je le mènerai
par d'autres chemins plus importants en la bonne médecine
que la prétendue circulation. Le docteur Bourdelot est aussi
de *genere hoc.* Il ment presque autant qu'il parle, et quand il
peut, il trompe ses malades aussi. Il s'est ici vanté en de bonnes
maisons qu'il étoit l'inventeur de la circulation du sang, et
que ses compagnons faisoient tout ce qu'ils pouvoient pour
lui en ôter le nom. Il est courtisan à yeux enfoncés, grand
valet d'apothicaires et de toute la forfanterie arabesque; menteur effroyable, joueur et pipeur. Il a été garçon apothicaire,
in tonstrina paterna educatus : il a été plusieurs ans en Italie.
A quoi peut être bon cet homme? *Rem magnam præstat si bonus
esse potest.* Ce que je ne dis point de lui par principe de médisance, mais de pure vérité *et de solo impulsu*, que je désire
que vous sachiez par mon organe la vérité de cet homme,
qui magis est mihi notus quam tibi (1). J'avois grand regret
que les deux portraits de Salmasius et Grotius fussent perdus;
je vous assure que ce sont les deux miens, et qu'on n'en trouve
ici nulle part à racheter. Le premier des deux m'a coûté
20 sols et l'autre 10, mais je voulois que vous les eussiez. J'ai
vu et entretenu les deux originaux, et me réservois d'en faire

---

(1) Le portrait n'est pas flatté à beaucoup près, cependant il y a du
vrai. Bourdelot, ou plutôt Pierre *Michon*, ce fut là son vrai nom, était
de ces gens qui ne connaissent qu'une chose : faire son chemin et s'enrichir. Rusé, adroit, se faisant tout à tous, il avait cette dextérité
prudente, ce cynique dédain des principes, qui est au fond toute la
morale du monde. Ses flatteries à la reine Christine, près de laquelle

venir de Hollande deux autres copies. Je ne sais ce qu'est devenu M. Sauvageon depuis le mois d'août; ce n'est point lui qui a eu l'invention de faire traduire *le Médecin charitable*, c'est Vlac même, qui en a payé la traduction et l'impression, et qui depuis l'a envoyée tout entière en Hollande, à ce qu'il m'a dit lui-même. Turquet et Rivière sont deux dangereux auteurs en matière d'antimoine, et peut-être en tout le reste de la médecine : *Stibio numquam utor*, Dieu merci, ni M. Nic Piètre, *quo nomine et aliis multis, ejus manibus bene precor*. Mais j'en vois ici très souvent d'horribles et pernicieux effets, même de la main des maîtres, principalement depuis cinq ans que les charlatans en ont eu l'audace ouverte, et l'effronterie entière, *summo duce archiatron comite*, lequel confesse bien, avec les médecins de Paris, que c'est un poison s'il n'est préparé à sa mode, qui est *secretum secretissimum et arcanum non revelandum;* et néanmoins le sien tue comme celui des autres, et n'en a point de meilleure préparation.

Le vin émétique pour l'ordinaire n'est ici que l'infusion du *crocus metallorum* dans du vin blanc. Pour le gobelet d'antimoine, il y a plus de vingt ans que j'en ai vu ici, et même feu M. Guenaut en avoit un, dont il se servoit quelquefois aussi ; il en est mort à la fin, et de la main propre de son cher oncle, *qui ipsi mihi narravit*, et qui en a bien tué d'autres à l'imitation et à l'exemple de son fortuné ami l'archiâtre. Votre M. L. de Serres est un pauvre homme; sa première traduction de la *Pharmacie* de J. Renou me le fit bien connoî-

---

il jouait parfaitement la *mimique* de l'enthousiasme et de l'admiration, ses querelles avec le savant Meïbomius, pour un chant grec, qui rendit ce dernier complétement ridicule, lui acquirent de la vogue en France et un bon bénéfice, car il était médecin et abbé. Du reste, Bourdelot n'a rien laissé d'important dans la science. Il naquit à Sens en 1610, et comme son père était un petit chirurgien, il fut élevé, dit dédaigneusement Gui Patin, *in tonstrinâ paternâ*. Il mourut à Paris en 1685, par l'imprudence de son valet qui mit une forte dose d'opium dans un pot de conserve de roses dont son maître faisait usage.   (R. P.)

tre, il y a vingt-six ans, et tous ces traducteurs de gros livres
d'autrui ne peuvent pas être de grands personnages, de s'é-
tonner de si peu de chose que d'un gobelet ; il faut bien autre
chose que cela pour être bon médecin. Son antimoine cru et
son zeste de noix sentent bien l'ignorance aussi bien que la
charlatanerie ; Dieu nous garde de tous les deux !

Quand notre ami, M. Gras, sera de retour, je vous prie de
ne point oublier de lui faire mes très humbles recommandations, et à M. Falconet aussi, auquel je vous prie de dire que
je le remercie de ses fromages, et de tout autre présent, hormis des livres, desquels je lui suis déjà bien obligé : *Aris-
tippus semper nummos, Plato simper libros*. M. Mauger a entendu vos compliments, est parti pour Beauvais, *jussu pa-
rentis*, aujourd'hui, 8 de janvier, et quand il s'en reviendra,
lui-même en désespère, voyant l'obstination de son père à ne
lui point donner de quoi être médecin de Paris. On dit que
les figures anatomiques de Hollande au livre de M. Riolan
sont celles qui ont servi à la réimpression de *Veslingius*, à
Amsterdam. L'auteur est fort fâché de l'un et de l'autre, mais il
ne le peut empêcher. Pour les *Mémoires de M. de Sully*, je m'en
vais y travailler; je vous en enverrai un exemplaire pour vous
et autant à M. Falconet; vous m'obligerez de le lui dire de
ma part. Je doute fort de l'union du parlement de Bordeaux
avec Toulouse, vu que le bruit n'en a pas continué, et que
nous n'en voyons aucun effet : je pense qu'on veut ennuyer
les Bordelois par la longueur de la guerre qu'on leur laisse
sur les bras. Malheureuse politique cardinalesque, que tu
coûtes cher à la France !

Quand je parle contre les cardiaques à M. Garnier, je com-
bats véritablement une erreur, mais ce n'est pas assez; c'est
qu'après avoir parlé pour iceux, il me dit en riant qu'encore
faut-il en ordonner, quand ce ne seroit que pour faire plaisir
aux apothicaires. Ce premier est une erreur en science, et
l'autre en conscience : c'est pécher *in utroque*, et il me semble
qu'un médecin ne doit jamais faillir ni en l'un ni en l'autre.

s'il se peut (1). Il fera comme il l'entendra, et moi je ferai du mieux que je pourrai ; mais je ne fais rien que par devoir, et ne me laisse emporter ni à grâce, ni à faveur pour personne. Les apothicaires ont assez gâté le métier et se sont assez donné de crédit et de réputation dans les familles par leurs fourberies , sans que les médecins contribuent du leur à les y avancer davantage, et même aux dépens de leur conscience propre et de l'honneur de leur profession. Joint que les malades n'en sont pas si fidèlement traités , vu qu'il n'y a rien chez les malades que les apothicaires haïssent tant que le *citò, tutò et jcuundè*, tant recommandé par Celse et par Galien ; joint même que quand je me mêlerai de couper des bourses , je ne les délivrerai point étant coupées , ni ne les baillerai point en garde aux apothicaires , *quorum nomen, artes et imposturæ , æque mihi sunt odiosæ*. Cela doit être fort honteux à un honnête homme en notre profession , *cum ejusmodi hominum genere , gallinam deprædari* , aux dépens des pauvres malades qui se fient à nous, et qui n'attendent du secours que de notre fidélité. *Sed tamen finis sit ineptiarum.* Après cela , je vous donne le bonjour, en vous souhaitant toute sorte de félicité pour toute l'année ; je vous proteste que je serai toute ma vie, *velis , nolis* , monsieur, votre très humble , etc.

De Paris , ce 8 janvier 1650.

LETTRE CCXXI. — *Au même.*

Pour répondre à celle que M. Duprat m'a aujourd'hui délivrée de votre part, je vous dirai que bien loin que vous

---

(1) Voilà le vrai médecin, tel que l'a dépeint Hippocrate, le *vir bonus medendi peritus,* qui n'a qu'un but, guérir ou soulager, faire son devoir, remplir sa tâche, puis mourir l'âme en paix et la conscience pure. (R. P.)

m'ayez aucune obligation, au contraire je me tiens très particulièrement obligé à votre bonté et à votre amitié de me procurer la connoissance de tant d'honnêtes gens comme vous
faites, mais particulièrement de M. Duprat, qui est un excellent homme et digne de toute sorte de faveur.

Vous avez fait une belle remarque sur le passage de Celse,
qui est une expérience particulière qu'il aura prise de quelques médecins, car pour lui il n'avoit jamais exercé la médecine. C'est que quelque médecin a remarqué que ceux qui
avoient été mordus du scorpion en étoient heureusement
échappés avec la seule saignée sans l'application d'aucun to-
pique alexipharmaque, parce que la nature, déchargée et sou-
lagée par la saignée, avoit surmonté plus facilement le reste
du mal, ou peut-être que ce scorpion n'avoit point de venin,
comme il arrive fort souvent à Rome et ailleurs. Peut-être
aussi que l'application de ces contre-venins dans ces sortes de
plaies n'est pas si nécessaire et si assurée que quelques uns
se le persuadent. Quoi qu'il en soit, il semble que la thériaque
n'a été inventée que pour remédier aux morsures des bêtes
dont le venin est froid; elle est trop chaude pour un venin
chaud, et même j'aurois de la peine à m'y fier. Galien n'a
jamais loué la thériaque qu'en ce premier cas-là, hormis
qu'il s'est quelquefois servi de la nouvelle comme d'un narcotique. J'excepte de ses œuvres le traité *de Theriaca ad Pi-
sonem et ad Pamphilianum*, qui ne sont non plus de lui que
je suis le roi Numa. La réputation de la thériaque est sans
effet et sans fondement; elle ne vient que des apothicaires,
qui font ce qu'ils peuvent afin de persuader au peuple l'usage
des compositions et d'ôter s'ils pouvoient la connoissance et
l'usage des remèdes simples qui sont bien les plus sûrs et les
plus naturels. Si j'avois été mordu d'un animal venimeux, je
ne m'en fierois pas à la thériaque ni à aucun cardiaque externe ni interne des boutiques. Je me ferois profondément
scarifier la plaie et y appliquerois des attractifs puissants, et
je ne me ferois saigner que pour la douleur, la fièvre ou la

pléthore. Mais par bonheur notre France n'a guère de ces
animaux venimeux. En récompense nous avons des favoris
italiens, des partisans, force charlatans et force antimoine;
ne voilà-t-il pas assez de maux domestiques sans avoir encore des serpents et des scorpions, comme en Italie? quoique
M. Naudé m'ait assuré qu'il n'y a point vu tant de serpents
venimeux comme l'on dit. En échange ils ont la signora
Olympia, force principiots affamés qui sont comme autant de
tyrans, force bandits et autres pestes du genre humain.

Mon beau-père a pensé mourir ce dernier mois de janvier,
mais il a encore obtenu quelque terme de la parque. En cette
dernière attaque il a été saigné huit fois des bras, et chaque
fois je lui en ai fait tirer neuf onces, quoiqu'il ait quatre-
vingts ans; c'est un homme gras et replet. Il avoit une inflammation de poumon avec délire, et outre cela il a la pierre
dans les reins et dans la vessie. Après les saignées, je l'ai
purgé quatre bonnes fois avec du séné et du sirop de roses
pâles, dont il a été si merveilleusement soulagé que cela tient
du miracle, et il semble qu'il est rajeuni. Bien des gens auroient peine à croire cela et croiroient plutôt quelque fable
d'un julep cordial. Il m'en témoigne bien du contentement;
mais quoiqu'il soit fort riche, il ne donne rien non plus qu'une
statue. La vieillesse et l'avarice sont toujours de bonne intelligence : ces gens-là ressemblent à des cochons qui laissent
tout en mourant et qui ne sont bons qu'après leur mort, car
ils ne font aucun bien pendant leur vie. Il faut avoir patience,
je ne laisserai pas d'avoir grand soin de lui. Dieu m'a donné
le moyen de me passer du bien d'autrui et de vivre content
jusqu'ici sans avoir jamais pensé à mal; il ne m'ennuiera jamais de sa longue vie. Je suis votre, etc.

De Paris, le 4 février 1650.

LETTRE CCXXII. — *Au même.*

Je vous dirai que le 23 mars, mourut ici un professeur du roi nommé Pétrus Montmaur; c'étoit un très savant homme en grec et en latin, *præsertim in lectione poetarum.* Il avoit une mémoire prodigieuse, débitoit plaisamment et agréablement de belles et bonnes choses partout où il se trouvoit, *non sine jactantia et interdum mendacio*, ce qui l'avoit fait passer ici pour un grand emballeur, et même *antè aliquot annos*, on fit plusieurs vers contre lui sous le nom de *Mamerra.* Il savoit et connoissoit toutes les bonnes tables de Paris, desquelles ou de la plupart il avoit été chassé comme un parasite, *non sine dedecore et infamia.* Il avoit été autrefois jésuite, d'où il fut chassé pour quelque fausseté qu'il avoit mise et fabriquée en quelques lettres : il étoit natif du vicomté de Turenne. C'étoit un grand corps d'homme, grand vanteur et grand mazarin, *vir malorum artium et malarum partium* (1).

Ce même jour, 23 de mars, madame de Bouillon, qui étoit ici gardée dans sa propre maison par M. de Carnavalet, lieutenant des gardes, trouva moyen de s'échapper et de se sau-

---

(1) Pierre de Montmaur, né à Bétaille, arrondissement de Gourdon (Lot), en 1576; célèbre parasite, que son esprit, ses bons mots, son appétit et le ridicule dont il fut couvert par ses contemporains ont immortalisé. C'est de lui que Boileau a dit :

> Savant en ce métier, si cher aux beaux esprits,
> Dont Montmaur autrefois fit leçon dans Paris ;

et, depuis, Colnet, dans son poëme, *l'Art de dîner en ville* :

> Toi qui dans un seul jour dînais souvent trois fois,
> O mon maître! ô Montmaur! daigne écouter ma voix.

Admis à la table des personnes les plus considérables, il amusait par ses ingénieuses réparties. Il disait souvent : *Qu'on me fournisse les viandes, je fournirai le sel.* Un jour, on lui fit des reproches sur son peu

ver. M. le duc d'Orléans a fait mettre en prison ledit de Carnavalet. Pour ladite dame, on ne sait pas encore quel chemin
elle aura pris, ou si elle sera allée chercher son mari en Limousin, ou si elle demeurera cachée quelque part en cette
ville.

On a trouvé chez l'abbé Mondin, après sa mort, pour
1,500,000 florins de bagues, joyaux, diamants, perles, etc.,
qu'il tenoit en gage de la reine, du Mazarin et de la duchesse
de Savoie. On dit qu'il est mort de regret que ledit Mazarin
ne lui vouloit point faire raison d'une somme de 50,000 écus
qu'il lui avoit prêtée. On cherche maintenant de l'argent nouveau sur ces mêmes joyaux, afin d'avoir de quoi contenter
les Suisses qui veulent avoir de l'argent, ou s'en retourner.
L'abbé de la Rivière, qui étoit en sa belle maison de Petit-
Bourg, à cinq lieues d'ici, a eu le vent qu'on le vouloit envoyer plus loin, sur quoi lui-même s'est retiré à une de ses
abbayes, qui est Saint-Benoît-sur-Loire, autrement dit Fleuri:
Floriacum sive cœnobium floriacense. On parle aussi de lui ôter
le cordon de l'ordre qu'il porte, cordon qui servira de corde
si on ne lui fait miséricorde, car la roue à peine est-elle le prix
des attentats qu'il a commis. Le Mazarin a été trompé en son
calcul sur le voyage de Bourgogne; il pensoit avoir intelligence dans Bellegarde avec Saint-Micaut, qui étoit dedans;
mais le comte de Tavannes, qui tient fort pour le prince de
Condé, a tout renversé et s'est rendu le maître là-dedans : si
bien que le Mazarin ne sait que faire, où il doit aller, s'il doit
revenir à Paris, *adeo est incertus rerum suarum.* S'il revient à
Paris, on se moquera de lui, et sera accusé d'avoir fait faire au
roi un grand voyage sans aucun profit, et même d'avoir ha-

d'exactitude à faire ses leçons : alors ils annonça par une affiche qu'il
expliquerait Hésychius au Collége de France, tous les jours à sept
heures du matin. Le choix d'une heure où il était presque certain de
ne pas avoir d'auditeurs fut un objet de railleries de la part de ses adversaires. A. H. Sallengre a publié sous le titre de : *Histoire de P. de
Montmaur* les différentes satires faites contre lui.   (R. P.)

sardé l'autorité du roi sur des rebelles dans le royaume
même, sans aucun fruit. S'il n'ose revenir à Paris, mais qu'au
lieu de cela il s'en aille à Lyon avec ses nièces et son petit-
neveu, on dira partout qu'il veut les renvoyer en Italie, à
dessein de s'y en aller par après lui-même et de se sauver par
cette voie, lui étant autrement impossible d'éviter de deçà
son malheur qui le talonne et le suit de près, soit dans la fin
de la minorité par l'autorité du duc d'Orléans, soit dans la
majorité par l'adresse de quelque petit favori qui voudra s'en-
graisser de ses dépouilles. On dit ici en secret que M. d'Emery,
le surintendant des finances, est fort malade, qu'il est bien
empiré depuis huit jours. Il est maigre, sec et tout fondu :
son médecin, ou au moins celui qui en fait la fonction près
de lui du mieux qu'il peut, nommé Valot, qui est la créature
du premier médecin, l'a mis au lait, et n'use plus d'autre
viande. Le matin il prend du lait d'ânesse, à midi du lait de
vache, au soir du lait de chèvre, et entre deux du lait de
femme; et à propos de ce dernier, vous souvenez-vous de
quelque bon auteur qui ait fait mention de ce lait des femmes
pour la guérison de quelque maladie d'importance (1)?

La cour des aides fait ici trois chambres; de ces trois on en
tire douze conseillers pour les envoyer à Moulins en Bour-
bonnois, afin qu'ils aillent sur les lieux mêmes donner ordre
que la taille soit payée au roi, et d'empêcher les faux sauniers, dont le nombre s'est tellement accru depuis la guerre,
que la gabelle n'en vaut plus rien. Un nommé Dumon et le
marquis de Gerzé se sont rendus les maîtres de la citadelle
de Saumur, et veulent empêcher que M. de Guitaut, capitaine des gardes de la reine, qui est celui qui a arrêté les trois
princes, n'en prenne possession : pour à quoi parvenir, ils

---

(1) Le célèbre duc d'Albe, cet homme au cœur de bronze, étant
vieux et malade, avait deux nourrices dont il suçait le lait matin et soir
pour se nourrir et vivre. C'était, dit un historien, le plus singulier
spectacle qui ait jamais frappé les yeux d'un philosophe.   (R. P.)

ont fait entrer dans le château de Saumur trois cents hommes
tout fraîchement, pour faire tête à ceux qui entreprendront
contre eux. Il y a encore du bruit à Bordeaux, par la faute
de M. d'Espernon, qui semble être porté sourdement par le Mazarin, afin de mater ces peuples. Je ne sais si vous avez vu,
il y a tantôt huit ans, une comédie françoise nommée *l'Eu-*
rope, que le cardinal de Richelieu fit faire et jouer aussi un
peu avant sa mort. L'auteur en étoit un homme ruiné, nommé
Desmarets, qui faisoit tout ce qu'il pouvoit pour plaire à ce
cardinal, et auquel il s'attachoit fort afin de se remplumer.
Après la mort du cardinal il passa au service de madame
d'Aiguillon, laquelle lui donna enfin, pour le récompenser de
toutes ses flatteries, la charge de secrétaire de général des
galères, et est demeuré auprès du petit duc de Richelieu,
pourvu de cette charge, et en a fait la fonction jusqu'ici.
Mais madame la duchesse d'Aiguillon l'a fait arrêter prisonnier et l'a fait mettre dans un cachot bien noir, accusé et convaincu d'avoir porté son maître, âgé de dix-neuf ans, et
l'avoir persuadé d'épouser, comme il a fait, la veuve de M. du
Pons de Miessans, âgée de trente-deux ans; d'avoir sollicité l'affaire, avoir racheté les bans de l'archevêque de Paris, et avoir
donné ordre pour le voyage qu'il fit dès le lendemain de sa
noce avec sa nouvelle femme au Havre-de-Grâce, et tout cela
en cachette et sans en avoir donné avis à ladite dame d'Aiguillon, laquelle est tant plus irritée que ledit Desmarets se trouve
être le cousin issu de germain de ladite nouvelle mariée. Elle
l'a fait arrêter, s'est déclarée sa partie, et lui met sus plusieurs crimes. M. le prince de Conti a été malade d'une fièvre
continue dans sa prison, où il a été visité par MM. Guénaut et
Brayer, outre M. Dupré, qui y est enfermé et qui n'en bouge.
On dit que la fièvre n'est plus continue, mais seulement double-tierce : cela ne laisse point d'être encore assez de mal pour
ce prince, qui est fort malsain, fort délicat et mal conformé,
vu qu'il a toujours de reste une méchante toux et une difficulté de respirer.

L'abbé Mondin est mort sur la paroisse de Saint-Eustache :
les chanoines l'ont voulu avoir pour l'enterrer, en tant que
leur compagnon, à Notre-Dame; le curé de la paroisse s'y est
opposé et l'a voulu avoir aussi. Son corps a été porté en dépôt
dans une cave à Saint-Eustache : *acriter undique certatum est
in senatu.* Arrêt s'est ensuivi par lequel les chanoines de Notre-
Dame ont été déboutés de leur prétention qui n'alloit qu'à
leur intérêt, savoir, des frais funéraux qui sont fort grands
parmi eux, et de la sonnerie de leurs grosses cloches, pour
laquelle seule trois cents florins se lèvent sur le bien du défunt.
Quand on voulut enlever le corps pour le porter en l'église,
une autre sorte de gens se trouvèrent là qui voulurent l'empêcher et s'y opposer; c'étoient les créanciers de cet abbé qui
demandoient assurance de ce qui leur étoit dû. Ce malheureux abbé qui n'étoit qu'un courtier de perles et de diamants, et le *proxénète* du Mazarin en trafic de cette nature,
avoit attrapé quarante mille livres de rentes en bénéfices bons
et certains, et néanmoins il se trouve qu'il doit cent mille
livres à des créanciers de famille, sans parler des grosses affaires dans lesquelles il est impliqué pour le Mazarin. Il faut
que ces prêtres soient merveilleusement débordés et déréglés
en leur vie, d'avoir tant de biens, de beaux revenus, et
néanmoins être si fort endettés et obérés au temps de leur
mort : *quo potissimum deberent sapere, nec quemquam fallere.*
Le professeur grec Pierre Montmaur, qui étoit un grand hâ-
bleur, vivoit presque de la même façon, car il devoit beaucoup aussi, et néanmoins il avoit beaucoup d'argent comptant
qu'il avoit laissé en dépôt entre les mains de quelques honnêtes
gens qui l'aimoient, et entre autres entre les mains de M. de
Morangis, conseiller d'État, frère de M. le président Barillon.

M. de Châteauneuf promet de tout régler tant qu'il pourra,
d'empêcher qu'on ne contrevienne à la déclaration du mois
d'octobre 1548, de ne retenir au conseil du roi que ce qui doit
y être retenu, ne point aigrir ni mécontenter le parlement,
qu'il semble que la cour veuille flatter; et même il a demandé

à un conseiller une liste des causes qui doivent être renvoyées
au parlement. Il s'en va aussi régler les séances de MM. les
conseillers d'État, et en retrancher le grand nombre, que la
reine depuis sa régence a merveilleusement multiplié, n'ayant
pu avoir cette vertu de Plutarque de refuser hardiment.

. Un des premiers hommes de Paris, qui n'est point. frondeur et qui n'oseroit l'être, étant attaché à l'autre parti par
les grandes sommes d'argent qu'il a prêtées au roi, m'a dit
aujourd'hui que le malheur suit le conseil du roi et toutes les
grandes délibérations qui s'y prennent; que là guerre ne leur
réussit point, combien que l'Espagnol soit très foible; que
l'emprisonnement de MM. de Blancmesnil et de Broussel leur
a tourné tout au rebours, et a produit un effet tout contraire
à ce qu'ils en avoient espéré, savoir, la déclaration de six semaines après, qui est le palladium de Paris et de toute la
France, par laquelle déclaration ils sont bridés de telle sorte
que manifestement ils n'en sont point à leur aise; que le
blocus de Paris qui avoit été entrepris en intention de casser
cette déclaration, d'attraper lesdits MM. de Blancmesnil et de
Broussel, et environ encore quarante autres officiers du parlement, tant présidents que conseillers, de rétablir les partisans, mettre Paris à la taille, lever à l'instant sur Paris six
millions d'argent comptant, bref de trouver de l'argent présent, n'avoit tout au contraire rien causé que de la misère et
de la pauvreté à la reine, d'autant que la moitié de la France
avoit pris les armes, et s'étoit mise en état de payer beaucoup
moins que par ci-devant, ce que l'expérience rend tout évident, en ce que la cour est à toute heure en nécessité, et qu'ils
ne peuvent avoir de l'argent de nulle part; que l'emprisonnement des trois princes est de même nature que ces autres
affaires; que les espérances de la reine et du Mazarin alloient
encore au rebours, que la Bourgogne, Bellegarde et le maréchal de Turenne les empêchoient bien plus qu'ils n'avoient
pensé, faute d'y avoir prévu de bonne heure; qu'ils n'étoient
point en état d'en venir à bout, et qu'un empêchement levé

il en surviendroit quelque autre; même que le malheur étoit
si grand que madame de Bouillon qui s'est sauvée depuis peu,
étant parvenue près de son mari, il y a grand danger qu'elle
ne lui fasse prendre les armes, et qu'étant révolté il ne fasse
de nouveau soulever la Guienne, laquelle est en très grande
disposition pour la haine qu'elle porte à M. d'Espernon, *quibus
positis, ut sunt verissima;* la reine pourroit bientôt remettre
les trois princes en liberté, afin d'apaiser par ce moyen-là les
guerres civiles qui sont à la veille de s'allumer en France, et
d'ôter ce prétexte de guerres aux brouillons d'État qui veulent remuer; qu'il sait bien que la reine y a pensé; que la semaine dernière deux courriers différents sont arrivés au bois
de Vincennes, qui ont apporté des lettres à M. le Prince; que
M. de Servien a été par deux fois au bois de Vincennes, où il
a conféré secrètement deux heures entières avec ledit prince,
lequel depuis a dit qu'il voyoit bien qu'il sortiroit de là le
mois d'avril prochain. Autrefois la politique étoit : *ars non tam
regendi quàm fallendi homines,* maintenant nous pouvons dire
aujourd'hui de la politique du Mazarin, que *ars est quâ non solum
homines sed ipsi etiam politici decipiuntur.* Si on le prend pour
un politique qui n'en mérita jamais le titre et qui n'est qu'un
malencontreux *étalon* de cour que l'on avoit pris pour vrai et
fin diamant, mais qui n'est qu'une hapelourde et grand larron
de nos finances (1).

M. le chancelier Séguier étoit à Pontoise en repos, tant du
corps que de l'esprit, où il étoit visité de ses amis de deçà qui
y alloient à toute heure, et avoient dessein de n'en sortir
qu'après avoir passé les fêtes, et de là se retirer à Rosny,

_____

(1) Toutes les fois que Gui Patin déverse le trop-plein de sa bile anti-
mazarinesque, on peut être sûr qu'il y a toujours une part à l'injustice :
car c'est l'esprit de parti qui l'inspire. Le fait est, qu'avec de grands vices
et de grands défauts, le cardinal de Mazarin eut une adresse, une pénétration, une habileté extrême, et qu'il employa au profit de la France;
mais il fut souvent ce que dit Salluste : *omninò simulator et dissimu-
lator.*
                                                    (R. P.)

maison de son gendre. Mais comme il a entendu que M. de Châteauneuf, madame de Chevreuse et autres puissants de cette bande, se plaignoient qu'il étoit là trop visité de MM. les maîtres des requêtes, qui alloient là comme en procession, et de ses autres amis qui alloient et venoient jour et nuit, il en est tout sur-le-champ délogé depuis deux jours. Quelques-uns disent qu'il a reçu commandement d'en sortir par brevet exprès de la cour, les autres qu'il n'en est point sorti que par la peur qu'il a eu de le recevoir.

Il est vrai que M. Servien a été voir deux fois M. le Prince en sa prison ; mais on croit que ce n'étoit que pour le prier de donner une lettre au gouverneur qu'il a mis dans Belle-garde, qui le peut obliger de rendre la place, ce que l'on dit qu'il n'a pas obtenu, et que même ceux qui sont dans Belle-garde ont prévu à cet événement, ayant fait avertir le Mazarin que jamais ils ne se rendroient, ni ne remettroient la place entre les mains du roi durant sa minorité, quelque lettre qu'on leur apportât de la part de M. le Prince, si elle n'étoit pareillement signée de M. le maréchal de Turenne, avec lequel ils ont intellligence.

On dit que M. de Bouillon a fait mettre en armes toute la vicomté de Turenne, sous ombre qu'il a eu certaines nouvelles qu'il y avoit entreprise sur sa personne. Il y a aussi du bruit en Provence, et principalement à Marseille, contre le comte d'A-lais, sous ombre de création des consuls de la ville. Il y avoit en Anjou une demoiselle qui gouvernoit le maréchal de Brezé, et toute la maison, dont elle étoit devenue fort odieuse à toute sa province. Comme elle s'est rencontrée en cette ville, M. le duc d'Orléans l'a fait arrêter prisonnière, et l'a fait mener dans la Bastille. Les Angevins ont encore si peur du maréchal de Brezé et de sa tyrannie, qu'ils ne savent s'ils osent dire qu'il soit véritablement mort, et même semblent en douter. On ne sait pas ici où le roi et la reine passeront les fêtes de Pâques : les uns disent à Lyon, les autres à Paris. Pour moi j'ai opi-nion que le Mazarin, qui craint Paris, et qui n'aime point les grandes villes, de peur d'y être enfermé, ou accablé, les amusera et retiendra en Bourgogne, sous ombre de parlementer avec les rebelles qui sont dans Bellegarde, en intention de les amener à la raison, et qu'il traînera ainsi le mauvais temps, lui qui est de son naturel grand temporiseur, jusqu'à ce que la douceur de la saison leur permette d'assiéger Bellegarde, si pendant deux mois, ou tout au moins six semaines cette place ne se remet dans son devoir et dans l'obéissance du roi. Les MM. du parlement avoient cédé six conseillers de la cour pour être syndics des rentiers, et afin de travailler à faire payer les rentes, conjointement avec M. le prévôt des marchands et les échevins dans l'hôtel-de-ville. Le prévôt des marchands n'ayant pas voulu reconnoître ces nouveaux syndics, ils s'en sont plaints à la cour, qui s'en alloit décréter contre le prévôt des marchands; M. le duc d'Orléans, averti de ce désordre, lequel auroit pu exciter vacarme dans Paris, en faveur des rentiers, a demandé sùrséance au parlement, et qu'il vouloit accommoder cette affaire. Enfin on a changé de chambre M. le prince de Conti, il est hors d'avec son frère; il est en plus bel air et plus beau lieu, dans l'appartement de M. de Chavigny, qui est un corps de logis qu'il y avoit fait bâtir pour soi et pour les siens, lorsqu'il étoit gouverneur du bois de Vincennes. On dit ici que le capitaine des gardes du comte d'Alais a été tué à Marseille, et que M. Fordé, maître des requêtes, intendant de justice en Limousin, a été révoqué de sa commission par ordre du conseil, à cause des cruautés qu'il exerçoit en ce pays-là, où, s'il ne s'étoit rendu le plus fort, les communes l'auroient assommé; joint que l'on auroit peur que le feu étant là allumé, n'augmentât trop vite dans les provinces voisines, où il y a déjà bien du mécontentement, et même que M. de Bouillon y est en armes. On dit aussi que M. de Villemontré a été en grand danger à Bordeaux, et que son carrosse y a été brisé et mis en pièces. Quand M. de Servien a demandé une lettre pour faire rendre Bellegarde à M. le Prince, il a répondu que la place étoit bonne et ceux de dedans bien résolus ; mais que si la reine lui vouloit donner la conduite de l'armée, qu'il la feroit rendre en deux heures. On a envoyé à M. de la Rivière lui demander de la part du roi son cordon bleu, faute de prouver sa noblesse qu'il n'a jamais obtenue qu'à cette condition, à quoi il a manqué, parce qu'il ne le pouvoit pas faire. Le Mazarin a envoyé une abolition à Marseille, pour ce qui s'y est passé contre le comte d'Alais, en quoi on dit qu'il a fort mal fait ; et néanmoins on croit qu'il le fait exprès, afin d'y faire brouiller les cartes davantage, et que la reine étant obligée d'en retirer le comte d'Alais, s'il n'y est même assommé, ledit Mazarin puisse prendre pour lui ce gouvernement. Les trois princes vivent encore aux dépens de la reine : M. le Prince ne veut pas y vivre à ses dépens, et ne veut pas tenir l'ordre que madame la princesse sa mère y avoit mis. Enfin je finis après vous avoir protesté et assuré que je serai toute ma vie, monsieur, votre très humble, etc.

De Paris, ce vendredi 1ᵉʳ jour d'avril 1650.

FIN DU PREMIER VOLUME.

www.ingramcontent.com/pod-product-compliance
Lightning Source LLC
Chambersburg PA
CBHW031727210326
41599CB00018B/2541